教育部　财政部职业院校教师素质提高计划成果系列丛书

职教师资培养资源开发项目（VTNE068）

"药学"专业主干课程教材

项目牵头单位：哈尔滨商业大学

项目负责人：张晓丹

药物分析技术

张晓丹　主编

U0389215

科学出版社

北京

内 容 简 介

　　本书为教育部、财政部职业院校教师素质提高计划成果系列丛书——职教师资培养资源开发项目"药学"专业主干课程教材之一,是以《职教师资本科专业的培养标准、培养方案、核心课程和特色教材开发项目指南》和《项目成果开发若干问题的指导意见》为指导编写而成的。

　　全书由药品检验基础知识、典型药物的质量分析训练、生化药物与生物制品分析和体内药物分析与现代分析技术 4 个模块,共计 17 个项目组成。主要内容有药品标准与《中国药典》、药品检验基本程序、数据处理、方法学验证、药物分析的前处理、药物的鉴别、药物杂质检查、药物含量测定、药物制剂分析、芳酸及其酯类药物的分析、苯胺类药物的分析、维生素类药物的分析、抗生素类药物的分析、生化药物及生物制品分析、体内药物分析等。项目的设计是基于"问题导向学习",科学设计学习型任务,实施多样化学习方式,有效实现任务驱动式教学,从而达到掌握知识、提高技能的目的。

　　本教材除适用于药学专业中等职教师资培养外,还可供药学、药剂学、药物分析等本科专业学生使用,也可作为制药企业、药品检验机构、药师培训和执业药师资格考试的参考用书。

图书在版编目(CIP)数据

药物分析技术 / 张晓丹主编 . —北京:科学出版社,2017.11
教育部　财政部职业院校教师素质提高计划成果系列丛书
　ISBN 978-7-03-055319-5

　Ⅰ . ①药… 　Ⅱ . ①张… 　Ⅲ . ①药物分析 - 高等职业教育 - 教材
Ⅳ . ① R917

中国版本图书馆 CIP 数据核字(2017)第 276476 号

责任编辑:王玉时　韩书云 / 责任校对:王晓茜
责任印制:吴兆东 / 封面设计:迷底书装

科　学　出　版　社 出版
北京东黄城根北街 16 号
邮政编码:100717
http://www.sciencep.com

北京中石油彩色印刷有限责任公司 印刷
科学出版社发行　各地新华书店经销
*

2017 年 11 月第　一　版　开本:787×1092　1/16
2018 年　1 月第二次印刷　印张:20 1/2
字数:486 000

定价:69.00 元
(如有印装质量问题,我社负责调换)

出 版 说 明

《国家中长期教育改革和发展规划纲要（2010—2020年）》颁布实施以来，我国职业教育进入到加快构建现代职业教育体系、全面提高技能型人才培养质量的新阶段。加快发展现代职业教育，实现职业教育改革发展新跨越，对职业学校"双师型"教师队伍建设提出了更高的要求。为此，教育部明确提出，要以推动教师专业化为引领，以加强"双师型"教师队伍建设为重点，以创新制度和机制为动力，以完善培养培训体系为保障，以实施素质提高计划为抓手，统筹规划，突出重点，改革创新，狠抓落实，切实提升职业院校教师队伍整体素质和建设水平，加快建成一支师德高尚、素质优良、技艺精湛、结构合理、专兼结合的高素质专业化的"双师型"教师队伍，为建设具有中国特色、世界水平的现代职业教育体系提供强有力的师资保障。

目前，我国共有60余所高校正在开展职教师资培养，但由于教师培养标准的缺失和培养课程资源的匮乏，制约了"双师型"教师培养质量的提高。为完善教师培养标准和课程体系，教育部、财政部在"职业院校教师素质提高计划"框架内专门设置了职教师资培养资源开发项目，中央财政划拨1.5亿元，系统开发用于本科专业职教师资培养标准、培养方案、核心课程和特色教材等系列资源。其中，包括88个专业项目、12个资格考试制度开发等公共项目。该项目由42家开设职业技术师范专业的高等学校牵头，组织近千家科研院所、职业学校、行业企业共同研发，一大批专家学者、优秀校长、一线教师、企业工程技术人员参与其中。

经过三年的努力，培养资源开发项目取得了丰硕成果。一是开发了中等职业学校88个专业（类）职教师资本科培养资源项目，内容包括专业教师标准、专业教师培养标准、评价方案，以及一系列专业课程大纲、主干课程教材及数字化资源；二是取得了6项公共基础研究成果，内容包括职教师资培养模式、国际职教师资培养、教育理论课程、质量保障体系、教学资源中心建设和学习平台开发等；三是完成了18个专业大类职教师资资格标准及认证考试标准开发。上述成果，共计800多本正式出版物。总体来说，培养资源开发项目实现了高效益：形成了一大批资源，填补了相关标准和资源的空白；凝聚了一支研发队伍，强化了教师培养的"校—企—校"协同；引领了一批高校的教学改革，带动了"双师型"教师的专业化培养。职教师资培养资源开发项目是支撑专业化培养的一项系统化、基础性工程，是加强职教教师培养培训一体化建设的关键环节，也是对职教师资培养培训基地教师专业化培养实践、教师教育研究能力的系统检阅。

自2013年项目立项开题以来，各项目承担单位、项目负责人及全体开发人员做了大量深入细致的工作，结合职教教师培养实践，研发出很多填补空白、体现科学性和前瞻性的成果，有力推进了"双师型"教师专门化培养向更深层次发展。同时，专家指导委员会的各位专家以及项目管理办公室的各位同志，克服了许多困难，按照两部对项目开发工作的总体要求，为实施项目管理、研发、检查等投入了大量时间和心血，也为各个项目提供了专业的咨询和指导，有力地保障了项目实施和成果质量。在此，我们一并表示衷心的感谢。

教育部 财政部职业院校教师素质
提高计划成果系列丛书编写委员会
2016 年 3 月

前　　言

药物分析是药学专业学生必修的一门主干课程，也是药学专业岗位群必须具备的核心专业知识，各种药学类职业资格考试（如执业药师资格考试）及药学类培训都将药物分析作为重要的专业课或设立为独立的考试科目。因此，本书的编写也紧紧围绕各种药学类职业资格考试，如《执业药师资格考试大纲》，以满足药学专业职教师资培养对"双师型"的要求。

本教材共4个模块17个项目，项目一般由5部分组成，分别是学习目标、主体部分、学习小结、练习题和能力训练。本教材内容注重理论与实践的有机结合，侧重知识在职业岗位中的应用，培养学生应用理论知识分析问题和解决问题的能力，注重问题导向，突出实验操作能力，强调典型案例分析，并通过目标考核评价来反映学习者对学习目标的掌握程度，以期达到基础知识和实践技能双提高的要求，以及学习者利用所学理论知识解决实际问题的目标。

本教材的编写得到了职教师资培养资源开发项目、科学出版社和各有关院校、企业的大力支持和帮助，在此向各位专家、学者、工作人员致以诚挚的谢意！同时对于编委会秘书张乔老师在教材编写与书稿整理过程中所付出的辛勤劳动表示感谢！

由于编者水平有限，书中可能存在不足之处，敬请各位专家和读者批评指正！

编　者

2017 年 10 月

目　　录

模块二　典型药物的质量分析训练

模块三　生化药物与生物制品分析

模块四　体内药物分析与现代分析技术

模块一　药品检验基础知识

项目一 / 药物分析概述

【知识目标】

1. 掌握药品的定义、药物分析的性质。
2. 熟悉药品的质量管理规范。
3. 了解药物分析的学习要求。

【能力目标】

能够正确认知药物分析的任务。

案例 1-1

某药物不良反应事件回顾

2006 年 7 月 24 日，青海西宁部分患者使用某公司生产的"克林霉素磷酸酯葡萄糖注射液"后，出现胸闷、心悸、心慌等临床症状，青海省食品药品监督管理局第一时间发出紧急通知，要求该省停用该注射液。随后，广西、浙江、黑龙江、山东等省（自治区）食品药品监督管理局也分别报告，有患者在使用该注射液后出现相似临床症状。截至事件调查结果公布，全国范围内该药物不良反应事件报告 93 例，涉及 16 个省（自治区），死亡 11 人。

药品本是用来治病救人的，为什么使用后却出现了如此严重的不良反应呢？

经查，该公司 2006 年 6～7 月生产的"克林霉素磷酸酯葡萄糖注射液"未按批准的工艺参数灭菌，降低了灭菌温度，缩短了灭菌时间，增加了灭菌柜装载量，从而影响了灭菌效果。经中国药品生物制品检定所（后改名为"中国食品药品检定研究院"）对相关样品进行检验，结果表明，该公司未按药品生产质量管理规范（GMP）操作，几批次的药品无菌检查和热原检查不符合规定。

一、药物分析的性质

《中华人民共和国药品管理法》（以下简称《药品管理法》）中规定："药品，是指用于预防、治疗、诊断人的疾病，有目的地调节人的生理机能并规定有适应证或者功能主治、用法和用量的物质，包括中药材、中药饮片、中成药、化学原料药及其制剂、抗生素、生化药品、放射性药品、血清、疫苗、血液制品和诊断药品等。"作为人们日常生活中必不可缺的一种特殊商品，药品在治病救人、保护健康方面发挥着巨大的作用，其质量的优劣直接关系到预防与治疗的效果，甚至影响到人类的健康和生命安全。为了保证药品的质量，避免类似上述不良反应事件的再次发生，我们需要掌握监视和控制药品质量的方法和技术。

药物分析是利用分析测定手段，发展药物的分析方法，研究药物的质量规律，对药物进行全面检验与控制的科学。因此，药物分析是一门研究与改进药品质量控制方法的"方法学科"，是我国药学各专业规定设置的主要专业课程，也是药学领域中的一个重要组成部分。

二、药物分析的任务

药物分析应用于药品研发、生产、经营、临床使用和监管等的全过程。

（一）药物分析在药物研发中的应用

药物分析是创新药物研究过程中的重要组成部分，可用于药物单体的结构分析与鉴定，药物有关物质、稳定性的研究及药物体内代谢研究。

（二）药物分析在药品生产过程中的应用

药品的质量与生产过程直接相关，对药品生产全过程进行质量控制和管理是药物分析的重要任务。如果药品生产企业严格控制药品的质量，不符合药品标准的产品不允许出厂，上述不良反应事件就可以避免发生。在生产过程中，质量管理还应包含水及生产环境监测、原辅料检测和半成品或成品检测。

（三）药物分析在药品经营中的应用

药品具有特定的稳定性特征，因此要求特定的贮藏条件和期限。如果贮藏不当，如受到温度、湿度或光照等环境的影响，药品往往会发生降解而引起质量变化。为了保障药品的质量，在流通和经营过程中要定期对药品进行质量抽查检验。

（四）药物分析在药品临床使用中的应用

同样的药品对于不同的患者，因其生理因素、病理状态、基因类型、吸收、分布、代谢和排泄功能等差异，会影响到药物的使用疗效和安全。为了指导医生合理用药与个体化用药，可以开展临床治疗药物监测。

（五）药物分析在药品监管中的应用

对药品的监管可以分为政府监管和自身监管，分别由政府设立的药品监督管理部门和生产、流通、使用单位自设药品监督管理部门来完成。按照国家规定，药品生产、流通、使用单位必须有一整套自我监督机制，如果各单位在自我监督机制下能够控制好每一个环节，就会避免不合格药品的流出与使用。国家食品药品监督管理总局主管全国药品监督管理工作，各地方政府药品监督管理部门负责本行政区域内的药品监督管理工作。所以，药物分析是国家对药品实施监督和管理，维护药品生产和使用正常秩序，打击假药、劣药的重要技术支撑和手段。

总之，"哪里有药物，哪里就有药物分析。"药物分析的任务就是对药物进行全面质量控制，保证药品被安全、有效、合理的使用。

三、药品质量与管理规范

为了保证药品的质量，对药品的各个环节进行全面的质量控制管理已成为各国药品质量监督管理部门的共识。目前，世界卫生组织（World Health Organization，WHO）和人用药品注册技术要求国际协调会（ICH）对药品的各个环节均制定了相应的药品质量管理规范的指导原则。我国国家食品药品监督管理总局依据《药品管理法》制定了相关管理规范。

（一）《药物非临床研究质量管理规范》

《药物非临床研究质量管理规范》（Good Laboratory Practice，GLP）是为了提高药物非临床研究质量，确保试验资料的真实性、完整性和可靠性，保证人民用药安全，根据《药品管理法》而制定的。GLP适用于为申请药品注册而进行的非临床安全性研究。

（二）《药物临床试验质量管理规范》

《药物临床试验质量管理规范》（Good Clinical Practice，GCP）是为了保证药物临床试验过程规范，结果科学可靠，保护受试者的权益并保障其安全，根据《药品管理法》《中华人民共和国药品管理法实施条例》（以下简称《药品管理法实施条例》)，参照国际公认原则而制定的。GCP 适用于药物临床研究。

（三）《药品生产质量管理规范》

《药品生产质量管理规范》（Good Manufacture Practice，GMP）是药品生产和质量管理的基本准则，是为了进一步规范药品生产领域的生产行为，用科学、合理、规范化的条件和方法保证所生产的药品质量，尽量减少人为因素对产品质量的影响，根据《药品管理法》和《药品管理法实施条例》而制定的。

（四）《药品经营质量管理规范》

《药品经营质量管理规范》（Good Supply Practice，GSP）是为了加强药品经营质量管理，保证人民用药安全、有效而制定的。GSP 是药品经营企业质量管理的基本准则，适用于中国境内经营药品的专营或兼营企业。

（五）《中药材生产质量管理规范（试行）》

《中药材生产质量管理规范（试行）》（Good Agricultural Practice，GAP）是为了规范中药材生产，保证中药材质量，促进中药标准化、现代化而制定的。GAP 是中药材生产和管理的基本准则，适用于中药材生产企业生产中药材的全过程。

知识拓展

ICH 是由欧洲联盟（欧盟）、美国和日本三方的药品注册管理当局和制药企业协会（管理机构）共同发起组成的。我国药品监督管理机构也派观察员参加了该组织。

ICH 的组建目的是通过三方协调一致，为药品研发、审批和上市制定统一的国际性技术指导原则。

ICH 制定了有关药品的质量（quality）、安全性（safety）、有效性（efficacy）和综合（multidisciplinary）要求的 4 类技术要求。WHO 建议各国在药品注册中采用 ICH 的技术要求。

四、药物分析课程的学习要求

作为一门应用性学科，药物分析是在化学、生物学和药学等相关学科基础上，运用数学、分析化学的分析方法与技术，研究和探索解决药品质量问题的一般规律。因此，学生应该首先掌握本门课程所需的前期基础课程，树立药品质量全面控制的观念，并掌握以下内容。

1）基本理论：药品质量控制过程中的分析方法原理；药物化学结构、理化性质与分析方法选择之间的关系等。

2）基本知识：药物分析方法验证的实验方法；药物鉴别、杂质检查和含量测定的基本方法；制剂及辅料分析的特点和基本方法；生物样品的前处理方法等。

3）基本技能：各类分析仪器的使用；药物鉴别、杂质检查、含量测定方法的操作原理和技术。

◎ 学习小结

药品是一种特殊商品，其质量直接关系到药物的疗效和人的健康甚至生命安全。为了保证药品的质量及其被安全、有效、合理的使用，必须利用药物分析的技术与手段对药品的研发、生产、经营、使用、监管等全过程进行监控。但是，药品的质量保障与使用的安全、有效和合理，不但需要在全过程中每一个重要环节对药品进行分析检验，而且要求对药物实施全程的质量跟踪与管理，因此国家食品药品监督管理总局依法制定了相关质量与管理规范（GLP、GCP、GMP、GSP、GAP）。

通过对药物分析这门课程的学习，学生应该掌握药物分析的基本理论、基本知识和基本技能。

 ## 练习题

1. 药品、药物分析的定义分别是什么？
2. 试述药物分析的任务。
3. 国家食品药品监督管理总局制定的相关质量与管理规范都有哪些？

药品标准与《中国药典》

【知识目标】

　　1. 掌握药品标准的定义、体系构成及特点；掌握《中华人民共和国药典》(简称《中国药典》)的英文全称、主要内容，以及凡例、正文、通则的有关规定。

　　2. 熟悉《中国药典》2015 年版的特点。

　　3. 了解《中国药典》的沿革和主要国外药典的进展及主要内容。

【能力目标】

　　1. 能够正确查阅与使用《中国药典》、其他国家标准。

　　2. 能够正确解读药品标准的主要内容。

　　药品作为用于预防、治疗、诊断人的疾病，有目的地调节人的生理机能并规定有适应证或者功能主治、用法和用量的特殊物质，具有有效性、安全性、质量可控性的特征。药品完成研究后成为可用于临床、在市场上流通的商品，应具有专属的质量标准。药品质量标准是药品在生产、流通、使用和监督管理过程中保证其质量的基础，是评定其质量的技术依据。

任务一　认知药品质量标准

一、标准的定义

　　标准是为了在一定范围内获得最佳秩序，经协商一致制定并由公认机构批准，共同使用的和重复使用的一种规范性文件。标准以科学、技术和经验的综合成果为基础，以促进最佳社会效益为目的。根据相关法律和国际惯例，标准是自愿性的，标准的内容只有通过法规或合同的引用才能强制执行。

二、标准的分类

　　按适用范围，标准分为国际标准、区域性标准、国家标准、行业标准、地方标准和企业标准。我国目前将标准分为 4 级，即国家标准、行业标准、地方标准和企业标准。其中，GB 表示国家标准，SN 表示商品检验行业标准，DB 表示地方标准，Q 表示企业标准。

　　按法律约束性，标准分为强制性标准和推荐性标准。推荐性国家标准（GB/T）是自愿采用的一类标准，又称自愿标准。对于这类标准，任何单位都有权决定是否采用，违反这类标准，不承担经济或法律方面的责任。但是一经接受并采用，或各方商定同意纳入经济合同中，就成为各方必须共同遵守的技术依据，具有法律上的约束性。

　　按标准的性质，标准分为技术标准、管理标准和工作标准。技术标准是对需要协调统一的技术事项所制定的标准，包括基础标准、产品标准、工艺标准、检测试验方法标准，以及安全、卫生、环保标准等。管理标准是对需要协调统一的管理事项所制定的标准。工作标准是对工作的责任、权利、范围、质量要求、程序、效果、检查方法、考核办法所制定的标准。

三、标准与药品质量管理

药品质量管理同其他工作一样，方方面面都是在一定的标准要求下开展的。虽然药品质量管理在实践中体现标准的形式具有自身的特殊性，但从根本上说，药品质量管理中涉及的标准仍是我国标准体系的一部分。为了更好地理解标准基础理论在药品质量管理中的体现，列举了以下几方面较为突出的表现。

药品标准属于技术标准，大部分为产品标准。每种药品上市，均须取得药品批准文号，批准文号的主要内容之一就是药品标准。每一个药品具有一个药品批准文号，每个药品批准文号对应一个特定的、具体的标准。

药品标准除大部分属于产品标准外，也有少部分属于基础标准。这类药品标准不同于一个标准属于一种药品的产品标准特征，而是一个标准适用于特定范围内的多种药品，如中成药中非法添加化学药品检验标准等。

与其他行业的标准不同，药品标准一般包括检验标准和判定标准，而其他行业的标准往往将检验、判定标准分别颁布。

管理标准、工作标准往往与行为有关，在药品质量管理中，这类内容通常不是以标准形式体现，而是以规章、规范性文件等形式出现。例如，《药品生产质量管理规范（2010年修订）》是以卫生部令（第79号）的形式颁布的，《保健食品良好生产规范》是以国家标准（GB 17405—1998）的形式颁布的。

任务二 解读药品标准

案例 2-1

国家食品药品监督管理总局
国家药品标准

WS$_1$-（X-296）-2004（Z）-2014

碳酸钙片

Tansuangai Pian

Calcium Carbonate Tablets

本品含碳酸钙以钙（Ca）计算应为标示量的95.0%～105.0%。

【性状】本品为白色或类白色片或薄膜衣片，薄膜衣片除去包衣后显白色或类白色。

【鉴别】1）取铂丝，用盐酸湿润后，蘸取本品细粉在无色火焰中燃烧，火焰即显砖红色。

2）取本品的细粉适量（约相当于钙0.25g），加稀盐酸15ml，振摇，滤过（过滤），滤液加甲基红指示液2滴，用氨试液调至中性，再滴加稀盐酸至恰呈酸性，加草酸铵试液，即生成白色沉淀，分离，沉淀在乙酸中不溶，但在盐酸中溶解。

3）取本品细粉，加稀盐酸即泡沸，产生二氧化碳气体，立即导入氢氧化钙试液中，即生成白色沉淀。

【检查】溶出度 取本品，按照溶出度测定法［《中国药典》（2010 年版）二部附录 X C 第一法］，以 0.1mol/L 盐酸溶液 900ml 为溶出介质，转速为 100r/min，依法操作，30min 后，取溶液 10ml 滤过，精密量取续滤液 2ml，置 100ml 容量瓶中，加 5% 氯化镧溶液 10ml，用 0.1mol/L 盐酸溶液稀释至刻度，摇匀，作为供试品溶液；另取 200℃干燥至恒重的碳酸钙对照品，用 0.1mol/L 盐酸溶液配制成含 100μg Ca/ml 的贮备溶液，精密量取贮备溶液 2ml、4ml、6ml、8ml，分别置 4 个 100ml 容量瓶中，分别加入 5% 氯化镧溶液 10ml，用 0.1mol/L 盐酸溶液稀释至刻度，摇匀，作为对照品溶液。取上述两种溶液，按照原子吸收分光光度法［《中国药典》（2010 年版）二部附录 Ⅳ D 第一法］，在 422.7nm 波长处测定，计算出每片的溶出量，限度为标示量的 80%，应符合规定。

其他 应符合片剂项下有关的各项规定［《中国药典》（2010 年版）二部附录 Ⅰ A］。

【含量测定】 取本品 10 片，精密称定，研细，混匀，精密称取适量（约相当于钙 0.4g），置 250ml 容量瓶中，加少量水润湿，缓缓加入稀盐酸和水各 10ml，振摇使碳酸钙溶解，用水稀释至刻度，摇匀，滤过，弃去初滤液，精密量取续滤液 25ml，置锥形瓶中，加水 25ml 与氢氧化钾溶液（1→10）5ml，使 pH 大于 12，加钙紫红素指示剂少许，用乙二胺四乙酸二钠滴定液（0.05mol/L）滴定至溶液由紫红色转变为纯蓝色。每毫升乙二胺四乙酸二钠滴定液（0.05mol/L）相当于 2.004mg 的 Ca。

【类别】 补钙药。

【规格】 以 Ca 计：① 0.2g；② 0.3g；③ 0.5g。

【贮藏】 密封保存。

一、药品标准的定义

药品标准是根据药物自身的理化与生物学性质、来源、制药工艺等生产及贮运过程中的各个环节所制定的，用以检测药品质量是否达到用药要求并衡量其质量是否稳定均一的技术规定。

《中国药典》（ChP）针对所收载的内容，给出了其正文的定义。正文是根据药物自身的理化与生物学特性，按照批准的处方来源、生产工艺、贮藏运输等条件所制定的，用以检测药品质量是否达到用药要求并衡量其质量是否稳定均一的技术规定。

上述两个药品标准定义，第一个更广义一些，包括药品强制性标准之外的范畴，如研究阶段还没有用于临床的药品标准、制药企业为保证达到国家标准要求在国家标准基础上制定的更为严格的药品标准等。强制性的药品标准应符合《中国药典》的定义。

除特殊注明外，本项目所称药品标准均指强制性药品标准。

二、我国药品标准体系

我国药品标准体系主要由《中国药典》、局（部）颁标准、注册标准、临床研究用标准及地方标准组成。其中,《中国药典》、局（部）颁标准、注册标准为国家药品标准；临床研究用标准为限定条件性国家标准；地方标准主要由医院制剂标准及部分未收入国家药品标准的中药材（饮片）标准构成。

在我国药品标准体系中,《中国药典》处于核心地位。从法律方面看,《中国药典》规定国家药品标准由凡例与正文及其引用的通则共同构成,《中国药典》收载的凡例、通则对《中国药典》外的其他国家药品标准具有同等效力。此处的正文,不仅是《中国药典》的正文,还包括所有国家药品标准的正文。从技术方面看,《中国药典》主要收载临床常用、疗效肯定、质量稳定、标准完善的品种。

在我国药品标准体系中,局（部）颁标准、注册标准占有重要地位,药品标准中的大部分是此类标准。在技术上不能满足《中国药典》收载条件或有特殊情况的品种一般以局（部）颁标准、注册标准形式发布。一般情况下,《中国药典》（2015 年版）实施后,未收入《中国药典》（2015 年版）的原局（部）颁标准、注册标准仍然有效。虽然上述局（部）颁标准、注册标准中引用的通则（附录）未做逐条文字变更,但实际执行时均指生效的《中国药典》（2015 年版）通则。

在我国药品标准体系中,临床研究用标准是在药品进行临床试验或使用前经国家食品药品监督管理部门批准的标准,该标准仅在临床试验期间有效,仅供研制单位和临床试验单位使用。

在我国药品标准体系中,还存在一部分地方标准。鉴于中药材（饮片）绝大部分没有实施批准文号管理、部分品种具有地方习用等特点,以及医院制剂只允许在本医院使用等规定,目前仍存在部分地方标准。

目前,我国药品标准约有 16 000 个,《中国药典》收载品种约占其 35%。

三、药品标准的特点

药品标准的内涵包括真伪、纯度和品质三个方面,这三个方面的综合表现决定了药品的有效性、安全性和质量可控性。

药品标准属于强制性标准,药品必须符合法定的药品标准。

我国药品标准体现了以下几个原则。

目标性原则,即"安全有效、质量可控"。药品质量的优劣,主要表现为有效、安全和对质量的控制。药品的疗效、毒副反应主要是由药品本身的性质决定的,制药过程引入的外在因素也是影响药品疗效、毒副反应的重要原因,如原料药杂质产生的毒副反应、原料药材污染产生的不良反应等,药品标准也应对这些外在因素进行严格控制。由于人们对事物认识的不断发展,检测技术的不断提高,质量可控是一个难以百分之百实现的原则。为实现质量可控目标,建立、修订药品标准应充分、不断地考虑药品在来源、生产、贮运及使用等各环节影响药品质量的因素,制定有针对性的检测项目,建立相应的检测方法。

科学性原则,即"准确灵敏"。检测方法应尽可能体现：与真实值接近的准确性、最大限度减少各种偏差的精密性、准确检测被测药物的专属性。

合理性原则,即"简便实用"。药品标准是建立在实现科学的前提下,应考虑用简单方法可以实现的检验项目,尽量避免采用操作烦琐、费用高昂的检测方法。

四、药品标准主要内容示例

以局颁标准"碳酸钙片"为例（案例2-1）。本标准按照颁布单位、编号、药品名称、含量规定、性状、鉴别、检查、含量测定、类别、规格、贮藏等项目排列。本标准为制剂标准，《中国药典》（2015年版）收载了碳酸钙标准，原料药标准中还列有分子式、分子质量、制剂等项。原料药标准与制剂标准中相同项目的表述与要求有许多不同。

1）颁布单位：国家食品药品监督管理总局。

2）标准编号：WS_1-（X-296）-2004（Z）-2014。国家食品药品监督管理总局成立之前，药品标准由国家卫生和计划生育委员会负责制定。标准号为WS（卫生）开头，待标准转正后，在WS后加注下标，其中WS_1、WS_2、WS_3分别表示化学药品、生物制品和中成药品，并在药品标准末尾加注年份和字母Z，表示该标准已转正及转正时间。国家食品药品监督管理总局成立之后，并未废止上述标准号，并沿用了国家卫生和计划生育委员会标准的编号原则。本标准WS_1-（X-296）-2004（Z）-2014中表示化学药品，2004年转正，2014年修订，括号内X表示新药，296是流水号。

自2003年下半年开始，国家食品药品监督管理总局逐渐用新的标准编号原则。新的标准号以YB（药品标准）开头，其中YBH、YBS、YBZ、YBB分别表示化学药品标准、生物制品标准、中成药品标准和包材标准，标准号没有表示转正的标记。国家食品药品监督管理总局在药品再注册的过程中，逐步用YB标准编号取代原先的WS标准编号。例如，注射用哌拉西林钠他唑巴坦钠的标准号YBH03132012，表示化学药品标准，0313是流水号，2012是年份。

3）名称：符合《中国药典》凡例"名称"相关要求。药品标准收载的名称即该药品的法定名称，或称该药品的通用名称。

4）性状：其是药品质量的重要表征之一。药品标准在性状项下常记载外观、臭、味、溶解度及物理常数等。外观是对药品色泽和外表感官的规定。药品标准中一般没有严格的检测方法，只要不影响质量和疗效并在标准规定范围内均可，生产条件等原因导致的外观性状差异是允许的。

5）鉴别：用可靠的理化方法证明已知药品的真伪，不是对未知成分进行定性分析。本标准采用了操作简便、快速、试验成本低的化学法。药品标准中还经常采用仪器分析方法，仪器分析方法的专属性一般要高于化学法。

6）检查：包括反映药品安全性与有效性的试验方法和限度、均一性与纯度等制备工艺要求等内容。本标准中的溶出度是指该药品从片剂制剂中在规定的条件下溶出的速率和程度。检查溶出度的制剂不再进行崩解时限检查。

7）含量测定：其是对药品有效成分的测定，常用化学、仪器或生物测定方法。本标准采用的是化学滴定法。

8）贮藏：其是为避免污染和降解而对药品贮存与保管的基本要求。本标准密封保存是要求将容器密封以防止风化、吸潮和异物进入。

9）方法引用：本标准在"检查"项中，"溶出度测定法"引用《中国药典》（2010年版）二部附录X C第一法、"其他"检验项目引用《中国药典》（2010年版）二部附录ⅠA，《中国药典》（2015年版）生效后，应分别按四部"通则0931""通则0101"执行。

任务三 查阅与使用《中国药典》

案例 2-2

地 西 泮

Dixipan

Diazepam

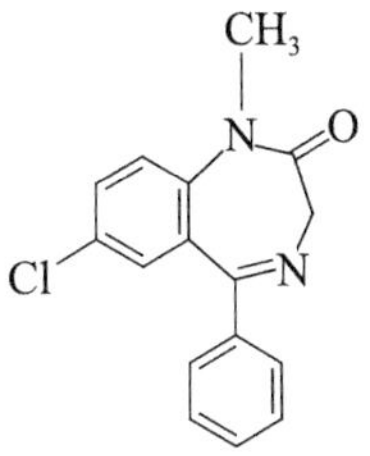

$C_{16}H_{13}ClN_2O$ 284.74

本品为 1-甲基-5-苯基-7-氯-1,3-二氢-2H-1,4-苯并二氮杂䓬-2-酮。按干燥品计算，含 $C_{16}H_{13}ClN_2O$ 不得少于 98.5%。

【性状】本品为白色或类白色的结晶性粉末，无臭，味微苦。

本品在丙酮或三氯甲烷中易溶，在乙醇中溶解，在水中几乎不溶。

熔点 本品的熔点（通则 0612 第一法）为 130～134℃。

吸收系数 取本品，精密称定，用含 0.5% 硫酸的甲醇溶液溶解并定量稀释成每毫升中约含 10μg 的溶液，按照紫外-可见分光光度法（通则 0401），在 284nm 波长处测定吸光度，吸收系数（$E_{1cm}^{1\%}$）为 440～468。

【鉴别】（1）取本品约 10mg，加硫酸 3ml，振摇使溶解，在紫外线灯（365nm）下检视，显黄绿色荧光。

（2）取本品，加 0.5% 硫酸的甲醇溶液制成每毫升中含 5μg 的溶液，按照紫外-可见分光光度法（通则 0401）测定，在 242nm、284nm 与 366nm 波长处有最大吸收；在 242nm 波长处的吸光度约为 0.51，在 284nm 波长处的吸光度约为 0.23。

（3）本品的红外线吸收图谱应与对照的图谱（光谱集 138 图）一致。

（4）取本品 20mg，用氧瓶燃烧法（通则 0703）进行有机破坏，以 5% 氢氧化钠溶液 5ml 为吸收液，燃烧完后，用稀硝酸酸化，并缓缓煮沸 2min，溶液显氯化物的鉴别（1）反应（通则 0301）。

【检查】**乙醇溶液的澄清度与颜色** 取本品 0.1g，加乙醇 20ml，振摇使溶解，溶液应澄清无色；如显色，与黄色 1 号标准比色液（通则 0901 第一法）比较，不得更深。

氯化物 取本品 1.0g，加水 50ml，振摇 10min，滤过，分取滤液 25ml，依法检查（通则 0801），与标准氯化钠溶液 7.0ml 制成的对照液比较，不得更浓（0.014%）。

有关物质 取本品，加甲醇溶解并稀释制成每毫升中含 1mg 的溶液作为供试品溶液；精密量取 1ml，置 200ml 容量瓶中，用甲醇稀释至刻度，摇匀，作为对照溶液。按照高效液相色谱法（通则 0512）试验，用十八烷基硅烷键合硅胶为填充剂；以甲醇-水（70∶30）为流动相；检测波长为 254nm。理论板数按地西泮峰计算不低于 1500。取对照溶液 10μl 注入液相色谱仪，调节检测灵敏度，使主成分色谱峰的峰高约为满量程的 25%；再精密量取供试品溶液与对照溶液各 10μl，分别注入液相色谱仪，记录色谱图至主成分峰保留时间的 4 倍。供试品溶液色谱图中如有杂质峰，各杂质峰面积的和不得大于对照溶液主峰面积的 0.6 倍（0.3%）。

干燥失重 取本品，在 105℃ 干燥至恒重，减失重量不得超过 0.5%（通则 0831）。

炽灼残渣 不得超过 0.1%（通则 0841）。

【含量测定】 取本品约 0.2g，精密称定，加冰醋酸与醋酐各 10ml 使溶解，加结晶紫指示液 1 滴，用高氯酸滴定液（0.1mol/L）滴定至溶液显绿色。每毫升高氯酸滴定液（0.1mol/L）相当于 28.47mg 的 $C_{16}H_{13}ClN_2O$。

【类别】 抗焦虑药、抗惊厥药。

【贮藏】 密封保存。

【制剂】 ①地西泮片；②地西泮注射液。

　　《中国药典》依据《中华人民共和国药品管理法》组织制定和颁布实施。《中国药典》是药品研制、生产、经营、使用、监督管理和其他国家药品标准应遵循的法定依据。

一、《中国药典》进展

　　自《中国药典》1953 年版第一版始，经历了 1963 年版、1977 年版、1985 年版、1990 年版、1995 年版、2000 年版、2005 年版、2010 年版、2015 年版 10 个版本。1953 年版、1985 年版、1990 年版、1995 年版、2000 年版、2005 年版、2010 年版颁布了增补本。1953 年版、1963 年版、1977 年版、1985 年版、1990 年版、1995 年版由国家卫生和计划生育委员会颁布，2000 年版、2005 年版、2010 年版、2015 年版由国家食品药品监督管理总局颁布。

　　1953 年版（第一版）：第一部《中国药典》于 1953 年发行。本版《中国药典》共收载品种 531 种，其中化学药品 215 种，植物药品与油脂类 65 种，动物药品 13 种，抗生素 2 种，生物制品 25 种，各类制剂 211 种。本版《中国药典》的特点是：中药、化学药品合为一部，存在中药收载少的缺陷。

　　1963 年版（第二版）：1965 年 1 月 26 日实施。本版《中国药典》共收载品种 1310 种。一部收载中药材 446 种，中药成方制剂 197 种；二部收载化学药品 667 种。本版《中国药典》的特点是：分一、二两部，各有凡例和有关的附录。为体现中药特色，增收了炮制、性味、功能与主治、用法与用量等内容。

　　1977 年版（第三版）：1979 年 10 月 4 日颁布，1980 年 1 月 1 日实施。本版《中国药典》共收载品种 1925 种。一部收载中草药、中草药提取物、植物油脂及单味药制剂等 882 种，成方制剂 270 种，共 1152 种；二部收载化学药品、生物制品等 773 种。本版《中国药典》的特点是：收载的药材品种较以前历版多。显微鉴别方法首次收入《中国药典》。

　　1985 年版（第四版）：1985 年 9 月颁布，1986 年 4 月 1 日实施。本版《中国药典》

共收载品种 1489 种。一部收载中药材、植物油脂及单味制剂 506 种，成方制剂 207 种，共 713 种；二部收载化学药品、生物制品等 776 种。本版《中国药典》的特点是：自此版开始，《中国药典》每 5 年修订一次。开始编印《中国药典》英文版。

1990 年版（第五版）：1990 年 12 月 3 日颁布，1991 年 7 月 1 日实施。本版《中国药典》共收载品种 1751 种。一部收载 784 种，其中中药材、植物油脂等 509 种，中药成方及单味制剂 275 种；二部收载化学药品、生物制品等 967 种。本版《中国药典》的特点是：二部品种项下规定的"作用与用途"和"用法与用量"，分别改为"类别"和"剂量"。配套编撰《临床用药须知》。另行出版《药品红外光谱集》，附录内不再刊印红外线吸收图谱。

1995 年版（第六版）：1996 年 4 月 1 日实施。本版《中国药典》共收载品种 2375 种。一部收载 920 种，其中中药材、植物油脂等 522 种，中药成方及单味制剂 398 种；二部收载 1455 种，包括化学药品、抗生素、生化药品、放射性药品、生物制品及辅料等。本版《中国药典》的特点是：二部药品外文名称改用英文名，取消拉丁名。中文名称只收载药品法定通用名称，不再列副名。

2000 年版（第七版）：2000 年 1 月颁布，2000 年 7 月 1 日实施。本版《中国药典》共收载品种 2691 种。一部收载 992 种，二部收载 1699 种。本版《中国药典》的特点是：附录做了较大幅度的改进和提高，首次收载了药品标准分析方法验证要求等 6 项指导原则。二部将以往"作用""用途""用法""用量""注意"等项内容移至配套的《临床用药须知》。

2005 年版（第八版）：2005 年 1 月颁布，2005 年 7 月 1 日实施。本版《中国药典》共收载品种 3217 种。一部收载 1146 种，二部收载 1970 种，三部收载 101 种。本版《中国药典》的特点是：生物制品标准首次列为药典三部。增加了有害元素测定法；中药注射剂安全性检查法应用指导原则；药品杂质分析指导原则；正电子类和锝（^{99m}TC）放射性药品质量控制指导原则。增订了逆转录酶活性检查法；人血白蛋白铝残留量测定法等。将原《澄明度检查细则和判断标准》修订为"可见异物检查法"。

2010 年版（第九版）：2010 年 1 月颁布，2010 年 10 月 1 日实施。本版《中国药典》收载品种 4567 种。一部收载品种 2165 种，二部收载品种 2271 种，三部收载品种 131 种。本版《中国药典》的特点是：除了收载品种明显增加、新增了药用辅料总体要求外，本版《中国药典》明确了其在药品标准体系中的地位、与行为标准的关系等。

本版《中国药典》确立了《中国药典》在药品标准体系的核心地位。虽然历版《中国药典》都有类似表述，但无实质内容。本版《中国药典》明确其收载的"凡例""附录"除了以往历版《中国药典》仅对正文有效外，还适用于包括药典以外的所有药品标准。

本版《中国药典》界定了《中国药典》与行为标准之间的关系。《中国药典》（2010 年版）实现了技术标准与行为标准的衔接，规定正文所设各项规定是针对符合《药品生产质量管理规范》（GMP）的产品而言的。任何违反 GMP 或有未经批准添加物质所生产的药品，即使符合《中国药典》或按照《中国药典》没有检出其添加物质或相关杂质，也不能认为其符合规定。

2015 年版（第十版）：2015 年 6 月颁布，2015 年 12 月 1 日实施。本版《中国药典》收载品种 5608 种。一部收载品种 2598 种，二部收载品种 2603 种，三部收载品种 137 种，四部收载品种 270 种。其特点见"《中国药典》（2015 年版）特点"部分。

二、《中国药典》内容

《中国药典》（2015 年版）由一部、二部、三部、四部及增补本组成。各部收载内容不尽相同，其中一部、二部、三部收载凡例、正文；四部收载凡例、通则及药用辅料正文。

凡例、正文、通则、标准物质（对照品、对照药材、对照提取物、标准品）组成完整的药品标准。

《中国药典》（2015 年版）的凡例，可以从广义和狭义两个方面理解。广义的凡例体现在"总则"中，这部分内容是站在整个国家药品标准、药品标准与药品监督管理关系的高度制定的，已超越了《中国药典》本身，其内容与要求适用于整个国家药品标准。狭义的凡例是正确使用《中国药典》收载内容的基本原则，是《中国药典》的重要组成部分，是对正文、通则与质量检验有关的共性问题的统一规定。本部分从狭义的凡例、正文、通则和标准物质等方面介绍药典，凡例总则超出《中国药典》本身的内容将在"《中国药典》（2015 年版）特点"部分专门阐述。

由于《中国药典》（2015 年版）各部收载内容不尽相同，本部分重点阐述二部的凡例与正文、四部的通则和综合一至四部的标准物质等方面的内容。

（一）凡例

凡例是正确使用《中国药典》进行药品质量检定的基本原则，是药典的重要组成部分。凡例按照名称与编排，项目与要求，检验方法和限度，标准物质，计量，精确度，试药、试液、指示剂，动物试验，说明书、包装与标签等条款编排。

1. 名称与编排

1）正文收载的药品中文名称是按照《中国药品通用名称》收载的名称及其命名原则命名的，《中国药典》收载的药品中文名均为法定名称；药品英文名除另有规定外，均采用国际非专利药名（international nonproprietary name，INN）。

有机药物的化学名称是根据中国化学会编撰的《有机化学命名原则》命名的，母体的选定和国际纯粹与应用化学联合会（International Union of Pure and Applied Chemistry，IUPAC）的命名系统一致。

2）药品化学结构式采用世界卫生组织推荐的《药品化学结构式书写指南》书写。

3）正文按药品中文名笔画顺序排列，同笔画数的字按起笔笔形—丨丿丶一的顺序排列；单方制剂排在其原料药后面；药用辅料集中编排；附录包括制剂通则、通用检测方法和指导原则，按分类编码；索引按以汉语拼音顺序排序的中文索引、英文名和中文名对照索引排列。

2. 项目与要求

1）制法项下主要记载药品的重要工艺要求和质量管理要求。

所有药品的生产工艺应经验证，并经国务院药品监督管理部门批准，生产过程均应符合《药品生产质量管理规范》的要求。

来源于动物组织提取的药品，其所用动物种属要明确，所用脏器均应来自经检疫的健康动物，涉及牛源的应取自无牛海绵状脑病地区的健康牛群；来源于人尿提取的药品，均应取自健康人群。上述药品均应有明确的病毒灭活工艺要求及质量管理要求。

直接用于生产的菌种、毒种、来自人和动物的细胞、DNA重组工程菌及工程细胞，来源途径应经国务院药品监督管理部门批准并应符合国家有关的管理规范。

2）性状项下记载药品的外观、臭、味、溶解度及物理常数等。

A．外观性状是对药品的色泽和外表感观的规定。

B．溶解度是药品的一种物理性质。各品种项下选用的部分溶剂及其在该溶剂中的溶解性能，可供精制或制备溶液时参考；对在特定溶剂中的溶解性能需做质量控制时，在该品种检查项下另做具体规定。药品的近似溶解度以下列名词术语表示，见表2-1。

表 2-1　药品的近似溶解度名词术语表

名词术语	释义
极易溶解	是指溶质1g（ml）能在不到1ml溶剂中溶解
易溶	是指溶质1g（ml）能在1～10ml溶剂中溶解
溶解	是指溶质1g（ml）能在10～30ml溶剂中溶解
略溶	是指溶质1g（ml）能在30～100ml溶剂中溶解
微溶	是指溶质1g（ml）能在100～1 000ml溶剂中溶解
极微溶解	是指溶质1g（ml）能在1 000～10 000ml溶剂中溶解
几乎不溶或不溶	是指溶质1g（ml）在10 000ml溶剂中不能完全溶解

注：数据范围包括下限，不包括上限

试验法：除另有规定外，称取研成细粉的供试品或量取液体供试品，于（25±2）℃、一定容量的溶剂中，每隔5min强力振摇30s；观察30min内的溶解情况，当无目视可见的溶质颗粒或液滴时，即视为完全溶解。

C．物理常数包括相对密度、馏程、熔点、凝点、比旋度、折光率、黏度、吸收系数、碘值、皂化值和酸值等。其测定结果不仅对药品具有鉴别意义，也可反映药品的纯度，是评价药品质量的主要指标之一。

3）鉴别项下规定的试验方法，是根据反映该药品某些物理、化学或生物学等特性所进行的药物鉴别试验，不完全代表对该药品化学结构的确证。

4）检查项下包括反映药品的安全性与有效性的试验方法和限度、均一性与纯度等制备工艺要求等内容；对于规定中的各种杂质检查项目，是指该药品在按既定工艺进行生产和正常贮藏过程中可能含有或产生并需要控制的杂质（如残留溶剂、有关物质等）；改变生产工艺时需另考虑增修订有关项目。

对于生产过程中引入的有机溶剂，应在后续的生产环节予以有效去除。除正文已明确列有"残留溶剂"检查的品种必须依法进行该项检查外，其他未在"残留溶剂"项下明确列出的有机溶剂与未在正文中列有此项检查的各品种，如生产过程中引入或产品中残留有机溶剂，均应按通则"残留溶剂测定法"检查并应符合相应溶剂的限度规定。

供直接分装成注射用无菌粉末的原料药，应按照注射剂项下相应的要求进行检查，并应符合规定。

各类制剂，除另有规定外，均应符合各制剂通则项下有关的各项规定。

5）含量测定项下规定的试验方法，用于测定原料及制剂中有效成分的含量，一般可采用化学、仪器或生物测定方法。

6）类别是按药品的主要作用与主要用途或学科的归属划分，不排除在临床实践的基础上作其他类别药物使用。

7）制剂的规格是指每支、片或其他每单位制剂中含有主药的质量（或效价）、含量（%）或装量。注射液项下，如为"1ml：10mg"，是指 1ml 中含有主药 10mg；对于列有处方或标有浓度的制剂，也可同时规定装量规格。

8）贮藏项下的规定是为避免污染和降解而对药品贮存与保管的基本要求，以下列名词术语表示，见表 2-2。

表 2-2　药品贮藏项下的名词术语表

名词术语	释义
遮光	是指用不透光的容器包装，如棕色容器或黑纸包裹的无色透明、半透明容器
避光	是指避免日光直射
密闭	是指将容器密闭，以防止尘土及异物进入
密封	是指将容器密封，以防止风化、吸潮、挥发或异物进入
熔封或严封	是指将容器熔封或用适宜的材料严封，以防止空气与水分的侵入并防止污染
阴凉处	是指不超过 20℃
凉暗处	是指避光并不超过 20℃
冷处	是指 2～10℃
常温	是指 10～30℃

除另有规定外，贮藏项下未规定贮藏温度的一般是指常温。

9）制剂中使用的原料药和辅料，均应符合本版《中国药典》的规定；本版《中国药典》未收载者，必须制定符合药用要求的标准，并需经国务院药品监督管理部门批准。

同一原料药用于不同制剂（特别是给药途径不同的制剂）时，需根据临床用药要求制定相应的质量控制项目。

3. 检验方法和限度

1）本版《中国药典》正文收载的所有品种，均应按规定的方法进行检验；采用本版《中国药典》规定的方法进行检验时，应对方法的适用性进行确认。如采用其他方法，应将该方法与规定的方法做比较试验，根据试验结果掌握使用，但在仲裁时仍以《中国药典》规定的方法为准。

2）本版《中国药典》中规定的各种纯度和限度数值及制剂的重（装）量差异，是包括上限和下限两个数值本身及中间数值。规定的这些数值不论是百分数还是绝对数字，其最后一位数字都是有效位。试验结果在运算过程中，可比规定的有效数字多保留一位数，而后根据有效数字的修约规则进舍至规定的有效位。计算所得的最后数值或测定读数值均可按修约规则进舍至规定的有效位，取此数值与标准中规定的限度数值比较，以判断是否符合规定的限度。

3）原料药的含量（%），除另有注明者外，均按质量计。如规定上限为 100% 以上时，是指用本版《中国药典》规定的分析方法测定时可能达到的数值，它为《中国药典》

规定的限度或允许偏差，并非真实含有量；如未规定上限时，是指不超过 101.0%。

制剂的含量限度范围，是根据主药含量的多少、测定方法误差、生产过程不可避免偏差和贮存期间可能产生降解的可接受程度而制定的，生产中应按标示量 100% 投料。如已知某一成分在生产或贮存期间含量会降低，生产时可适当增加投料量，以保证在效期内含量能符合规定。

4．计量

1）试验用的计量仪器均应符合国务院质量技术监督部门的规定。

2）本版《中国药典》采用的计量单位如下。

A．法定计量单位名称和单位符号见表 2-3。

表 2-3　法定计量单位名称和单位符号

名称	单位
长度	米（m）、分米（dm）、厘米（cm）、毫米（mm）、微米（μm）、纳米（nm）
体积	升（L）、毫升（ml）、微升（μl）
质（重）量	千克（kg）、克（g）、毫克（mg）、微克（μg）、纳克（ng）、皮克（pg）
物质的量	摩尔（mol）、毫摩尔（mmol）
压力	兆帕（MPa）、千帕（kPa）、帕（Pa）
温度	摄氏度（℃）
动力黏度	帕秒（Pa·s）、毫帕秒（mPa·s）
运动黏度	平方米每秒（m²/s）、平方毫米每秒（mm²/s）
波数	厘米的倒数（cm⁻¹）
密度	千克每立方米（kg/m³）、克每立方厘米（g/cm³）
放射性活度	吉贝可（GBq）、兆贝可（MBq）、千贝可（kBq）、贝可（Bq）

B．本版《中国药典》使用的滴定液和试液的浓度，以 mol/L（摩尔 / 升）表示者，其浓度要求精密标定的滴定液用"XXX 滴定液（YYYmol/L）"表示；作其他用途不需精密标定其浓度时，用"YYYmol/L XXX 溶液"表示，以示区别。

C．有关温度的描述，一般以下列名词术语表示，见表 2-4。

表 2-4　温度的名词术语表

名词术语	释义	名词术语	释义
水浴温度	除另有规定外，均指 98～100℃	冷水	是指 2～10℃
热水	是指 70～80℃	冰浴	是指约 0℃
微温或温水	是指 40～50℃	放冷	是指放冷至室温
室温（常温）	是指 10～30℃		

D．符号"%"表示百分比，是指质量的比例；但溶液的百分比，除另有规定外，是指溶液 100ml 中含有溶质若干克；乙醇的百分比，是指在 20℃时容量的比例。此外，根据需要可采用下列符号，见表 2-5。

表 2-5　百分比（％）符号表示方法表

名词术语	释义	名词术语	释义
%（g/g）	表示 100g 溶液中含有溶质若干克	%（ml/g）	表示 100g 溶液中含有溶质若干毫升
%（ml/ml）	表示 100ml 溶液中含有溶质若干毫升	%（g/ml）	表示 100ml 溶液中含有溶质若干克

E. 缩写"ppm"表示百万分比，是指质量或体积的比例。

F. 缩写"ppb"表示十亿分比，是指质量或体积的比例。

G. 液体的滴，是在 20℃时，以 1.0ml 水为 20 滴进行换算。

H. 溶液后标示的"（1→10）"等符号，是指固体溶质 1.0g 或液体溶质 1.0ml 加溶剂使成 10ml 的溶液；未指明用何种溶剂时，均是指水溶液；两种或两种以上液体的混合物，名称间用半字线"-"隔开，其后括号内所示的"："符号，是指各液体混合时的体积（质量）比例。

I. 本版《中国药典》所用药筛，选用国家标准的 R40/3 系列，分级见表 2-6。

表 2-6　药筛等级表

筛号	筛孔内径（平均值）/μm	目号
一号筛	2000±70	10
二号筛	850±29	24
三号筛	355±13	50
四号筛	250±9.9	65
五号筛	180±7.6	80
六号筛	150±6.6	100
七号筛	125±5.8	120
八号筛	90±4.6	150
九号筛	75±4.1	200

粉末分级见表 2-7。

表 2-7　粉末等级表

名词术语	释义
最粗粉	是指能全部通过一号筛，但混有能通过三号筛不超过 20% 的粉末
粗粉	是指能全部通过二号筛，但混有能通过四号筛不超过 40% 的粉末
中粉	是指能全部通过四号筛，但混有能通过五号筛不超过 60% 的粉末
细粉	是指能全部通过五号筛，并含能通过六号筛不少于 95% 的粉末
最细粉	是指能全部通过六号筛，并含能通过七号筛不少于 95% 的粉末
极细粉	是指能全部通过八号筛，并含能通过九号筛不少于 95% 的粉末

J. 乙醇未指明浓度时，均是指 95%（ml/ml）的乙醇。

3）计算分子质量及换算因子等使用的原子质量均按最新国际原子质量表推荐的原子质量。

5. 精确度 本版《中国药典》规定取样量的准确度和试验精密度如下。

1）试验中供试品与试药等"称重"或"量取"的量，均以阿拉伯数字表示，其精确度可根据数值的有效数位来确定。例如，称取"0.1g"，是指称取质量可为 0.06～0.14g；称取"2g"，是指称取质量可为 1.5～2.5g；称取"2.0g"，是指称取质量可为 1.95～2.05g；称取"2.00g"，是指称取质量可为 1.995～2.005g。

"精密称定"是指称取质量应准确至所取质量的千分之一；"称定"是指称取质量应准确至所取质量的百分之一；"精密量取"是指量取体积的准确度应符合国家标准中对该体积移液管的精密度要求；"量取"是指可用量筒或按照量取体积的有效数位选用量具。取用量为"约"若干时，是指取用量不得超过规定量的 ±10%。

2）恒重，除另有规定外，是指供试品连续两次干燥或炽灼后称重的差异在 0.3mg 以下的质量；干燥至恒重的第二次及以后各次称重均应在规定条件下继续干燥 1h 后进行；炽灼至恒重的第二次称重应在继续炽灼 30min 后进行。

3）试验中规定"按干燥品（或无水物，或无溶剂）计算"时，除另有规定外，应取未经干燥（或未去水，或未去溶剂）的供试品进行试验，并将计算中的取用量按检查项下测得的干燥失重（或水分，或溶剂）扣除。

4）试验中的"空白试验"，是指在不加供试品或以等量溶剂替代供试液的情况下，按同法操作所得的结果；含量测定中的"并将滴定的结果用空白试验校正"，是指按供试品所耗滴定液的量（ml）与空白试验中所耗滴定液的量（ml）之差进行计算。

5）试验时的温度，未注明者，是指在室温下进行；温度高低对试验结果有显著影响者，除另有规定外，应以（25±2）℃为准。

6. 试药、试液、指示剂

1）试验用的试药，除另有规定外，均应根据通则试药项下的规定，选用不同等级并符合国家标准或国务院有关行政主管部门规定的试剂标准。试液、缓冲液、指示剂与指示液、滴定液等均应符合通则的规定或按照通则的规定制备。

2）试验用水，除另有规定外，均是指纯化水。酸碱度检查所用的水，均是指新沸并放冷至室温的水。

3）酸碱性试验时，如未指明用何种指示剂，均是指石蕊试纸。

7. 动物试验 动物试验所使用的动物及其管理应按国务院有关行政主管部门颁布的规定执行。

动物品系、年龄、性别、体重等应符合药品检定要求。

随着药品纯度的提高，凡是有准确的化学和物理方法或细胞学方法能取代动物试验进行药品质量检测的，应尽量采用，以减少动物试验。

8. 说明书、包装与标签

1）药品说明书应符合《中华人民共和国药品管理法》及国务院药品监督管理部门对说明书的规定。

2）直接接触药品的包装材料和容器应符合国务院药品监督管理部门的有关规定，均应无毒、洁净，应不与内容药品发生化学反应，并不得影响内容药品的质量。

3）药品标签应符合《中华人民共和国药品管理法》及国务院药品监督管理部门对包装标签的规定，不同包装标签的内容应根据上述规定印制，并应尽可能多地包含药品信息。

4）麻醉药品、精神药品、医疗用毒性药品、放射性药品、外用药品和非处方药品的说明书和包装标签，必须印有规定的标识。

（二）正文

《中国药典》的正文是根据药物自身的理化与生物学特性，按照批准的处方来源、生产工艺、贮藏运输条件等所制定的，用以检测药品质量是否达到用药要求并衡量其质量是否稳定均一的技术规定。正文中引用的药品是指本版《中国药典》收载的品种，其质量应符合相应的规定。正文内容根据品种和剂型的不同，按顺序分别列有：①品名（包括中文名、汉语拼音与英文名）；②有机药物的结构式；③分子式与分子质量；④来源或有机药物的化学名称；⑤含量或效价规定；⑥处方；⑦制法；⑧性状；⑨鉴别；⑩检查；⑪含量或效价测定；⑫类别；⑬规格；⑭贮藏；⑮制剂；⑯杂质信息等。

原料药与制剂中已知杂质的名称与结构式等信息一般均在原料药正文中列出，相应制剂正文直接引用。复方制剂中活性成分互相作用产生的杂质，一般列在该品种正文项下。

（三）通则

通则同凡例、正文一样，也是《中国药典》的重要组成部分，是《中国药典》技术水平的集中反映。2015 年版以前称为附录，分别列于《中国药典》各部之后，2015 年版把过去各部附录进行整合，将原附录更名为通则，并与药用辅料单独成卷，作为《中国药典》（2015 年版）四部。本节主要介绍四部通则内容。

1. 通则整合的原则及编码体系　通则整合的原则：与二部附录相同或大致相同的通用检测方法，完全合并；与二部附录部分略有不同的，尽量合并、各取所长、相互补充。整合内容涉及标准限度不一致的，视情况分别规定或安排试验验证予以统一。适用于多个品种或重要的前瞻性技术方法，予以保留并单列。对于保留的三部附录，统一归在四部生物制品相关检查方法项下。

《中国药典》（2015 年版）改变以往历版《中国药典》附录编码规则，重新建立规范的编码体系。通则编码按照"XXYY"四位罗马数字方式表示，分两层，其中 XX 代表原附录编码的大罗马字母（Ⅰ、Ⅱ、Ⅲ……），YY 代表原附录编码的英文字母（A、B、C……）。可分 99 大类，每类有 99 个条目。例如，原《中国药典》二部附录片剂制剂通则编码为"附录ⅠA"，2015 年版编码为"通则 0101"；原《中国药典》二部紫外-可见分光光度法附录编码为"附录ⅣA"，2015 年版编码为"通则 0401"。

2. 通则内容及要求　通则主要包括制剂通则、通用检测方法和指导原则。

1）制剂通则：是按照药物剂型分类，针对剂型特点所规定的基本技术要求。本版《中国药典》收载片剂、注射剂、胶囊剂等 38 种剂型制剂通则。每种剂型又根据生产工艺、制法、给药途径等不同分为多种亚型。在每一种剂型项下，有该剂型的定义、基本要求和常规的检查项目。除另有规定外，各类制剂均应符合制剂通则项下有关的各项规定。制剂通则中各剂型、亚剂型并不适用于所有原料药物，而应取决于原料药物特性、临床给药需求及药品的安全性、有效性和稳定性等。制剂通则的适用范围包括中药、化学药品和治疗用生物制品,不包括预防类生物制品,后者应符合本版《中国药典》三部相应品种项下的有关要求。

制剂通则中原料药物是指用于制剂制备的活性物质,包括中药、化学药品、生物制品原料药物。中药原料药物是指饮片、植物油脂、提取物、有效成分或有效部位;化学药品原料药物是指化学合成、或来源于天然物质或采用生物技术获得的有效成分;生物制品原料药物是指生物制品原液或将生物制品原液干燥后制成的原粉。

除另有规定外,生物制品应于2~8℃避光贮存和运输。

2)通用检测方法:是各正文品种进行相同检查项目的检测时所应采用的统一的设备、程序、方法及限度等。包括一般鉴别试验、光谱法、色谱法、物理常数测定法、其他测定法、限量检查法、特性检查法、生物检查法、生物活性测定法、中药其他方法、生物制品相关检查方法等11大类240个检验方法。测定时应按相关方法和要求进行。《中国药典》正文中使用的试药、试液、滴定液等,也应按通则的要求配制。

在采用通用检测方法进行检验时,应对方法的适用性进行确认。以前历版《中国药典》未对其正文品种进行相应规定,《中国药典》(2015年版)明确规定:"采用本版药典规定的方法进行检验时应对方法的适用性进行确认"。方法适用性确认不再只针对《中国药典》正文外方法,同时也包括《中国药典》正文方法。

3)指导原则:是为执行药典、考察药品质量、起草与复核药品标准等所制定的指导性规定。《中国药典》(2015年版)四部收载原料药与药物制剂稳定性试验、药物制剂人体生物利用度和生物等效性试验等指导原则30个,其中15个指导原则为新增加的。这些指导原则虽不作为法定要求,但对考察药品质量、规范和统一药品标准试验方法将起到指导作用。

(四)标准物质

标准物质是药品标准的重要组成部分,药品标准包括成文标准和物质标准。标准物质与凡例、正文、通则一起组成完整的药品标准。

1. 定义　在我国药品检验活动中,使用的标准物质为国家药品标准物质。药品标准物质是指供法定药品标准中药品的物理、化学及生物学等测试用,具有确定的特性或量值,用于校准设备、评价测量方法、给供试药品赋值或鉴别用的物质。药品标准物质应具备稳定性、均匀性和准确性。

2. 药品标准物质的分级与分类　药品标准物质共分为两级。一级药品标准物质具有很好的质量特性,其特征量值采用定义法或其他精准、可靠的方法进行计量。二级药品标准物质具有良好的质量特性,其特征量值采用准确、可靠的方法或直接与一级标准物质相比较的方法进行计量。

药品标准物质共分为5类。

1)标准品:是指含有单一成分或混合组分,用于生物检定,抗生素或生化药品中效价、毒性或含量测定的国家药品标准物质。其生物学活性以国际单位(IU)、单位(U)或以质量单位(g、mg、μg)表示。

2)对照品:是指含有单一成分、组合成分或混合组分,用于化学药品、抗生素、部分生化药品、药用辅料、中药材(含饮片)、提取物、中成药、生物制品(理化测定)等检验及仪器校准用的国家药品标准物质。

3）对照提取物：是指经特定提取工艺制备的含有多种主要有效成分或指标性成分，用于中药材（含饮片）、提取物、中成药等鉴别或含量测定用的国家药品标准物质。

4）对照药材：是指基原明确、药用部位准确的优质中药材经适当处理后，用于中药材（含饮片）、提取物、中成药等鉴别用的国家药品标准物质。

5）参考品：是指用于定性鉴定微生物（或其产物）或定量检测某些制品生物效价和生物活性的国家药品标准物质，其效价以特定活性单位表示；或指由生物试剂、生物材料或特异性抗血清制备的用于疾病诊断的参考物质。

3. 药品标准物质的制备　　药品标准物质的制备包括药品标准物质品种的确定、候选药品标准物质原料的选择、候选药品标准物质的制备、候选药品标准物质的标定、候选药品标准物质的稳定性考察等。

（1）药品标准物质品种的确定　　除另有规定外，根据国家药品标准制定或修订所提出的使用要求（品种、用途等），确定需要制备的品种。

（2）候选药品标准物质原料的选择　　原料的选择应满足适用性、代表性及可获得性原则；原料的性质应符合使用要求；原料的均匀性、稳定性及相应特性量值范围应符合该标准物质的用途。

候选标准品、对照品及参考品应从正常工艺生产的原料中选取一批质量满意的产品，或从中药材（含饮片）中提取获得。候选对照提取物应从基原明确的中药材（含饮片）或其他动植物中提取获得。候选对照药材应从基原和药用部位明确的中药材获得。

（3）候选药品标准物质的制备　　根据候选药品标准物质的理化性质，选择合理的制备方法和工艺流程，防止相应特性量值的变化，并避免被污染。

对不易均匀的候选药品标准物质，在制备过程中除采取必要的均匀措施外，还应进行均匀性初检。

对相应特性量值不稳定的候选药品标准物质，在制备过程中应考察影响稳定性的因素，采取必要的措施保证其稳定性，并选择合适的储存条件。

当候选药品标准物质制备量大时，为便于保存可采取分级分装。

候选药品标准物质供应者必须具备良好的实验条件和能力，并应提供以下资料：试验方法、量值、试验重复次数、必要的波谱及色谱等资料；符合稳定性要求的储存条件（温度、湿度和光照等）；候选药品标准物质引湿性研究结果及说明；加速稳定性研究结果；有关物质的鉴别及百分比，国家药品标准中主组分的相对响应因子等具体资料；涉及危害健康的最新的安全性资料。

（4）候选药品标准物质的标定　　候选药品标准物质的标定包括化学结构或组分的确定、理化性质检查、纯度及有关物质检查、均匀性检验、定值等5方面内容，必要时应与国际标准物质进行比对。

1）化学结构或组分的确定：验证已知结构的化合物需要提供必要的理化参数及波谱数据，并提供相关文献及对比数据。如无文献记载，应提供完整的结构解析过程。对于不能用现代理化方法确定结构的药品标准物质，应选用适当的方法对其组分进行确定。

2）理化性质检查：应根据药品标准物质的特性和具体情况确定理化性质检验项目，如性状、熔点、比旋度、晶型及干燥失重、引湿性等。

3）纯度及有关物质检查：应根据药品标准物质的使用要求确定纯度及有关物质的检

查项，如反应中间体、副产物及相关杂质等。

4）均匀性检验：凡成批制备并分装成最小包装单元的候选药品标准物质，必须进行均匀性检验。对于分级分装的候选药品标准物质，凡由大包装分装成最小包装单元时，均应进行均匀性检验。

5）定值：符合上述要求后，方可进行定值。定值的测量方法应经方法学考察证明准确可靠。应先研究测量方法、测量过程和样品处理过程所固有的系统误差和随机误差，如溶解、分离等过程中被测样品的污染和损失；对测量仪器要定期进行校准，选用具有可溯源的基准物；要有可行的质量保证体系，以保证测量结果的溯源性。

定值原则：在测定一个候选化学标准品或对照品含量时，水分、有机溶剂、无机杂质和有机成分测定结果的总和应为 100%。

定值方式：采用高准确度的绝对或权威测量方法定值测量时，要求两个以上分析者在不同的实验装置上独立地进行操作。采用两种以上不同原理的已知准确度的可靠方法进行定值。研究不同原理的测量方法的精密度，对方法的系统误差进行估计，采取必要的手段对方法的准确度进行验证。

协作定值：参加协作标定的实验室应具有候选药品标准物质定值的必备条件及相关实验室资质。每个实验室应采用规定的测量方法。协作实验室的数目或独立定值组数应符合统计学的要求。

（5）候选药品标准物质的稳定性考察　　候选药品标准物质应在规定的储存或使用条件下，定期进行相应特性量值的稳定性考察。

稳定性考察的时间间隔可以依据先密后疏的原则。在考察期间应有多个时间间隔的监测数据。当候选药品标准物质有多个特性量值时，应选择易变的和有代表性的特性量值进行稳定性考察；选择不低于定值方法精密度和具有足够灵敏度的测量方法进行稳定性考察；考察稳定性所用样品应从总样品中随机抽取，抽取的样品数对于总体样品有足够的代表性；按时间顺序进行的测量结果应在测量方法的随机不确定度范围内波动。

（6）分包装、标签、说明书　　药品标准物质的分包装条件参照药品 GMP 要求执行，主要控制分包装环境的温度、湿度、光照及与安全性有关的因素等。药品标准物质采用单剂量包装形式以保证使用的可靠性。包装容器所使用的材料应保证药品标准物质的质量。

药品标准物质的标签应包括药品标准物质的名称、编号、批号、装量、用途、储存条件和提供单位等信息；供含量测定用的标准物质还应在标签上标明其含量信息。药品标准物质的说明书除提供标签所标明的信息外，还应提供有关药品标准物质的组成、结构、来源等信息，必要时应提供对照图谱。

4. 药品标准物质的使用与管理　　药品标准物质供执行法定药品标准使用，包括校准设备、评价测量方法或者对供试药品进行鉴别或赋值等。药品标准物质所赋量值只在规定的用途中使用有效。如果作为其他目的使用，其适用性由使用者自行决定。药品标准物质单元包装一般供一次使用；标准物质溶液应临用前配制。否则，使用者应证明其适用性。

药品标准物质的储存条件根据其理化特性确定。除另有规定外，药品标准物质一般在室温条件下储存。

三、《中国药典》(2015 年版) 特点

(一) 秉承了历版《中国药典》的要求，强调了其内容的强制性

《中国药典》依据《中华人民共和国药品管理法》组织制定和颁布实施。《中国药典》一经颁布实施，其同品种的上版标准或其原国家标准即同时停止使用。这实现了法律规定和技术标准的有机衔接，体现了《中国药典》规定内容的强制性。虽然历版《中国药典》均有类似的要求，但由于其内容很重要，本版《中国药典》仍继续予以重点强调。

(二) 进一步强化了《中国药典》的核心地位，界定了其与行为标准的关系

本版《中国药典》规定："国家药品标准由凡例、正文及其引用的通则共同构成。本版药典收载的凡例与通则对未载入本部药典的其他药品标准具同等效力。"确立了《中国药典》在国家药品标准体系中的核心地位，规范了国家药品标准。这里国家药品标准是指包括《中国药典》在内的所有国家药品标准，正文也是指包括《中国药典》在内的所有国家药品标准正文。虽然自《中国药典》(2010 年版) 始，已涉及相关内容，但本版《中国药典》做出了更明确的要求，在其他历版《中国药典》中均无此类明确表述。

药品质量具有行为特性和技术特性两种特性形式，质量标准也具有行为标准和技术标准两种标准。所谓行为标准，又称外在标准、形式标准、法律标准；技术标准，又称内在标准、实质标准、技术规范。《中国药典》属于技术标准，应与行为标准结合应用才能成为判定药品质量的依据。本版《中国药典》继 2010 年版后，进一步实现了技术标准与行为标准的衔接，规定正文所设各项规定是针对符合《药品生产质量管理规范》(GMP) 的产品而言的。任何违反 GMP 或有未经批准添加物质所生产的药品，即使符合《中国药典》或按照《中国药典》没有检出其添加物质或相关杂质，也不能认为其符合规定。

(三) 完善了《中国药典》品种有效性的控制，提高了药用辅料标准水平

本版《中国药典》对检测方法进行了全面增修订。一部部分中药材增加了专属性的显微鉴别法、DNA 条形码鉴定法、特征氨基酸含量测定法等；在丹参等 30 多个标准中建立了特征图谱。二部采用离子色谱法检测硫酸盐或盐酸盐原料药中的酸根离子含量；扩大红外光谱在制剂鉴别中的应用；增修订溶出度和释放度检查法，加强对口服固体制剂和缓控释制剂有效性的控制等。

本版《中国药典》收载的药用辅料更加系列化、多规格化，以满足制剂生产的需求。增订可供注射用等级辅料 21 种。加强药用辅料安全性控制，如增加残留溶剂等控制要求。更加注重对辅料的功能性控制，如增订多孔性、粉末细度、粉末流动、比表面积、黏度等检查项，并强化药用辅料标准适用性研究的要求等。

(四) 提高了《中国药典》安全性控制水平，扩大了现代分析技术的应用

本版《中国药典》统一和修订了注射剂安全性检查方法应用指导原则、中药有害残留物限量制定指导原则等。新增了汞和砷元素形态及其价态测定法、抑菌效力检查法、重金属及有害元素测定法、黄曲霉毒素测定法、农药残留量测定法、二氧化硫残留量测定法等。新增加的指导原则、检测方法进一步加强了药品质量控制，提升了药品安全性控制水平。

本版《中国药典》在保留常规检测方法的基础上，进一步扩大了对新技术、新方法的应用，以提高检测的灵敏度、专属性和稳定性。例如，中药材二氧化硫残留量测定法

增加了气相色谱法和离子色谱法；川贝等中药材建立了 DNA 条形码分子鉴定法；化学药品采用超临界流体色谱法、临界点色谱法、粉末 X 射线衍射法等进行质量控制。

（五）增加了《中国药典》品种的收载，规范了其体式、格式

本版《中国药典》进一步扩大了收载品种的范围，共收载品种 5608 种，新增 1082种。基本实现了国家基本药物目录品种生物制品全覆盖，中药、化学药品覆盖率达到90% 以上。一部收载药材和饮片、植物油脂和提取物、成方制剂和单味制剂等，品种共计 2598 种，新增 440 种，修订 517 种，不收载 7 种。二部收载化学药品、抗生素、生化药品及放射性药品等，品种共计 2603 种，新增 492 种，修订 415 种，不收载 28 种。三部收载生物制品 137 种，新增 13 种，修订 105 种，不收载 6 种。四部收载药用辅料 270种，新增 137 种，修订 97 种，不收载 2 种。

本版《中国药典》将过去《中国药典》各部附录进行整合，归为《中国药典》四部。完善了以凡例为总体要求、通则为基本规定、正文为具体要求的《中国药典》标准体系框架。首次收载 "国家药品标准物质制备""药包材通用要求""药用玻璃材料和容器"等指导原则，形成了涵盖原料药及其制剂、药用辅料、药包材、标准物质等更加全面、系统、规范的《中国药典》标准体系内容。

任务四　了解主要国外药典

国家药典是收载药品标准的法典，一般由国家药品管理部门颁布实施。国际药典由公认的国际组织或有关国家、地区之间协商编制。目前世界上已有 40 多个国家和地区制定、颁布了本国药典，其中在国际上影响较大的有《美国药典》《英国药典》《欧洲药典》《日本药典》等，国际性药典主要为《国际药典》。本节就上述药典做简单介绍。

一、《美国药典》

《美国药典》（United States Pharmacopeia，USP）由美国药典委员会（非政府机构）编制出版，现与《美国国家处方集》（National Formulary，NF）合并出版，缩写为 USP-NF。

（一）《美国药典》进展

USP 于 1820 年出版第一版，1820～1942 年每 10 年出版 1 次，1942～2000 年每 5 年出版一次，2002 年以后每年出版 1 次。除另有说明外，每版内容在每年 5 月 1 日生效。

NF 于 1888 年首次出版，其中第 1～3 版名称为《美国非正式制剂国家处方集》（National Formulary of Unofficial Preparations）；自 1906 年第 4 版起更名为《美国国家处方集》；1980 年第 15 版起并入 USP，合并为《美国药典-国家处方集》（USP-NF），但USP-NF 仍分两部分，前面为 USP，后面为 NF。USP-NF 目前有英文版和西班牙文版两个版本，已在全球 130 多个国家和地区得到认可和使用。

版本 USP37-NF32 于 2013 年 12 月出版，2014 年 5 月 1 日生效。USP38-NF33 已于 2014 年12 月出版，2015 年 5 月 1 日生效。

（二）《美国药典》内容

《美国药典》是美国政府对药品标准和检定方法做出的技术规定，也是药品生产、使用、管理、检验的法律依据。《美国药典》的法定内容由凡例（general notices and requirements）、正文（monographs）及附录（general chapters）构成。

1. 凡例 《美国药典》的凡例是为理解和使用《美国药典》的标准、检查、检定和其他规范提供简要的基本指导，避免在全书中重复说明。当凡例与正文各论规定不一致时，使用了"除另有规定外"这一限定，应优先考虑各论规定。未加特殊说明的地方，凡例与《美国药典》正文或附录一样具有法定约束力。

凡例包括药典名称与版本，法定名称及法定品种，原子质量和化学式，缩略语，有效数字与允许偏差，通则（附录），药典论坛，增补本，试剂标准，参照试剂，《美国药典》参比标准品，效价单位，制剂成分及工艺，检查和含量测定，处方和配方，保存、包装、贮藏，标签，植物和动物药，质量和度量及浓度等项。

2. 正文 正文中各药品项下的标准中没有性状和药物类别的描述，药品的性状和溶解度集中列于参考表（reference table）项下。正文部分各品种按英文字母的先后顺序排列。

原料药列有英文名，结构式，分子式、分子质量，来源或有机药物的化学名称，化学文摘（CA）登录号，含量限度，包装和贮藏，《美国药典》参比标准品，鉴别，物理常数，检查，含量或效价测定等。

制剂质量标准的组成为英文名、含量限度、包装和贮藏、USP 参比标准品、鉴别、检查、含量测定等。

如为兽用品，在包装和贮藏项后，应给出标示项（labeling）。

3. 附录 《美国药典》的附录法定内容：包括容量仪器、称量和天平、微生物限度检查、生物检定、化学分析测定、物理分析测定等。化学分析测定包括鉴别、检查和含量测定。含量测定包括氮测定法、氧瓶燃烧法、残留溶剂测定法、容量滴定法等。物理分析测定包括色谱法、电泳法、分光光度法、质谱法、干燥失重检查法、结晶性检查法、溶出度检查法等。

USP-NF 附录非法定内容：附录中除法定内容外，还附有供药品分析检验参考的"一般性指导原则"，除另有规定外，这些原则一般不具法律效力，如数据分析与处理、药物命名原则、药典分析验证方法等。

二、《英国药典》

《英国药典》（British Pharmacopoeia，BP）由英国药典委员会（British Pharmacopoeia Commission）编辑出版，是英国制药标准的重要来源。《英国药典》不仅收载了英国药物原料、制剂和其他医药产品的法定标准，也展示了许多明确分类并可参照的《欧洲药典》专著。

（一）《英国药典》进展

《英国药典》最早出版于 1864 年，而后进行了不定期的更新。1948 年以前是根据当时情况不定期改版，1948 年以后为每 5 年改版一次，1980 年以后出版周期不定。最近几年出版的版本有 BP2000、BP2001、BP2002、BP2003、BP2004、BP2005、BP2007、BP2008、BP2009、BP2010、BP2011、BP2012、BP2013、BP2014、BP2015。

《英国药典》一般于每年 8 月出版，次年的 1 月 1 日生效。截至 2017 年 11 月，最新版本为 BP2015，2014 年 8 月出版，2015 年 1 月 1 日生效。

（二）《英国药典》内容

《英国药典》收载的药品标准中，很多是直接收录自《欧洲药典》标准的内容。所以由《英国药典》可方便获得绝大多数在欧洲国家使用的药品标准。《英国药典》的法定内容由凡例、正文和附录构成。

1. 凡例 凡例由三部分构成。第一部分说明《欧洲药典》品种的标记，第二部分为适用于《英国药典》正文和附录的规定，第三部分为《欧洲药典》凡例。

2. 正文 原料药标准的组成顺序为英文名、结构式、分子式和分子质量、CA登录号、化学名称、作用和用途、含量限度、性状、鉴别、检查、含量测定、贮藏，最后列出了杂质的结构式和名称。

制剂标准的组成顺序为英文名、含量限度、性状、鉴别、检查、含量测定、贮藏、制剂类别。

3. 附录 附录按内容分类。例如，一类为试剂、标准溶液、缓冲溶液、标准物质；二类为光谱分析方法，包括红外分光光度法（IR）、紫外 - 可见分光光度法（UV-Vis）、核磁共振光谱（NMR）、质谱（MS）、拉曼光谱（Raman spectra）等；三类为色谱分析方法，包括薄层色谱（TLC）、气相色谱（GC）、液相色谱（LC）、超临界流体色谱（SFC）、毛细管电泳（CE）等。《英国药典》后部附有全部内容的关键词索引。

除上述法定内容外，《英国药典》还附有辅助性指导原则（supplementary chapters），内容包括有关物质控制、多晶型研究、细菌内毒素检查法、色谱实验材料等。

三、《欧洲药典》

《欧洲药典》（European Pharmacopoeia，EP）由欧洲药品质量管理局（European Directorate for the Quality of Medicines，EDQM）下属的职能机构欧洲药典委员会（European Pharmacopoeia Commission）编辑出版。《欧洲药典》是在药品研发、生产、销售和使用过程中用于控制质量并在欧盟范围内具有法律效力的标准，适用于药物原料、制剂及中间体等的检验与控制。

（一）《欧洲药典》进展

欧洲药典委员会于1964年成立，1977年出版第一版《欧洲药典》。1980~1996年，每年将增修订的项目与新增品种出一本活页本，汇集为第二版《欧洲药典》，未经修订的仍按照第一版执行。1997年出版第三版《欧洲药典》合订本。2002年出版第四版《欧洲药典》。自2002年始，《欧洲药典》出版周期固定为每3年修订一版，每版发行8个增补本，有英文和法文两种文本。截至2017年11月，《欧洲药典》最新的版本为第九版，2017年1月生效；最新的增补版（supplement）仍为EP 8.5，是对2014年第八版做出的增补。

（二）《欧洲药典》内容

《欧洲药典》共分两卷。

第1卷收载凡例、附录方法、制剂通则、指导原则等。除人用和兽用疫苗、免疫制剂、放射性药物、天然药物外，不收载制剂标准。制剂产品需要符合欧盟内各国的药典或药品管理部门批准的标准要求。制剂通则项下的规定为指导性原则。虽不收载制剂，但是在制定的制剂通则中，与制剂质量有关的检测方法十分全面。制剂通则中各制剂项下都包含定义、生产和检查等三项内容，与制剂剂型特点有关的要求，分别在三项内容中做出规定。某些规定虽作为指导原则，但明确制造者应保证其产品符合该项要求。直接测定药品质量的项目，如溶出度、含量均匀度等，则设在该项下。

第 2 卷收载药品标准。《欧洲药典》主要收载原料药物标准，所收载人用原料药不仅数量多、覆盖范围广，标准的技术水平也较高。例如，对于有关物质的检查，除广泛采用 TLC、高效液相色谱（high performance liquid chromatography，HPLC）和杂质对照品外，对有些原料药也附有可能产生的杂质名称和化学结构式。在鉴别试验项下规定首选和次选项目，既保障了鉴别的可靠性，又可以避免因鉴别项目设置过多而造成的浪费。

《欧洲药典》收载的附录的内容也十分完善，不但包括药品标准中的通用检测方法，而且凡是与药品质量密切相关的项目和内容在附录中都有规定。

四、《日本药典》

《日本药典》又称日本药局方（Japanese Pharmacopoeia，JP），由日本药典委员会编制，日本厚生劳动省颁布执行，是由日本政府发行的为了保证药物质量的官方标准。《日本药典》目前有日文和英文两种文本。

（一）《日本药典》进展

《日本药典》第一版出版于 1886 年 6 月 25 日，于 1887 年 7 月 1 日开始实施。1948 年日本出版了《国民药品集》（性质类似《美国国家处方集》）。1960 年，《日本药典》和《国民药品集》统一为《日本药典》，此后《日本药典》都分两部出版，第一部收载原料药及其基础制剂，第二部收载生药、家庭药制剂和辅料。1981 年以后，从第十改正版《日本药典》开始，分两部出版的《日本药典》改成了合订本。最近几年出版的有 JP13（1996 年出版）、JP14（2001 年出版）、JP15（2006 年出版）、JP16（2011 年出版）。

目前《日本药典》每 5 年出版发行 1 次，同时在 5 年内出版发行 2 期追补版。截至 2017 年 11 月，现行版本为第 16 版，即 JP16；追补版为第二追补版（第十六改正版《日本药典》第二追补），于 2014 年 2 月出版，2015 年 9 月实施。

（二）《日本药典》内容

以第十六改正版《日本药典》（JP16）为例，《日本药典》收载的内容包括日本药典沿革略记、通则、生药总则、制剂总则、一般试验法、医药品各条、参考情报、附录、索引等项内容。

一般试验法包括化学实验法，物理实验法，粉体物性测定法，生物学试验法，生化学试验法，微生物学试验法，生药试验法，制剂试验法，容器、包装材料试验法，其他（灭菌法及无菌操作法），标准品与标准液，试药与试液，计量器与用器等项内容。

索引包括日本名索引、英文名索引和拉丁名索引。其中拉丁名索引用于生药品种。附录主要为原子质量表。

医药品各条中的药品标准，按顺序分别列有品名（日本名、英文名、拉丁名和日本别名）、有机药物的结构式、分子式与分子质量、来源或有机药物的化学名、CA 登录号、含量和效价规定、性状和物理常数、鉴别、检查、含量或效价测定、容器和贮藏、效期等项内容。

五、《国际药典》

《国际药典》（International Pharmacopoeia，Ph. Int）由世界卫生组织国际药典和药物制剂专家咨询组编撰，经世界卫生大会批准出版。其旨在为所选药品、辅料和剂型的质量标准达成一个全球范围的统一的标准性文献。其采用的信息是综合了各国实践经验并经过广泛协商后整理出的。只有经成员国法律明确规定时，《国际药典》才具有法律效力。

（一）《国际药典》进展

第一版《国际药典》于1951年和1955年分两卷用英文、法文、西班牙文出版，1959出版了其增补本。第二版和第三版分别于1967年和1979年用英文、法文、俄文、西班牙文出版。其中第三版包括5卷，即卷1（1979年出版）、卷2（1981年出版）、卷3（1988年出版）、卷4（1994年出版）、卷5（2003年出版）。第四版于2006年出版，内容包括两卷。2008年、2011年、2013年、2014年分别出版第四版的修订增补本。

截至2017年11月，《国际药典》已出版发行4版，现行版本为《国际药典》第四版。

（二）《国际药典》内容

以《国际药典》第四版为例，第1卷的内容包括通则和正文品种（首字母A～O的原料药）。第2卷的内容包括正文品种（首字母P～Z的原料药），制剂，放射药品，分析方法，试剂、试液和滴定液，补充信息和索引等项内容。

通则包括命名、化学式和相对分子质量、化学名、其他名称、定义、制造与杂质、描述、溶解度、类别、贮藏、稳定性信息、标签、补充信息、一般要求、鉴别试验、紫外检测、澄明度、无色溶液、干燥失重、试验和含量测定、pH、准确度和精密度、结果计算、有关物质、专利和商标、试剂、试液、滴定液、对照品、对照光谱。通则附录包括缩写和标识、测量单位、名称、标识、元素的相对原子质量等项内容。

制剂包含制剂通则和特定药品标准。制剂通则对胶囊、眼制剂、注射剂、栓剂、片剂和典型半固体制剂进行了规定。

◎ 学习小结

我国药品标准体系主要由《中国药典》、局（部）颁标准、注册标准、临床研究用标准及地方标准组成。其中《中国药典》、局（部）颁标准、注册标准为国家药品标准；临床研究用标准为限定条件性国家标准；地方标准主要由医院制剂标准及部分未收入国家药品标准的中药材（饮片）标准构成。

在我国药品标准体系中，《中国药典》处于核心地位。从法律方面看，《中国药典》规定国家药品标准由凡例与正文及其引用的通则共同构成，《中国药典》收载的凡例、通则对《中国药典》外的其他国家药品标准具有同等效力。此处的正文，不仅是《中国药典》的正文，也包括所有国家药品标准的正文。从技术方面看，《中国药典》主要收载临床常用、疗效肯定、质量稳定、标准完善的品种。

练习题

一、选择题

1. 《中国药典》的现行版本是（ ）

    A. 2005年版   B. 2010年版   C. 2014年版   D. 2015年版

2. 《中国药典》的英文缩写是（ ）

    A. CP   B. BP   C. USP   D. ChP

3. 按法律约束性,我国药品标准属于( )

　　A. 强制性标准　　　B. 推荐性标准　　　C. 技术标准　　　D. 工业标准

4. 药品标准的内涵包括( )

　　A. 真伪　　　　　　B. 纯度　　　　　　C. 品质优良　　　D. 安全

5.《中国药典》的内容包括( )

　　A. 凡例　　　　　　B. 正文　　　　　　C. 附录　　　　　D. 品名

二、简答题

1. 什么是药品标准,我国药品标准体系由哪几部分构成?

2.《中国药典》凡例一般规定是什么?

3. 什么是《中国药典》正文,其包括哪些项目?

4.《中国药典》通则收载哪些内容,其基本要求是什么?

参 考 文 献

国家药典委员会. 2015. 中华人民共和国药典(2015 年版). 北京:中国医药科技出版社

杭太俊. 2011. 药物分析. 7 版. 北京:人民卫生出版社

宋粉云,傅强. 2010. 药物分析. 北京:科学出版社

于治国. 2013. 药物分析. 3 版. 北京:人民卫生出版社

赵春杰. 2012. 药物分析. 北京:清华大学出版社

【知识目标】

1. 掌握药品抽样、检验、报告等基本程序；掌握误差的来源、分类及减少误差的方法；掌握有效数字修约规则及运算规则。

2. 熟悉药品检验机构的架构及药品检验机构的检验流程。

3. 了解实验室管理体系与内容；了解实验室安全操作的一般要求；了解实验室防护及救护常识。

【能力目标】

1. 能够设计药品质量检验的基本程序。

2. 能够正确进行并完成药品抽样工作。

3. 能够进行药物分析的数据处理。

4. 能够遵守实验室安全管理制度。

我国相关法律法规规定：每种药品上市前均须取得批准文号（进口药品注册号）。除部分中药材外，每批药品上市前必须检验合格。对于上市药品，药品监督管理部门根据需要可以进行抽查检验。落实这些规定都是以检验为基础的。这些检验主要包括取得批准文号的药品标准制定检验、药品标准复核检验、药品生产企业出厂检验、医院制剂检验、进口药品口岸所检验、生物制品批签发检验、基本药物全覆盖检验和在药品生产、流通、使用环节的评价检验与监督检验等。完成这些检验的检验机构主要是药品研究机构、药品制备环节检验室和政府设定的药品检验机构等。本项目主要介绍与政府设定的药品质量检验机构（简称药品检验机构）有关的内容。

政府设定的药品检验机构是向社会出具具有证明作用的数据检测的实验室，应具有实验室要求的法律地位、独立性和公正性、安全、环境、人力资源、设施、设备、程序和方法、管理体系和财物方面等基本条件，应具备保证出具数据和结果的准确性、可靠性、稳定性的能力。

任务一 解析药品检验基本程序

案例 3-1

地西泮注射液

Dixipan Zhusheye

Diazepam Injection

本品为地西泮的灭菌水溶液。含地西泮（$C_{16}H_{13}ClN_2O$）应为标示量的90.0%～110.0%。

【性状】本品为几乎无色至黄绿色的澄明液体。

【鉴别】1）取本品 2ml，滴加稀碘化铋钾试液，即生成橙红色沉淀。

2）在含量测定项下记录的色谱图中，供试品溶液主峰的保留时间应与对照品溶液主峰的保留时间一致。

【检查】pH：应为 6.0～7.0（通则 0631）。

颜色：取本品，与黄绿色 6 号标准比色液（通则 0901 第一法）比较，不得更深。

有关物质：取本品，加甲醇分别稀释制成每毫升中含 1mg 的供试品溶液与每毫升中含 5μg 的对照溶液。按照地西泮有关物质项下的方法测定，供试品溶液的色谱图中如有杂质峰，各杂质峰面积的和不得大于对照溶液主峰面积（0.5%）。

其他：应符合注射剂项下有关的各项规定（通则 0102）。

【含量测定】按照高效液相色谱法（通则 0512）测定。

色谱条件与系统适用性试验：以十八烷基硅烷键合硅胶为填充剂；以甲醇-水（70∶30）为流动相；检测波长为 254nm。理论板数按地西泮峰计算不低于 1500。

测定法：精密量取本品适量（约相当于地西泮 10mg），置 50ml 容量瓶中，用甲醇稀释至刻度，摇匀，精密量取 10μl 注入液相色谱仪，记录色谱图；另取地西泮对照品约 10mg，精密称定，同法测定。按外标法以峰面积计算，即得。

【类别】同地西泮。

【规格】2ml∶10mg。

【贮藏】遮光，密闭保存。

一、药品检验机构

药品检验机构作为社会的法人（或法人授权）组织，其诸多特征是与所在社会的体制机制、法律制度相关的，本部分仅介绍与药物分析有关的内容。

（一）我国药品检验机构的法律地位

《中华人民共和国药品管理法》规定："药品监督管理部门设置或者确定的药品检验机构，承担依法实施药品审批和药品质量监督检查所需的药品检验工作""药品生产企业、药品经营企业和医疗机构的药品检验机构或者人员，应当接受当地药品监督管理部门设置的药品检验机构的业务指导"。

（二）我国药品检验机构的架构

1. 层级架构　　国家、省、市三级药品检验机构：国家级药品检验机构，即中国食品药品检定研究院（中国药品检验总所）；省级药品检验机构，即各省、自治区、直辖市药品检验所；市级药品检验机构，即各市辖区的市药品检验所。形成了以国家级药品检验机构为龙头，省级药品检验机构为骨干，市级药品检验机构为基础，科学、公正、权威、高效的药品检验体系。

2. 功能定位　　国家级药品检验机构：全面提供药品监管技术支撑服务，具有较强的技术引领和指导能力，具备较强的基础性研究、技术创新、仲裁检验和复检能力；开展药品检验检测新技术、新方法、新标准的研究；在相关领域开展国际交流与合作，在参与国际标准制修订中发挥积极作用，具有较强的国内外公信力和影响力。完成相应的国家药品法定检验、监督检验、执法检验、生物制品批签发等任务；在药品质量安全重大突发事件应对和应急检验中发挥核心技术支撑作用；指导全国药品领域检验检测工作；为政府部门发布药品质量公告提供可靠的技术支持。

省级药品检验机构：具备较高的药品检验检测能力，优势领域能够达到国内领先、接轨国际水平；具备一定的科研能力，能够开展相关领域的交流与合作，开展基础性、关键性检验检测技术及快速和补充检验检测方法研究，参与标准的制修订工作；具备突发事件预警反应能力；完成相应的法定检验、监督检验、执法检验、应急检验等任务，指导行政区域内药品领域检验检测工作；能够为政府部门发布药品质量公告提供可靠的技术支持。

市级药品检验机构：具备药品常规检验检测能力，满足批量、快速检验检测和区域监管的技术保障需求，完成相应的药品监督执法常规性检验检测任务，为政府部门日常监管和执法提供可靠的技术支持。

（三）我国药品检验机构的建设

1. 法人资质 药品检验机构一般应为独立法人，非独立法人的实验室须经法人授权。保证其能独立承担第三方公正检验，能独立承担法律和民事责任，能独立进行财务核算。

2. 试验环境 包括实验室外部环境和实验室试验要求的内部环境。

（1）实验室外部环境 药品检验机构的实验室应符合当地城市建设总体规划，其选址应充分利用城市基础设施；地形规整，交通便捷；有利于安全保卫；避让饮用水源保护区；避开化学、生物、噪声、振动、强电磁场等污染源及易燃易爆场所。

药品检验机构的建设应节约用地，所需建设用地面积应根据当地城市规划确定的建筑容积率进行核算；应符合当地城市有关绿化面积指标的规定。

药品检验机构的实验用房宜与办公等其他用房分开设置，不同类型实验室的建设宜独立设置或合理分区。各类实验用房集中在一个楼宇的，垂直布局由上至下宜按照毒理实验室（包括动物实验室）、微生物实验室、理化实验室依次安排。办公、实验、辅助用房等各类功能用房集中在一个楼宇的，实验用房宜置于楼宇上部。楼层平面宜为中廊式。实验区位于楼层一端，垂直通道、实验人员办公及生活等其他区域位于楼层另一端，与实验有关的辅助用房可置于上述两个区域之间。

（2）实验室试验要求的内部环境 药品检验机构包括实验用房、办公用房和辅助用房。

1）实验用房：药品检验机构根据实际工作需要应设置的功能实验室有理化实验室、精密仪器室、实验动物与动物实验室、微生物（无菌）实验室、抗生素效价测定实验室、生物安全防护实验室等。根据需要设置不同级别的生物安全防护实验室、洁净动物实验室。

实验室条件应满足工作任务的要求，有完善的实验设施。实验室的环境应清洁、卫生、安静、无污染。仪器放置的场所应符合要求，并便于仪器操作、清洁和维修，要有适当的防尘、防震、通风及专用的排气等设施；对温度或湿度变化敏感、易影响检测结果的仪器，应备有恒温或除湿装置。无菌检查、微生物限度检查与抗生素微生物检定的实验室应严格分开。无菌检查、微生物限度检查实验室分无菌操作间和缓冲间。无菌操作间应具备相应的空调净化设施和环境，采用局部百级措施时，其环境应符合万级洁净度要求。应有进入无菌操作间人净和物净的设施。抗生素微生物检定实验室分为半无菌操作间和缓冲间。半无菌操作间设有紫外线灯；操作台宜稳固，并保持水平。实验室内应光线明亮，并有控制温度、湿度的设备。

实验动物和动物实验设施应符合国家实验动物主管部门的有关规定。实验动物房的面积应满足工作的要求。药品检定中使用的小鼠、大鼠等啮齿类动物应达到清洁级或无特定病原体（即 SPF）级实验动物的标准。动物实验设施及条件（含建筑设施、环境条件、饲料等）应与检定中使用的实验动物等级相一致，达到相应的国家标准，并符合药品检定工作的特殊要求。

2）办公用房：包括办公室、会议室、档案室、文印室、图书资料室、收发室、计算机房、电梯房、储藏室、培训用房、锅炉房、车库等。

3）辅助用房：包括标本室、冷库、留样库、化学试剂库、危险品库、纯水制备室、配电室、空调机房、废弃物处理用房、洗刷消毒用房、受理用房等。

3. 组织机构　　药品检验机构的组织一般由领导机构和职能科室组成。领导机构中应设定技术负责人、质量负责人，二者不能兼任。职能科室可分为技术科室、技术管理科室和办公类科室。技术科室根据需要可设置中药室、化学药品室、抗生素室、微生物室、药理室等；技术管理科室应设置业务管理科室、质量管理科室。

4. 技术队伍　　药品检验机构主要负责人应具有药学（或相应）专业知识及组织领导能力，对药品检验结果负全面责任。药品检验机构主管业务的负责人，应具有大专以上药学学历或相关学历和 10 年以上药检工作经验，具有副主任药师以上专业技术职称，对业务技术有综合处理和管理能力。技术科室主任应具有大专以上学历；正主任应具有副主任药师以上技术职称、相应专业理论水平和 5 年以上药检工作经验，能有效地组织、指导和开展本科室业务工作，对药品检验中有关问题能做出正确判断和处理，并对检验结果负责。实验室检验人员应具有相应的专业学历，并经过至少 1 年专业技术培训实践，经岗位考核、药品检验机构主要负责人批准后方可从事药品检验。非专业技术人员、无专业技术职称者不得从事药品检验技术工作。实验室工作人员应定期进行健康检查，发现患有对实验室工作有不利影响的疾病时，应暂停其工作或调离。

药品检验机构人员中，与药学有关的人员应不少于 60%，从事药品检验的实验室人员应不少于总人数的 50%，行政、后勤人员不得超过总人数的 20%。

5. 管理体系　　本部分内容是实验室管理的主要内容。

6. 仪器设备　　药品检验机构的仪器设备应以《中国药典》等国家药品标准为基础，确定仪器的种类与范围，以实际检验工作量及实验室规模确定装备数量。仪器设备的种类、数量、各种参数，应能满足所承担的药品检验、复核、仲裁等需要，应有必要的备品、备件和附件。仪器的量程、精度与分辨率等能覆盖被测药品标准技术指标的要求。国家食品药品监督管理部门制定了药品检验机构基本仪器配置标准。

7. 技术资质　　药品检验机构应取得相关资质后才能从事药品检验活动。现阶段，我国药品检验机构的资质主要包括合法地位、资质认定和取得行业主管部门授权。检验机构合法地位是指应符合本项目"法人资质"要求。检验机构资质认定是指向社会出具公证数据的检验机构，必须通过省级以上计量主管部门对其进行的计量考核并经标准化行政主管部门对其进行的审查认可,俗称"实验室认证"。通过实验室资质认定的检验机构也可自愿申请实验室认可,俗称"实验室认可"。通过认可的实验室,其检验结果可在亚太实验室认可合作组织(APLAC)及国际实验室认可合作组织(ILAC)成员间互认。取得行业主管部门授权是指部分特殊检验领域如化妆品许可检验,必须经国务院食品药品监督管理部门考核合格并取得授权后方可开展检验活动。

二、药品质量检验基本程序

开展药品检验活动主要包括抽样、样品检验、检验报告、复验及留样等环节。在项目二任务三列举了地西泮原料药标准,本项目列出了地西泮注射液标准,以地西泮注射液抽样检验为例,介绍药品质量检验基本程序。

(一)抽样

1. 样品抽取 样品抽取是开展药品检验工作的前提和基础,抽样的科学性、真实性、代表性是开展药品检验工作、出具客观公正药品检验报告书的重要保证,是药品检验工作中的重要环节之一。

抽样应满足相关要求,包括抽样人员要求、抽样的准备工作、抽样的一般步骤、取样工具和盛样器具、抽样批的确定、抽样单元数的确定、抽样量、取样方法、最终样品的包装、签封、填写《药品抽样记录及凭证》和贮运、被拆包的抽样单元的处理及注意事项等。

对人员要求、抽样的一般步骤和《药品抽样记录及凭证》的填写等内容进行重点介绍。

1)人员要求:抽样人员应由专业技术人员担任,熟悉药品性质,接受过抽样知识和技能的培训,并在一定时间内保持稳定。应具备良好的职业道德和素质,执行抽样任务时不受他人意愿的影响。应当由2人以上同行执行抽样任务,其中至少1人应当具有药师以上技术职称。

2)抽样的一般步骤:检查药品所处环境是否符合要求,确定抽样批,检查该批药品内、外包装情况,标签上的药品名称、批准文号、批号、生产企业名称等字样是否清晰,标签和说明书内容是否符合国家或者省、自治区、直辖市药品监督管理部门所核准的内容,核实被抽取药品的库存量。必要时可向被抽样单位要求查看或者索取有关资料。

确定抽样单元数、抽样单元及抽样量。

检查抽样单元的外观情况,如无异常,进行下一步骤;如发现异常情况(如破损、受潮、受污染、混有其他品种及批号,或者有掺假、掺劣、假冒迹象等),应当做针对性抽样。

用适当方法拆开抽样单元的包装,观察内容物的情况,如无异常情况,进行下一步骤;如发现异常情况,应当做针对性抽样。

用适宜取样工具抽取单元样品,进而制作最终样品,分为3份,分别装入盛样器具并签封。

将被拆包的抽样单元重新包封,贴上已被抽样的标记。

3)《药品抽样记录及凭证》的填写:抽样人员应当如实填写《药品抽样记录及凭证》,一式3份,1份交被抽样单位作抽样凭证,1份随检品流转,1份存根。《药品抽样记录及凭证》应当由抽样人员和被抽样单位负责人共同签名,并加盖抽样单位和被抽样单位公章。以地西泮注射液为例(见例3-1),介绍《药品抽样记录及凭证》的填写。

例 3-1 药品抽样记录及凭证

中华人民共和国药品监督行政执法文书
药品抽样记录及凭证

抽样单位：<u>XXX 市食品药品监督管理局</u>　　　　检验单位：<u>XXX 药品检验所</u>

抽样编号：<u>XX-XXXX-XXXXX</u>　　　　　　　　抽样日期：<u>20XX 年 XX 月 XX 日</u>

药品名称：<u>地西泮注射液</u>　　　　　　　　生产、配制单位或产地：<u>XX 药业有限公司</u>

规　　格：<u>2ml：10mg</u>　　　　　　　　　批　　号：<u>XXXXXX</u>

效　　期：<u>XXXX-XX</u>　　　　　　　　　　生产、配制或购进数量：<u>XXXX</u>

被抽样单位：<u>XXX 医药有限公司</u>　　　　　被抽样场所：<u>库房</u>

被抽样单位地址：<u>XXX 市 XXX 区 XXX 号</u>　　联系电话：<u>XXXX-XXXXXXXX</u>

1. 药品种类：　　　　　　　　　　　　　　　注：是在□√　　否在□ ×

进厂原料（包括化工原料、药用原料、辅料、包装材料等）□；中间体（半成品）□；制剂☑；原料药□；药材（个子货、饮片）□

2. 外包装情况：

（1）硬纸箱☑；麻袋□；木箱□；纤维桶□；蛇皮袋□；铁桶□；铝听□；牛皮纸袋□；其他□

（2）药品名称、批号、生产厂家、批准文号、商标是否相符☑

（3）包装无破损☑；无水迹□；无霉变□；无虫蛀☑；无污染□；其他☑

（4）库存条件是否符合要求☑

3. 抽样情况：

（1）样品包装：玻璃瓶☑；纸盒□；塑料袋□；铝塑□；其他□

（2）抽样数量：XX 支

4. 抽样目的：国抽□；省抽□；监督抽☑；其他□

备注：精神类药品，全检

抽样单位经手人签名：<u>XXX、XXX</u>　检验单位经手人签名：<u>XXX</u>　<u>XX 年 XX 月 XX 日</u>
被抽样单位经手人签名（盖章）：<u>XXX（盖章）</u>

注：本凭证一式三联，第一联抽验单位留存，第二联送被抽样单位，第三联随检品送检验单位。计划抽验发现不合格药品的，第一联抽样单随同检验报告书及其他相关材料一并移送同级药品监督管理局

2. 样品的受理　　抽样后样品应按照药品相关要求贮运、保管并及时送交至药品检验机构。药品检验机构在受理样品时应详细检查样品的送检状态、贮藏要求。重点核对包装、批号、封签、《药品抽样记录及凭证》等信息。不符合条件的应将样品退回。样品受理是外部抽样和样品检验的衔接环节，应完成样品状态描述，应确定检验目的、检验标准及检验项目。示例中样品地西泮注射液为精神类药品，应符合特殊药品管理相关要求。

（二）药品检验机构的药品检验流程

药品检验机构的药品检验一般流程见图 3-1。

（三）样品检验

按照药品检验机构的药品检验一般流程（图 3-1）进行检验，虽然流程中"检验/检

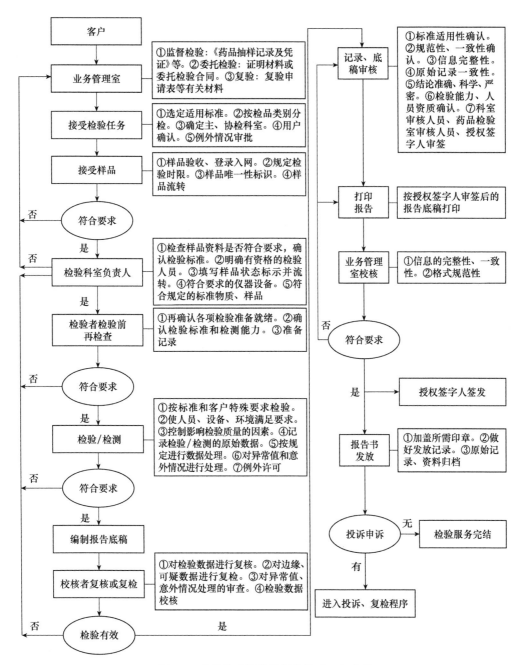

图 3-1　药品检验机构的药品检验一般流程

测"步骤仅是一个环节，但这个环节是整个药品质量检验最核心、最重要的内容，下面进行详细介绍。

1. 确定检验者　　药品按其属性一般分为化学药品、抗生素药品、中成药等。按照药品属性的不同来确定检验者是目前多数药品检验机构采用的办法。在具体检验工作中，一份样品可能涉及多个检验项目，常依据检验项目的学科、仪器等技术要求进一步细化检验工作，经常将承担检验项目较多的确定为主检者，承担检验项目较少的确定为协检者。例如，确定理化检验者为主检者，微生物检验者为协检者。

2. 依据药品标准开展检验 药品标准项下一般包括性状、鉴别、检查、含量测定等项目类别（中药药品标准一般还包括浸出物、指纹图谱及特征图谱项目），每一个项目类别还包含多个具体检验项目。现以地西泮注射液标准为例（案例 3-1），介绍如何依据药品标准开展药品检验工作。

按照案例标准进行全项检验，除无菌检查为微生物检验项目外，其余检验项目均为理化检验项目。

（1）性状 药品性状是指药品制剂的物理特征或形态，包括色泽、臭、味、溶解度、黏稠度及熔点、沸点、相对密度、折光率、比旋度、吸收系数等物理常数。药品的色泽（如药品的表面、截面和内容物等）、外形（如大小不均匀、破损、粘连结块、沉淀等）、气味与标准描述不符，溶解度、物理常数检测数据与标准不符，均判定不符合规定。

案例 3-1 标准性状项描述"本品为几乎无色至黄绿色的澄明液体"，一切不符合形态及色泽等外观描述的均判为不符合规定。

（2）鉴别 鉴别是根据药物分子结构所表现的特殊化学行为或生物学特性而制定的试验方法，用以判定药品的真伪。鉴别试验要求专属性强，再现性好，灵敏度高，通常某一项鉴别试验如呈色反应、沉淀反应或色谱特征等，能表示药物分子的某一结构特征。因鉴别试验是用来证明药品真实性的，故鉴别项也就具有排他性，一般鉴别项不合格，应判定样品为假药。

案例 3-1 标准鉴别 1）为沉淀反应，鉴别 2）为色谱鉴别。鉴别 2）可在进行含量测定检验时一并测定。

（3）检查 检查项下包括有效性、均一性、安全性、纯度等内容。检查项目及其限度是根据药品使用的原料、生产工艺和贮存过程中可能引入的杂质和分解产物，以及对机体的生物效应来确定的。

案例 3-1 标准检查项包括"pH""颜色""有关物质""其他"检验项目。

"有关物质"的测定方法按照原料药地西泮有关物质项下方法测定（原料药地西泮标准参阅项目二案例 2-2），对杂质总和做出要求，即各杂质峰面积的和不得大于对照溶液主峰面积（0.5%）。化学药品有关物质检测方法多选用高效液相色谱法，测定时需进行色谱系统适用性试验。当有关物质与含量测定方法不一致时，需按照方法规定的要求进行系统适用性试验；方法一致时，可在含量测定项下进行系统适用性试验。系统适用性试验包括色谱柱的理论板数（n）、分离度（R）、灵敏度、拖尾因子（T）和重复性等参数。

"pH"按照通则 0631 试验，pH 为 6.0～7.0，不得超出限度范围。

"颜色"按照通则 0901 第一法试验，与黄绿色 6 号标准比色液比较，不得更深。

"其他"按照注射剂制剂通则（通则 0102）要求检验。因本品为 50ml 以下单剂量溶液型注射液，应进行"装量""可见异物""不溶性微粒"检查。

（4）含量测定 含量测定是用于测定原料药及制剂中有效成分的含量，是"有效性"的重要指标。在药品检验中含量常以一个确定的数值表示，数值不得超出规定的限度范围。

案例 3-1 中有关物质含量测定采用高效液相色谱法（通则 0512）。色谱柱填充剂为十八烷基硅烷键合硅胶，属化学键合固定相的一种，目前应用较广；流动相选择的是甲醇-水（70：30）二元系统等度洗脱。测定结果含地西泮（$C_{16}H_{13}ClN_2O$）应为标示量的 90.0%～110.0%。

（5）微生物检验 按照《中国药典》注射剂制剂通则（通则0102）要求，注射剂应进行无菌检查。无菌检查法是用于检查《中国药典》要求无菌的药品、医疗器具、原料、辅料及其他品种是否无菌的一种方法。无菌检查法有薄膜过滤法和直接接种法，只要供试品性质允许，宜采用薄膜过滤法。

（四）检验报告

药品检验结束后，应进行逐级审核，确认无误后签发药品检验报告。药品检验报告是对药品质量做出的具有法律效力的技术鉴定。要求做到：依据准确、数据无误、结论明确、文字简洁、书写清晰、格式规范。药品检验报告包括封面、说明及正文。封面应体现认证认可标志、检验机构、检验报告书编号、检品名称、检验目的、供样单位等要素。说明应包括检验报告异议的复验受理事宜、检验结果的适用范围、使用及联系方式等要素。正文包括表头信息部分、检验结果栏部分及检验结论部分。

正文是检验报告书的主体。表头信息包括检品名称、检品编号、检品数量、生产单位、批号、规格、效期、检验项目、检验依据等。检验结果栏包括检验项目、标准规定、检验结果三列。检验结论是综合各项检验结果对样品得出的检验结论。在实际检验中每项检验结果均可能"合格"或"不合格"。现以地西泮注射液检验报告书为例说明之。报告书封面见例3-2，报告书说明见例3-3，报告书正文见例3-4。

例3-2 报告书封面

XXX 药品检验所检验报告

报告编号：XXXXXXXX
检品名称：地西泮注射液
检验目的：监督抽验
供样单位：XXX 市食品药品监督管理局
生产单位：XXX 药业有限公司

例3-3 报告书说明

说 明

一、如对本报告有异议，请于收到报告之日起 7 日内以书面形式提出，逾期不予受理。

二、本报告所出具的数据和结论，是对来样所检项目的检验结果。

三、本报告经涂改、增删或未加盖我单位检验报告专用章均无效。

四、未经我单位书面同意，本检验报告书不得用于广告、评优及商业宣传。

五、联系方式：

地 址：

邮 编：

电 话：

传 真：

例 3-4　报告书正文

XXX 药品检验所药品检验报告书

报告书编号：XXXXXXXX　　　　　　　　　　　　　　　　　　　　　第 1 页 共 1 页

检品名称	地西泮注射液	检　编	XXXXXXXX
生产单位 / 产地	XXX 药业有限公司	批　号	XXXXXX
供样单位	XXX 市食品药品监督管理局	规　格	2ml：10mg
被抽样单位	XXX 医药有限公司	包装规格	10 支 / 盒
检验目的	监督抽验	剂　型	注射剂
检验项目	全检	有限期至	XXXX
收样日期	XXXX 年 XX 月 XX 日	检品数量	XXXX
检验依据	《中国药典》（2015 年版）二部		

检验项目	标准规定	检验结果
【性状】	本品为几乎无色至黄绿色的澄明液体	为黄绿色的澄明液体
【鉴别】		
（1）化学反应	应呈正反应	呈正反应
（2）液相色谱	主峰保留时间应与对照品一致	与对照品一致
【检查】		
pH	6.0～7.0	6.5
溶液的颜色	黄绿色 6 号标准比色液比较，不得更深	符合规定
有关物质	各杂质总和不得超过 0.5%	0.3%
装量	5 支均不得少于 2ml	符合规定
可见异物	应符合规定	符合规定
不溶性微粒	每个容器中含 10μm 以上的微粒不得超过 6000 粒	10 粒
	含 25μm 以上的微粒不得超过 600 粒	1 粒
无菌	应符合规定	符合规定
【含量测定】	含地西泮（$C_{16}H_{13}ClN_2O$）应为标示量的 90.0%～110.0%	99.1%

备注：			
检验结论	本品按《中国药典》（2015 年版）二部检验，结果符合规定		
授权签字人	XXX	签发日期	XXXX 年 XX 月 XX 日

　　以案例 3-1 标准做出的检验报告实例，只能表示地西泮注射液检验的一种情形，不能涵盖地西泮注射液不同检验结果和其他药品的情况。因此，本书没有对案例 3-1 报告书正文的"检验结果栏部分"内容进行解析，将其书写原则介绍如下。

　　表头下的首行横向列出"检验项目""标准规定""检验结果"三列。

　　"检验项目"列：按质量标准依次列出性状、鉴别、检查、含量测定等项目类别，项目类别名称需添加方括号。每一个项目类别下所包含的具体检验项目名称和排列顺序，应按质量标准上的顺序填写。

"标准规定"列：应按照质量标准内容填写，对不易用数值或简单语言确切表达的，可写"应符合规定"。

"检验结果"列：合格时不做说明，不合格时需在结果后加写"不符合规定"。对数值型的，填写具体数值，如不符合规定，应在具体数值后注明不符合规定。对不易用数值或语言确切表达的，可填写"符合规定"或具体描述后写"不符合规定"。

（五）复验及留样

复验：当事人对药品检验机构的检验结果有异议的，可以自收到药品检验结果之日起，在规定时间内向具有复检资质的药品检验机构申请复验。申请药品复验，应提交复验申请表、检验报告书原件、法人授权书原件等资料。

留样：药品检验机构接收样品检验一般必须留样，留样数量不得少于一次全项检验用量。麻醉药品、精神药品、医疗用毒性药品、放射药品等特殊药品的留样，应按国家相关管理规定保管、调用、销毁。易腐败、霉变、挥发及开封后无保留价值的样品，做好注明后可不留样。留样室的设施设备应符合样品规定的贮存条件。留样检品保存1年，进口检品保存2年，中药材保存半年，医院制剂保存3个月。

任务二 处理药品检验数据

任何定量分析，都是由测量者取部分物质作为样品，利用其所含被测组分的某种物理、化学性质等来测定其含量。在药物分析中常需要进行定量分析，但由于受分析方法、仪器、试剂、分析工作者主观因素等方面的限制，不可能与真实数据完全一致。为了取得准确的分析结果，不仅要准确检测，还要针对检测数据进行正确记录和处理。本节主要介绍药物分析中误差及有效数字数据处理等内容。

一、误差

测量结果减去被测量的真值所得的差，称为测量误差，简称误差。它是衡量一个测量值不准确性的尺度，反映测量准确性的高低。误差越小，测量的准确性越高。

（一）绝对误差和相对误差

测量值中的误差，主要有两种表示方法：绝对误差与相对误差。

1. 绝对误差 测量值与真值之差称为绝对误差，若以 x 代表测量值，以 μ 代表真实值，则绝对误差 δ 计算公式为

$$\delta = x - \mu$$

绝对误差以测量值的单位为单位，可以是正值，也可以是负值，即测量值可能大于或小于真值。测量值越接近真值，绝对误差越小；反之，越大。

2. 相对误差 绝对误差与真值的比值称为相对误差。相对误差反映测量误差在测定结果中所占的比例，它没有单位，公式如下。

$$\frac{\delta}{\mu} = \frac{x - \mu}{\mu}$$

通常相对误差以 % 或 ‰ 表示。如果不知道真值，但知道测量的绝对误差，则相对误差也可以测量值 x 为基础表示，公式如下。

$$相对误差 = \frac{\delta}{x} \times 100\%$$

3. 真值与标准参考物质　由于任何测量都存在误差，因此实际测量不可能得到真值，而只能接近真值。可知的真值一般有 3 类：理论真值、约定真值及相对真值。例如，三角形内角之和为 180º 等属于理论真值；国际单位及我国法定计量单位是约定真值；相对真值主要为在分析工作中，由于没有绝对纯的化学试剂，因此使用标准参考物质证书上所给出的含量。

标准参考物质必须是经过公认的权威机构鉴定，并给予了证书；还必须具有很好的均匀性与稳定性；其含量测定的准确度至少要高于实际测量的 3 倍等。在我国，通常把标准参考物质称为标准试样、标样或对照品。

（二）系统误差和偶然误差

按照误差产生的原因及性质，可把误差分为系统误差和偶然误差两类。

1. 系统误差　系统误差又称可测误差，由某种特定原因引起，根据系统误差的来源，一般分为方法误差、仪器（或试剂）误差及操作误差 3 种。

（1）**方法误差**　方法误差是由不适当的实验设计或所选择的分析方法不恰当所引起的，通常方法误差的影响较大。方法误差的存在，使测定结果要么总是偏高，要么总是偏低，但误差的方向固定。

（2）**仪器（或试剂）误差**　仪器（或试剂）误差是由仪器未经校准或试剂不合格所引起的。例如，天平砝码不准、仪器刻度不准、试剂不纯等均能产生这种误差。

（3）**操作误差**　操作误差是由分析工作者的操作不符合要求造成的。例如，分析工作者对滴定终点颜色改变的判断能力不佳，总是偏深或偏浅，便会产生这种误差。

因为系统误差是以固定的方向和大小出现，并具有重复性，所以可用加校正值的方法予以消除，但不能用增加平行测定次数的方法减免。

2. 偶然误差　偶然误差又称随机误差，它是由偶然原因引起的，通常是测量条件如实验室温度、湿度或电压波动等有变动而得不到控制，而使某次测量值异于正常值。偶然误差的特征是其大小和正负都不固定。偶然误差的影响虽然不一定很大，但不能用加校正值的方法减免，但可通过增加平行测定次数来减免测量结果中的偶然误差；也可通过统计方法估计出偶然误差值，并在测定结果中予以正确表达。

系统误差与偶然误差的性质虽不同，但它们经常同时存在，有时可能相互转化。

（三）准确度和精密度

1. 准确度　准确度表示分析结果与真实值接近的程度，用绝对误差和相对误差表示。误差越大，准确度越低；反之，准确度越高。评价一个分析方法的准确度，常用加样回收率衡量。

2. 精密度　测量值相互间接近的程度，称为精密度。各测量值之间越接近，精密度就越高；反之，精密度越低。精密度可用偏差（d）、相对平均偏差（$\frac{\overline{d}}{x}$）、标准偏差（S）与相对标准偏差（RSD）表示。在实际工作中，多用相对标准偏差表示。

（1）**偏差**　测量值与平均值之差称为偏差。偏差越大，精密度越低。其计算公式如下。

$$d = x_i - \overline{x}$$

各单个偏差绝对值的平均数称为平均偏差，公式如下。

$$\bar{d} = \frac{\sum\limits_{i=1}^{n} |x_i - \bar{x}|}{n}$$

（2）相对平均偏差　　相对平均偏差为平均偏差与平均值的比值，在一般分析工作中，当平均测定次数不多时，常用相对平均偏差表示分析结果的精密度，公式如下。

$$\frac{\bar{d}}{\bar{x}} \times 100\% = \frac{\sum\limits_{i=1}^{n} |x_i - \bar{x}| / n}{\bar{x}} \times 100\%$$

（3）标准偏差或标准差　　使用标准偏差是为了突出较大偏差的存在对测量结果的影响，公式如下。

$$S = \sqrt{\frac{\sum\limits_{i=1}^{n} (x_i - \bar{x})^2}{n-1}}$$

（4）相对标准偏差　　或称变异系数。其数值越小，表示分析结果的精密度越高。公式如下。

$$RSD = \frac{S}{\bar{x}} \times 100\% = \frac{\sqrt{\dfrac{\sum\limits_{i=1}^{n} (x_i - \bar{x})^2}{n-1}}}{\bar{x}} \times 100\%$$

精密度又称重复性、再现性，两者略有差别。重复性是指同一操作者，在同一实验室，使用同一台仪器，在相同实验条件下短时间内进行反复多次测量，各测量值间接近的程度，又称室内精密度；再现性是指不同操作者，在不同实验室，使用不同仪器测量结果的接近程度，又称室间精密度。

《中国药典》（2015年版）色谱"系统适用性试验"规定：指定的测定条件，取对照溶液，连续进样5次，测得的RSD为重复性。

不同检验机构对样品实施的比对试验，经数据处理得到的RSD为再现性。

3. 准确度与精密度的关系　　精密度是保证准确度的前提条件，没有好的精密度就不可能有好的准确度。实际上，准确度是在一定的精密度条件下，多次测量的平均值与真实值相符的程度。准确度表示测量结果的正确性，精密度表示测定结果的重复性和再现性。

（四）误差传递

定量分析的结果，通常不是只由一步直接测量得到，而是由许多步测量，并通过计算得到的。这中间每步测量都有可能引入误差，因此必须了解每步测量对分析结果的影响，即误差传递问题。

1. 系统误差的传递　　如果定量分析中各步测量误差是可定的，则系统误差传递的规律如表3-1所示。这个规律可概括为以下两条。

1）和、差的绝对误差等于各测量值绝对误差的和、差。

2）积、商的相对误差等于各测量值相对误差的和、差。

表 3-1　测量误差对计算结果的影响

序号	运算式	系统误差	偶然误差	
			极值误差法	标准偏差法
1	$R=x+y-z$	$\delta R=\delta x+\delta y-\delta z$	$\Delta R=\lvert\Delta x\rvert+\lvert\Delta y\rvert+\lvert\Delta z\rvert$	$S_R^2=S_x^2+S_y^2+S_z^2$
2	$R=x\cdot y/z$	$\dfrac{\delta R}{R}=\dfrac{\delta x}{x}+\dfrac{\delta y}{y}-\dfrac{\delta z}{z}$	$\dfrac{\Delta R}{R}=\left\lvert\dfrac{\Delta x}{x}\right\rvert+\left\lvert\dfrac{\Delta y}{y}\right\rvert+\left\lvert\dfrac{\Delta z}{z}\right\rvert$	$\left(\dfrac{S_R}{R}\right)^2=\left(\dfrac{S_x}{x}\right)^2+\left(\dfrac{S_y}{y}\right)^2+\left(\dfrac{S_z}{z}\right)^2$

注：表中序号 1 为和、差的误差传递；序号 2 为积、商的误差传递

2. 偶然误差的传递　　如果各步测量的误差都是不可定的，无从知道它的正负和确切值，似乎无法知道它们对计算结果的确切影响，但可以用极值误差法或标准偏差法对其影响进行推断和估计。

（1）极值误差法　　极值误差法是一种偶然误差的估计方法。这种方法的指导思想是：一个测量结果各步骤测量值的误差既是最大的，又是叠加的。计算结果的误差当然也是最大的，故称极值误差。这种估计偶然误差的方法，称为极值误差法，其计算法则如表 3-1 所示。虽然出现这种最不利测量结果的情况并不很多，处理方法并不甚合理，但还比较可行，因为各测量值的最大误差常是已知的。例如，用分析天平进行减重法称量样品，2 次测量的最大误差是 ±0.0002g，如果不考虑正负，即 0.0002g。用容量分析法测定药物有效成分的含量，其质量分数（P）的计算公式如下。

$$P=\frac{T\cdot V\cdot F}{\omega}\times100\%$$

式中，T 为标准溶液对药物有效成分的滴定度；V 为所消耗标准溶液的体积（ml）；F 为标准溶液浓度的校正因数；ω 为药物样品的质量。

公式中的滴定度 T 可以认为没有误差，如果 V、F 和 ω 的最大误差分别是 ΔV、ΔF 和 $\Delta\omega$，则 P 的极值相对误差是

$$\frac{\Delta P}{P}=\left\lvert\frac{\Delta V}{V}\right\rvert+\left\lvert\frac{\Delta F}{F}\right\rvert+\left\lvert\frac{\Delta\omega}{\omega}\right\rvert$$

如果测量 V、F 和 ω 的最大相对误差都是 1‰，则此药物有效成分含量的极值相对误差是 3%。

（2）标准偏差法　　虽然不确定每个测量值中偶然误差的确切值，但可以确定它们的出现（大小、方向等）符合统计学规律。因此，可以利用偶然误差的统计学传递规律估计测量结果的偶然误差，这种估计方法称为标准偏差法。其计算法则如表 3-1 所示。只要测量次数足够多，就可用本法则算出测量值的标准偏差。其规则可概括为两条：和、差结果的标准偏差的平方等于各测量值的标准偏差的平方和；积、商结果的相对标准偏差的平方等于各测量值的相对标准偏差的平方和。

在定量分析中，各步测量的系统误差和偶然误差总是混在一起，因而计算结果的误差也包括这两部分误差。而标准偏差法只是处理偶然误差的传递问题，因此在用标准偏差法计算结果误差，以确定分析结果的可靠性时，必须先把系统误差消除。

了解误差传递的规律，在进行分析工作时，可以掌握各步测量所应达到的准确程度，做到心中有数。

（五）减少误差的方法

在定量分析测定过程中，误差是不可避免的，并具有一定的规律性，因此可采取适当的措施，避免系统误差，减小偶然误差，从而提高分析结果的准确度。

1. 选择适当的分析方法 为了使分析结果达到一定的准确度，满足实际工作的需要，首先要考虑对分析结果准确度的要求，选择合适的分析方法。例如，重量分析法和滴定分析法测定的准确度高但灵敏度低，适用于常量组分的分析；而仪器分析法具有较高的灵敏度，但其准确度较低，适用于微量或痕量组分含量的测定。另外，还要考虑试样的组成、性质和共存离子的干扰情况等。尽可能在符合所要求的准确度和灵敏度等前提下，选择操作简单、选择性好、重现性好和价格低廉的测定方法，制订正确的分析方案。

2. 减小测定误差 为了保证分析结果的准确度，必须尽量减小各步的测量误差。一般分析天平的称量误差为 0.0001g，用减量法称量 2 次，称样可能引起的绝对误差为 ±0.0002g，欲使称量的相对误差小于 0.1%，取样量就得大于 0.2g。

在滴定分析中，滴定管的读数误差为 ±0.01ml，一次滴定需要读取 2 次，其绝对误差为 ±0.02ml。为使读数的相对误差小于 0.1%，滴定时消耗滴定液的体积就必须大于 20ml。

例如，采用分光光度法测定某试样中蛋白质的含量时，若方法的相对误差为 2%，称取 0.5g 供试品，理论上要求称样的绝对误差小于 0.5×2%＝0.01g 就可以满足分析要求，这时可使用千分之一的天平进行称量，无需使用精度更高的万分之一天平。

3. 减小偶然误差 在消除系统误差的前提下，适当增加平行测定的次数，可减小偶然误差的影响，提高测定结果的准确度。在常量组分的定量分析中，一般平行测定 3 或 4 次，如对测定结果的准确度要求较高时，测定次数可增加，通常 10 次左右。

4. 消除测量中的系统误差 由于系统误差是由某种确定性的原因造成的，因此要想办法消除系统误差，提高测定结果的准确度。通常采用以下方法。

（1）校准仪器和量器 由仪器不准确引起的系统误差，可通过校准仪器来减免。对于准确度要求较高的测定，所用天平、滴定管、移液管和容量瓶等仪器或量器都必须进行校准，计算测量结果时应采用校正值，以消除仪器和量器不准确带来的误差。

（2）对照试验 用含量已知的标准试样或纯物质，以同一方法对其进行定量分析，由分析结果与已知含量的差值，求出分析结果的系统误差。用此误差对实际样品的测量结果进行校正，可减免系统误差。

（3）回收试验 在没有标准试样，又不宜用纯物质进行对照试验时，可以向样品中加入一定量的被测纯物质，用同一方法进行定量分析。由分析结果中被测组分含量的增加值与加入量之差，即可估算出分析结果的系统误差，便可对测定结果进行校正。

（4）空白试验 由试剂、蒸馏水、实验器皿和环境带入的杂质所引起的系统误差，可通过做空白试验来扣除。空白试验是在不加样品的情况下，按照试样的分析步骤和条件进行试验，所得的结果称为空白值，从测定结果中扣除空白值以校正误差，从而得到比较可靠的测定结果。空白试验对于微（痕）量组分的测定具有很重要的作用。空白值一般比较小，如果较大，则应通过使用提纯剂、改用纯度较高的溶剂和采用其他更合适的分析器皿等，才能提高测定的准确度。选取何种纯度的试剂和溶剂，应根据测定的要求而定，不应盲目使用高纯度的试剂，以免造成浪费。

二、有效数字和数值的修约及其计算

在分析工作中，为了得到准确的分析结果，不仅要进行准确的测量，还要进行正确的记录和运算。因为分析结果不仅表示了待测组分的含量，同时还反映了测量的准确程度。

（一）有效数字

1. 定义　有效数字是指在检验工作中所能得到有实际意义的数值。其最后一位数字欠准是允许的（欠准程度通常只能差 ±1 单位），这种由可靠数字和最后一位不确定数字组成的数值，即有效数字。

2. 有效数字的定位（数位）　有效数字的定位（数位）是指确定欠准数字的位置。这个位置确定后，其后面的数字均为无效数字。欠准数字的位置可以是十进位的任何数位，用 10^n 来表示：n 可以是正整数，如 $n=1$，$10^1=10$（十数位）；$n=2$，$10^2=100$（百数位）。n 也可以是负数，如 $n=-1$，$10^{-1}=0.1$（十分位）；$n=-2$，$10^{-2}=0.01$（百分位）。

3. 有效位数

1）在没有小数位且以若干个零结尾的数值中，有效位数是指从非零数字最左一位向右数得到的位数减去无效零（即仅为定位用的零）的个数。例如，35 000 中若有两个无效零，则为三位有效位数，应写作 $350×10^2$ 或 $3.50×10^4$；若有三个无效零，则为两位有效数，应写作 $35×10^3$ 或 $3.5×10^4$。

2）在其他十进位数中，有效数字是指从非零数字最左一位向右数而得到的位数。例如，3.2、0.32、0.032 和 0.0032 均为两位有效位数，0.320 为三位有效位数，10.00 为 4 位有效位数，12.490 为 5 位有效位数。

3）非连续型数值（如个数、分数、倍数）是没有欠准数字的，其有效位数可视为无限多位。例如，分子式"H_2SO_4"中的"2"和"4"是个数。常数 π、e、$\sqrt{2}$ 等数值的有效位数也可视为是无限多位；含量测定项下"每毫升的 XXXX 滴定液（0.1mol/L）……"中的"0.1"为名义浓度，规格项下的"0.3"或"1ml：25mg"中的"0.3""1""25"为标示量，其有效位数也均为无限多位，即在计算中，其有效位数应根据其他数值的最少有效位数而定。

4）pH 等对数值，其有效位数是由其小数点后的位数决定的，其整数部分只表明其真数的乘方次数。例如，pH $=11.26$（$[H^+]=5.5×10^{-12}$），其有效位数只有两位。

5）有效数字的首位数字为 8 或 9 时，其有效位数可以多计一位。例如，85% 与 115%，都可以看成三位有效位数；99.0% 与 101.0% 都可以看成 4 位有效数字。

（二）有效数字的修约规则

1. 数值修约　数值修约是指对拟修约数值中超出需要保留位数时的舍弃，根据舍弃数来保留最后一位数或最后几位数。

2. 修约间隔　修约间隔是确定修约保留位数的一种方式，修约间隔的数值一经确定，修约值即应为该数值的整数倍。例如，指定修约间隔为 0.1，修约值即应在 0.1 的整数倍中选取，也就是说将数值修约到小数点后一位。

3. 确定修约位数的表达方式

1）指定数位：指定修约间隔为 10^{-n}（n 为正整数），或指明将数值修约到小数点后 n 位。指定修约间隔为 1，或指明将数值修约到个数位。指定修约间隔为 10^n（n 为正整数），或指明将数值修约到 10^n 数位，或指明将数值修约到"十""百""千"……数位。

2）指定将数值修约成 n 位有效位数（ n 为正整数）。

3）在相对标准偏差（RSD）的求算中，其有效数位应为其 1/3 值的首位（非零数字），故通常为百分位或千分位。

4. 进舍规则

1）拟舍弃数字的最左一位数字小于 5 时，则舍去，即保留的各位数字不变。

例如，将 12.1498 修约到一位小数（十分位），得 12.1。

例如，将 12.1498 修约成两位有效位数，得 12。

2）拟舍弃数字的最左一位数字≥5，而其后跟有并非全部为 0 的数字时，则进一，即在保留的末位数字加 1。

例如，将 1268 修约到百数位，得 13×10^2。

例如，将 1268 修约到三位有效位数，得 127×10。

例如，将 10.502 修约到个数位，得 11。

3）拟舍弃数字的最左一位数字为 5，而右面无数字或皆为 0 时，若所保留末位数为奇数（1、3、5、7、9）则进一，为偶数（2、4、6、8、0）则舍弃。

例如，修约间隔为 0.1（ 10^{-1} ）。

拟修约数值	修约值
1.050	1.0
0.350	0.4

例如，修约间隔为 1000 或（ 10^3 ）。

拟修约数值	修约值
2500	2×10^3
3500	4×10^3

例如，将下列数字修约成两位有效位数。

拟修约数值	修约值
0.0325	0.032
32 500	32×10^3

4）在相对标准偏差中，采用"只进不舍"的原则，如 0.163%、0.52% 宜分别修约为 0.17%、0.6%。

5）不许连续修约。拟修约数字应在确定修约位数后一次修约获得结果，而不得多次按前面规则连续修约。

例如，修约 15.4546，修约间隔为 1。

正确的做法为：15.4546→15。

不正确的做法为：15.4546→15.455→15.46→15.5→16。

6）为便于记忆，上述进舍规则可归纳成下列口诀：四舍六入五成双，五后非零则进一，五后全零看五前，五前偶舍奇进一，不论数字多少位，都要一次修约成。但在按英、美、日的药典方法修约时，按四舍五入取舍即可。

（三）有效数字的运算规则

在进行数学运算时，对加减法和乘除法中有效数字的处理是不同的。

1. 加减法 所得和或差的绝对误差必较任何一个数值的绝对误差都大，因此相加减时应以诸数值中绝对误差最大（即欠准数字的数位最大）的数值为准，以确定其他数值在运算中保留的数位和决定计算结果的有效数位。

2. 乘除法 所得积或商的相对误差必较任何一个数值的相对误差都大，因此相乘除时应以诸数值中相对误差最大（即有效位数最少）的数值为准，确定其他数值在运算中保留的数位和决定计算结果的有效数位。

另外，在运算过程中，为减少舍入误差，其他数值的修约可以暂时多保留一位，等运算得到结果时，再根据有效位数弃去多余的数字。

例如，计算 $13.65+0.008\,23+1.633$。

本例是数值相加减，在三个数值中 13.65 的绝对误差最大，其最末一位数为百分位（小数点后两位），因此将其他各数均暂先保留至千分位，即把 0.008 23 修约成 0.008，1.633 不变，进行运算：

$$13.65+0.008+1.633=15.291$$

最后对计算结果进行修约，15.291 应只保留至百分位，而修约成 15.29。

例如，计算 $14.131\times0.076\,54\div0.78$。

本例是数值相乘除，在三个数值中，0.78 的有效位数最少，仅为两位有效位数，因此各数值均应暂保留三位有效位数进行运算，最后结果再修约为两位有效位数。

$$14.131\times0.076\,54\div0.78$$
$$=14.1\times0.076\,5\div0.78$$
$$=1.08\div0.78$$
$$=1.38$$
$$=1.4$$

例如，计算氧氟沙星（$C_{18}H_{20}FN_3O_4$）的相对分子质量。

在诸元素的乘积中，原子数的有效位数可视作无限多位，因此可根据各原子质量的有效位数对乘积进行定位；而在各乘积的相加中，由于《中国药典》规定相对分子质量的数值保留到小数点后两位（百分位），因此应将各元素的乘积修约到千分位（小数点后三位）后进行相加；再将计算结果修约到百分位，即得。

$$12.011\times18+1.007\,94\times20+18.998\,403\,2+14.006\,747\times3+15.999\,4\times4$$
$$=216.198+20.158\,8+18.998\,403\,2+42.020\,241+63.997\,6$$
$$=216.198+20.159+18.998+42.020+63.998$$
$$=361.373$$
$$=361.37$$

（四）药物分析工作中数字修约的注意事项

1）正确记录检测所得的数值。应根据取样量、量具的精度、检测方法的允许误差和标准中的限度规定，确定数字的有效位数（或数位），检测值必须与测量的准确度相符合，记录全部准确数字和一位欠准数字。

2）正确掌握和运用规则。进行计算时，应执行进舍规则和运算规则，如用计算器进行计算，也应将计算结果经修约后再记录下来。如由工作站出的数据，可按有效数字修约原则修约后判定。

3）要根据取样的要求，选择相应的量具。

4）在判定药品质量是否符合规定之前，应将全部数据根据有效数字和数值修约规则进行运算，并根据《中国药典》（2015 年版）二部"凡例"及国家标准 GB/T 8170—2008《数值修约规则与极限数值的表示和判定》中规定的"修约值比较法"，将计算结果修约到标准中所规定的有效数位，而后进行判定。

例如，异戊巴比妥钠的干燥失重规定不得超过 4.0%，今取样 1.0042g，干燥后减失重量为 0.0408g，请判定是否符合规定？

本例为 3 个数值相乘除，其中，0.0408 的有效位数最少，为三位有效数字，以此为准（在运算过程中暂时多保留一位）。

$$0.0408 \div 1.004 \times 100.0\% = 4.064\%$$

因《中国药典》规定的限度为不得超过 4.0%，故将计算结果 4.064% 修约到千分位为 4.1%，大于 4.0%，应判为不符合规定（不得大于 4.0%）。如将上述规定的限度改为"不得大于 4%"，而其原始数据不变，则将计算结果修约至百分位，得 4%，未超过 4%的限度，应判为符合规定（不得大于 4%）。

参 考 文 献

国家食品药品监督管理总局. 2000. 关于印发《药品检验所实验室质量管理规范（试行）》的通知

国家食品药品监督管理总局. 2001. 药品抽样指导原则

国家食品药品监督管理总局. 2005. 关于印发《省、地级药品检验机构实验室建设指导意见》的通知

国家食品药品监督管理总局. 2006. 关于印发《药品质量抽查检验管理规定》的通知

胡育筑，孙毓庆. 2011. 分析化学. 3 版. 北京：科学出版社

中国药品生物制品检定所. 2010. 中国药品检验标准操作规范. 北京：中国医药科技出版社

中华人民共和国全国人民代表大会常务委员会. 2015. 中华人民共和国药品管理法

药物的鉴别

【知识目标】

1. 掌握鉴别试验设计的依据和影响鉴别试验结果的主要因素，药物鉴别常用方法及一般鉴别试验的方法和原理。

2. 熟悉药物外观性状的定义及其检查意义。

3. 了解专属鉴别试验的方法。

【能力目标】

1. 能够通过一般鉴别试验、专属鉴别试验对药物进行真伪鉴别。

2. 能够利用化学鉴别法、光谱鉴别法和色谱鉴别法对药物进行鉴别。

任务一 药物鉴别的准备工作

药物的鉴别（identification）是根据药品质量标准中规定的技术指标，依据药物的组成、结构与性质，采用化学、物理化学或生物学等方法来判断已知药物真伪的方法。在进行药物分析时，首先应对药品进行鉴别，以判断药物的真伪。只有在鉴别无误的前提下，方可进行杂质检查和含量测定，所以它是药物分析工作中的首项任务。

药品质量标准中药品项下的鉴别方法，仅适用于贮藏在有标签容器中的药物的鉴别，用以证实是否为其所标示的药物。这些试验方法一般不能鉴别未知物。

一、药物鉴别的特点

药品质量标准中，鉴别试验包括性状和鉴别两大项目，性状项下记载药品的外观、臭、味、溶解度及物理常数等。物理常数包括相对密度、馏程、熔点、凝点、比旋度、折光率、黏度、吸收系数、pH、碘值、皂化值等；其测定结果不仅对药品具有鉴别意义，也可反映药品的纯度，是评价药品质量的主要指标之一。

原料药与制剂的鉴别，在方法的选择上基本相同。一般制剂需经一定方法处理后，再按原料药鉴别方法进行，以消除辅料的干扰。鉴别复方制剂中的不同成分时，要考虑各成分间的干扰。

二、药物鉴别的内容

药物鉴别的内容一般分为药物的性状、一般鉴别试验、专属鉴别试验三个方面，鉴别方法有化学鉴别法、光谱鉴别法、色谱鉴别法和生物学鉴别法等。一般来说，无机药物采用阴、阳离子的特殊反应进行鉴别；有机药物大都采用官能团反应鉴别。

案例 4-1

常见药物的性状示例——利血平

性状：本品为白色至淡黄褐色的结晶或结晶性粉末；无臭，几乎无味，遇光色渐变深。

　　本品在三氯甲烷中易溶，在丙酮中微溶，在水、甲醇、乙醇或乙醚中几乎不溶。

　　比旋度：取本品，精密称定，加三氯甲烷溶解并定量稀释制成每毫升中约含10mg 的溶液，依法测定［《中国药典》（2015 年版）四部通则 0621 强光度测定法］，比旋度为 −131°～−115°。

　　注解：利血平遇光易氧化变质，色渐变深，在三氯甲烷、甲醇中遇光和热生成氧化产物。

　　结构中 3 位、15 位、16 位、17 位、18 位和 20 位均为不对称碳原子，呈左旋性。由于本品遇热可分解，颜色由淡黄、黄变至棕黄，熔融时几乎呈黑棕色，难以观察现象，故药典不做熔点测定。

（一）药物的性状

　　药物的性状是控制药物质量的指标之一，它反映药物特有的物理性质，对于其真伪的鉴别有一定的意义。性状观测是药品检验工作的第一步，也是不可省略的极其重要的一步。一般包括外观、溶解度和物理常数。若药物的外观性状（色、臭、味）、溶解度、物理常数与药品质量标准中性状项下不相符时，不需进行鉴别、检查和含量测定，就可判定为药品外观性状不符合规定。

　　《中国药典》（2015 年版）原料药的性状项下记载的内容：外观、臭、味、一般稳定性、酸碱性、溶解度及物理常数等。例如，右旋布洛芬项下：本品为白色或类白色结晶性粉末，稍有特异臭。在乙醇或乙醚中易溶，在氢氧化钠试液中溶解；在水中几乎不溶。熔点为 48～53℃，且熔距不超过 2℃。比旋度应为 ＋56°～＋60°。描述了右旋布洛芬的颜色、晶型、臭、溶解度、物理常数。

　　药物制剂的性状项下记载的内容：剂型、内容物状态、颜色及稳定性。例如，左炔诺孕酮炔雌醚片项下：本品为薄膜衣片，除去包衣后显白色或类白色。描述了左炔诺孕酮炔雌醚片的剂型和内容物的颜色。这说明《中国药典》对原料药及制剂的性状描述不同，其内容根据药物不同而变化。

　　1. 外观　　外观是指药品的外表感观和色泽，包括药品的聚集状态、晶型、色泽、臭、味及一般稳定性等性质。

　　2. 溶解度　　溶解度通常是指在一定温度下，药物在一定量溶剂中达饱和溶解时的最大量。其是药物特有的物理性质，在一定程度上反映药物的纯度、晶型或粒度。《中国药典》各品种项下选用的部分溶剂及其在该溶剂中的溶解性能，可供精制或制备溶液时参考。

　　溶解度检查一般不作为必需检查项目，检验报告中一般不写出。当原料药注册时，或检验中遇到异常情况时需进行溶解度检查。

　　3. 物理常数　　物理常数是药物性质的重要特征常数，不同药物因分子结构及聚集状态不同，物理常数也不同，但在一定条件下是定值，是评价药品质量的主要指标之一。测定物理常数既可判断药物的真伪，又可反映该药品的纯度，还可用于某些药物的含量测定。《中国药典》（2015 年版）四部通则收载的物理常数包括相对密度、馏程、熔点、凝点、比旋度、折光率、黏度、吸收系数、pH、碘值、皂化值、羟值和酸值等。

（二）一般鉴别试验

一般鉴别试验（general identification test）是根据某一类药物的化学结构及其理化性质，通过化学反应来鉴别其真伪的方法。选择一般鉴别试验方法的原则是专属性强，重现性好，灵敏度高，操作简便、快速。无机药物主要根据其组成中的阴离子和阳离子进行鉴别；有机药物则大都采用官能团反应来鉴别。《中国药典》（2015年版）将正文中含有同一离子或具有某一基团的药物共有的化学反应，归纳于《中国药典》四部通则中，作为各药品正文鉴别项下的组成部分。

《中国药典》（2015年版）四部0301中的一般鉴别试验的项目主要有丙二酰脲类、托烷生物碱类、芳香第一胺类、有机氟化物类、无机金属盐类（钠盐、钾盐、锂盐、钙盐、钡盐、铵盐、镁盐、铁盐、铝盐、锌盐、铜盐、银盐、汞盐、铋盐、锑盐、亚锡盐）、有机酸盐（水杨酸盐、枸橼酸盐、乳酸盐、苯甲酸盐、酒石酸盐）、无机酸盐（亚硫酸盐或亚硫酸氢盐、硫酸盐、硝酸盐、硼酸盐、碳酸盐与碳酸氢盐、乙酸盐、磷酸盐、氯化物、溴化物、碘化物）。

知识拓展

一般鉴别试验注意事项

1）一般鉴别试验所用仪器要求洁净，以免干扰化学反应；所用试药和试液均应符合《中国药典》（2015年版）四部通则的要求，并按规定配制和贮藏。

2）供试品和供试液的取用量应按该药品各项下的规定，固体供试品应研成细粉；液体供试品如果太稀可浓缩，如果太浓可稀释。试药和试液的加入量、方法和顺序均应按各试验项下的规定；如未做规定，试液应逐滴加入，边加边振摇；并注意观察反应现象。

3）试验在试管或离心管中进行，试验温度应按各试验项下规定的温度进行试验，如达不到时，可适当加温。如需加热，应小心仔细，并使用试管夹，边加热边振摇，试管口不要对着试验操作者。

4）试验中需要蒸发时，应置于玻璃蒸发皿或瓷蒸发皿中，在水浴上进行。

5）有色沉淀反应宜在白色点滴板上进行，白色沉淀反应应在黑色或蓝色点滴板上进行，也可在试管或离心管中进行；如沉淀少不易观察时，可加入适量的某种与水互不混溶的有机溶剂，使原来悬浮在水中的沉淀集中于两液层之间，以便观察。颜色反应须在玻璃试管中进行，并注意观察颜色的变化。

6）试验中需分离沉淀时，采用离心机分离，经离心沉降后，用吸出法或倾泻法分离沉淀。

7）反应灵敏度极高的试验，必须保证试剂的纯度和仪器的洁净，为此应同时进行空白试验，以资对照。反应不够灵敏，试验条件不易掌握的试验，可用对照品进行对照试验。

8）一般鉴别试验中列有一项以上的试验方法时，除正文中已明确规定外，应逐项进行试验，方能证实，不得任选其中之一作为依据。

（三）专属鉴别试验

专属鉴别试验（specific identification test）是根据药物化学结构中的特殊官能团所具有的特有化学性质，选择灵敏的定性反应来鉴别药物真伪的方法。《中国药典》（2015年版）对药物进行鉴别时，既有一般鉴别试验，又有专属鉴别试验。例如，苯巴比妥的结构中有丙二酰脲母核，是巴比妥类共有的基团，《中国药典》（2015年版）规定用银盐反应和铜盐反应鉴别丙二酰脲基团，此为一般鉴别试验，是巴比妥类共有的反应；苯巴比妥C5有苯环取代，《中国药典》（2015年版）采用亚硝酸钠-硫酸试液和甲醛-硫酸试液检视其苯环，此为专属鉴别反应，未有苯环取代的巴比妥类无此反应。

总之，一般鉴别试验是区分不同类别的药物，即在某一类别药物的共同结构基础上，依据相同的理化性质进行药物的真伪鉴别。而专属鉴别试验是区分同类（或不同类别中具有相同化学结构的）药物中的某一个单体，即在一般鉴别试验的基础上，利用各种药物的化学结构及理化性质的差异，进行药物的真伪鉴别；专属鉴别试验收载于《中国药典》的各品种正文中。

任务二　利用化学鉴别法鉴别药物

理论基础

化学鉴别法（chemical identification）是根据药物与化学试剂在一定条件下发生反应而产生不同的颜色，或生成不同沉淀，或产生不同荧光，或放出不同的气体，从而做出定性分析结论的方法。如果供试品的反应现象和药品质量标准中相应的鉴别项目的反应现象相同，则认定为同一种药物。化学鉴别法为经典的鉴别试验方法，由于其反应迅速、现象明显、实验成本较低，在质量标准中应用得较多，但其专属性较差。

技能基础

常见的化学鉴别反应如下。

1. 无机酸盐——氯化物

1）沉淀反应：取供试品溶液，加稀硝酸使成酸性后，滴加硝酸银试液，即生成白色凝乳状沉淀；分离，沉淀加氨试液即溶解，再加稀硝酸酸化后，沉淀复生成。

反应方程式为

$$Ag^+ + Cl^- \longrightarrow AgCl \downarrow （白色凝乳状沉淀）$$
$$AgCl + 2NH_3 \longrightarrow [Ag(NH_3)_2]^+ + Cl^-$$
$$[Ag(NH_3)_2]^+ + Cl^- + 2HNO_3 \longrightarrow AgCl \downarrow + 2NH_4NO_3$$

如供试品为生物碱或其他有机碱的盐酸盐，须先加氨试液使成碱性，将析出的沉淀（游离生物碱）滤过除去，取滤液进行试验。

2）气体反应：取供试品少量，置于试管中，加等量的二氧化锰，混匀，加硫酸湿润，缓缓加热，即产生氯气。能使用水湿润的碘化钾淀粉试纸显蓝色。

反应方程式为

$$2Cl^- + MnO_2 + 2H_2SO_4 \longrightarrow MnSO_4 + Cl_2 \uparrow + 2H_2O + SO_4^{2-}$$
$$Cl_2 + 2I^- \longrightarrow 2Cl^- + I_2$$

含有氯元素的药物很多。有些药物是以有机氯的形式存在，但更多的是盐酸盐。无机盐可直接取样进行鉴别，有机氯的药物需先进行有机破坏再进行鉴别。

2. 有机酸盐——水杨酸盐

鉴别试验1：取供试品的稀溶液，加三氯化铁试液1滴，即显紫色。

反应原理：本品在中性或弱酸性条件下，和三氯化铁试液生成配位化合物，在中性时呈红色，弱酸性时呈紫色；若在强酸性中，配位化合物分解生成游离水杨酸。

鉴别试验2：取供试品溶液，加稀盐酸，即析出白色水杨酸沉淀；分离，沉淀在乙酸铵试液中溶解。

反应原理：水杨酸不溶于水（0℃时溶解度为1g/1500L），故供试液加酸即析出游离水杨酸。由于水杨酸的酸性（酸的电离平衡常数 $K=1.06\times10^{-3}$，25℃）大于乙酸（$K=1.85\times10^{-5}$，25℃），故能与乙酸铵作用释出乙酸，而本身形成铵盐溶解。析出的水杨酸也可经冷水洗涤、干燥后测定熔点（158～161℃）。

3. 芳香第一胺类　鉴别方法：供试品约50mg，加稀盐酸1ml，必要时缓缓煮沸使溶解，放冷，加0.1mol/L亚硝酸钠溶液数滴，滴加碱性β-萘酚试液数滴，视供试品不同，生成橙黄至猩红色沉淀。

4. 托烷生物碱类　鉴别方法：取供试品约10mg，加发烟硝酸5滴，置水浴上蒸干，得黄色的残渣，放冷，加乙醇2～3滴湿润，加固体氢氧化钾一小颗，即显深紫色。

反应原理：托烷生物碱类均具有莨菪酸结构，可发生Vitali反应，水解后生成莨菪酸，经发烟硝酸加热处理，转变为三硝基衍生物，再与氢氧化钾醇溶液作用，转变为醌型产物而显深紫色。后马托品水解产物没有莨菪酸，不能发生此反应，可以此作为区别。

5. 丙二酰脲类

鉴别方法1——银盐反应：取供试品加碳酸钠试液，滤过，滤液中逐滴加入硝酸银试液，即生成白色沉淀。

鉴别方法2——铜盐反应：取供试品加吡啶溶液溶解后，加铜吡啶试液，即显紫色或生成紫色沉淀。

6. 无机金属盐——钠盐

1）焰色反应：取铂丝，用盐酸湿润后，分别蘸取各供试品，在无色火焰中燃烧，火焰即显鲜黄色。

2）沉淀法：取供试品约100mg，置于10ml试管中，加水2ml溶解，加15%碳酸钾溶液2ml，加水至沸，应不得有沉淀生成，加焦锑酸钾试液4ml，加热至沸；置冰水中冷却，必要时，用玻璃棒摩擦试管内壁，应有致密沉淀生成。反应式为

$$2Na^+ + K_2H_2Sb_2O_7 \longrightarrow 2K^+ + Na_2H_2Sb_2O_7 \downarrow$$

任务三　利用光谱鉴别法鉴别药物

理论基础

光谱鉴别法是通过测定被测物质在特定波长处或一定波长范围内的吸光度或发光强

度,对该物质进行定性和定量分析的方法。《中国药典》(2015 年版)四部通则中用来进行鉴别的光谱法有紫外-可见分光光度法、红外分光光度法、荧光分光光度法、原子吸收分光光度法、火焰光度法、电感耦合等离子体原子发射光谱法、电感耦合等离子体质谱法、拉曼光谱法、质谱法、核磁共振波谱法、X 射线衍射法。本节主要介绍常用的紫外-可见分光光度法、红外分光光度法。

技能基础

一、紫外-可见分光光度法

紫外-可见分光光度法是通过被测物质在紫外光区或可见光区的特定波长处或一定波长范围内的吸光度,对该物质进行定性和定量分析的方法。有机化合物分子结构中如含有共轭体系、芳香环等发色基团,均可在紫外区(200~400nm)或可见光区(400~760nm)产生吸收。药物的结构不同,会得到不同的吸收光谱,据此可对药物进行鉴别。

(一)鉴别方法

光谱的形状、吸收峰数目、吸收峰波长的位置、吸光强度及吸收系数等均可作为鉴别的依据。利用紫外-可见分光光度法进行药物的鉴别,一般采用对比法。

1. 对比吸收光谱的特征数值

1)测定最大吸收波长、最小吸收波长或肩峰的峰位。吸收峰所在的波长(λ_{max})是最常用于鉴别的特征数据。若一个化合物中有几个吸收,并存在谷或肩峰,应该同时作为鉴别依据,这样更能显示光谱特征的全面性。

例如,布洛芬的鉴别。《中国药典》规定将其用 0.4% 氢氧化钠溶液制成每毫升中含0.25mg 的溶液后,按照紫外-可见分光光度法(通则 0401)测定,在 265nm 与 273nm 波长处有最大吸收,在 245nm 与 271nm 波长处有最小吸收,在 259nm 波长处有一肩峰。

2)测定一定浓度的供试品溶液在最大吸收波长处的吸光度。例如,地西泮的鉴别。《中国药典》规定将其用 0.5% 硫酸的甲醇溶液制成每毫升中含 5μg 的溶液后,按照紫外-可见分光光度法(通则 0401)测定,在 242nm、284nm 与 366nm 波长处有最大吸收;在 242nm 波长处的吸光度约为 0.51,在 284nm 波长处的吸光度约为0.23。

3)测定最大吸收波长处的百分吸收系数($E_{1cm}^{1\%}$)。具有不同或相同吸收基团的不同化合物,可有相同的 λ_{max},但它们的相对分子质量(M)一般是难以相同的。因此,它们的百分吸收系数值常有明显差异。例如,安宫黄体酮和炔诺酮在无水乙醇中测得的 λ_{max} 相同,都是(240±1)nm,但它们的百分吸收系数有明显差异,可用于鉴别。

安宫黄体酮($M=386.53$)　　　　炔诺酮($M=298.43$)

$\lambda_{max}=$(240±1)nm　　　　　$\lambda_{max}=$(240±1)nm

$E_{1cm}^{1\%}=408$　　　　　　　　　$E_{1cm}^{1\%}=571$

2. 对比吸光度或吸光系数的比值　　不止一个吸收峰的化合物,可用不同吸收峰(或峰与谷)处测得吸光度的比值 $\dfrac{A_1}{A_2}=\dfrac{E_1cl}{E_2cl}=\dfrac{E_1}{E_2}$($A$ 为吸光度;E 为吸收系数;

c 为药物的浓度；l 为比色皿的厚度）作为鉴别依据，因为用的是同一浓度的溶液和同一厚度的吸收池，取吸光度的比值也就是吸光系数的比值，可消去浓度与厚度的影响。

例如，维生素 B_{12} 的鉴别。《中国药典》规定将其加水溶解并稀释成每毫升中约含 25μg 的溶液后，按照紫外-可见分光光度法（通则 0401）测定，在 278nm、361nm 与 550nm 波长处有最大吸收。361nm 波长处吸光度与 278nm 波长处吸光度的比值为 1.70～1.88。361nm 波长处吸光度与 550nm 波长处吸光度的比值为 3.15～3.45。

3. 对比吸收光谱的一致性　　将试样与已知标准品配制成同一浓度的溶液，在同一条件下分别描绘吸收光谱，核对其一致性，或利用文献所载的标准图谱进行核对。只有在光谱曲线完全一致的情况下才有可能是同一物质。但该方法专属性不高，有一定的局限性，因此并不常用。

4. 经化学处理后，测定其反应产物的吸收光谱特性

以上几种方法可以单独使用，也可以几个方面联合使用，以提高方法的专属性。

（二）特点

紫外-可见分光光度法操作简便、仪器普及、应用范围广。但紫外光谱是一种带状光谱，波长范围较窄，光谱较为简单、平坦，曲线形状变化不大，故吸收光谱相同，不一定是相同的物质。

二、红外分光光度法

化合物受红外辐射照射后，使分子的振动和转动运动由较低能级向较高能级跃迁，从而导致对特定频率红外辐射的选择性吸收，形成特征性很强的红外吸收光谱。红外光谱是鉴别物质和分析物质化学结构的有效手段，已被广泛应用于物质的定性鉴别和结构分析中。

习惯上，往往把红外区分为 3 个区域，即近红外区（12 800～4000cm^{-1}，0.78～2.5μm）、中红外区（4000～400cm^{-1}，2.5～25μm）和远红外区（400～10cm^{-1}，25～1000μm）。其中中红外区是药物分析中最常用的区域。

（一）鉴别方法

《中国药典》（2015 年版）中在采用红外分光光度法进行鉴别实验时，均采用标准图谱对照法。除另有规定外，均应按照国家药典委员会编订的《药品红外光谱集》各卷收载的光谱图所规定的方法制备样品，并按其各药品项下规定的操作参数进行操作，所得的图谱（峰形、峰位、相对强度）应与《药品红外光谱集》各卷所载图谱一致。

（二）操作方法

红外分光光度法的测定技术可以分为两类：一类是指检测方法，如透射、衰减全反射、漫反射、光声及红外发射等；另一类是指制样技术。在药物分析中，通常测定的都是透射光谱，试样制备方法主要有压片法、糊法、膜法、溶液法、衰减全反射法和气体吸收池法等。

除另有规定外，应按照国家药典委员会编订的《药品红外光谱集》各卷收载的各光谱图所规定的方法制备样品，具体操作参见《药品红外光谱集》的说明。

任务四　利用色谱鉴别法鉴别药物

理论基础

色谱鉴别法是利用不同物质在不同色谱条件下，产生各自的特征色谱行为（比移值或保留时间）进行的鉴别试验。在相同的条件下，试样与对照品（或经确证的已知药品）的色谱行为是一致的。常用的方法主要有薄层色谱鉴别法、气相色谱（gas chromatography，GC）和高效液相色谱鉴别法等。

技能基础

一、薄层色谱鉴别法

薄层色谱鉴别法是将供试品溶液点样于薄层板上，经展开、检视后所得的色谱图，与适宜的对照物按同法所得的色谱图做对比，用于药品鉴别的方法。该方法仪器简单、操作方便、应用范围广。常用的方法有以下 4 种。

1）采用与同浓度的对照品溶液，在同一块薄层板上点样、展开与检视，供试品溶液所显主斑点的颜色（或荧光）与比移值（R_f）应与对照品溶液的主斑点一致，而且主斑点的大小与颜色的深浅也应大致相同（图 4-1A）。

2）采用供试品溶液与对照品溶液等体积混合，应显示单一、致密的斑点（图 4-1B）。

3）选用与供试品化学结构相似的药物对照品与供试液的主斑点比较，两者比移值应不同（图 4-1C）。

4）将供试品溶液及与供试品化学结构相似的药物对照品溶液等体积混合，应显示两个清晰分离的斑点（图 4-1D）。

以上 4 种方法的测量结果分别如图 4-1 所示。

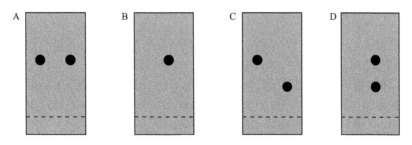

图 4-1　薄层色谱鉴别法示意图

例如，组氨酸的鉴别：取本品与组氨酸对照品各适量，分别加水溶解并稀释制成每毫升中约含 0.4mg 的溶液，作为供试品溶液与对照品溶液。按照薄层色谱鉴别法（通则 0502）进行试验，吸取上述两种溶液各 5μl，分别点于同一硅胶 G 薄层板上，以正丙醇 - 浓氨溶液（67：33）为展开剂，展开，晾干，喷以茚三酮的丙酮溶液（1→50），在 80℃加热至斑点出现，立即检视。供试品溶液所显主斑点的位置和颜色应与对照品溶液的主斑点相同。

注意事项：由于受到薄层板质量、边缘效应等因素的影响，实际操作中有时会遇到同一物质在同一薄层板上的 R_f 不一样的情况，操作中可增加供试品溶液与对照品溶液等量混合，点样后出现单一斑点作为鉴别依据。

知识拓展

薄层色谱鉴别法的系统适用性试验

《中国药典》（2015 年版）要求用薄层色谱鉴别法进行鉴别时，应按各品种项下的要求对检测方法进行系统适用性试验，其检测灵敏度、比移值和分离效能应符合规定。

1）检测灵敏度：检测灵敏度是指进行杂质检查时，供试品溶液中被测物质能被检出的最低量。一般用对照品溶液稀释若干倍的溶液与供试品溶液和对照品溶液在规定的色谱条件下，在同一块薄层板上点样、展开、检视，前者应显示清晰的斑点。

2）比移值：比移植是指从基线至展开斑点中心的距离与从基线至展开剂前沿的距离的比值。按下式计算。

$$R_f = \frac{\text{从基线至展开斑点中心的距离}}{\text{从基线至展开剂前沿的距离}}$$

鉴别时，可用供试品溶液主斑点与对照品溶液主斑点的比移值进行比较，或用比移值来说明主斑点或杂质斑点的位置。

除另有规定外，比移值大小应为 0.2～0.8。

3）分离效能：将对照品与结构相似的药物对照品制成混合对照溶液，按规定方法展开后，应显示两个清晰分离的斑点。

二、气相色谱和高效液相色谱鉴别法

1. 鉴别方法　一般按照供试品含量测定项下的色谱条件进行试验，供试品和对照品色谱峰的保留时间一致，即判定为可能是同一种物质。含量测定方法为内标法时，可要求供试品溶液和对照品溶液色谱图中药物峰的保留时间与内标物峰的保留时间的比值一致。

2. 注意事项　采用气相色谱和高效液相色谱鉴别法进行鉴别时，应注意色谱系统的稳定性要好，同一物质不同时间进样的保留时间重现性必须有保证。这就要求流动相与固定相要匹配。例如，疏水性固定相 C_{18} 链在水相环境中易卷曲，故在常规 C_{18} 柱的反相色谱系统中，流动相有机溶剂比例通常不应低于 5%，否则将造成色谱保留行为不稳定，不利于鉴别。在实际操作中，由于条件不明原因的微小变化，有时存在同一物质在表面完全相同的色谱系统中保留时间不一致的情况，尤其是梯度洗脱时此种现象更为常见。而《中国药典》（2015 年版）对保留时间的一致性未予具体规定，此时可增加将供试品溶液与对照品溶液等量混合，进样后出现单一色谱峰作为鉴别依据。

3. 方法特点

1）气相色谱法：具有灵敏度高、专属性强、分析速度快的优点，适合于高温下稳定、容易气化药物的鉴别。操作时应按各品种项下的要求对检测方法进行系统适用性试验，使理论板数、分离度、重复性和拖尾因子符合要求。

气相色谱法有多种检测器，其中火焰离子化检测器对碳氢化合物影响良好，适合检测大多数药物。《中国药典》（2015年版）中除另有规定外，一般用火焰离子化检测器。在使用火焰离子化检测器时，一般用氢气作燃气，空气作助燃气，检测器温度应高于柱温，并不得低于150℃，以免水汽凝结，通常为250～350℃。

2）高效液相色谱法：具有灵敏度高、专属性强、分析速度快的优点。与气相色谱法不同，高效液相色谱法不受药物气化和热稳定性的限制，适合于大多数药物的鉴别。操作时应按各品种项下的要求对检测方法进行系统适用性试验，使理论板数、分离度、重复性和拖尾因子符合要求。

◎ **学习小结**

药物鉴别是根据药物的组成、结构、理化性质，利用物理化学及生物学方法判断药物真伪的分析方法。本项目主要介绍药物鉴别的特点、内容、鉴别试验设计的依据及条件，详细介绍了化学鉴别法、光谱鉴别法、色谱鉴别法。

鉴别试验的内容包括性状、一般鉴别试验和专属鉴别试验。本项目主要介绍一般鉴别试验和专属鉴别试验。一般鉴别试验是以药物的共同化学结构为依据，根据其理化性质进行药物鉴别，以区分不同类别的药物；专属鉴别试验是在一般鉴别试验的基础上，利用各种化学药物结构的差异来鉴别药物，以区别同一类药物中的不同药物。药物鉴别方法通常有化学鉴别法、光谱鉴别法、色谱鉴别法等。化学鉴别法是以化学反应为基础进行鉴别。光谱鉴别法主要根据药物的结构特征，利用紫外-可见分光光度法、红外分光光度法鉴别；色谱鉴别法主要利用薄层色谱鉴别法、气相色谱和高效液相色谱鉴别法进行鉴别。

✐ **练习题**

1. 药物鉴别的条件有哪些？
2. 各物理常数对药物质量控制有什么意义？
3. 一般鉴别与特殊鉴别的区别是什么？
4. 鉴别药物常用的方法有哪些？
5. 如何用可见-紫外分光光度法鉴别药物？

▌ **能力训练**

实训1 典型药物的一般鉴别试验

【目的】

1. 掌握药物鉴别试验的常用方法。
2. 掌握药物鉴别试验的原理与药物结构特点及理化性质之间的关系。

【原理】参考本项目任务二的相关内容及《中国药典》（2015年版）。

【实验材料】参考本项目任务二的相关内容及《中国药典》（2015年版）。

【实验步骤】参考本项目任务二的相关内容及《中国药典》（2015年版）。

【记录与数据】检验的同时及时做好各项原始记录，对检验数据进行结果分析。

【注意事项】

1. 一般鉴别试验所用固体供试品应研成细粉。试药和试液的加入量、方法和顺序均应按各试验项下的规定。如未做规定，试液应逐滴加入，边加边振摇，并注意观察反应现象。

2. 托烷类生物碱的一般鉴别试验如供试品量少，显色不明显时，可改用氢氧化钾小颗粒少许，则在氢氧化钾表面出现深紫色。

【思考题】

1. 为什么钠盐的焰色反应只有当强烈的黄色火焰持续数秒不退才能确认是正反应？

2. 写出硫酸阿托品与硝酸的反应式，其反应产物与氢氧化钾的反应式。

3. 写出苯巴比妥与硝酸的反应式。

【任务考核】

1. 是否能够正确准备实验仪器和试液、试药。

2. 是否能够按照质量标准正确操作完成各项目的检测。

3. 是否能够正确填写原始记录和开具检验报告单。

4. 实验结束后，是否能够按要求清场。

实训 2　紫外 - 可见分光光度法鉴别布洛芬

【目的】

1. 了解布洛芬的紫外 - 可见分光光度法鉴别的原理。

2. 掌握布洛芬的紫外 - 可见分光光度法鉴别的方法。

【原理】参考本项目任务三的相关内容及《中国药典》(2015 年版)。

【实验材料】参考本项目任务三的相关内容及《中国药典》(2015 年版)。

【实验步骤】参考本项目任务三的相关内容及《中国药典》(2015 年版)。

【记录与数据】

1. 检验的同时及时做好各项原始记录，对检验数据进行相关计算和结果分析。

2. 按照企业实际要求开具检验报告单。

【注意事项】

1. 试验中所用的容量瓶应经检定校正、洗净后使用。

2. 使用的石英吸收池必须洁净。当吸收池中装入同一溶剂，在规定波长测定各吸收池的透光率，如透光率相差在 0.3% 以下者可配对使用，否则必须加以校正。

3. 取吸收池时，手指拿毛玻璃面的两侧。装样品溶液的体积以池体积的 4/5 为度，透光面要用擦镜纸由上而下擦拭干净，检视应无残留溶剂，为防止溶剂挥发后溶质残留在池子的透光面，可先用蘸有空白溶剂的擦镜纸擦拭，然后再用干擦镜纸拭净。吸收池放入样品室时应注意每次放入方向相同。使用后用溶剂及水冲洗干净，晾干，防尘保存，吸收池如污染不易洗净时可用硫酸发烟硝酸 [3 : 1 (*V*/*V*)] 混合液稍加浸泡后，洗净备用。如用铬酸钾清洁液清洗时，吸收池不宜在清洁液中长时间浸泡，否则清洁液中的铬酸钾结晶会损坏吸收池的光学表面，并应充分用水冲洗，以防铬酸钾吸附于吸收池表面。

4. 为保证测定结果的准确性，紫外 - 可见分光光度计的狭缝宽度应为 2nm。

【思考题】

1. 本试验中为什么要用 0.4% 氢氧化钠溶液溶解布洛芬供试品？

2. 计算本实验中布洛芬在 264nm 和 273nm 处的 $E_{1cm}^{1\%}$ 各为多少？

3. 采用紫外-可见分光光度法对药物进行鉴别时，还有哪些常用的方法？试举例说明。

【任务考核】

1. 是否能够正确准备实验仪器和试液、试药。

2. 是否能够按照质量标准正确操作完成各项目的检测。

3. 是否能够正确填写原始记录和开具检验报告单。

4. 实验结束后，是否能够按要求清场。

实训 3　薄层色谱鉴别法鉴别盐酸环丙沙星

【目的】

1. 了解盐酸环丙沙星的薄层色谱鉴别法的原理。

2. 掌握盐酸环丙沙星的薄层色谱鉴别的方法。

【原理】 参考本项目任务四的相关内容及《中国药典》（2015 年版）。

【实验材料】 参考本项目任务四的相关内容及《中国药典》（2015 年版）。

【实验步骤】 参考本项目任务四的相关内容及《中国药典》（2015 年版）。

【记录与数据】

1. 检验的同时及时做好各项原始记录，对检验数据进行相关计算和结果分析。

2. 按照企业实际要求开具检验报告单。

【注意事项】

1. 薄层板也可自制。不论是自制薄层板还是商品薄层板，在使用前均应进行活化，活化后的薄层板应立即置于有干燥剂的干燥器中保存。保存时间不宜过长，最好随用随制，放入干燥箱中保存仅作为使用前的一种过渡。

2. 点样速度要快，在空气中点样以不超过 10min 为宜，以减少薄层板和大气的平衡时间。点样时必须注意勿损坏薄层表面。待溶剂挥散后方可展开。

【思考题】

1. 薄层板在使用前为什么要活化？

2. 点样时怎样做才可以保证样点直径为 2～4mm？

【任务考核】

1. 是否能够正确准备实验仪器和试液、试药。

2. 是否能够按照质量标准正确操作完成各项目的检测。

3. 是否能够正确填写原始记录和开具检验报告单。

4. 实验结束后，是否能够按要求清场。

参 考 文 献

国家药典委员会. 2015. 中华人民共和国药典（2015 年版）. 北京：中国医药科技出版社

刘文英. 2007. 药物分析. 6 版. 北京：人民卫生出版社

孙莹，吕洁. 2013. 药物分析. 2 版. 北京：人民卫生出版社

中国药品生物制品检定所. 2010. 中国药品检验标准操作规范. 北京：中国医药科技出版社

项目五 药品的杂质检查方法与技术

【知识目标】

1. 掌握药品中杂质的来源、分类，杂质限量的概念和计算方法，一般杂质与特殊杂质的概念，氯化物、重金属、砷盐等项目的检查原理、方法及注意事项。

2. 熟悉干燥失重、炽灼残渣检查法及残留溶剂测定法的原理、方法及注意事项，光谱法、色谱法在特殊杂质检查中的原理及方法类型。

3. 了解生物检定技术的概念，药品质量控制过程中常用的生物检定技术项目。

4. 能够按照质量标准正确操作并完成药物杂质的检查，并正确填写原始记录和开具检验报告单。

【能力目标】

1. 能够依据药品质量标准对药品中一般杂质进行检查。

2. 能够依据药品质量标准对药品中特殊杂质进行检查。

案例 5-1

药物中的杂质与药物的安全性

麻醉乙醚在日光、空气及湿气作用下，易氧化分解为醛及有毒的过氧化物。因此，《中国药典》中规定起封后 24h 内使用。储存过程中 β-内酰胺环作用生成的青霉噻唑蛋白具有免疫原性，是外源性过敏原。储存过程中 β-内酰胺环开环后自身聚合生成的高分子聚合物是内源性过敏原，均能引发过敏反应，轻则皮肤出现红斑或丘疹带来不适，重则会导致窒息、发绀、血管神经性水肿、血压下降，甚至休克和死亡。

任务一 药物杂质检查的准备工作

药物的质量可以从三方面进行考查，即真实性、纯度和品质优良度。真实性是通过来源、性状和鉴别项目来考查的；纯度是通过有关检查项目来考查的；品质优良度是由含量测定来衡量的。药物的纯度反映了药物质量的优劣，主要由药品质量标准中检查项下的杂质检查来评定。所谓药物的杂质，是指药物中存在的无治疗作用或影响药物的稳定性和疗效、甚至对人体健康有害的物质。杂质的存在不仅影响药物的质量，有的还反映出生产中存在的问题。当药物中含有超过限量的杂质时，药物的外观性状、理化常数可能会发生变动，含量也会明显偏低或活性下降，所以药物的杂质检查是表明药物纯度最重要的一个方面。对药物所含杂质进行检查既可保证用药的安全、有效，同时也为生产、流通过程的质量保证和企业管理的考核提供有效依据。

一、药物杂质的来源及其种类

为了快速准确地检查药物中的杂质，需要确定药物中可能存在的杂质，以便选择需要的杂质检查项目，因此只有了解药物中杂质可能的来源，才能有针对性地制订出杂质检查项目和检查方法。

（一）药物杂质的来源

药物中存在的杂质主要来源于两个方面：一是在药物生产过程中引入的；二是从药物储存中引入的。

1. 药物生产过程中引入的杂质 药物在生产过程中可能由于所用原料药不纯而引入其他杂质，或因未完全反应的原料、反应的中间体和副产物在精制时没有被完全除去，就会成为产品中的杂质。例如，以工业用的氯化钠为原料生产注射用的氯化钠，从原料中可能引入溴化物、碘化物、硫酸盐、钾盐、钙盐、镁盐和铁盐等杂质；在地西泮的合成过程中，当其中间体去甲氧安定甲基反应未完全时，氢化后就会产生去甲基苯并二氮杂䓬。从植物原料中提取分离药物时，由于植物中常含有与药物结构、性质相近的物质，很难被完全分离除去，可能引入产品中。例如，从阿片中提取吗啡时，有可能引入罂粟碱及阿片中的其他生物碱。

药物在制成制剂的过程中，也可能产生新的杂质。例如，盐酸普鲁卡因注射剂在高温灭菌过程中，可能水解为对氨基苯甲酸和二乙胺基乙醇，因此《中国药典》（2015年版）中盐酸普鲁卡因原料药不检查对氨基苯甲酸，而其注射剂则要求检查此杂质。此外，一般药物制剂不再检查原料药项下的有关杂质，但阿司匹林片剂、肠溶片和栓剂需要检查游离的水杨酸，这是基于阿司匹林在制剂过程中易于水解的特性。

在药物的生产过程中常加入其他物质如试剂、溶剂等，如果加入的物质不能完全除去，就会成为药物中的杂质。例如，使用酸性或碱性试剂处理后，可能使产品中带有酸性或碱性杂质；在用有机溶剂提取或精制时，产品中就可能残留有机溶剂，有机溶剂对人身体的危害性是很大的，《中国药典》（2015年版）中规定必须检查药物在生产过程中引入的有害有机溶剂（如苯、氯仿、二氯甲烷、吡啶、甲苯和环氧乙烷等）的残留量。此外，在生产中起到催化作用的金属离子，生产中使用的金属器皿、装置及其他不耐酸、碱的金属工具，都可能使最终产品中含有各种如砷盐、铅、铁、铜、锌等金属杂质。

2. 药物储存中引入的杂质 药物因保管不善或储存时间过长，在外界条件如温度、湿度、日光、空气的影响下或在微生物的作用下，可能发生水解、氧化、分解、聚合、异构化、潮解和发霉等变化，产生有关的杂质。其中，药物因发生水解及氧化反应而产生杂质较为常见。酯、内酯、酰胺、环酰胺等药物在水分的存在下容易水解。例如，阿司匹林在空气中可水解成水杨酸和乙酸；乙醚在日光、空气作用下易分解为醛和有毒的过氧化物。在酸、碱性条件下或温度高等时，水解反应更易发生。例如，四环素在酸性条件下，可形成有毒的差向四环素；重酒石酸肾上腺素左旋体在高温时可消旋化，从而降低疗效；中药大丸剂在长时间放置时容易发霉变质等。因此，严格控制药物的储存条件，是保证临床用药安全、有效的一个重要方面。

（二）药物杂质的种类

为了更好地了解药物中的杂质，有目的、有针对性地将杂质在生产和储存中控制在最低的水平，常将杂质按照性质、作用及来源进行分类。

1. 影响药物稳定性的杂质 一些杂质的存在导致药物不稳定，容易发生物理或化学变化。例如，水分的存在常使药物容易水解失效；Cu^{2+} 等金属离子的存在容易使药物发生氧化还原反应，如使维生素 A、维生素 E 氧化等。

2. 对机体有毒性作用的杂质

一些杂质不仅影响药物的稳定性，常常对机体也有伤害作用。例如，重金属、砷盐、氰化物等常导致机体中毒，影响到药物的安全性，在质量标准中应该严格限制其在药物中的含量。

3. 信号杂质　一些杂质少量的存在不会影响药物的稳定性和安全性，如氯化物、硫酸盐等。但此类杂质在药物中含量的多少可以反映出药物的纯度水平。例如，含量过多，表明药物的纯度差，提示药物的生产工艺不合理或生产控制存在问题。因此，这类杂质又称为信号杂质。控制这类杂质的限量，同时也能够控制其他一些杂质的限量。

此外，药物中的杂质按来源可以分为一般杂质和特殊杂质。一般杂质是指在自然界中分布较广泛，在多种药物的生产和储存过程中容易引入的杂质，如酸、碱、水分、氯化物、硫酸盐、砷盐、重金属等。特殊杂质是指在特定药物的生产和储存过程中引入的杂质，如阿司匹林中的游离水杨酸、肾上腺素中的酮体等。药物中所含杂质按其结构特点又可以分为无机杂质和有机杂质，如氯化物、硫酸盐、氰化物、重金属等属于无机杂质；易炭化物、有机溶剂、肾上腺素酮体等属于有机杂质。

杂质的分类是为了更好地认识杂质，控制杂质的限量，在某些情况下，杂质的分类并无严格区分。无论哪种杂质，都要根据其特点、作用、实际状况和条件，在保证药物安全、有效的前提下，加以科学、合理、严格的控制。

《中国药典》（2015 年版）中各药物品种项下规定的杂质检查项目，是指该药品按既定工艺生产和正常储存过程中可能产生并需控制的杂质。《中国药典》中未规定检查的杂质，在正常生产和储存过程中不可能引入，或虽可引入但杂质含量甚微或临床限量允许较宽，对人体无不良影响，也不会影响药物质量。有些药物中可能含有某些杂质，但从生产实践到检验方法，对其认识尚不够，有待积累资料，也可暂缓订入检查项下。凡《中国药典》未规定检查的杂质，一般不需要检查。但遇到特殊情况如检验某药物时发现外观性状不正常或反应不正常，应根据需要进一步追踪检查；若制药企业在生产上改变了原料、方法或工艺，也应根据实际情况检查其他可能引入的杂质；在药政管理部门了解到药物的质量有问题或对其统一计划有怀疑时，也需做出除《中国药典》规定以外的必要的补充检查。

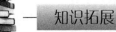

知识拓展

　　药物的纯度即药物纯净的程度，是反映药品质量的一项重要指标。人类对药物纯度的认识是在预防疾病的实践中积累起来的，并随着分离、检测技术的提高而进一步发现药物中存在的新杂质，从而不断提高对药物纯度的要求。例如，阿司匹林的纯度研究发现：阿司匹林除含有水杨酸外，还存在着乙酰水杨酸酐、乙酰水杨酰水杨酸等水杨酸衍生物。这些杂质具有免疫活性，可导致服用过敏反应。对于药物纯度的要求不是一成不变的，而应随着临床应用的实践和分析检测技术的发展，不断改进，使之更趋完善。

　　值得说明的是，药物的纯度与化学试剂的纯度是不同的。前者主要从用药安全、有效及对药物稳定性的影响等方面考虑，后者从杂质可能引起的化学变化对试剂的使用范围和使用目的的影响来考虑，并不考虑对生物体的生理作用及毒副作用。药品只有合格品与不合格品，化学试剂可根据杂质的含量高低分为不同级别。因此，不能用化学试剂的规格代替药品标准，更不能将化学试剂当作药品直接用于临床治疗。

二、药物杂质的检查方法及限量计算

　　从杂质产生的影响来看，杂质含量应越少越好，但要把药物中的杂质完全除掉势必会造成生产上操作处理的难度增加，降低产率，增加成本；绝对纯净的物质是不存在的，药物中的杂质也不可能完全除掉。所以，在不影响药物的疗效和不发生毒性作用的前提下，对于药物中可能存在的杂质，允许有一定的量。药物中所含杂质的最大允许量，称为杂质限量。药物中杂质的检查，一般也不要求测定其含量，而是检查杂质的量是否超过限量。这种杂质检查的方法称为杂质的限量检查。

（一）检查方法

　　在药品质量标准中杂质的检查多数为限量检查，检查方法有对照法、灵敏度法和比较法三种。

　　对照法是指取限度量的待检杂质对照物质配成对照液，另取一定量供试品制成供试品溶液，在相同条件下处理，比较反应结果，从而判断供试品中杂质含量是否符合限量规定。使用该类方法时，需注意平行原则，即供试品溶液和杂质标准溶液应在完全相同的条件下反应，如加入的试剂、放置的时间、反应温度等应相同，反应的结果才有可比性。《中国药典》（2015年版）中一般杂质检查多数采用这一方法。对照法检查杂质不要求测定杂质的含量，而只是检查其是否超过限量。该法在薄层色谱法、气相色谱法和高效液相色谱法中经常用到。例如，《中国药典》（2015年版）磷酸可待因中吗啡的检查：取本品0.10g，加盐酸溶液（9→1000）使溶解成5ml溶液，加亚硝酸钠试液2ml，放置15min，加氨试液3ml，所显颜色与吗啡溶液［取无水吗啡2.0mg，加盐酸溶液（9→1000）使溶解成100ml］5.0ml用同一方法制成的对照液比较，不得更深（0.1%）。

　　灵敏度法是指供试品溶液中加入试剂，在一定反应条件下，不得有正反应出现，从而判断供试品中所含杂质是否符合限量规定。例如，《中国药典》（2015年版）溴化钠中溴酸盐的检查：取本品1.0g，加新沸过的冷水10ml溶解后，加10%碘化钾溶液0.1ml，淀粉指示剂1ml与稀硫酸0.15ml，摇匀，放置5min，不得显蓝色或紫色。本法的特点是，以该检测条件下的灵敏度来控制杂质限量，不需对照品。

　　比较法是指取一定量供试品，在规定条件下测定待检杂质的吸光度，与规定的限量比较，判断供试品中杂质限量。例如，《中国药典》（2015年版）二部肾上腺素中酮体的检查：取本品，加盐酸溶液（9→2000）制成每毫升中含2.0mg的溶液，以盐酸为空白对照，在310nm波长处测定吸光度，不得超过0.05。本法的特点是，杂质的吸光度测得准确并可与规定限量比较，不需对照物质。

杂质的限量通常用百分之几或百万分之几来表示。对危害人体健康或影响药物稳定性的杂质，必须严格控制其限量，允许限量值很低。例如，重金属易在体内积蓄中毒，引起慢性中毒，并影响药物的稳定性，允许存在的量一般不得超过百万分之五十；砷对人体有毒，限量规定较严格，一般不得超过百万分之十。药物中杂质限量的制定除了需考虑杂质本身的性质外，还要根据生产所能达到的水平并参考各国药典的标准来制订。

（二）杂质限量计算

根据杂质限量的定义，药物中杂质的量可按照下式来计算。

$$杂质限量 = \frac{杂质的最大允许量}{供试品量} \times 100\%$$

当供试品量（S）中的杂质限量是通过与一定量标准溶液进行比较来确定时，杂质的最大允许量可由待检杂质标准溶液的浓度（C）与其体积（V）的乘积获得，杂质限量（L）的计算公式为

$$杂质限量 = \frac{标准溶液浓度 \times 标准溶液体积}{供试品量} \times 100\%$$

或

$$L = \frac{C \cdot V}{S} \times 100\%$$

若用 ppm 表示杂质限量，则公式又可表示为

$$L(ppm) = \frac{C \times V \times 10^{-6}}{S}$$

例 5-1 葡萄糖中重金属的检查：取葡萄糖 4.0g，加水 23ml 溶解后，加乙酸盐缓冲液（pH 为 3.5）2ml，依法检查重金属［《中国药典》（2015 年版）通则 0821］，含重金属不得超过 5×10^{-6}。问应取标准铅溶液多少毫升（每毫升相当于 $10\mu g$ 的 Pb）？

解：由 $L = \frac{C \cdot V}{S} \times 100\%$，可得

应取标准铅溶液的体积为

$$V = \frac{L \cdot S}{C} = \frac{5 \times 10^{-6} \times 4.0}{10 \times 10^{-6}} = 2.0ml$$

例 5-2 氯化钠中砷盐的检查：取标准砷溶液 2.0ml（每毫升相当于 $10\mu g$ 的 As）制备标准砷斑，要求含砷量不得超过 0.000 4%。问应取供试品多少克？

解：由 $L = \frac{C \cdot V}{S} \times 100\%$，可得

应取供试品的质量为

$$S = \frac{C \cdot V}{L} = \frac{10 \times 10^{-6} \times 2.0}{4 \times 10^{-6}} = 5.0g$$

例 5-3 对乙酰氨基酚中氯化物的检查：取对乙酰氨基酚 2.0g，加水 100ml，加热溶解后，冷却、过滤，取滤液 25ml 依法检查氯化物［《中国药典》（2015 年版）通则 0801］，结果与标准氯化钠溶液（每毫升中含 Cl^- 0.01mg）5.0ml 制成的对照液比较，不得更浓。问氯化钠的限量是多少？

解：氯化钠的限量为

$$L=\frac{C \cdot V}{S} \times 100\%=\frac{0.01 \times 5.0}{2.0 \times 1000 \times \frac{25}{100}} \times 100\%=0.01\%$$

任务二 药物的一般杂质检查

鉴于一般杂质广泛存在于药物中的特性，《中国药典》（2015年版）将它们的检查方法收载于附录中，正文各药品的质量标准不再重复记叙这些方法，而是直接引用。一般杂质检查应注意以下几点：遵循平行操作原则，包括仪器的配对性及供试管与对照管的同步操作；正确取样及供试品的称量范围；正确的比浊、比色及检查结果不符合规定或在限度边缘时，应对供试品和对照品各复查两份等。

一、氯化物检查法

理论基础

在药物的生产过程中，常常要用到盐酸，或原料、中间体为盐酸盐等，氯化物因此极易被引入药物中。少量 Cl⁻ 对人体虽然无害，但其量可以反映出药物的纯净程度及生产过程是否正常。因此作为信号杂质，氯化物在很多药物中需要检查。

《中国药典》（2015年版）对氯化物的检查是利用其在硝酸酸性条件下与硝酸银试液作用，生成氯化银白色浑浊液，与一定量标准氯化钠溶液在相同条件下生成的氯化银浑浊液比较，以判断供试品中的氯化物是否超过了限量。其反应式为

$$Cl^-+Ag^+ \Longrightarrow AgCl \downarrow$$

技能基础

除另有规定外，取各药品项下规定量的供试品，加水溶解使成25ml（溶液如显碱性，可滴加硝酸使成中性），再加稀硝酸10ml；溶液如不澄清，应过滤；置50ml纳氏比色管中，加水使成约40ml，摇匀即得供试品溶液。另取各药品项下规定的标准氯化钠溶液，置50ml纳氏比色管中，加稀硝酸10ml，加水使成40ml，摇匀，即得对照品溶液。于供试品溶液与对照品溶液中，分别加入硝酸银试液1.0ml，用水稀释使成50ml，摇匀，在暗处放置5min，同置黑色背景上，从比色管上方向下观察、比较，即得。

供试品溶液如带颜色，通常采用内消色法处理，即除另有规定外，可取供试品溶液两份，分别置50ml纳氏比色管中，一份中加硝酸银试液1.0ml，摇匀，放置10min，如显浑浊，可反复过滤，至滤液完全澄清，再加规定量的标准氯化钠溶液与水适量使成50ml，摇匀，在暗处放置5min，作为对照品溶液；另一份中加硝酸银试液1.0ml与水适量使成50ml，摇匀，在暗处放置5min，按上述方法与对照品溶液比较，即得。此外，也可以采用外消色法，即加入某种试剂，使供试品溶液褪色后再检查。例如，高锰酸钾中氯化物的检查，因溶液呈紫色，加入适量乙醇，使颜色消失后再检查。

知识拓展

氯化物检查法的注意事项

1）检测操作中加入硝酸是为了避免碳酸根、磷酸根及氧化银沉淀形成而干扰检查，同时还可加速氯化银沉淀的生成并产生较好的乳浊。

2）加硝酸的量不能过多，50ml 中以 10ml 为宜，如过量会加大氯化银的溶解度，降低反应的灵敏性。

3）为了控制氯化银见光分解，应在暗处放置 5min；在进行浑浊观察时，应该以黑色为背景，自上而下观察。

二、重金属检查法

▌理论基础

药物中所含重金属是指在实验条件下能与硫代乙酰胺或硫化钠作用显色的金属杂质，如银、铅、汞、铜、镉、铋、锑、锡、镍、锌等。重金属可以影响药物的稳定性及安全性，故必须严格控制其在药物中的含量。药品在生产过程中遇到铅的机会较多，且铅易在体内蓄积而引起中毒，故检查重金属以铅为代表，作为限量对照。《中国药典》（2015年版）通则 0821 中规定了重金属检查的三种方法。

▌技能基础

（一）第一法（硫代乙酰胺法）

本法适用于溶于水、稀酸和乙醇的药物。

1. 原理　硫代乙酰胺在酸性条件下水解，产生硫化氢，与重金属离子生成黄色到棕黑色的硫化物混悬液，与一定量标准铅溶液经同法处理后所呈颜色比较，不得更深。适宜比色的浓度为 10～20μg Pb/35ml，pH 对呈色影响较大。

$$CH_3CSNH_2 + H_2O \longrightarrow CH_3CONH_2 + H_2S$$

$$Pb^{2+} + H_2S \longrightarrow PbS\downarrow + 2H^+$$

2. 方法　除另有规定外，取 25ml 纳氏比色管 3 支，甲管中加标准铅溶液一定量与乙酸盐缓冲液（pH3.5）2ml 后，加水或各药品项下规定的溶剂稀释成 25ml；乙管中加入按各药品项下规定的方法制成的供试液 25ml；丙管中加入与乙管相同的供试品，再加配制供试品溶液的溶剂适量使溶解，然后加与甲管相同量的标准铅溶液与乙酸盐缓冲液（pH3.5）2ml 后，用溶剂稀释使成 25ml。若供试液带颜色，可在甲管中滴加少量的稀焦糖溶液或其他无干扰的有色溶液，使之与乙管、丙管一致。再在甲、乙、丙三管中分别加硫代乙酰胺试液各 2ml，摇匀，放置 2min，同置白纸上，自上向下透视。当丙管中显出的颜色不浅于甲管时，乙管中显出的颜色与甲管比较，不得更深。如丙管中显出的颜色浅于甲管，应取样按第二法重新检查。

供试品如含高铁盐影响重金属检查时，可取按该药品项下规定的方法制成的供试品溶液，加维生素C 0.5～1.0g，并在对照液中加入相同量的维生素C，再按照上述方法检查。

 知识拓展

重金属检查法（第一法）的注意事项

溶液中的pH对重金属离子与硫化氢的显色反应影响较大，pH3.0～3.5时，硫化铅沉淀较完全。酸度增大，重金属离子与硫化氢显色后形成的颜色较浅甚至不显色，因此供试品若用强酸溶解，或在处理中用了强酸，在加入硫代乙酰胺试液前，应先加氨水至溶液对酚酞指示剂显中性，然后再加入pH3.5的乙酸盐缓冲液以调节溶液的酸度。

本方法中用硝酸铅配制标准铅贮备液，并加入硝酸防止铅盐的水解，使贮备液便于保存。

（二）第二法（炽灼-硫代乙酰胺法）

本法适用于含芳环、杂环及不溶于水、稀酸及乙醇的有机药物。

1. 原理　重金属可与芳环、杂环形成较牢固的价键，可先炽灼破坏，使重金属游离，再按第一法检查。采用硫酸为有机破坏剂，在500～600℃使灰化完全。所得残渣加硝酸进一步破坏，蒸干。再加盐酸转化为易溶于水的氯化物，与对照试验比较。

2. 方法　除另有规定外，将供试品置于瓷坩埚中，在500～600℃温度下炽灼3h，使供试品完全灰化，加入硝酸0.5ml，蒸干，至氧化氮蒸气除尽后，放冷，加入盐酸2ml，置于水浴中加热蒸干后再加水15ml，滴加氨试液至对酚酞指示剂显中性，再加入乙酸盐缓冲液（pH3.5）2ml，微热溶解后，移置纳氏比色管中，加水稀释成25ml，作为甲管；另取配制供试品溶液的试剂，置于瓷坩埚中蒸干后，加乙酸盐缓冲液（pH3.5）2ml与水15ml，微热溶解后，移置纳氏比色管中，加入一定量的标准铅溶液，再用水稀释成25ml，作为乙管。按照上述第一法检查，即得。

 知识拓展

重金属检查法（第二法）的注意事项

炽灼温度对重金属检查影响较大，温度过高会使重金属挥发，结果偏低。铅在700℃经6h炽灼后，回收率只有32%。故炽灼温度应控制在500～600℃。炽灼残渣加硝酸氧化处理后，必须蒸干，除尽氮的氧化物，否则亚硝酸可能氧化硫化氢析出硫，影响比色效果。残渣加盐酸处理使重金属转化为氯化物。含钠盐或氟的有机化合物在炽灼时能腐蚀瓷坩埚，应改用铂坩埚或硬质玻璃蒸发皿。

（三）第三法（硫化钠法）

本法适用于溶于碱而不溶于稀酸或在稀酸中即生成沉淀的药物。

1. 原理　在碱性条件下以硫化钠为显色剂，使 Pb^{2+} 与 S^{2-} 反应生成 PbS 微粒的混悬液，与一定量的标准铅溶液经同法处理后所显颜色比较，不得更深。

2. 方法　除另有规定外，取供试品适量，加氢氧化钠试液 5ml 与水 20ml，溶解后，置于纳氏比色管中，加入硫酸钠试液 5 滴，摇匀，与一定量的标准铅溶液同法处理后比较颜色，不得更深。

硫化钠试液对玻璃有一定的腐蚀性，久置后会产生絮状物，故硫化钠试液应临使用前配制。

三、砷盐检查法

▌理论基础

砷盐为有毒杂质，多由药物生产过程中使用的无机试剂及搪瓷反应器引入。各国药典所采用的方法大致有以下几种：古蔡氏法（较为常用）、二乙基二硫代氨基甲酸银法、白田道夫法、契列法。《中国药典》（2015 年版）采用了古蔡氏法、二乙基二硫代氨基甲酸银法。

▌技能基础

（一）古蔡氏法

1. 原理　利用金属锌与酸作用产生新生态的氢，与供试品中微量砷盐反应生成具有挥发性的砷化氢，砷化氢与溴化汞试纸反应产生黄色至棕色的砷斑，再与同一条件下一定量的标准砷溶液所产生的砷斑比较，来判断供试品中砷盐是否超过限量。其反应式如下。

$$As^{3+}+3Zn+3H^{+}\longrightarrow 3Zn^{2+}+AsH_3\uparrow$$

$$AsO_3^{3-}+3Zn+9H^{+}\longrightarrow 3Zn^{2+}+3H_2O+AsH_3\uparrow$$

$$AsO_4^{3-}+4Zn+11H^{+}\longrightarrow 4Zn^{2+}+4H_2O+AsH_3\uparrow$$

砷化氢与溴化汞试纸作用：

$$AsH_3+2HgBr_2\longrightarrow 2HBr+AsH(HgBr)_2\downarrow（砷斑为黄色）$$

$$AsH_3+3HgBr_2\longrightarrow 3HBr+As(HgBr)_3\downarrow（砷斑为棕色）$$

2. 方法　古蔡氏法的检砷装置如图 5-1 所示。测定时，于导气管 3 中装入乙酸铅棉花 60mg（装管高度为 60～80mm），再于旋塞 4 的顶端平面上放一片溴化汞试纸（试纸大小以能覆盖孔径而不露出平面外为宜），盖上旋塞 5 并旋紧。

标准砷斑的制备：精密量取标准砷溶液 2ml，置瓶 1 中，加盐酸 5ml 与水 21ml，再加碘化钾试液 5ml 与酸性氯化亚锡试液 5 滴，在室温放置 10min 后，加锌粒 2g，立即将照图 5-1 装妥的导气管 3 密塞于瓶 1 上，并将瓶 1 置 25～40℃水浴中，反应 45min，取出溴化汞试纸，即得。取按各药品项下规定的方法制成的供试液，置瓶 1

中，按照标准砷斑的制备，自"再加碘化钾试液5ml"起，依法操作。将生成的砷斑与标准砷斑比较，不得更深。

反应液中加入氯化亚锡与碘化钾，可将五价砷还原为三价砷，因为五价砷生成砷化氢气体的速度较慢。碘化钾被氧化生成的碘又可被氯化亚锡还原为碘离子，碘离子又可与反应中产生的锌离子形成稳定的配位离子，有利于生成砷化氢反应的不断进行。

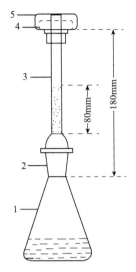

图 5-1　古蔡氏法的检砷装置
1. 砷化氢发生瓶；2. 中空磨口塞；3. 导气管；
4. 具孔有机玻璃塞；5. 具孔有机玻璃塞盖

$$AsO_4^{3-}+2I^-+2H^+\longrightarrow AsO_3^{3-}+I_2+H_2O$$
$$AsO_4^{3-}+Sn^{2+}+2H^+\longrightarrow AsO_3^{3-}+Sn^{4+}+H_2O$$
$$I_2+Sn^{2+}\longrightarrow 2I^-+Sn^{4+}$$
$$4I^-+Zn^{2+}\longrightarrow ZnI_4^{2-}$$

氯化亚锡与碘化钾还能抑制锑化氢的生成，因锑化氢也能与溴化汞试纸作用生成锑斑。在实验条件下，100μg锑存在也不至于干扰测定。

氯化亚锡还能促进锌与盐酸作用，即纯锌与纯盐酸作用较慢，加入氯化亚锡，锌置换出锡并沉淀在锌的表面，形成局部电池，可加快锌与盐酸作用，使氢气均匀而连续地发生。

乙酸铅棉花用于吸收供试品及锌粒中可能含有的少量硫化物在酸性条件下产生的硫化氢气体，避免硫化氢气体与溴化汞试纸作用产生硫化汞色斑而干扰测定结果。《中国药典》（2015 年版）规定用乙酸铅棉花 60mg，装管高度为 60～80mm，并控制乙酸铅棉花填充的松紧度，使既能消除硫化氢的干扰（1mg S^{2-} 的存在不干扰测定），又可使砷化氢以适宜的速度通过。导管中的乙酸铅棉花应保持干燥，如有湿润，应及时更换。

 知识拓展

砷盐检查法（古蔡氏法）的注意事项

标准砷溶液是临用前取三氧化二砷配制的贮备液稀释而成，每毫升标准砷溶液相当于 1μg 的砷。砷斑颜色过深或过浅都会影响比色的准确性。《中国药典》（2015 年版）规定：标准砷斑由 2ml 标准砷溶液制成，可得清晰的砷斑。砷斑遇光、热及湿气则褪色。如需要保存，可将砷斑在石蜡饱和的石油醚溶液中浸过晾干或避光置于干燥器内，也可将砷斑用滤纸包好夹在笔记本中保存。

溴化汞试纸与砷化氢作用较氯化汞试纸灵敏，其灵敏度为 1μg（As_2O_3 计），但所成砷斑不够稳定，反应中应保持干燥剂避光，反应完毕后立即比色。

供试品若为硫化物、亚硫酸盐、硫代硫酸盐等，在酸性溶液中能产生硫化氢或二氧化硫气体，与溴化汞作用产生黑色的硫化汞或金属汞，干扰比色。应先加硝酸处理，使其氧化成硫酸盐，过量的硝酸及产生的氮氧化物必须蒸干除尽，如硫代硫酸钠中砷盐的检查。

供试品若为铁盐，能消耗碘化钾、氯化亚锡等还原剂，影响测定条件，并能氧化砷化氢，干扰测定，应先加酸性氯化亚锡试液，将高铁离子还原成低铁离子后再依法检测，如枸橼酸铁铵中砷盐的检查。

供试品为强氧化剂或在酸性溶液中能产生强氧化性物质者，如亚硝酸钠在酸性中能产生亚硝酸和硝酸，不但消耗锌粒且产生氮氧化物能氧化新生态氢，影响砷化氢的生成。因此，需加入硫酸先行分解后再依法测定。

具环状结构的有机药物，因砷可以共价键与其结合，要先进行有机破坏，否则检出结果偏低或难以检出。《中国药典》（2015 年版）采用碱破坏法，常用的碱是石灰，即供试品与无砷氢氧化钙混匀，加水润湿，烘干，小火灼烧炭化，再在 500～600℃炽灼完全灰化，有机结合的砷成为亚砷酸钙。

（二）二乙基二硫代氨基甲酸银法（Ag-DDC 法）

1. 原理　利用金属锌与酸作用产生新生态氢，与微量砷盐反应生成具有挥发性的砷化氢，还原二乙基二硫代氨基甲酸银，产生红色的胶态银，与相同条件下定量的标准砷溶液所呈色进行目视比色或在 510nm 波长处测定吸光度，进行比较，以控制砷盐的限量。

$$AsH_3 + 6Ag(DDC) \longrightarrow 6Ag + 3HDDC + As(DDC)_3$$

2. 方法　Ag-DDC 法的检砷装置如图 5-2 所示。取按照各药品项下规定的方法制成的供试液（或标准砷溶液 5.0ml），置瓶 1 中，加盐酸 5ml 与水 21ml，再加碘化钾试液 5ml 与酸性氯化亚锡试液 5 滴，在室温下放置 10min，加锌粒后立即将产生的砷化氢导入盛有二乙基二硫代氨基甲酸银溶液 5ml 的管 4 中，将瓶 1 置 25～40℃水浴中，反应 45min 后，取出管 4，添加三氯甲烷至 5.0ml，混匀。将所得溶液与标准砷对照液同置白色背景上，从管 4 上方向下观察、比较，所得溶液的颜色不得比标准砷对照液更深。必要时，可将所得溶液转移至 1cm 吸收池中，用适宜的分光光度计或比色计在 510nm 波长处，以二乙基二硫代氨基甲酸银试液作空白对照，测定吸光度，与标准砷对照液按同法测得的吸光度比较，即得。

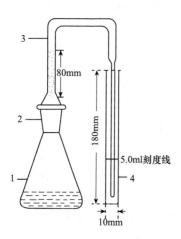

图 5-2　Ag-DDC 法的检砷装置

1. 砷化氢发生瓶；2. 中空磨口塞；
3. 导气管；4. 平底玻璃管

知识拓展

砷盐检查法（二乙基二硫代氨基甲酸银法）的注意事项

USP检查砷盐时，配制了0.5%Ag-DDC的吡啶溶液，检测灵敏度可达0.5μg As，但是吡啶有恶臭。《中国药典》采用0.25%Ag-DDC的三乙胺-三氯甲烷（1.8∶98.2），灵敏度略低于吡啶溶液。

锑化氢与Ag-DDC的反应灵敏度较低，当反应液中加入40%氯化亚锡溶液3ml、15%碘化钾溶液5ml时，500μg的锑也不干扰测定。

四、干燥失重测定法

▌理论基础

干燥失重是指药物在规定的条件下，经干燥至恒重后的减失重量，通常以百分率表示。干燥失重测定法主要控制药物中的水分及挥发性物质，如乙醇等。

▌技能基础

取供试品，混合均匀（如为较大的结晶，应先迅速捣碎使成2mm以下的小粒），取约1g或各药品项下规定的质量，置与供试品同样条件下干燥至恒重的扁形称量瓶中，精密称定，除另有规定外，按照各药品项下规定的条件干燥至恒重。根据减失重量和取样量计算供试品的干燥失重。

$$干燥失重 = \frac{水分质量}{供试品质量} \times 100\%$$

常见的干燥失重测定方法有4种，即恒温干燥法、干燥剂干燥法、减压干燥法和热分析法。

1. 恒温干燥法 将供试品置于相同条件已干燥至恒重的扁形称量瓶中，精密称定，于烘箱内在规定温度下干燥至恒重（即供试品连续两次干燥或炽灼后的质量差异在0.3mg以下），从减失重量和取样量计算供试品的干燥失重。本法适用于受热较稳定的药品。

干燥温度一般为105℃，干燥时间除另有规定外，根据含水量多少来决定，一般在达到指定温度±2℃干燥2～4h，取出后置于干燥器中放冷至室温后称重，第二次及以后各次称量均应在规定条件下继续干燥1h后进行。为了使水分及其他挥发性物质易于挥发，供试品应平铺于扁形称量瓶中，其厚度不超过5mm；对于疏松物质，厚度也不能超过10mm。如为大颗粒结晶，应研细至颗粒约为2mm。含结晶水的药物，在105℃时不易除去水分，可提高干燥温度。例如，枸橼酸钠要求在180℃干燥至恒重。某些药物中含有较大量的水分，熔点又较低，如直接在105℃干燥，供试品表面结成一层薄膜，使水分不易继续挥发，应先在低温干燥，使大部分水分除去后，再于规定温度干燥。例如，硫代硫酸钠要求先在 40～50℃干燥，然后渐次升温至 150℃干燥至恒重。供试品如为膏状物，先在称量瓶中置入洗净的粗砂粒及一小玻璃棒，在规定温度烘至恒重后，称入一定量的供试品，用玻璃棒搅匀进行干燥，并在干燥过程中搅拌数次，促进水分挥发，直至恒重。某些受热分解而达不到恒重的药物，采用一定温度下干燥一定时间的减失重量代表干燥失重。例如，右旋糖酐的干燥失重，在 105℃干燥 6h，减失重量不得超过 5%。

2. 干燥剂干燥法 将供试品置于干燥器中，利用干燥器内的干燥剂吸收供试品中的水分。本法适用于受热易分解或易挥发的药物。

常用的干燥剂有硅胶、硫酸和五氧化二磷等。其中五氧化二磷的吸水效力、吸水容量和吸水速度均较好，但价格较贵，且不能反复使用，使用时将其铺于培养皿中，置干燥器内，如发现表面结块或出现液滴，即需更换。硫酸的吸水效力与吸水速度次于五氧化二磷，但吸水容量比五氧化二磷大，价格也便宜，使用时应将硫酸盛于培养皿或烧杯中，不能直接倾入干燥器，搬动干燥器时，注意勿使硫酸溅出，用过的硫酸经加热除水后可再用。硅胶的吸水效力仅次于五氧化二磷，大于硫酸，又由于其使用方便、价廉、无腐蚀性且可反复使用，所以为最常用的干燥剂。硅胶加有氯化钴后为变色硅胶，干燥后生成无水氯化钴而呈蓝色，吸水后生成含有两分子结晶水的氯化钴而呈淡红色，于 140℃干燥后又变成蓝色。变色硅胶 1g 吸水 20mg 开始变色，吸水 200mg 时完全变色，吸水 300～400mg 达饱和。

3. 减压干燥法 在减压条件下，可降低干燥温度和缩短干燥时间。有的药物熔点低或对热不稳定不能加热，则可在减压干燥器中采用减压干燥的方法。例如，布洛芬的熔点为 74.5～77.5℃，《中国药典》（2015 年版）规定在五氧化二磷干燥器中减压干燥至恒重。

能耐受一定温度的药物可采用减压下加热干燥的方法。例如，地高辛规定在 105℃减压干燥 1h。本法适用于熔点低、受热不稳定及难赶除水分的药物。

减压下加热干燥时使用恒温减压干燥箱。采用减压干燥器或恒温减压干燥箱时，除另有规定外，压力应在 2.67kPa（20mmHg）以下。

4. 热分析法 热分析法是指在程序控制温度的情况下，测定物质的物理化学变化与温度关系的一类仪器分析的方法。根据测定物理量的不同，热分析法又分为热重分析法和差示扫描量热法。

热重分析法（TGA 法）是指测量物质的质量随温度变化的一种分析技术。分析方法是将样品置于坩埚中，放置于天平上，按一定速度升高温度，通氮气流（或其他惰性气流）带走挥发性物质。记录加热过程中样品质量随温度的变化，以质量为纵坐标、以温度为横坐标，可得到供试品的热重曲线。由热重曲线平台之间的质量差值可以计算出待测物在相同温度范围内减失重量的百分率，即干燥失重。本法适用于结晶水的测定，也适用于贵重药物或在空气中易氧化药物干燥失重的测定。

差示扫描量热法（DSC 法）是测量维持样品与参比物质的温度相同时，系统所需给待测物质和参比物质的能量差随温度（或时间）变化的热分析技术。参比物质具有惰性，同时与被测物质具有相似的热比容。差示扫描量热法可用于药物熔点的测定。

干燥失重测定法的注意事项

由于原料药的含量测定，根据《中国药典》（2015 年版）"凡例"的规定，应取未经干燥的供试品进行试验，测定后再按干燥品（或无水物）计算，因而干燥失重的数据将直接影响含量测定；当供试品具有引湿性时，宜将含量测定与干燥失重的取样放在同一时间进行。

供试品如未达到规定的干燥温度即熔化时，应先将供试品在较低温度下干燥至大部分水分除去后，再按规定条件干燥。

设定烘箱温度时，应注意加热温度有冲高现象（尤其干燥温度较低时），必要时可先设定至略低于规定温度，待温度稳定后再调高至规定温度。

减压干燥，除另有规定外，压力应在 2.67kPa（20mmHg）以下。并宜选用单层玻璃盖的称量瓶，减压时，称量瓶盖切勿放入减压干燥箱（器）内。减压干燥箱（器）内部为负压，开启前应注意缓缓旋开进气阀，使干燥空气进入，并避免气流吹散供试品。

五、炽灼残渣检查法

理论基础

炽灼残渣是指有机药物经炭化或无机药物加热分解后，加硫酸湿润，先低温再高温炽灼，使完全灰化，有机物分解挥发，残留的非挥发性无机杂质（多为金属氧化物或无机盐类）成为硫酸盐。炽灼残渣检查用于控制不含金属的有机药物和挥发性无机药物中存在的非挥发性无机杂质。

技能基础

取供试品 1.0～2.0g 或各药品项下规定的质量，放入已炽灼至恒重的坩埚（m）中，精密称定坩埚与供试品的总质量（m_1），缓缓炽灼至完全灰化，放冷，除另有规定外，加硫酸 0.5～1.0ml 使湿润，低温加热至硫酸除尽后，在 700～800℃炽灼使完全灰化，移至干燥器内，放冷，精密称定后，再在 700～800℃炽灼至恒重（m_2），并按以下公式计算出炽灼残渣的限量。

$$炽灼残渣的限量 = \frac{m_2 - m}{m_1 - m} \times 100\%$$

注意事项：药物的炽灼残渣限量一般为 0.1%～0.2%，供试品的取用量应根据炽灼残渣限量和称量误差决定。取量过多，炭化和灰化时间太长，残渣过少，均会加大称量相对误差。一般应使炽灼残渣量为 1～2mg。因此，如限量为 0.1%者，取样量约为 1g；若限量为 0.05%者，取样量则应为 2g；限量在 1%以上者，取样量可在 1g 以下。如贵重药物或供试品数量不足时，取样可酌情减少。

重金属在高温下易挥发，如供试品需将残渣留作重金属检查，则炽灼温度必须控制在 500～600℃。

六、溶液颜色检查法

▌理论基础

溶液颜色检查法是控制药物在生产过程或在贮存过程产生有色杂质限量的方法。《中国药典》（2015 年版）采用目视比色法、分光光度法及色差计法共三种方法检查药物溶液的颜色。

▌技能基础

（一）目视比色法

取规定量的供试品，加水溶解，置 25ml 的纳氏比色管中，加水稀释至 10ml，另取规定色号的标准比色液 10ml 置于纳氏比色管中，两管同置白色背景下，自上而下透视或平视观察，将供试品管呈现的颜色与对照管比较，颜色不得更深。

（二）分光光度法

通过测定溶液的吸光度更能反映溶液的颜色变化，用分光光度法可较好地检查有色杂质。用本法测定时，取一定量供试品，加水溶解，必要时过滤，滤液按照分光光度法于测定波长处测定吸光度，不得超过规定值。

例如，维生素 C 易受外界条件影响而变色，规定取本品 3.0g，加水 14ml，振摇使溶解，溶液经 4 号垂熔玻璃漏斗过滤，滤液于 420nm 波长处测定吸光度，不得超过 0.03。

（三）色差计法

当目视比色法较难判定供试品与标准比色液之间的差异时，可采用色差计法。色差计法是通过色差计直接测定溶液的透射三刺激值，对其颜色进行定量表述和分析的方法。当供试品溶液的颜色处于合格边缘，目视比色法难以准确判断，以及供试品与标准比色液色调不一致时，采用该法。

七、残留溶剂测定法

▌理论基础

药品中的残留溶剂（residual solvent）是指在合成原料药或辅料的生产中，以及在制剂制备过程中使用的，但在工艺过程中未能完全去除的有机溶剂。ChP 按照残留有机溶剂的毒性程度将其分为三类：一类有机溶剂毒性较大，具有致癌作用且对环境有害，应尽量避免使用；二类有机溶剂对人体有一定毒性，应限量使用；三类有机溶剂对人体健康危险性小，推荐使用。除另有规定外，一至三类有机溶剂的残留量限度应符合规定要求；对其他溶剂，应根据生产工艺的特点，制定相应的限度，使其符合产品规范、药品生产质量管理规范（GMP）或其他基本的质量要求（表 5-1）。

表 5-1 药品中常见的残留溶剂及限度

溶剂名称	限度 /%	溶剂名称	限度 /%
第一类溶剂（应该避免使用）		第三类溶剂（药品 GMP 或其他质量要求限制使用）	
苯	0.0002	乙酸	0.5
1,1-二氯乙烯	0.0008	正丁醇	0.5
四氯化碳	0.0004	叔丁基甲基醚	0.5
1,1,1-三氯乙烷	0.15	乙醇	0.5
1,2-二氯乙烷	0.0005	甲酸乙酯	0.5
第二类溶剂（应该限制使用）		乙酸异丁酯	0.5
乙腈	0.041	3-甲基-1-丁醇	0.5
环己烷	0.388	异丁醇	0.5
1,2-二甲氧基乙烷	0.01	正丙醇	0.5
二氧六环	0.038	丙酮	0.5
甲酰胺	0.022	仲丁醇	0.5
2-甲氧基乙醇	0.005	异丙基苯	0.5
N-甲基吡咯烷酮	0.053	乙酸乙酯	0.5
四氢噻吩	0.016	甲酸	0.5
甲苯	0.089	乙酸异丙酯	0.5
氯苯	0.036	丁酮	0.5
1,2-二氯乙烯	0.187	正戊烷	0.5
N,N-二甲氧基乙酰胺	0.109	异丙醇	0.5
2-乙氧基乙醇	0.016	甲氧基苯	0.5
正己烷	0.029	乙酸丁酯	0.5
甲基丁基酮	0.005	二甲基亚砜	0.5
硝基甲烷	0.005	乙醚	0.5
四氢化萘	0.01	正庚烷	0.5
1,1,2-三氯乙烯	0.008	乙酸甲酯	0.5
三氯甲烷	0.006	甲基异丁基酮	0.5
二氯甲烷	0.06	正戊烷	0.5
N,N-二甲氧基甲酰胺	0.088	乙酸丙酯	0.5
乙二醇	0.062	第四类溶剂（尚无足够毒理学资料）[②]	
甲醇	0.3	1,1-二乙氧基丙烷	
甲基环己烷	0.118	异辛烷	
吡啶	0.02	甲基四氢呋喃	
四氢呋喃	0.072	三氟乙酸	
二甲苯[①]	0.217	1,1-二甲氧基甲烷	

续表

溶剂名称	限度 /%	溶剂名称	限度 /%
异丙醚		甲基异丙基酮	
石油醚		三氯乙酸	
2,2-二甲氧基丙烷			

注：①通常含有 60% 间二甲苯、14% 对二甲苯、9% 邻二甲苯和17% 乙苯；②药品生产企业在使用时应提供该类溶剂在制剂中残留水平的合理性论证报告

技能基础

ChP2015 采用气相色谱法检查残留溶剂。

（一）色谱条件

色谱柱为毛细管柱和填充柱。毛细管柱分为非极性色谱柱、极性色谱柱、中极性色谱柱和弱极性色谱柱，除另有规定外，极性相近的同类色谱柱之间可以互换使用。填充柱以直径为 0.18～0.25mm 的二乙烯苯-乙基乙烯苯型高分子多孔小球或其他适宜的填料作为固定相。检测器多为火焰离子化检测器，但对含卤素元素的残留溶剂如三氯甲烷等，可选用电子捕获检测器（ECD），易得到高的灵敏度。

（二）系统适用性试验

1）用待测物的色谱峰计算，毛细管色谱柱的理论板数一般不低于 5000；填充柱的理论板数一般不低于 1000。

2）色谱图中，待测物色谱峰与其相邻色谱峰的分离度应大于 1.5。

3）以内标法测定时，对照品溶液连续进样 5 次，所得待测物与内标物峰面积之比的 RSD 应不大于 5%；若以外标法测定，所得待测物峰面积的 RSD 应不大于 10%。

（三）供试品溶液的制备

1. 顶空进样　　除另有规定外，精密称取供试品 0.1～1g，通常以水为溶剂；对于非水溶性药物，可采用 N, N-二甲基甲酰胺、二甲基亚砜或其他适宜溶剂；根据供试品和待测溶剂的溶解度，选择适宜的溶剂且应不干扰待测溶剂的测定。根据各品种项下残留溶剂的限度规定配制供试品溶液，其浓度应满足系统定量测定的需要。

2. 溶液直接进样　　精密称取供试品适量，用水或合适的有机溶剂使溶解，根据各品种项下残留溶剂的限度规定配制供试品溶液，其浓度应满足系统定量测定的需要。

知识拓展

顶 空 进 样

顶空进样是气相色谱特有的一种进样方法，适用于挥发性大的组分分析。顶空进样可免去样品萃取、浓集等步骤，还可避免供试品中非挥发组分对色谱柱的污染。

静态顶空进样法是将样品溶液置于一个密闭的容器中，在一定温度下加热一段时

间，使气-液两相达到平衡，然后取气相部分进入气相色谱分析，测定样品上方蒸气中的组分在原样品中的含量。

残留溶剂测定时，顶空条件的选择：①应根据供试品中残留溶剂的沸点选择顶空平衡温度。对沸点较高的残留溶剂，通常选择较高的平衡温度，但此时应兼顾供试品的热分解特性，尽量避免供试品产生的挥发性热分解产物对测定的干扰。②顶空平衡时间一般为 30～45min，以保证供试品溶液的气-液两相有足够的平衡时间。顶空平衡时间通常不宜过长，如超过 60min，可能引起顶空瓶的气密性变差，导致定量准确性的降低。③对照品溶液与供试品溶液必须使用相同的顶空条件。④顶空平衡温度一般应低于溶解供试品所用溶剂沸点10℃以下，能满足检测灵敏度即可；对于沸点过高的溶剂如甲酰胺、2-甲氧基乙醇、2-乙氧基乙醇、乙二醇、N-甲基吡咯烷酮等，不宜用顶空进样方法测得。

（四）对照品溶液的制备

精密称取各品种项下规定检查的有机溶剂适量，采用与制备供试品溶液相同的方法和溶剂制备对照品溶液。例如，用水作溶剂，应先将待测有机溶剂溶解在50% 二甲基亚砜或 N, N-二甲基甲酰胺溶液中，再用水逐步稀释。若为限度检查，根据残留溶剂的限度规定确定对照品溶液的浓度；若为定量测定，为保证定量结果的准确性，应根据供试品中残留溶剂的实际残留量确定对照品溶液的浓度。通常对照品溶液的色谱峰面积不宜超过供试品溶液中对应的残留溶剂色谱峰面积的 2 倍。必要时，应重新调整供试品溶液或对照品溶液的浓度。

（五）测定法

ChP2015 残留溶剂测定共收载三法。

1. 毛细管柱顶空进样等温法　适用于需要检查有机溶剂的数量不多，且极性差异较小的测定。

1）色谱条件：柱温一般为 40～100℃；常以氮气为载气，流速为 1.0～2.0ml/min；以水为溶剂时顶空瓶平衡温度为 70～85℃，顶空瓶平衡时间为 30～60min；进样口温度为200℃；如采用火焰离子化检测器（FID），温度为250℃。

2）测定法：取对照品溶液和供试品溶液，分别连续进样不少于 2 次，测定待测峰的峰面积。

2. 毛细管柱顶空进样系统程序升温法　适用于需要检查的有机溶剂数量较多，且极性差异较大的测定。

1）色谱条件：柱温一般先在 40℃维持 8min，再以每分钟 8℃的升温速率升至120℃，维持 10min；以氮气为载气，流速为 2.0ml/min；以水为溶剂时顶空瓶平衡温度为70～85℃，顶空瓶平衡时间为 30～60min；进样口温度为200℃；如采用 FID 检测器，进样口温度为250℃。具体到某个品种的残留溶剂检查时，可根据该品种项下残留溶剂的组成调整升温程序。

2）测定法：取对照品溶液和供试品溶液，分别连续进样不少于 2 次，测定待测峰的峰面积。

3. 溶液直接进样法 可采用填充柱，也可采用适宜极性的毛细管柱。

测定法：取对照品溶液和供试品溶液，分别连续进样 2～3 次，测定待测峰的峰面积。

（六）计算法

1. 限度检查 以内标法测定时，供试品溶液所得被测溶剂峰面积与内标峰面积之比不得大于对照品溶液的相应峰面积比值。以外标法测定时，供试品溶液所得被测溶剂峰面积不得大于对照品溶液的相应峰面积。

2. 定量测定 按内标法或外标法计算各残留溶剂的量。

任务三 药物的特殊杂质检查

药物中的特殊杂质是指在药物的生产和贮存过程中，根据药物的性质、生产方式和工艺条件，有可能引入的中间体、分解产物及副产物等杂质，这类杂质随药物的不同而异。特殊杂质的检查方法在《中国药典》（2015 年版）中列入该药的检查项下。药物的品种繁多，特殊杂质也多种多样，检查方法各异，主要是利用药物和杂质在理化性质和生理作用上的差异来选择适当的方法进行检查，归纳如下。

一、利用药物和杂质在物理性质上的差异

（一）臭味及挥发性的差异

利用药物中存在的杂质具特殊臭味，判断该杂质的存在。例如，麻醉乙醚中检查异臭，是取本品 10ml，置瓷蒸发器中，使自然挥发，挥散完毕后，不得有异臭；乙醇中检查杂醇油，是将乙醇滴在无臭清洁的滤纸上，待乙醇自然挥发后，不应留有杂醇油的异臭。

（二）颜色的差异

某些药物无色，而其分解产物有色，或从生产中引入了有色的有关物质，可通过检查供试品溶液的颜色来控制其有色杂质的量，如《中国药典》（2015 年版）中葡萄糖溶液的颜色检查。

（三）溶解行为的差异

有些药物可溶于水、有机溶剂或酸、碱中，而其杂质不溶；或杂质可溶而药物不溶。利用药物和杂质溶解行为的差异可以检查药物中的杂质，如《中国药典》（2015 年版）葡萄糖中糊精的检查。

（四）旋光法的差异

具有旋光活性的药物在制备过程中易引入光学异构体，利用它们旋光性质的差异，通过测定旋光度或比旋度可以控制杂质的限量。例如，硫酸阿托品为消旋体，无旋光性，而莨菪碱为左旋体，《中国药典》（2015 年版）规定供试品溶液（50mg/ml）的旋光度不得超过 −0.4°，以控制莨菪碱的量。

（五）利用药物和杂质光学性质的差异

1. 紫外分光光度法 利用紫外分光光度法检查杂质限量，通常是采用检查杂质吸光度的方法。即配制一定浓度的供试品溶液，选择在药品无吸收而杂质有吸收的波长

处测定吸光度，规定测得的吸光度不得超过某一限值。例如，肾上腺素中间体肾上腺酮的检查，肾上腺酮在 310nm 处有吸收，而肾上腺素在此波长处无吸收，见图 5-3。《中国药典》（2015 年版）规定，取本品加盐酸（9→200）制成每毫升中含 2.0mg 的溶液，在 310nm 波长处测定，吸光度不得超过 0.05，已知肾上腺酮在该波长处的吸收系数（$E_{1cm}^{1\%}$）为 453。通过计算可知控制酮体的限量为 0.06%。

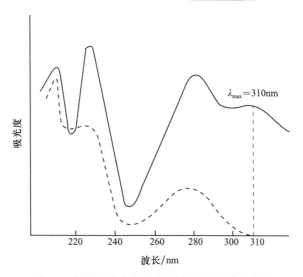

图 5-3　肾上腺素与肾上腺酮的紫外吸收光谱图

当杂质和药物在一定波长范围内都有吸收时，可用药物在某两个波长处吸光度的比值来控制杂质的量，如碘解磷定注射液中分解产物的检查。

2. 原子吸收分光光度法　　原子吸收分光光度法是利用待测元素灯发出的特征谱线通过供试品蒸气时，被蒸气中待测元素的基态原子所吸收，通过测定辐射光强度减弱的程度可求出供试品中待测元素的含量。通常是借比较标准品和供试品的吸光度，求得样品中待测元素的含量。原子吸收分光光度法所用仪器为原子吸收分光光度计。

3. 红外分光光度法　　红外分光光度法在杂质检查中，主要用于药物中无效或低效晶型的检查。例如，采用红外分光光度法检查甲苯达唑中 A 晶型，棕榈氯霉素混悬剂中 A 晶型等。

二、利用药物和杂质在化学性质上的差异

利用药物和杂质在化学性质上的差异，通常是选择杂质所特有的化学反应，借以检查杂质的存在。

（一）酸碱性的差异

药物中存在的杂质具有酸性或碱性，可据此进行检查。例如，硫酸阿托品中其他生物碱的检查，是利用其他生物碱（东莨菪碱、山莨菪碱和樟柳碱等）的碱性比阿托品弱的性质，取阿托品的盐酸水溶液，加入氨试液，其他生物碱立即游离，发生浑浊，而阿托品仍以盐酸盐的形式溶解于溶液中，要求不得立即发生浑浊。

（二）氧化还原性的差异

利用药物与杂质氧化性或还原性的不同，对药物中的杂质进行检查，如盐酸吗啡中阿朴吗啡的检查。

（三）杂质与一定试剂反应产生颜色

利用杂质与一定试剂反应产生颜色来检查杂质，根据限量要求，可规定一定反应条件下不得产生某种颜色，或与杂质对照品在相同条件下呈现的颜色进行目视比色，也可用分光光度法测定反应液的吸光度，应符合规定。例如，检查盐酸吗啡中的罂粟酸，取本品一定量加水溶解后，加稀盐酸及三氯化铁试液，不得显红色。

三、利用药物与杂质在色谱行为上的差异

利用药物与杂质在吸附或分配性质上的差异可以用色谱法将其分离和检测，近年来在特殊杂质的检查方面应用较广，常用的有纸色谱法、薄层色谱法、高效液相色谱法和气相色谱法。下面仅详细介绍薄层色谱法和高效液相色谱法。

（一）薄层色谱法

在特殊杂质检查中，薄层色谱法是较常用的一种方法。该法具有简便、快速、灵敏、不需特殊设备等优点。通常有以下几种方法。

1. 灵敏度法（即不允许有杂质斑点出现）　该法是在规定的试验条件下，利用显色剂对规定量杂质的最小检出量来控制杂质限量的方法。例如，异烟肼中游离肼的检查，规定在实验条件下，在供试品主斑点前方与硫酸肼斑点相应的位置上，不得显黄色斑点。

2. 限量法（一定浓度的待检杂质溶液为对照品）　该法适用于待检杂质已经确定，并且具备该杂质的对照品的情况。检查时，取一定浓度已知杂质的对照品溶液和供试品溶液，分别点在同一薄层板上，展开、显色定位后检查，供试品所含该杂质斑点的大小和颜色，不得超过杂质对照斑点。

3. 选用可能存在的某种物质作为杂质对照品　当药物中存在的杂质未完全确认或待检杂质不止一种时，可根据药物合成路线、化学性质等推断可能存在的杂质，并且能获得该物质的对照品，即可采用此法。应用本法需注意杂质斑点与对照品应具有可比性。例如，地塞米松磷酸钠中检查其他甾体，就是采用地塞米松作为对照品。

4. 将供试品稀释到适当浓度作为杂质对照溶液　当杂质的结构难以确定，或无杂质的对照品时，可采用此法，检查时将供试品溶液按限量要求稀释至一定浓度作为对照溶液，与供试品溶液分别点加于同一薄层板上，展开后显色，供试品溶液所显杂质斑点颜色不得深于对照溶液所显主斑点颜色（或荧光强度）。

（二）高效液相色谱法

高效液相色谱法不但可以分离，而且可以准确地测定各组分的含量。因此，该法在药物杂质检查中的应用日益广泛。现介绍以下几种方法。

1. 主成分自身对照法 当杂质峰面积与主成分峰面积相差悬殊时，可采用该法。检查时，将供试品溶液稀释成一定浓度的溶液，作为对照溶液。分别取供试品溶液和对照溶液进样，将供试品溶液中各杂质峰面积及其总和与对照溶液主成分峰面积比较，以控制供试品中杂质的量。例如，醋酸甲羟孕酮中检查有关物质即采用此法。

2. 内标法加校正因子测定供试品中某个杂质含量 按各品种项下规定，精密称（量）取杂质对照品和内标物质，分别配成溶液，精密量取各溶液，配成校正因子（f）测定用的对照溶液。取一定量注入高效液相色谱仪，记录色谱图，测量对照品和内标物质的峰面积或峰高。按下式计算校正因子。

$$校正因子 = \frac{A_s / C_s}{A_R / C_R}$$

式中，A_s 为内标物质的峰面积或峰高；A_R 为对照品的峰面积或峰高；C_s 为内标物质的浓度；C_R 为对照品的浓度。

再取各品种项下含有内标物质的供试品溶液注入高效液相色谱仪，记录色谱图，测量供试品中待测成分（或其杂质）和内标物质的峰面积或峰高，按下式计算含量。

$$C_x = f \times \frac{A_x}{A_s / C_s}$$

式中，A_x 为供试品（或其杂质）峰面积或峰高；C_x 为供试品（或其杂质）的浓度；f、A_s 和 C_s 的意义同上。

3. 外标法测定供试品中某个杂质含量 按各品种项下的规定，精密称（量）取杂质对照品和供试品，配制成溶液，分别精密称（量）取一定量，注入高效液相色谱仪，记录色谱图，测量对照品和供试品待测成分的峰面积或峰高，按下式计算含量。

$$C_x = C_R \times \frac{A_x}{A_R}$$

4. 面积归一化法 用该法检查时，取供试品溶液进样，经高效液相色谱分离后，测定各杂质及药物的峰面积和色谱图上除溶剂峰以外的总色谱峰面积，计算各杂质峰面积及其总和占总峰面积的百分率，不得超过规定的限量，如硫酸庆大霉素中C组分的检查。

（三）气相色谱法

气相色谱法主要用于药物中挥发性杂质及有机溶剂残留量的检查。例如，《中国药典》（2015 年版）四部通则 0861 中收载有"残留溶剂测定法"专项检查方法，采用气相色谱法。

案例 5-2

2006 年 8 月，国家卫生和计划生育委员会发出紧急通知，停用某生物药业有限公司生产的药品克林霉素磷酸酯葡萄糖注射液（商品名为欣弗）。该药品在青海、广西、浙江、黑龙江和山东等地使用过程中，陆续出现胸闷、心悸、心慌、寒战、肾区疼痛、腹痛、腹泻、恶心、呕吐、过敏性休克、肝肾功能损害等临床症状，共导致 11 人死亡，数十人产生不良反应。后经国家食品药品监督管理总局调查，确定该生物药业有限公司违反规定生产是这起不良事件的主要原因。

解析:

违反规定生产是指该公司 2006 年 6～7 月生产的克林霉素磷酸酯葡萄糖注射液未按批准的工艺参数灭菌，降低了灭菌温度，缩短了灭菌时间，增加了灭菌柜装载量，从而影响了灭菌效果，中国药品生物制品检定所（后改名为"中国食品药品检定研究院"）对相关药品样品检验结果表明，该药品无菌检查和热原检查不符合规定。

任务四　药物的卫生学检查

▊ 理论基础

药物作为一种防病、治病的特殊商品，除了在理化方面有效地控制其质量以外，其卫生学检验也至关重要。药物的卫生学检验有别于药物其他的检验检查项目，其方法、原理、操作、要求均相对特殊，但作为检验技术的一部分，在药物的分析检验中有着举足轻重的作用。

对药物的卫生学检验是指对药品中微生物的检验。药品的卫生学检验包括两项内容，即无菌检查和微生物限度检查。

▊ 技能基础

一、药物的无菌检查

活菌进入人体内会导致剧烈的反应，引起并发症，甚至危及生命。在药品制备或加工过程中，受药物性质的限制，有时不能进行可靠的高压、热压灭菌处理，而采取间歇灭菌、除菌过滤及无菌操作等技术，因此法定无菌制剂必须进行严格的无菌检查后才能用于临床。

无菌检查方法是用于检查《中国药典》要求无菌的药品、医疗器具、原料、辅料及其他品种是否无菌的一种方法，可用于判断供试品是否被微生物污染。常用的无菌检查方法是将药品或材料，在严格的无菌操作条件下，接种于适合各种微生物生长的不同培养基中，置于不同的适宜温度下培养一定的时间，逐日观察微生物的生长情况，并结合阳性和阴性对照试验的结果，判断供试品是否染菌。其包括薄膜过滤法和直接接种两种方法。

（一）常规技术要求

应在环境洁净度 10 000 级以下的局部洁净度 100 级单向流空气区域内或隔离系统中进行检查。全过程应严格遵守无菌操作，防止微生物污染。单向流空气区、工作台面及环境应定期按《医药工业洁净室（区）悬浮粒子、浮游菌和沉降菌的测试方法》的现行国家标准进行洁净度验证。

（二）培养基

无菌检查需按照《中国药典》的规定选择适合需氧菌、厌氧菌或真菌生长的培养基，按规定处方（也可使用商品脱水培养基）制备及灭菌，配制好的培养基避光保存于2～25℃环境中，试验前需做适用性检查。

培养基的种类：《中国药典》（2015年版）无菌检查法规定的培养基有7种，包括硫乙醇酸盐流体培养基（需氧菌、厌氧菌培养基）、胰酪大豆胨液体培养基、中和或灭活用培养基、0.5%葡萄糖肉汤培养基、胰酪大豆胨琼脂培养基、沙氏葡萄糖液体培养基和沙氏葡萄糖琼脂培养基。

培养基的适用性检查：无菌检查用的硫乙醇酸盐流体培养基和胰酪大豆胨液体培养基等应符合培养基的无菌性检查及灵敏度检查的要求，检查合格后方可进行无菌检查方法验证试验和供试品的无菌检查。

（三）方法验证试验

在进行药物的无菌检查前，需要先进行方法适用性试验，以证明该方法适合于供试品的无菌检查。该方法的菌种及操作同培养基灵敏度测定法。对于具有抑菌作用的供试品，可采用增加冲洗量，或增加培养基的用量，或使用中和剂或灭活剂如β-内酰胺酶、对氨基苯甲酸，或更换滤膜品种等方法，消除供试品的抑菌作用，并重新进行方法验证。方法验证试验也可与供试品的无菌检查同时进行，进行过无菌检查方法验证的供试品，方可进行无菌检查。

（四）无菌检查法

1. 检验数量及检验量　　检验数量是指一次试验所用供试品最小包装容器的数量。检验量是指一次试验所用供试品总量（g或ml）。《中国药典》（2015年版）在通则中列出了"批出厂产品及生物制品的原液和半成品最少检验数量表""上市抽验样品的最少检验数量表""供试品的最少检验量表"，可按相应表中的规定取量检验。

2. 对照试验　　供试品在做无菌检查的同时还需做对照试验，包括阳性对照和阴性对照。

阳性对照：应根据供试品特性选择阳性对照菌。无抑菌作用和以抗革兰氏阳性菌为主的供试品，以金黄色葡萄球菌为对照菌；抗革兰氏阴性菌为主的供试品，以大肠埃希菌为对照菌；抗厌氧菌的供试品，以生孢梭菌为对照菌；抗真菌的供试品，以白色念珠菌为对照菌。对照菌在规定的培养条件下培养72h。要求阳性对照必须长菌，且对照菌应生长良好。阳性对照试验用以证明微生物确实可在应用的试验条件下生长。

阴性对照：取试验所用的相应溶剂和稀释液，同法操作，作为阴性对照。用以检查试验过程中使用的溶剂、表面活性剂、灭活剂、中和剂、稀释液等对微生物生长及存活无影响。要求阴性对照必须不长菌。

3. 检查方法　　无菌检查法包括薄膜过滤法和直接接种法。只要供试品性状允许，都应采用薄膜过滤法。检验方法和检验条件应与验证试验的方法相同。

1）薄膜过滤法：适用性广，准确性强，适合于任何类型的药品，尤其适用于具有抑菌作用的供试品。该法通过滤膜过滤，将供试品中可能存在的微生物富集于滤膜上，再冲洗掉滤膜上的抑菌成分后，在薄膜过滤器滤筒内加入培养基，在所需温度下培养，观察是否有菌生长。

优先采用封闭式薄膜过滤器，也可使用一般的薄膜过滤器。滤膜孔径应不大于 0.45μm，直径约为 50mm。不同类型的供试品，过滤操作的方法有所不同。《中国药典》（2015 年版）分别介绍了水溶液供试品、水溶性固体供试品、非水溶性制剂供试品、可溶于十四烷基异丙酯的膏剂和黏性油剂供试品、无菌气（喷）雾剂供试品、装有药物的注射剂供试品、具有导管的医疗器具（输血、输液袋等）供试品的薄膜过滤操作方法等。

2）直接接种法：操作简便，适用于无法用薄膜过滤法进行无菌检查的供试品，即取规定量供试品分别等量接种于硫乙醇酸盐流体培养基和胰酪大豆胨液体培养基中。除生物制品外，一般样品无菌检查时，两种培养基接种的瓶或支数相等。该法按照规定量，将每支（或瓶）供试品分别接种至含有硫乙醇酸盐流体培养基及胰酪大豆胨液体培养基的容器中，按照规定温度培养 14 天，观察是否有微生物生长。

不同类型的供试品，样品的处理和接种方式也有所区别，《中国药典》（2015 年版）分别介绍了混悬液等非澄清水溶液供试品、固体供试品、非水溶性制剂供试品、敷料、肠线、缝合线、灭菌医用器具、放射性药品等的取样量、处理及接种方法。

培养及观察：将含培养基的容器在规定的温度培养 14 天，逐日观察并记录是否有菌生长。如在加入供试品后或在培养过程中，培养基出现浑浊，培养 14 天后，不能从外观上判断有无微生物生长，可取该培养液适量转种至同种新鲜培养基中或划线接种于斜面培养基上，细菌培养 2 天，真菌培养 3 天，观察是否再出现浑浊或斜面是否有菌生长；或取培养液涂片，染色，镜检是否有菌。

（五）无菌检查结果判断

1）若供试品管显澄清，或虽显浑浊但经确证无菌生长，判供试品符合规定。

2）若供试品管中任何一管显浑浊并确证有菌生长，判供试品不符合规定，除非能充分证明试验结果无效，即生长的微生物非供试品所含。

3）试验若经确认无效，需依法重试。

二、药物的微生物限度检查

药品中的微生物数量，对判断药品被污染的程度有积极意义。细菌数越多，表明药品受到致病菌污染的可能性越大，安全性越差。多数中西药剂型属非密封品，不能做到绝对无菌，因此微生物限度成为非无菌制剂保证药品质量的重要检查内容，也是综合评价药品生产各环节卫生状况的一个依据。

微生物限度检查法是检查非无菌制剂及其原料、辅料等是否符合相应的微生物限度标准，受到微生物污染程度的方法。检查项目包括需氧菌总数、霉菌数、酵母菌总数的检查。检查全过程必须严格遵守无菌操作，防止再污染。

《中国药典》（2015 年版）四部制剂通则中，规定需做微生物限度检查的制剂类型有片剂、酊剂、栓剂、软膏剂、眼用制剂、气雾剂、粉雾剂、喷雾剂、膜剂、口服溶液剂、口服混悬剂、口服乳剂、散剂、耳用制剂、鼻用制剂、洗剂、冲洗剂、灌肠剂、搽剂、涂剂、涂膜剂、凝胶剂、贴剂。一部附录制剂通则中规定需做微生物限度检查的制剂类型有丸剂、颗粒剂、片剂、锭剂、煎膏剂、胶剂、糖浆剂、贴膏剂、合剂、滴丸剂、胶囊剂、酒剂、酊剂、流浸膏剂与浸膏剂、软膏剂、露剂、茶剂、搽剂、涂剂、涂膜剂、栓剂、鼻用制剂、眼用制剂、气雾剂、喷雾剂。

（一）微生物计数法

检验全过程必须严格遵守无菌操作，防止再污染。单向流空气区域、工作台面及环境应定期进行监测。供试品检查时，如果使用了表面活性剂、中和剂或灭活剂，应证明其有效性及对微生物无毒性。

计数方法包括平皿法、薄膜过滤法和最可能数法（most-probable-number method，MPN 法）。MPN 法用于微生物计数时精确度较差，但对于某些微生物污染量很小的供试品，MPN 法可能是较适合的方法。

检验量即一次试验所用的供试品量（g、ml 或 cm^2）。除另有规定外，一般供试品的检验量为 10g 或 10ml；化学膜剂为 $100cm^2$；中药膜剂为 $50cm^2$；贵重药品、微量包装药品的检验量可以酌减。

检验时，应从两个以上最小包装单位中抽取供试品，膜剂还不得少于 4 片。一般应随机抽取不少于检验用量（两个以上最小包装单位）的 3 倍量供试品。

对供试液的制备，需要根据供试品的理化特性和生物学特性，采用适宜的方法制备供试液。《中国药典》（2015 年版）通则中提供了水溶性供试品、水不溶性非油脂类供试品、油脂类供试品、需用特殊供试液供试品的制备方法，其中需用特殊供试液制备的供试品有膜剂供试品、肠溶及结肠溶制剂供试品、气雾剂、喷雾剂及贴膏剂供试品。

试验用菌株的传代次数不得超过 5 代，并采用适宜的菌种保藏技术，以保证试验菌株的生物学特性。对照试验菌种为金黄色葡萄球菌、铜绿假单胞菌、枯草芽孢杆菌、白色念珠菌。

供试品微生物计数中所用的培养基应进行适用性检查，计数方法应进行方法适用性试验，以确认所采用的方法适用于该产品的微生物计数。方法验证时需选择法定试验菌按照规定的方法及要求进行。按计数方法适用性试验确认的计数方法进行供试品中需氧菌总数、霉菌和酵母菌总数的测定。检验方法有平皿法、薄膜过滤法和 MPN 法。胰酪大豆胨琼脂培养基或胰酪大豆胨液体培养基用于测定需氧菌总数，沙氏葡萄糖琼脂培养基用于测定霉菌和酵母菌总数。

（二）控制菌检查

控制菌检查旨在规定的试验条件下，检查供试品中是否存在特定的微生物。《中国药典》（2015 年版）中控制菌检查项目包括大肠埃希菌、大肠菌群、沙门菌、金黄色葡萄球菌、铜绿假单胞菌及梭菌。控制菌检查用的成品培养基、由脱水培养基或按处方配制的培养基均应进行培养基的适用性检查，具体项目包括促生长能力、抑制能力和指示特性的检查。供试品的控制菌检查按照方法适用性试验确认的方法进行。

知识拓展

抗菌药物的微生物限度检查

抗菌药物不可能杀灭和抑制所有种类的微生物，会被微生物污染，也需进行微生物限度检查。但其抑菌作用会干扰制剂的微生物限度检查结果，必须在消除其自身抑菌活性的基础上才能检查致病菌是否超过限度。此类药物的供试液制备需采用特殊供试液制备的具抑菌活性供试品的方法，消除供试品抑菌活性的常用方法有培养基稀释法、离心沉淀集菌法、薄膜过滤法与中和法。

◎ 学习小结

杂质普遍存在于药物中，影响着药物的纯度和用药安全。因此，药物的检查中主要包括杂质检查项目。药物的杂质检查主要依据药物与杂质在物理性质或化学性质上的差异来进行。杂质的控制要合理，即合理确定杂质检查项目与限度，合理选择杂质检查方法。杂质检查又分为一般杂质检查和特殊杂质检查。一般杂质检查主要包括氯化物、重金属、砷盐等项目；特殊杂质则是药物在生产和贮存过程中引入或产生的，主要是利用药物和杂质在理化性质与生理作用上的差异来选择适当的方法进行检查。

药物的卫生学检查在本项目主要介绍了无菌检查和微生物限度检查。药物的无菌检查是将待检的药品按无菌的原则与要求接种到培养基中观察有无微生物的生长，以判断药品有无菌的一种方法；微生物限度检查是保证药品质量的重要检查内容，包括需氧菌总数、霉菌和酵母菌总数技术测定及控制菌检查。

练习题

1. 药用规格与化学试剂规格有何不同？

2. 杂质的来源途径有哪些？杂质包括哪些种类？

3. 检查重金属时，其限度以何种金属的限度表示？原因是什么？ChP2015 收载了几种检查方法？分别适用于哪种药物中的重金属检查？

4. 砷盐检查的方法有哪些？每种方法的原理是什么？

5. 试述氯化物检查的基本原理、条件及注意事项。

6. 何谓干燥失重？其测定方法有哪些？

7. 维生素 C 中重金属的检查：取本品 1.0g，加水溶解成 25ml，要求重金属的含量不超过百万分之十，应量取标准铅溶液（0.01mg Pb/ml）多少毫升？

8. 氨苯砜中检查"有关物质"采用 TLC 法：取本品，精密称定，加甲醇适量制成 10mg/ml 的溶液，作为供试品溶液。取供试品溶液适量加甲醇稀释制成 20mg/ml 的溶液，作为对照溶液。取上述两种溶液各 10μl 点于同一块薄层板上，展开。供试品溶液如显杂质斑点，与对照溶液的主斑点比较，颜色不得更深。请计算样品中"有关物质"的限量。

▌能力训练

实训 1　葡萄糖中一般杂质的检查

【目的】

1. 了解葡萄糖药物一般杂质限量检查方法。

2. 掌握酸度、氯化物、硫酸盐、铁盐、重金属、砷盐、炽灼残渣的检查原理、方法和计算过程。

【原理】参考本项目任务二的相关内容及《中国药典》(2015 年版)。

【实验材料】参考本项目任务二的相关内容及《中国药典》(2015 年版)。

【实验步骤】参考本项目任务二的相关内容及《中国药典》(2015 年版)。

【注意事项】

1. 限度检查应遵循平行操作原则，即供试品管与对照液管的实验条件应尽可能一致，包括实验用具的选择、试剂与试液的量取方法及加入顺序、反应时间的长短等。

2. 应选玻璃质量较好、无色（尤其是管底）、管的直径大小相等、管上的刻度高低一致（高低差异≤2mm）的纳氏比色管进行试验。纳氏比色管应配对使用。使用过的比色管应立即用水清洗，注意不能用毛刷刷洗，可用重铬酸钾洗液浸泡。

3. 比色、比浊前应使比色管内试剂充分混匀。比色方法是将两管同置于白色背景上，从侧面或自上而下观察；比浊方法是将两管同置于黑色背景上，从上向下垂直观察。

4. 一般情况下供试品取样一份进行检查即可。如果结果不符合规定或在限度边缘时，应对供试品和对照液管各复检两份，方可判定。

5. 新购置的检砷器使用前应检查是否符合要求，同一套仪器应能辨别出标准砷溶液 1.5ml 与 2.0ml 所显砷斑的差异。所使用的检砷器和试药应按本法做空白试验，均不得生成砷斑或至多生成仅可辨认的斑点。

6. 不能使用定性滤纸制备溴化汞试纸，因所显的砷斑色暗、梯度不规律。

7. 溴化钾试液起到有机破坏作用，使砷完全以砷盐形式存在。

8. 检砷装置应严密不漏气，必要时可在各接头处涂少量熔化的石蜡。

9. 砷斑遇光、热、湿气等即颜色变浅或褪色，因此砷斑制成后应立即观察比较。

10. 炭化时，应控制温度，缓慢炽灼，避免供试品骤然膨胀而逸出。灰化时，应加热至蒸气除尽，白烟完全消失，残渣为灰白色。

11. 称量顺序应与坩埚从高温炉取出的先后次序一致，以保证各个坩埚放置时间大致相同。每一干燥器内同时放置坩埚最好不要过多，否则不易恒重。

12. 取坩埚时由于温度极高，应在炉口稍冷后再放置于干燥器中，不能把刚取出的坩埚置于冷处，以免坩埚炸裂。

【思考题】

1. 在氯化物检查和硫酸盐检查中加入的酸分别是什么酸？各有何目的？

2. 重金属检查的试验条件主要是指什么？有几种检查方法？

3. 炽灼残渣检查应注意哪些问题？

【任务考核】

1. 是否能够正确准备实验仪器和试液、试药。

2. 是否能够按照质量标准正确操作并完成各项目的检测。

3. 是否能够正确填写原始记录和开具检验报告单。

4. 实验结束后，是否能够按要求清场。

实训 2 异烟肼中游离肼的检测

【目的】

1. 能够掌握薄层色谱法在杂质限量检查中的应用和基本操作。

2. 会用薄层色谱法（杂质对照品法）正确检测异烟肼中的游离肼。

3. 能正确计算比移值。

4. 能正确评价试验结果。

【原理】薄层色谱法是将适宜的固定相涂布于玻璃板、塑料或铝基片上，使成一均匀薄层，将供试品溶液点样于薄层板上，经展开、检视后所得的色谱图，与适宜的对照品按同法所得的色谱图做对比，用于药品的鉴别或杂质检查。

薄层色谱（thin layer chromatography，TLC）属于固-液吸附色谱。样品在薄层板上的吸附剂（固定相）和溶剂（流动相）之间进行分离。由于各种化合物的吸附能力各不相同，在展开剂上移时，它们进行不同程度的解吸，从而达到分离的目的。本实训采用薄层色谱法对游离肼进行限量检查是以羧甲基纤维素钠（CMC-Na）的硅胶铺制薄层板，以异丙醇 - 丙酮（3：2）为展开剂，利用游离肼与对二甲氨基苯甲醛缩合生成鲜黄色腙类化合物（异烟肼此时呈棕橙色），采用对二甲氨基苯甲醛为显色剂。将供试品溶液与硫酸肼对照溶液分别点于同一薄层板上，展开后显色，在供试品主斑点前方与硫酸肼斑点相应的位置上，不得显黄色斑点。

【实验材料】参考《中国药典》（2015 年版）。

【实验步骤】参考《中国药典》（2015 年版）。

【注意事项】

1. 当手工制备薄层板时，1% 羧甲基纤维素钠的用量可加大至硅胶的 4～5 倍，否则难以涂布均匀。制备所用的薄层板必须表面光滑、整洁。

2. 点样时必须注意勿损伤薄层表面，宜分次点加，每次点加后，待其自然干燥或用温热气流吹干。点样基线距底边 2.0cm，样点一般为圆点，直径为 2～4mm。点样间距离可视斑点扩散情况以不影响检出为宜，一般为 1.0～2.0cm。

3. 展开时，薄层板浸入展开剂的深度为距底边 0.5～1.0cm（切勿将样点浸入展开剂中）。密封层析缸盖，待展开 10～15cm，取出，晾干，按规定方法检测。

【思考题】

1. 薄层色谱法用于杂质检查还有哪几种方法？它们各有什么特点？请计算本试验杂质游离肼的限量。

2. 如何利用 R_f 来鉴别化合物？

3. 薄层色谱法点样时应注意些什么？

4. 薄层色谱常用的显色剂有哪些？

【任务考核】

1. 是否能够正确准备实验仪器和试液、试药。

2. 是否能够按照质量标准正确操作并完成各项目的检测。

3. 是否能够正确填写原始记录和开具检验报告单。

4. 实验结束后，是否能够按要求清场。

参 考 文 献

国家药典委员会. 2015. 中华人民共和国药典（2015 年版）. 北京：中国医药科技出版社

杭太俊. 2011. 药物分析. 7 版. 北京：人民卫生出版社

刘文英. 2007. 药物分析. 6 版. 北京：人民卫生出版社

孙莹，吕洁. 2013. 药物分析. 2 版. 北京：人民卫生出版社

郑一美. 2014. 药物分析与质量控制. 2 版. 北京：化学工业出版社

中国药品生物制品检定所. 2010. 中国药品检验标准操作规范（2010 年版）. 北京：中国医药科技出版社

药物的含量测定

【知识目标】

1. 掌握容量分析法、光谱分析法、色谱分析法的特点、适用范围、原理、方法与计算。

2. 熟悉色谱分析法中系统适用性试验的目的、内容、方法及要求。

3. 了解主要分析仪器的基本结构及校正的目的、内容、方法及要求。

【能力目标】

1. 能够依据药品质量标准，应用容量分析法对药品进行含量测定。

2. 能够依据药品质量标准，应用光谱分析法对药品进行含量测定。

3. 能够依据药品质量标准，应用色谱分析法对药品进行含量测定。

知识拓展

药品含量与安全有效的关系

依据我国《药品管理法》第四十九条"药品成分的含量不符合国家药品标准的为劣药"，制售劣药者应依法受到制裁。

药品是药物的商品形式，其特殊性是具有治疗作用与毒副作用双重性，如果含量高于药品标准的规定，可导致毒副作用，甚至死亡，如巴比妥类药物的中毒现象等；如果含量低于药品标准的规定，轻则疗效降低或无效，重则致残、致死，如氯化钠、葡萄糖输液含量低于规定时，将导致患者因溶血而丧命。为此，药品的含量测定不但是评价其质量的重要指标，而且是控制其质量的重要手段。

问题：

1. 药物含量测定与药品含量测定的异同点是什么？

2. 药物含量测定的方法主要包括哪几类，它们的特点、计算、方法及主要适用范围是什么？

3. 为什么色谱分析法需进行系统适用性试验？试验内容及要求是什么？

4. 为什么滴定液需标定，定量分析仪器需校正？

药物含量测定主要包括新药研发过程有效成分的定量分析、药物在动物或人体内的药代动力学分析与药物有效成分的定量分析3个方面。本项目依据药品标准，仅介绍常见药品有效成分的含量测定方法，分别为容量分析法、光谱分析法与色谱分析法。

分析化学是药物含量测定的理论基础，学习时应关注分析化学与药物分析侧重点的异同。分析化学以阐述各种方法的理论为重点，而药物分析侧重于对各种分析方法的选择与应用，其选择原则主要体现在对药物分析方法的要求，通常首选准确度高、精密度高、专属性强、操作简便的方法。因为药品通常以原料药与制剂两种形式存在，故药物含量测定应根据其结构、性质及存在形式，结合各种分析方法的特点，按照药物分析方法的选择原则，综合考虑，确定最佳方法。

任务一 利用容量分析法测定药物含量

理论基础

容量分析法又称滴定分析法（titrimetric analysis），是将一种已知准确浓度的试剂溶液（滴定溶液）滴加到被测物质的溶液中，直到所加的试剂与被测物质按化学计量关系（stoichiometric relationship）定量反应完为止，然后根据滴定液的浓度和消耗的体积，按化学计量关系计算出被测物质的含量。那么，如何利用容量分析法检测药品含量呢？在此仅介绍 ChP2015 常用方法。

1. 酸碱滴定法 本法是利用酸和碱在水溶液中以质子转移反应为基础的容量分析方法。具有较强酸、碱性的药物或药用辅料，可以用碱、酸滴定液直接或间接测定。

（1）直接滴定法 $pK_a \leqslant 8$ 的酸性药物均可用碱滴定液直接滴定，如阿司匹林含量测定等；$pK_b \leqslant 8$ 的碱性药物均可用酸滴定液直接滴定，如药用辅料氢氧化钠等。

例 6-1 ChP2015（二部）阿司匹林的含量测定：取本品约 0.4g，精密称定，加中性乙醇（对酚酞指示液显中性）20ml 溶解后，加酚酞指示液 3 滴，用氢氧化钠滴定液（0.1mol/L）滴定。每毫升氢氧化钠滴定液（0.1mol/L）相当于 18.02mg 的 $C_9H_8O_4$。

（2）剩余滴定法 若药物难溶于水或由于其他原因不宜采用直接滴定法时，可采用剩余滴定法。

例 6-2 USP32-NF27 阿司匹林的含量测定：取本品约 1.5g，精密称定，精密加入氢氧化钠滴定液（0.5mol/L）50ml，混合，缓缓煮沸 10min，放冷，加酚酞指示液，用硫酸滴定液（0.25mol/L）滴定，并将滴定结果用空白试验校正。每毫升氢氧化钠滴定液（0.5mol/L）相当于 45.04mg 的 $C_9H_8O_4$。

思考题：

1）ChP2015 与 USP-NF27 中阿司匹林含量的测定方法有何异同，分别指出它们的优点。

2）为什么直接滴定法测定阿司匹林含量采用中性乙醇作溶媒？

3）为什么剩余滴定法测定阿司匹林含量需做空白试验？

4）为什么例 6-2 中，氢氧化钠滴定液与硫酸滴定液的浓度相差 2 倍？

5）例 6-2 中哪个滴定液必须标定？

2. 非水溶液滴定法 本法是在非水溶剂中进行滴定的方法。其不仅能增大有机化合物的溶解度，还能改变目标物质的性质，使在水中不能进行完全的滴定反应能够顺利进行，从而扩大了滴定分析的应用范围。

（1）非水溶剂的种类

1）酸性溶剂：有机弱碱在酸性溶剂中可显著地增强其相对碱度，最常用的酸性溶剂是冰醋酸。例如，ChP2015（二部）吡哌酸的含量测定、ChP2015（四部）药用辅料乙酸钠的含量测定均以冰醋酸作为溶剂。

2）碱性溶剂：有机弱酸在碱性溶剂中可显著地增强其相对酸度，最常用的碱性溶剂是二甲基甲酰胺。例如，ChP2015（二部）磺胺异噁唑的含量测定、USA32 司可巴比妥的含量测定均以二甲基甲酰胺作为溶剂。

3）两性溶剂：兼有酸、碱两种性能，最常用的是甲醇，如 β-内酰胺类抗生素中水分（一般杂质）的检查。

4）惰性溶剂：这类溶剂没有酸、碱性，如三氯甲烷等。

（2）非水碱量法　非水碱量法是指在酸性非水溶剂中，用酸性滴定液滴定弱碱性化合物的方法。因为化学合成药物中呈弱碱性的较多，故此法广泛应用于各国药典。

1）适用范围：本法主要用于 $pK_b > 8$ 的有机弱碱性药物及其盐类的含量测定，包括有机弱碱及其有机酸盐、氢卤酸盐、磷酸盐、硫酸盐、硝酸盐等，还有有机酸的碱金属盐。

2）基本操作：除另有规定外，精密称取供试品适量［约消耗高氯酸滴定液（0.1mol/L）8ml］，加冰醋酸 10～30ml 使溶解，加各品种项下的指示液 1～2 滴，用高氯酸滴定液（0.1mol/L）滴定。终点颜色应以电位滴定时的突跃点为准，并将滴定的结果用空白试验校正。

3）基本原理：可将供试品分为两类，一是游离碱类，如肾上腺素、咖啡因等，可直接与高氯酸反应；二是盐类，因多数有机碱类药物的游离碱难溶于水、稳定性较差，故常常将游离碱与无机酸成盐，如苯乙胺类拟肾上腺素药物多数为盐酸盐、喹啉类抗疟药物与莨菪烷类抗胆碱药物多数为硫酸盐等。实际上用高氯酸滴定盐类药物（$BH^+ \cdot A^-$）是一种置换滴定，即强酸（$HClO_4$）置换出与有机弱碱结合的较弱的酸（HA），其反应原理可用通式 $BH^+ \cdot A^- + HClO_4 \longrightarrow BH^+ \cdot ClO_4^- + HA$ 表示，式中 $BH^+ \cdot A^-$ 表示有机弱碱盐；HA 表示被置换出的弱酸。采用高氯酸滴定有机弱碱盐类药物时，被置换出的酸类（HA）在乙酸介质中的酸性，按照高氯酸、氢溴酸、硫酸、盐酸、硝酸、磷酸、有机酸顺序依次递减。

供试品如为有机酸盐、磷酸盐及碱金属盐，可以直接滴定；供试品如为硫酸盐，可以直接滴定，滴定至硫酸氢盐为止，因目视终点灵敏度较差，电位滴定法指示终点时电位突跃也不够明显，故需用醋酐代替部分冰醋酸作为溶剂，提高终点的灵敏度。

供试品如为氢卤酸盐，由于被置换出的 HA 的酸性强弱不同，因而对滴定反应的影响也不同。当 HA 酸性较强时，根据化学反应平衡的原理，反应不能定量完成，必须采取一定措施，使反应顺利地完成。例如，ChP2005 维生素 B_1（又名盐酸硫胺）的含量测定采用非水碱量法，由于被高氯酸滴定液（0.1mol/L）置换出的盐酸具有较强的酸性，不能直接滴定，为使反应定量完成，在冰醋酸溶剂中加入适量的乙酸汞试液，使其与样品生成在乙酸中难解离的氯化汞［$2B \cdot HCl + Hg(OAc)_2 \longrightarrow 2B \cdot HOAc + HgCl_2 \downarrow$］。由于乙酸汞为剧毒试剂，对操作者及环境有潜在的危害，可在冰醋酸中加入一定量的醋酐作为溶剂，提高目标物的碱度，使反应定量完成。例如，ChP2015（二部）维生素 B_1 的含量测定仍采用非水碱量法，但在冰醋酸溶剂中加入适量的醋酐代替 ChP2005（二部）中的乙酸汞试液。

4）溶剂选择：因为当碱性药物的 $pK_b > 10$ 时，在冰醋酸中没有足以辨认的滴定突跃，不能滴定。在冰醋酸中加入不同量的醋酐为溶剂，随着醋酐量的不断增加，甚至仅以醋酐为溶剂，由于醋酐解离生成的醋酐合乙酰离子［$CH_3CO^+ \cdot (CH_3CO)_2O$］比乙酸合质子（$H^+ \cdot CH_3COOH$）的酸性更强，更有利于碱性药物的碱性增强，使突跃显著增大，而获得满意的滴定结果。通常可归纳为如下三种情况。

A. 当药物的 pK_b 为 8～10 时，宜选择冰醋酸作为溶剂。

例 6-3 ChP2015（二部）吡哌酸的含量测定：取本品约 0.2g，精密称定，加冰醋酸 20ml 溶解后，加结晶紫指示液 1 滴，用高氯酸滴定液（0.1mol/L）滴定至溶液显纯蓝色，并将滴定的结果用空白试验校正。每毫升高氯酸滴定液（0.1mol/L）相当于 30.33mg 的 $C_{14}H_{17}N_5O_3$。

B. 当药物的 pK_b 为 10～12 时，宜选择冰醋酸与醋酐的混合溶液作为溶剂。

例 6-4 ChP2015（二部）维生素 B_1 的含量测定：取本品约 0.12g，精密称定，加冰醋酸 20ml，微热溶解后，密塞，放冷至室温，加醋酐 30ml，按照电位滴定法（ChP2015 四部），用高氯酸滴定液（0.1mol/L）滴定，并将滴定的结果用空白试验校正。每毫升高氯酸滴定液（0.1mol/L）相当于 16.86mg 的 $C_{12}H_{17}CIN_4OS \cdot HCl$。

C. 当药物的 pK_b＞12 时，宜选择醋酐作为溶剂。

例 6-5 ChP2015（二部）氯硝西泮的含量测定：取本品约 0.25g，精密称定，加醋酐 35ml 溶解后，按照电位滴定法［ChP2015（四部）］，用高氯酸滴定液（0.1mol/L）滴定，并将滴定的结果用空白试验校正。每毫升高氯酸滴定液（0.1mol/L）相当于 31.57mg 的 $C_{15}H_{10}CIN_2O_2$。

另外，在冰醋酸中加入不同量的甲酸，也能使滴定突跃显著增大，使一些碱性极弱的有机碱性药物获得满意的测定结果。

5）注意事项：主要体现在如下 4 个方面。

A. 高氯酸滴定液（0.1mol/L）的校正：高氯酸滴定液（0.1mol/L）所用的溶剂为冰醋酸，具有挥发性，且膨胀系数较大。因此，温度和贮存条件将对滴定液的浓度有较大影响。

若滴定供试品与标定高氯酸滴定液（0.1mol/L）时的温度差超过 10℃，则应重新标定；若未超过 10℃，则可根据下式将高氯酸滴定液的浓度加以校正。

$$N_1 = N_0 F_0 / [1 + 0.0011(t_1 - t_0)]$$

式中，0.0011 为冰醋酸的膨胀系数；t_0 为标定高氯酸滴定液时的温度；t_1 为滴定供试品时的温度；N_0 为 t_0 时高氯酸滴定液的浓度；N_1 为 t_1 时高氯酸滴定液的浓度。

B. 终点指示方法：通常采用指示剂法与电位滴定法。

在以冰醋酸作溶剂，用高氯酸滴定碱性药物时，最常用的指示剂为结晶紫指示液。滴定碱性较强的药物时，以蓝色为终点，如盐酸异丙肾上腺素的滴定；滴定碱性次之的药物时，以蓝绿色或绿色为终点，如盐酸伪麻黄碱的滴定；滴定碱性较弱的药物时，以黄绿色或黄色为终点，如硝西泮的滴定。

如果测定药物碱性较弱，终点不够明显，可加入醋酐，以提高其碱性，使终点突跃明显，如滴定突跃不明显，指示剂难以判断，常用电位法指示终点；供试品如为硝酸盐时，因硝酸可氧化指示剂使其褪色，终点极难观察，应以电位滴定法指示终点为宜；当指示剂法与电位滴定法结果不一致时，应以电位滴定法为准。

电位滴定时用玻璃电极作为指示电极，用饱和甘汞电极（玻璃套管内装氯化钾的饱和无水甲醇溶液）或银-氯化银电极作为参比电极。

C. 防止药物乙酰化：因为醋酐具有低毒、环保等优点，故在非水碱量法中较为常用，但加入醋酐应防止碱性药物中氨基被乙酰化，氨基乙酰化后碱性显著减弱。例如，伯氨基的乙酰化物，以结晶紫为指示剂时不能准确测定显示终点，用电位滴定法尚可测定，但突跃很小，这样就会使滴定结果偏低；仲氨基的乙酰化物，以指示剂法和电位滴定法都无法显示终点。选择低温条件可以防止氨基乙酰化，所以实验操作加冰醋酸溶解样品后，应在放冷的条件下再加醋酐。

D. 排除辅料干扰：制剂中的辅料通常将对非水碱量法的测定结果产生干扰，如片剂中的硬脂酸镁（润滑剂）等，故有机碱类药物制剂可通过碱化处理，用有机溶剂提取分离出游离碱后，再采用此法测定。

例 6-6 ChP2015（二部）硫酸奎宁片的含量测定：取本品 20 片，除去包衣后，精密称定，研细，精密称取适量（约相当于硫酸奎宁 0.3g），置分液漏斗中，加氯化钠 0.5g 与 0.1mol/L 氢氧化钠溶液 10ml，混匀，精密加三氯甲烷 50ml，振摇 10min，静置，分取三氯甲烷溶液，用干燥滤纸滤过，精密量取续滤液 25ml，加醋酐 5ml 与二甲基黄指示液 2 滴，用高氯酸滴定液（0.1mol/L）滴定至溶液显玫瑰红色，并将滴定的结果用空白试验校正。每毫升高氯酸滴定液（0.1mol/L）相当于 19.57mg 的（$C_{20}H_{24}N_2O_2$）$_2 \cdot H_2SO_4 \cdot 2H_2O$。

（3）非水酸量法 非水酸量法是指在碱性非水溶剂中，用碱性滴定液滴定弱酸性化合物的方法。

1）适用范围：本法主要用于 $pK_a > 8$ 的有机弱酸性药物及酸碱两性药物。

2）基本操作：除另有规定外，精密称取供试品适量［约消耗碱滴定液（0.1mol/L）8ml］，加各品种项下规定的溶剂使溶解，再加规定的指示液 1～2 滴，用规定的碱滴定液（0.1mol/L）滴定。终点颜色应以电位滴定时的突跃点为准，并将滴定的结果用空白试验校正。

3）注意事项：在滴定过程中，应注意防止溶剂和碱滴定液吸收大气中的二氧化碳和水蒸气，以及滴定液中溶剂的挥发。

例 6-7 ChP2015（二部）磺胺异噁唑的含量测定：取本品约 0.5g，精密称定，加二甲基甲酰胺 40ml 使溶解，加偶氮紫指示液 3 滴，用甲醇钠滴定液（0.1mol/L）滴定至溶液恰显蓝色，并将滴定的结果用空白试验校正。每毫升甲醇钠滴定液（0.1mol/L）相当于 26.73mg 的 $C_{11}H_{13}N_3O_3S$。

（4）氧化还原法 除非水碱量法与非水酸量法外，一些氧化还原滴定法也需采用非水溶液滴定法。例如，ChP2015（二部）维生素 E 中生育酚（特殊杂质）检查，采用无水乙醇作溶剂，硫酸铈（0.01mol/L）作滴定液；青霉素中水分（一般杂质）检查，采用甲醇作溶剂，Karl Fischer 溶液作滴定液等。

思考题：

1）吡哌酸具有酸碱两性，进行含量测定时采用非水碱量法还是非水酸量法？

2）通常采用非水碱量法对片剂进行含量测定，应进行怎样的前处理？

3）为什么高氯酸滴定液（0.1mol/L）的水分应控制在 0.01%～0.21%？如何控制与检测？

4）非水碱量法中，溶剂中加入醋酐、乙酸汞的目的是什么？

5）为什么用高氯酸滴定液（0.1mol/L）测定药物含量时，需对其校正因子（F）进行校正？

3. 氧化还原滴定法　本法是以氧化还原反应为基础的容量分析法，实质是电子转移反应，获得电子的物质为氧化剂，失去电子的物质为还原剂。氧化还原电对的电位高低直接影响物质得失电子的能力，电位越高，其氧化态越易得到电子，是较强的氧化剂；电位越低，则其还原态越易失去电子，是较强的还原剂。按滴定液不同，常见的有碘量法、溴量法、亚硝酸钠法、高锰酸钾法、铈量法、溴酸钾法、高碘酸钾法等。

（1）碘量法　　分为直接碘量法与间接碘量法。

1）直接碘量法：又称碘滴定法，是指在一定条件下用碘（I_2）滴定液直接滴定还原性物质的方法。例如，ChP2015（二部）维生素C的含量测定，采用淀粉指示液，用碘滴定液（0.05mol/L）滴定，直接测定样品中维生素C的含量。

2）间接碘量法：又称滴定碘法，是利用I^-作还原剂，在一定的条件下，与氧化性物质作用，定量析出I_2，然后用硫代硫酸钠（$Na_2S_2O_3$）滴定液滴定生成的I_2，从而间接地测定氧化性物质的含量。例如，ChP2015（二部）葡萄糖酸锑钠的含量测定，在酸性条件下，以水为溶剂，加定量过量的碘化钾试液，使其与样品中的锑发生氧化还原反应生成碘，再用硫代硫酸钠滴定液（0.1mol/L）滴定生成物碘，间接测定样品中锑的含量。

思考题：比较ChP2015（二部）收载的维生素C与葡萄糖酸锑钠含量的测定方法，说明直接碘量法与间接碘量法的异同。

（2）溴量法　　主要是测定芳香胺类和酚类有机药物，因为羟基和氨基存在于苯环上时，其邻位和对位的氢较活泼，易发生溴代反应，如ChP2015（二部）中盐酸去氧肾上腺素的含量测定。有些含有不饱和双键的药物，可与溴发生加成反应，也可用此法测定，如ChP2015（二部）司可巴比妥钠的含量测定。溴量法较易受到反应条件的影响，反应温度、时间、溴的过量程度都会影响溴代反应的发生，故一般采用剩余滴定法。例如，ChP2015（二部）司可巴比妥钠的含量测定，精密加入溴滴定液（0.05mol/L）25ml，再分别加入盐酸与碘化钾试液后，用硫代硫酸钠滴定液（0.1mol/L）滴定剩余的溴。

例6-8　ChP2015（二部）司可巴比妥钠的含量测定：取本品约0.1g，精密称定，置250ml碘水瓶中，加水10ml，振摇使溶解，精密加溴滴定液（0.05mol/L）25ml，再加盐酸5ml，立即密塞，并振摇1min，在暗处放置15min后，注意微开瓶塞，加碘化钾试液10ml，立即密塞，摇匀后，用硫代硫酸钠滴定液（0.1mol/L）滴定，至近终点时，加淀粉指示液，继续滴定至蓝色消失，并将滴定的结果用空白试验校正。每毫升溴滴定液（0.05mol/L）相当于13.01mg的$C_{12}H_{17}N_2NaO_3$。

（3）亚硝酸钠法　　是指利用亚硝酸钠滴定液在盐酸溶液中与芳香第一胺类化合物发生重氮化反应，定量生成重氮盐，测定药物含量的方法。适用于芳香族第一胺类药物或水解后具有芳香第一胺结构的药物。

（4）高锰酸钾法　　即采用高锰酸钾溶液作为滴定液的容量分析方法。高锰酸钾（$KMnO_4$）是一种强氧化剂，其氧化能力、还原产物与溶液的pH有关。本法的优点是，高锰酸钾的氧化能力强，本身呈深紫色，用它滴定无色或浅色溶液时，一般不需另加指示剂，应用广泛；本法的缺点是，试剂常含有少量杂质，使滴定液不够稳定，同时由于高锰酸钾的氧化能力强，可以和很多还原性物质发生作用，所以制剂辅料干扰比较严重。

例 6-9　ChP2015（二部）硫酸亚铁的含量测定：取本品约 0.5g，精密称定，加稀硫酸与新沸过水各 15ml 溶解，立即用高锰酸钾滴定液（0.02mol/L）滴定至溶液显持续的粉红色。每毫升高锰酸钾滴定液（0.02mol/L）相当于 27.80mg 的 $FeSO_4 \cdot 7H_2O$。

（5）铈量法　即采用硫酸铈溶液作为滴定液的容量分析方法。其优点是硫酸铈滴定液非常稳定，浓度不受放置时间、曝光、加热等的影响；硫酸铈的电位低于高锰酸钾，可在一定的条件下直接测定还原性药物。制剂中的淀粉或乳糖（稀释剂）等辅料，可水解生成具有还原性的葡萄糖，但对测定结果不产生干扰。其缺点是铈盐价格较贵。

例 6-10　ChP2015（二部）硫酸亚铁片的含量测定：取本品 10 片，置 200ml 容量瓶中，加稀硫酸 60ml 与新沸过冷水适量，振摇使硫酸亚铁溶解，用新沸过的冷水稀释至刻度，摇匀，用干燥滤纸迅速滤过，精密量取续滤液 30ml，加邻二氮菲指示液数滴，立即用硫酸铈滴定液（0.1mol/L）滴定。每毫升硫酸铈滴定液（0.1mol/L）相当于 27.80mg 的 $FeSO_4 \cdot 7H_2O$。

思考题：为什么硫酸亚铁的含量测定采用高锰酸钾法，而硫酸亚铁片的含量测定采用铈量法？

4. 沉淀滴定法　本法是以沉淀反应为基础的容量分析方法。目前应用最多的是以硝酸银滴定液（0.1mol/L）与试样中的卤素反应，生成难溶性银盐。根据药物不同，可采用直接滴定法，也可采用剩余滴定法。

例 6-11　ChP2015（二部）氯化钠注射液的含量测定：精密量取本品 10ml，加水 40ml、2% 糊精溶液 5ml、2.5% 硼砂溶液 2ml 与荧光黄指示液 5～8 滴，用硝酸银滴定液（0.1mol/L）滴定。每毫升硝酸滴定液（0.1mol/L）相当于 5.844mg 的 NaCl。

5. 配位滴定法　本法又称络合滴定法，是以生成配位化合物的反应为基础的容量分析方法，多数采用乙二胺四乙酸二钠溶液为滴定液，用于药物中金属离子的测定。根据药物不同，可采用直接滴定法，也可采用剩余滴定法。

例 6-12　ChP2015（四部）药用辅料硬脂酸镁的含量测定：取本品约 0.2g，精密称定，加正丁醇-无水乙醇（1：1）溶液 50ml，加浓氨溶液 5ml 与氨-氯化铵缓冲液（pH10.0）3ml，再精密加入乙二胺四乙酸二钠滴定液（0.05mol/L）25ml 与铬黑 T 指示剂少许，混匀，于 40～50℃水浴上加热至溶液澄清，用锌滴定液（0.05mol/L）滴定至溶液自蓝色转变为紫色，并将滴定的结果用空白试验校正。每毫升乙二胺四乙酸二钠滴定液（0.05mol/L）相当于 1.215mg 的 Mg。

技能基础

1. 容量分析法的特点及适用范围

1）特点：准确度高，通常相对误差应不大于 0.3%；精密度高，通常相对偏差应为 0.1%～0.2%；耐用性强，环境因素对本法获得结果的影响较小；无需对照品与贵重仪器；操作简便、快速；灵敏度低，通常检测量为 0.1～0.3g，属于常量分析，故通常用于含量高的原料药分析；专属性低，本法对具有相同官能团的不同药物缺乏选择性，故主要适用于有关物质较少、纯度较高的药物分析。

2）适用范围：因为通过化学合成的小分子药物纯度较高，各国药典对该类药物的原料药含量测定通常首选容量分析法。生物碱类合成药物比例较高，故容量分析中以非水碱量法的应用率居高，如大多数苯乙胺类拟肾上腺素、喹啉类抗疟疾药、莨菪烷类抗胆碱药、苯并二氮杂䓬类抗焦虑药及维生素 B_1、吡哌酸等的含量测定。

抗生素、激素等制备过程包含发酵、提纯、半合成等多种工艺，常引入较多的有关物质，对专属性较低的检测方法可能产生干扰，故此类原料药通常不采用容量分析法进行定量。

因制剂中各种辅料的存在，一方面可能干扰滴定结果，另一方面可能取样量太大，故较少采用容量分析法进行含量测定。如果制剂中有效成分含量较高，且选用含量测定方法不受辅料干扰或通过简单的前处理方法可排除干扰，其含量测定可采用容量分析法。例如，ChP2015（二部）收载的维生素 C 注射液、氯化钠注射液的含量测定方法均为容量分析法。

此外，药物中有一些杂质对人体的危害较低，限度要求较宽，也可采用容量分析法进行定量分析。例如，国内外药典 β-内酰胺类抗生素水分检查多数采用费休溶液滴定法；硫酸庆大霉素中硫酸盐的检查采用加入定量过量的氯化钡滴定液（0.1mol/L），然后利用剩余滴定法用乙二胺四乙酸二钠滴定液（0.05mol/L）进行滴定分析；维生素 E 中杂质生育酚与乙酸的检查，分别采用氧化还原法与酸碱滴定法。

2. 容量分析法的计算

（1）滴定度　滴定度是指每毫升规定浓度的滴定液所相当的被测药物的质量（mg），通常用 T 表示。例如，ChP2015（二部）葡萄糖酸锌含量测定项下显示：每毫升乙二胺四乙酸二钠滴定液（0.05mol/L）相当于 22.78mg 的葡萄糖酸锌（$C_{12}H_{22}O_{14}Zn$），即乙二胺四乙酸二钠滴定液（0.05mol/L）对葡萄糖酸锌（$C_{12}H_{22}O_{14}Zn$）的滴定度为22.78mg。

在容量分析法中，被测物质（B）与滴定液（A）之间都按一定的摩尔比进行反应，反应可表示为

$$aA+bB \longrightarrow cC+dD$$

滴定度可按下式计算。

$$T（mg/ml）=b/a \times M \times B$$

式中，T 为滴定度；M 为滴定液的摩尔浓度；b 为被测药物的摩尔数；a 为滴定液的摩尔数；B 为被测药物的毫摩尔质量（相对分子质量）。

例如，ChP2015（二部）采用氢氧化钠滴定液（0.1mol/L）直接测定阿司匹林含量。阿司匹林的相对分子质量为180.16，化学反应方程式如下。

由反应方程式可知，阿司匹林与氢氧化钠的化学计量关系为 1∶1，氢氧化钠滴定液（0.1mol/L）对阿司匹林的滴定度计算如下。

$$T（mg/ml）=M \times \frac{b}{a} \times B=0.1 \times \frac{1}{1} \times 180.16=18.02（mg/ml）$$

USP37-NF32 采用加入定量过量的氢氧化钠滴定液（0.5mol/L），使阿司匹林水解后，

与氢氧化钠发生计量反应，再用硫酸滴定液（0.25mol/L）回滴剩余的氢氧化钠，测定阿司匹林含量。化学反应方程式如下。

$$\text{COOH} - \text{OCOCH}_3 + 2\text{NaOH} \xrightarrow{\Delta} \text{COONa} - \text{OH} + \text{CH}_3\text{COONa}$$

$$2\text{NaOH} + \text{H}_2\text{SO}_4 \longrightarrow \text{Na}_2\text{SO}_4 + 2\text{H}_2\text{O}$$

由反应方程式可知，阿司匹林与氢氧化钠的化学计量关系为 1：2，氢氧化钠滴定液（0.5mol/L）对阿司匹林的滴定度计算如下。

$$T（\text{mg/ml}）= M \times \frac{b}{a} \times B = 0.5 \times \frac{1}{2} \times 180.16 = 45.04（\text{mg/ml}）$$

在学习过程中应注意掌握滴定反应的原理，明确被测药物与滴定液在反应中的化学计量关系，即反应式中 a 与 b 的关系，才能正确计算滴定度。

（2）药物含量的计算　　应用容量分析法测定药物的含量时，滴定方式有两种，即直接滴定法和间接滴定法。测定结果的计算方法如下。

1）直接滴定法：是用滴定液直接滴定被测药物，被测药物的百分含量计算式为

$$含量（\%）= \frac{V \times T}{W} \times 100\%$$

式中，W 为供试品的称取量；V 为消耗滴定液的体积；T 为滴定度。

通常药品标准收载的容量分析法，均给出相应的滴定度。根据试样的称取量、滴定液的消耗体积、滴定度，即可计算出被测药品的百分含量。

实际滴定过程中，所配制的滴定液摩尔浓度与药品标准中规定项下的摩尔浓度不一致时，就不能直接使用药品标准中给出的滴定度（T），需乘以滴定液浓度校正因子（F），换算成实际的滴定度（T'），即 $T' = T \times F$；也可将实际浓度的滴定液体积校正为药品标准中规定浓度的滴定液体积，即 $V' = V \times F$。

$$F = \frac{实际摩尔浓度}{规定摩尔浓度}$$

通常 F 由滴定液标定后获得，其范围为 1%±5%。因滴定达到终点时，消耗滴定液的摩尔数是固定的（实际摩尔浓度 × 实际滴定液体积＝规定摩尔浓度 × 规定滴定液体积），所以 F 的另一种表达方式为

$$F = \frac{规定滴定液体积}{实际滴定液体积}$$

则被测药物的百分含量计算公式为

$$含量（\%）= \frac{V \times T'}{W} \times 100\% \ 或 \ \frac{V \times T'}{W} \times 100\%$$

$$= \frac{V \times T \times F}{W} \times 100\%$$

例 6-13 ChP2015（二部）硫酸阿托品的含量测定：取本品约 0.5g，精密称定，加冰醋酸与醋酐各 10ml 溶解后，加结晶紫指示液 1～2 滴，用高氯酸滴定液（0.1mol/L）滴定至溶液显纯蓝色，并将滴定结果用空白试验校正。每毫升高氯酸滴定液（0.1mol/L）相当于 67.68mg 的（$C_{17}H_{23}NO_3$）$_2 \cdot H_2SO_4$。

已知：滴定反应方程式为

$$(C_{17}H_{23}NO_3)_2 \cdot H_2SO_4 + HClO_4 \longrightarrow (C_{17}H_{23}NO_3H^+) \cdot ClO_4^- + (C_{17}H_{23}NO_3H^+) \cdot HSO_4^-$$

实际操作中，称取硫酸阿托品 0.4950g，高氯酸滴定液的浓度为 0.1050mol/L，供试品消耗的滴定液与空白试验消耗的滴定液之差为 7.400ml。

计算：

$$F = \frac{实际摩尔浓度}{规定摩尔浓度} = \frac{0.105}{0.1} = 1.050$$

$$
\begin{aligned}
含量（\%） &= \frac{V \times T \times F}{W} \times 100\% \\
&= \frac{7.40 \times 67.68 \times 1.05}{495} \times 100\% \\
&= 106.2\%
\end{aligned}
$$

知识拓展

0.05ml 分度值滴定管的使用

ChP2015（二部）正文收载的非水溶液滴定法，滴定液消耗体积均低于 10ml，为保证精密读取滴定液的消耗体积（保留 4 位有效数字），需使用 0.05ml 分度值滴定管，而不能使用 0.1ml 分度值滴定管。可选用电子显示器自动记录体积，也可直接目测读取体积，但后者读数时应注意，小数点后第三位数字最小值为 0.05ml 的 1/10，即 0.005ml。例如，消耗的滴定液体积为 7.000～7.050ml（即 1 个大刻度，它包括 10 个小刻度），若在 1/10 处，正确的读法是 7.005（错误的读法是 7.010）；若在 2/10 处，正确的读法是 7.010（错误的读法是 7.020）；若在 3/10 处，正确的读法是 7.015（错误的读法是 7.030），以此类推。

2）间接滴定法：包括生成物滴定法与剩余量滴定法。

A. 生成物滴定法：指被测药物与化合物 A 作用，定量生成化合物 B，再用滴定液滴定化合物 B。该法的百分含量计算方法与直接滴定法相同，只是在计算滴定度时需考虑被测药物、化合物 B、滴定液三者之间的化学计量关系（摩尔比）。

例 6-14 ChP2015（二部）葡萄糖酸锑钠的含量测定：取本品约 0.3g，精密称定，置具塞锥形瓶中，加水 100ml、盐酸 15ml 与碘化钾试液 10ml，密塞，振摇，在暗处静置 10min，用硫代硫酸钠滴定液（0.1mol/L）滴定，至近终点时，加淀粉指示液，继续滴定至蓝色消失，并将滴定的结果用空白试验校正。每毫升硫代硫酸钠滴定液（0.1mol/L）相当于 6.088mg 的 Sb。

已知：滴定反应方程式为

$$Sb^{5+}+2KI\longrightarrow Sb^{3+}+I_2+2K^+$$

$$I_2+2Na_2S_2O_3\longrightarrow 2NaI+Na_2S_4O_6$$

可见，1mol 锑（葡萄糖酸锑钠）与碘化钾作用生成 1mol 碘（I_2），而 1mol 碘（I_2）消耗 2mol 的硫代硫酸钠。所以，硫代硫酸钠滴定液（0.1mol/L）对葡萄糖酸锑钠（以 $B_{Sb}=$ 121.76 计算）的滴定度与含量计算公式分别为

$$T=M\times\frac{b}{a}\times B_{Sb}=0.1\times\frac{1}{2}\times121.76=6.088（mg/ml）$$

$$含量（\%）=\frac{V\times T\times F}{W}\times100\%$$

B. 剩余量滴定法：又称回滴法。需先加入定量过量的滴定液 A，使其与被测药物定量反应，待反应完全后，再用另一滴定液 B 回滴反应后剩余的滴定液 A。剩余量滴定法在滴定过程中，通常涉及加热、滤过、提取等操作步骤，可能会消耗少量的滴定液 A，使得测定结果的误差显著增加，故需进行空白试验校正，其含量计算公式为

$$含量（\%）=\frac{(V_B^0-V_B^S)\times F_B\times T_A}{W}\times100\%$$

式中，V_B^0 为空白试验所消耗滴定液 B 的体积；V_B^S 为滴定样品时消耗的滴定液 B 的体积；F_B 为滴定液 B 的浓度校正因数；T_A 为滴定液 A 的滴定度；W 为供试品的称取量。

例 6-15 ChP2015（二部）司可巴比妥钠的含量测定：取本品约 0.1g，精密称定，置 250ml 碘瓶中，加水 10ml，振摇使溶解，精密加溴滴定液（0.05mol/L）25ml，再加盐酸 5ml，立即密塞并振摇 1min，在暗处静置 15min 后，注意微开瓶塞，加碘化钾试液 10ml，立即密塞，摇匀后，用硫代硫酸钠滴定液（0.1mol/L）滴定，至近终点时，加淀粉指示液，继续滴定至蓝色消失，并将滴定的结果用空白试验校正。每毫升溴滴定液（0.05mol/L）相当于 13.01mg 的 $C_{12}H_{17}N_2NaO_3$。

已知：司可巴比妥钠中的不饱和键可与溴发生加成反应，化学计量关系为 1:1，司可巴比妥钠的相对分子质量为 260.27；供试品的称取量为 0.1022g；硫代硫酸钠滴定液的浓度为 0.1038mol/L；供试品消耗硫代硫酸钠滴定液的体积为 15.73ml；空白试验消耗硫代硫酸钠滴定液的体积为 23.21ml。

计算：

$$T_{Br_2}=M\times\frac{b}{a}\times B=0.05\times\frac{1}{1}\times260.23=13.01(mg/ml)$$

$$F_{Na_2S_2O_3}=\frac{实际摩尔浓度}{规定摩尔浓度}=\frac{0.1038}{0.1}=1.038$$

$$含量（\%）=\frac{(V^0_{Na_2S_2O_3}-V^S_{Na_2S_2O_3})\times F_{Na_2S_2O_3}\times T_{Br_2}}{W}\times 100\%$$

$$=\frac{(23.21-15.73)\times 1.038\times 13.01}{102.2}\times 100\%$$

$$=98.8\%$$

思考题：

1）请查阅各国药典，说明哪些药典采用直接滴定法，哪些药典采用剩余量滴定法，并说明两种方法的异同及优缺点。

2）为什么多数剩余量滴定法需做空白试验？

3）为什么"例6-15"中溴滴定液与硫代硫酸钠滴定液的浓度比为1∶2？

知识拓展

剩余量滴定法中两种滴定液的浓度关系

为了便于计算，通常药品标准收载的剩余量滴定法中，两种滴定液的浓度比与二者反应的化学计量关系相同，反应达到终点时，二者体积相同。例如，司可巴比妥钠含量测定中，溴滴定液（0.05mol/L）与硫代硫酸钠滴定液（0.1mol/L）的浓度比为1∶2；溴（Br_2）等摩尔转化为碘（I_2），而碘（I_2）与硫代硫酸钠（$Na_2S_2O_3$）反应的摩尔比为1∶2，故溴与硫代硫酸钠的化学计量关系为1∶2，反应达到终点时，消耗硫代硫酸钠滴定液（0.1mol/L）的体积等于供试液中含有溴滴定液（0.05mol/L）的体积。此时，可直接用硫代硫酸钠滴定液的校正体积$\left[(V^0_{Na_2S_2O_3}-V^S_{Na_2S_2O_3})\times F_{Na_2S_2O_3}\right]$代替司可巴比妥钠消耗的溴滴定液的校正体积。

3. 容量分析法的基本要求

1）滴定液的标定：滴定液浓度是否准确也是容量分析误差的重要来源，所以滴定液按照规定浓度配制后，应用基准物质标定后获取真实浓度，再用于容量分析。药物分析中，常用F反映滴定液的真实浓度，$F=$滴定液的真实浓度/滴定液的规定浓度，应控制在1%±5%。

2）终点指示方法：在容量分析时，当反应达到化学计量点时应停止滴定，并准确获取滴定液的体积。但在滴定过程中反应体系常常无外观现象的变化，必须借助适当的方法指示化学计量点的到达。药物分析中，常用的方法是借助指示剂的颜色或电子设备的电流或电压变化来判断化学计量点，即在滴定过程中，当反应体系指示剂的颜色或与反应体系相连的检测设备输出的电信号发生突变时终止滴定。指示剂的颜色或检测设备输出的电信号的突变点通常称为滴定终点，但滴定终点与滴定反应的化学计量点不一定恰好吻合，二者之差称为滴定误差，它是容量分析误差的重要来源。为了减少滴定误差，需要选择合适的指示剂或指示方法，使滴定终点尽可能地接近滴定反应的化学计量点，如采用非水溶液滴定法测定生物碱类药物时，常采用电位滴定法指示终点。

3）仪器的校正与检定：容量分析常用的定量仪器有分析天平、滴定管及移液管等，它们的准确程度直接影响分析结果的误差与偏差大小，故这些仪器均应按照国家计量仪器校正标准进行校正或经国家认可的计量部门检定后，才能用于药物分析。

任务一　利用光谱分析法测定药物含量

当物质吸收辐射能或热能后，其内部发生能级跃迁，记录因能级跃迁所需辐射能随着波长的变化所得到的图谱称为光谱（spectroscopy）。

光谱分析法（spectroscopic analysis），简称光谱法（spectrometry），是基于物质与电磁辐射作用时，测量由物质内部发生量子化能级之间的跃迁而产生的吸收、发射、散射光谱并进行分析的方法。分光光度法（spectrophotometry）是光谱法的重要组成部分，是通过测定被测物质在光谱的特定波长处或一定波长范围内的吸光度、发光强度及光的散射强度，对该物质进行定性或定量分析的方法。

按不同的分类方式，光谱法可分为吸收光谱法，包括紫外-可见分光光度法、红外分光光度法、原子吸收分光光度法；发射光谱法，包括荧光分光光度法、火焰光度法、电感耦合等离子体原子发射光谱法；散射光谱法，包括拉曼光谱法。也可分为原子光谱与分子光谱。还可分为电子光谱、振动光谱、转动光谱。

一、紫外-可见分光光度法

物质分子吸收了紫外光或可见光提供的能量，引起分子外层价电子能级跃迁而产生的光谱称为紫外吸收光谱或可见吸收光谱，它们均属于电子光谱。紫外-可见分光光度法（ultraviolet and visible spectrophotometry，UV-Vis）是通过测定被测物质在紫外光区（200～400nm）与可见光区（400～760nm）的吸光度，对该物质进行定性与定量分析的方法，简称紫外法。那么，如何利用紫外法检测药品的含量呢？在此仅介绍 ChP2015 的常用方法。

▌理论基础

1. 电子跃迁类型（图 6-1）

1）$\sigma \to \sigma^*$ 跃迁：饱和烃类的 C—C 键属于这类跃迁，吸收波长一般小于 150nm，如乙烷的 λ_{max} 在 153nm。

2）$\pi \to \pi^*$ 跃迁：孤立双键发生在波长 200nm 左右，其特征是吸收系数很大，如 $CH_2=CH_2$ 的吸收峰在 165nm，ε 为 10 000。共轭链越长，吸收峰波长越长，如丁二烯的吸收峰在 217nm，ε 为 21 000。

3）$n \to \pi^*$ 跃迁：含有杂原子的不饱和基团，如含 C=O、C=S、N=N 等的化合物，吸收波长一般为 200～400nm，ε 小，为 10～100。例如，丙酮的吸收峰为 279nm，ε 为 10～30。

4）$n \to \sigma^*$ 跃迁：含—OH、—NH$_2$、—SH、—S、—X（X 代表卤元素）等基团的化合物，吸收波长

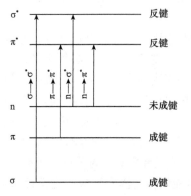

图 6-1　分子中价电子能级及跃迁示意图

一般在200nm左右。例如，甲醇与甲胺的吸收峰分别在183nm与213nm。

5）配位场跃迁：吸收峰位于可见光区，$\varepsilon < 100$。

2. 吸收带与分子结构的关系

1）R带：由$n \to \pi^*$跃迁引起，是C＝O、C＝S、N＝N等发色团的特征。其特点是吸收峰位于250~300nm，$\varepsilon < 100$。溶剂极性增加，R带发生短移。

2）K带：相当于共轭双键中$\pi \to \pi^*$跃迁所产生的吸收峰，$\varepsilon > 10\ 000$。

3）B带：是芳香族（包括杂芳香族）化合物的特征吸收峰。例如，苯在极性溶剂中，吸收峰较宽，重心位于256nm附近，ε为200左右。

4）E带：也是芳香族化合物的特征吸收峰，是由苯环中三个不饱和双键的环状共轭系统的$\pi \to \pi^*$跃迁所产生，分别为E_1与E_2带，吸收峰分别为180nm（ε为47 000）与200nm（ε为7000）。

此外，还有电荷转移吸收带与配位场吸收带，吸收峰在可见光区。

3. 影响吸收带的因素　　紫外吸收光谱是分子光谱，吸收带的位置易受分子中结构和测定条件等多种因素的影响，在较宽的波长范围内变动。虽然影响因素很多，但它的核心是对分子中电子共轭结构的影响。

1）体系pH的影响：体系的pH对紫外吸收光谱的影响是比较普遍的，对酸性、碱性或中性药物都有明显的影响。例如，维生素B_1在pH2.0（0.1mol/L盐酸）时，最大吸收波长在246nm处，吸收系数为421；在pH7.0（磷酸盐缓冲液）时，有两处吸收峰，在232nm处吸收系数为345；在266nm处吸收系数为255。

2）溶剂效应：溶剂除影响药物吸收峰位置外，还影响药物的吸收强度及光谱形状，所以药物光谱分析需注明所用溶剂。例如，维生素A在环己烷与异丙醇中的吸收峰位、吸收系数均不同。

3）位阻影响：药物分子中若有两个发色团产生共轭效应，可使吸收带长移。但若两个发色团由于立体阻碍妨碍它们处于同一平面上，就会影响共轭效应。例如，二苯乙烯反式结构的K带最大吸收波长较顺式明显长移，且吸收系数也增加。

4）跨环效应：在有些β、γ不饱和酮药物中，如生物素（维生素类药物）分子结构中，虽然双键与酮基不产生共轭体系，但由于适当的立体排列，羰基氧的孤对电子和双键的π电子发生作用，以致使相当于$n \to \pi^*$跃迁的R吸收带向长波移动，同时其吸收强度增加。

4. 朗伯-比尔定律　　朗伯-比尔定律（Lambert-Beer law）是分光光度法对物质定量分析的依据。当单色光辐射穿过被测物质溶液时，在一定的浓度范围内，被该物质吸收的量与该物质的浓度及液层的厚度（光路长度）成正比，其关系如下式所示。

$$A = \lg \frac{1}{T} = ECL$$

式中，A为吸光度；T为透光率；E为吸收系数；C为被测物质溶液的浓度（g/100ml）；L为液层厚度（cm）。

现有紫外-可见分光光度计所用比色池厚度均为1cm，故药物分析中通常采用的是比尔定律，即

$$A = CE$$

各国药典通常采用百分吸收系数（ $E_{1cm}^{1\%}$ ）表示吸收系数，是指在一定波长下，被测药物浓度为 1%（ g/ml）、液层厚度为 1cm 时的吸光度。药物在一定溶剂中的吸收系数是该物质的物理常数，通常作为药品性状检查项下的重要项目与指标。

5. 偏离比尔定律的因素

（1）化学因素　　溶液中溶质可因为浓度改变而有离解、缔合、与溶剂间的作用等而发生偏离比尔定律的现象。

（2）光学因素

1）非单色光：比尔定律的一个重要前提是入射光为单色光，但事实上真正的单色光是难以得到的。通常半峰宽越小，单色性越好。但因仍是复合光，故仍可以使吸光度变值而偏离比尔定律。其主要原因是物质对不同波长的光有不同的吸光系数。

2）杂散光：是一些不在谱带宽度范围内的与所需波长相隔较远的光。在接近末端吸收处，有时会因杂散光影响而出现假峰。

3）散射光和反射光：吸光质点对入射光有散射作用，入射光在吸收池内外界面之间通过时又有反射作用，散射光和反射光都是入射光谱带范围内的光，对透射光强度有直接影响。

4）非平行光：通过吸收池的光一般都不是真正的平行光，使朗伯-比尔定律中的 L 增大而影响测量值，这也是同一物质不同仪器测定吸光系数时产生差异的主要原因之一。

（3）透光率测量误差　　是测量中的随机误差，来自仪器的噪声。

█ 技能基础

1. 紫外-可见分光光度法的特点及适用范围

1）特点：本法适用于在紫外-可见光区有吸收的药物（通常药物分子内具有共轭体系），为选择性分析方法，操作简便易行；由于电子光谱的强度较大，故紫外-可见分光光度法的灵敏度较高，根据测定物质的结构不同，一般可达 $10^{-6}\sim10^{-4}$ g/ml，部分可达 10^{-7} g/ml，适用于低浓度试样的分析，属于微量分析；不同化合物结构中可能存在相同或类似的共轭体系，产生类似的吸收光谱，故本法对药物与有关物质之间缺乏选择性，专属性不强。此法的准确度与精密度均较容量分析法低，通常相对误差应为 2%～5%，相对偏差应不大于 1.0%。

2）适用范围：各国药典主要利用此法定量检查药物制剂的溶出度、含量均匀度等，同时，利用原料药的吸收系数控制药物的纯度与真伪；如果制剂中辅料在检测波长处无吸收，也可用此法对制剂有效成分进行含量测定。因为本法的专属性与容量分析法相差不大，但准确度与精密度较容量分析法低，故除采用容量分析法难以判断终点的个别药物外（如对乙酰氨基酚），多数小分子原料药不采用此法进行含量测定。

2. 吸光度测定

（1）溶剂的检查　　含杂原子的有机溶剂通常具有很强的末端吸收，因此作为溶剂使用时，它们的使用范围均不能小于截止使用波长。例如，甲醇、乙醇的截止使用波长为 205nm。另外，当溶剂不纯时，也可能增加干扰吸收。故在供试品测定前，应先检查所用的溶剂在供试品所用的波长处是否符合要求。溶剂的检查方法是，将溶剂置于 1cm 的石英吸收池中，以空气为空白对照测定其吸光度。溶剂和吸收池的吸光度在 220～240nm 处不得超过 0.40；在 241～250nm 处不得超过 0.20；在 251～300nm 处不得超过 0.10；在 300nm 以上时不得超过 0.05。

（2）测定法

1）空白：除另有规定外，应以配制供试品溶液的同批溶剂为空白对照。由于吸收池和溶剂本身可能有空白吸收，因此测定供试品的吸光度后，应减去空白读数，或由仪器自动扣除空白读数后再计算含量。当溶液的 pH 对测定结果有影响时，应将供试品溶液的 pH 和对照品溶液的 pH 调成一致。

2）确定检测波长：除另有规定外，吸收峰波长应在该品种项下规定的波长 ±2nm 以内，并以吸光度最大的波长作为测定波长。

3）吸光度范围：一般供试品溶液的吸光度读数，以在 0.3～0.7 的误差较小。

4）狭缝：仪器的狭缝波带宽度应小于供试品吸收带半高宽度的 1/10，否则测得的吸光度会偏低；狭缝宽度的选择，应以减小狭缝宽度时供试品吸光度不再增大为准。

3. 紫外-可见分光光度法的计算

（1）吸收系数的测定　　吸收系数作为纯度较高药物的物理常数，通常列于药品标准的性状项下，按比尔定律计算即可。

例 6-16　ChP2015（二部）曲安奈德性状项下吸收系数的测定：取本品，精密称定，加乙醇溶解并定量稀释制成每毫升中约含 10mg 的溶液，按照紫外-可见分光光度法，在 239nm 波长处测定吸光度，吸收系数（$E_{1cm}^{1\%}$）为 340～370。

$$E_{1cm}^{1\%}=\frac{A_x}{C_x}$$

（2）吸收系数法测定药物含量　　按各品种项下的方法配制供试品溶液，在规定的波长处测定其吸光度，再以该品种在规定条件下的吸收系数计算含量。用本法测定时，吸收系数通常应大于 100，并注意仪器的校正或检定。

$$C_x=\frac{A_x}{E_{1cm}^{1\%}\times100}$$

式中，C_x 为供试品溶液的浓度（g/ml）；A_x 为供试品溶液的吸光度；$E_{1cm}^{1\%}$ 为供试品中被测成分的百分吸收系数；100 为浓度换算因子（将 g/100ml 换算成 g/ml）。

1）原料药百分含量的计算公式为

$$含量（\%）=\frac{A_x\times D}{E_{1cm}^{1\%}\times100\times W}\times100\%$$

式中，D 为供试品溶液的稀释倍数；W 为供试品的称取量；其他符号的意义同上。

2）液体制剂含量相当于标示量的百分数计算公式为

$$标示量（\%）=\frac{A_x\times D}{E_{1cm}^{1\%}\times100\times V\times B}\times100\%$$

式中，V 为供试品的量取体积；B 为制剂的标示量（通常为制剂的规格：mg/ml 或 g/ml）；其他符号的意义及计算同上。

3）固体制剂含量相当于标示量的百分数计算公式为

$$标示量(\%)=\frac{A_{\mathrm{x}}\times D\times \overline{W}}{E_{1\mathrm{cm}}^{1\%}\times 100\times W\times B}\times 100\%$$

式中，$\overline{W}$ 为单位制剂的平均质量（片剂为平均片重；胶囊或粉针剂为平均装量）；其他符号的意义同上。

例 6-17 ChP2015（二部）维生素 B_1 片的含量测定：取本品 20 片，精密称定，研细，精密称取适量（约相当于维生素 B_1 25mg），置于 100ml 容量瓶中，加盐酸溶液（9→1000）约 70ml，振摇 15min 使维生素 B_1 溶解，用上述溶剂稀释至刻度，摇匀，用干燥滤纸滤过，精密量取续滤液 5ml，置另一 100ml 容量瓶中，再加上述溶剂稀释至刻度，摇匀，在 246nm 处测定吸光度，按 $C_{12}H_{17}ClN_4OS\cdot HCl$ 的吸收系数为 421 计算，即得。

$$标示量(\%)=\frac{A_{\mathrm{x}}\times D\times \overline{W}}{E_{1\mathrm{cm}}^{1\%}\times 100\times W\times B}\times 100\%$$

$\overline{W}$ ＝20 片质量 /20。

取样量 $W=\overline{W}/\mathrm{B}=W/25\mathrm{mg}$；$W=25\mathrm{mg}\times\overline{W}/\mathrm{B}$。

$D=100\times 100/5=2000$。

（3）对照品比较法测定药物含量　　按各品种项下的方法，分别配制供试品溶液和对照品溶液，对照品溶液中所含被测成分的量应为供试品溶液中被测成分规定量的 ±10%，所用溶剂也应完全一致，在规定的波长分别测定供试品溶液和对照品溶液的吸光度后，按下式计算供试品中被测溶液的浓度。

$$C_{\mathrm{x}}=\frac{A_{\mathrm{x}}}{A_{\mathrm{R}}}\times C_{\mathrm{R}}$$

式中，C_{R} 为对照品溶液的浓度；A_{R} 为对照品溶液的吸光度；其他符号的意义同上。

1）原料药百分含量的计算公式为

$$含量(\%)=\frac{C_{\mathrm{x}}\times D}{W}\times 100\%$$

实际工作中常用下式：

$$含量(\%)=\frac{A_{\mathrm{x}}\times m_{\mathrm{R}}\times D'}{A_{\mathrm{R}}\times W}\times 100\%$$

式中，m_{R} 为对照品的称取量；D' 为供试品溶液的稀释倍数与对照品溶液的稀释倍数的比值。

2）液体制剂含量相当于标示量的百分数计算公式为

$$标示量(\%)=\frac{A_{\mathrm{x}}\times m_{\mathrm{R}}\times D'}{A_{\mathrm{R}}\times V\times B}\times 100\%$$

例 6-18 ChP2015（二部）维生素 B_{12} 注射液的含量测定：精密吸取维生素 B_{12} 注射液 2.5ml，加水稀释至 10.00ml；另配制对照品液，精密称定对照品 25mg，加水稀释至 1000ml。在 361nm 处，测定维生素 B_{12} 注射液和对照品液的吸光度分别为 0.508 和 0.518，求维生素 B_{12} 注射液标示量的百分含量。规格：100μg/ml。

$$标示量(\%)=\frac{0.508\times 25\times 10^{-2}}{0.518\times 2.5\times 100\times 10^{-3}}\times 100\%$$
$$=98.1\%$$

3）固体制剂含量相当于标示量的百分数计算公式为

$$标示量(\%)=\frac{A_x \times m_R \times D' \times \overline{W}}{A_R \times W \times B} \times 100\%$$

例 6-19 ChP2015（二部）维生素 B_2 片的含量测定：取 20 片，称重为 0.2408g，研细，精密称取 0.0110g 置于 1000ml 容量瓶中，加冰醋酸 5ml 与水 100ml，加热溶解后加 4% NaOH 30ml，用水定容到刻度，在 444nm 处测得吸光度为 0.312；取对照品 10.11mg 置于 100ml 容量瓶中，精密量取 10ml 置 100ml 容量瓶中，测得吸光度为 0.325。规格：10mg/ 片。

$$标示量(\%)=\frac{0.312 \times 10.11 \times 0.2408/20}{0.325 \times 0.0110 \times 10} \times 100\%$$
$$=105.9\%$$

（4）比色法测定药物含量　　比色法通常用于下列两种情况。

1）供试品本身在紫外-可见光区没有吸收，加入适当的显色剂，使衍生物的最大吸收移至可见光区，通过测定衍生物的吸光度计算样品的含量。

2）供试品本身的吸收系数较小，为了提高灵敏度或避免干扰，加入适当的显色剂，使衍生物的最大吸收移至可见光区，通过测定衍生物的吸光度计算样品的含量。

用比色法测定样品时，因显色反应影响显色强度的因素较多，应取供试品与对照品同时操作。除另有规定外，比色法所用的空白，是指用同体积的溶剂代替对照品或供试品的溶液，依次加入等量的相应试剂，并用同样的方法处理。在规定的波长处分别测定对照品和供试品溶液的吸光度后，按对照品比较法计算供试品的含量。

当吸光度和被测成分浓度不呈良好线性关系时，应取数份梯度量的对照品溶液，用溶剂补充至同一体积，显色后测定各份溶液的吸光度，然后以吸光度与相应的浓度绘制标准曲线或用最小二乘法计算回归方程，再根据供试品溶液的吸光度在标准曲线上查得或用回归方程求得供试品溶液的浓度，并计算样品的含量。

（5）计算分光光度法测定药物含量　　此法主要用于混合物中某种成分的含量测定，因为各国药典主要采用色谱法检测混合样品中目标成分的含量，故计算分光光度法在药品含量测定中应用较少。

1）双波长法：根据同一波长处不同物质吸光度的加和性及不同波长处同一物质可能产生相同的吸光度，排除干扰成分。例如，ChP2005（二部）复方磺胺甲噁唑片的含量测定是建立在双波长基础上的差示分光光度法，可分别测定磺胺甲噁唑与甲氧苄啶两个有效成分的含量。

2）三波长法：当有关物质较少时，无需对照品，可通过检测波长处的校正公式计算样品中目标成分的含量。例如，ChP2015（二部）维生素 A 的含量测定有两种方法，其中第一法是建立在三波长基础上的三点校正法，可排除少量有关物质的干扰。

思考题：

1）ChP2015 紫外-可见分光光度法对溶剂有什么要求，试验前应怎样检查溶剂是否符合规定？

2）吸收系数法、对照品比较法、比色法、计算分光光度法均可用于药物含量测定，请说明它们的异同？

4. 仪器校正与检定　　按 ChP2015（四部）要求，紫外-可见分光光度计需校正或检定后，才能用于样品检测。

1）波长：常用汞灯中的较强谱线（237.83nm、275.28nm、313.16nm 等）或用仪器中氘灯的谱线（486.02nm、656.10nm）进行校正；也可利用钬玻璃在 279.4nm、287.5nm、333.7nm、418.5nm 等处的尖锐吸收峰校正波长；也常使用高氯酸钬溶液校正双光束紫外-可见分光光度计。

2）吸光度：可用重铬酸钾的硫酸溶液检定。取在 120℃ 干燥至恒重的基准重铬酸钾约 60mg，精密称定，用 0.005mol/L 的硫酸溶液溶解并稀释至 1000ml，在表 6-1 规定的波长处测定并计算其吸收系数，与规定的数值相比，应符合规定。

3）杂散光：按表 6-2 配制一定浓度的碘化钠和亚硝酸钠溶液，置 1cm 石英吸收池中，在规定的波长处测定透光率，应符合表 6-2 中的规定值。

表 6-1　紫外 - 可见分光光度计吸光度的准确度检定

波长 /nm	$E^{1\%}_{1cm}$规定值	$E^{1\%}_{1cm}$允许范围
235（λ_{min}）	124.5	123.0～126.0
257（λ_{max}）	144.0	142.8～146.2
…	…	…

表 6-2　紫外-可见分光光度计杂散光的检查

试剂	浓度 /（g/ml）	测定波长 /nm	透光率 /%
碘化钠	0.01	220	<0.8
亚硝酸钠	0.05	340	<0.8

二、荧光分光光度法

荧光分光光度法（fluorescence spectrophotometry）是通过测定被测物质在紫外光区（200～400nm）与可见光区（400～760nm）的荧光强度，对该物质进行定性与定量分析的方法，简称荧光法。那么，如何利用荧光法检测药物的含量呢？在此仅给予简单介绍。

█ 理论基础

1. 荧光的产生　　某些物质受紫外光或可见光激发后，引起分子外层价电子能级跃迁并以辐射光的形式回到基态，通常能发射出比激发光波长长的荧光。当激发光停止照射后，荧光随之消失。

2. 化学结构与荧光的关系　　通常能够发射荧光的化合物结构中，具备如下特点。

1）长共轭结构：绝大多数能产生荧光的物质都含有芳香环或杂环，因为芳香环和杂环分子具有长共轭的 $\pi \rightarrow \pi^*$ 跃迁。π 电子共轭程度越大，荧光强度（荧光效率）越大，而荧光波长也长移。下面三个化合物的共轭结构与荧光的关系如下。

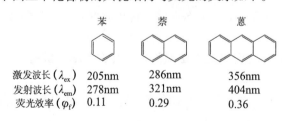

	苯	萘	蒽
激发波长（λ_{ex}）	205nm	286nm	356nm
发射波长（λ_{em}）	278nm	321nm	404nm
荧光效率（φ_f）	0.11	0.29	0.36

2）分子的刚性：在同样的长共轭分子中，分子的刚性越强，荧光效率越大，荧光波长产生得越长。例如，在相似的测定条件下，联苯和芴的 φ_f 分别为 0.2 和 1.0，两者的结构差别在于芴的分子中加入亚甲基成桥，使两个苯环不能自由旋转，成为刚性分子，结果共轭 π 电子的共平面性增加，荧光效率大大增加。

联苯 φ_f=0.2   芴 φ_f=1.0

相反，如果原来结构中共平面性较好，但由于位阻效应使分子共平面性下降后，则荧光减弱。例如，1-二甲氨基萘-7-磺酸钠的 φ_f＝0.75，1-二甲氨基萘-8-磺酸钠的 φ_f＝0.03，这是因为后者的二甲氨基与磺酸盐之间的位阻效应使分子发生了扭转，两个环不能共平面，因而使荧光明显减弱。

对于顺反异构体，顺式分子的两个基团在同一侧，由于位阻效应使分子不能共平面而没有荧光。例如，1,2-二苯乙烯的反式异构体有强烈荧光，而顺式异构体则没有荧光。

3）取代基：取代基可分为三类，第一类取代基能增加分子的 π 电子共轭程度，使荧光效率提高，荧光波长长移，如—NH_2、—OH、—OCH_3、—NHR、—NR_2、—CN 等，常为给电子取代基；第二类基团减弱分子的 π 电子共轭程度，使荧光减弱甚至熄灭，如—COOH、—NO_2、—C＝O、—NO、—SH、—$NHCOCH_3$、—F、—Cl、—Br、—I 等，常为吸电子取代基；第三类取代基对 π 电子共轭体系的作用较小，如—R、—SO_3H、—NH_3^+等，对荧光的影响也不明显。

技能基础

1. 荧光分光光度法的特点及适用范围

1）特点：荧光来自被测物质的特殊结构，可产生发射光谱，故荧光分光光度法的专属性强、灵敏度高，可达 $10^{-12}\sim10^{-10}$g/ml，较紫外-可见分光光度法高出三个以上数量级，但准确度与精密度较低。

2）适用范围：一些中药成分在特定条件下可产生荧光，化学合成药物本身具有荧光性质的较少。例如，四环素、硫酸奎宁及一些苯并二氮䓬类药物在特定条件下可产生荧光。采用荧光衍生化试剂，可使无荧光或弱荧光物质得到强荧光产物，提高分析方法的灵敏度和专属性。例如，USP34-NF29 维生素 B_1 及其制剂的含量测定均采用硫色素荧光法；ChP2015（二部）维生素 B_1 的鉴别采用硫色素荧光法。我国目前在临床药物监测、疾病诊断等体内药物分析方面采用荧光法的较多。

2. 干扰因素的排除　　荧光分光光度法的干扰因素较多，在测定药物含量时应注意排除干扰因素。

1）溶液：当溶液中荧光物质的浓度过高时，可产生荧光"自熄灭"作用，同时由于在液面附近的溶液会吸收激发光，使荧光强度下降，导致荧光强度与浓度不成正比，因此，荧光分析应在低浓度溶液中进行；溶液中的悬浮物对光有散射作用，必要时应用垂熔玻璃滤器滤过或使用离心法去除；溶液中的溶解氧有降低荧光强度的作用，必要时可在测定之前通入惰性气体除氧；溶液的 pH 对荧光强度有显著影响，测定时还要注意调整溶液的 pH。因为被测物质的荧光受多种因素干扰，故必须做空白试验。

2）溶剂：溶剂的纯度低会使测定结果产生很大误差。在样品测定时，除使用空白试验外，在测定样品之前应检查空白溶剂的荧光强度，必要时应用磨口玻璃蒸馏器蒸馏后再使用。

3）容器：实验中所使用的玻璃量器及样品池均应保持高度的洁净。必要时，可使用无机清洁液处理。例如，先用重铬酸钾硫酸溶液（洗液）浸泡后再用水洗涤。

4）温度：温度对荧光强度有较大的影响，测定时应注意控制温度的一致性。

5）散射光：当一束平行单色光照射在液体样品上时，大部分光线透过溶液，小部分由于光子和物质分子相互碰撞，光子的运动方向发生改变而向不同角度散射，这种光称为散射光（scattering light）。

光子和物质分子发生弹性碰撞时，光子仅改变运动方向，波长不发生改变，这种散射光叫作瑞利光；光子和物质分子发生非弹性碰撞时，在光子运动方向发生改变的同时，光子把部分能量转移给物质分子或从物质分子获得部分能量，此时散射光的波长比入射光的长或短，这种散射光叫作拉曼光。

散射光对荧光测定有干扰，尤其是波长比入射光长的拉曼光，因其波长与荧光波长接近，对荧光测定的干扰更大，必须采取措施消除。表 6-3 为水、乙醇、环己烷、四氯化碳及三氯甲烷 5 种常用溶剂在不同波长激发光照射下拉曼光的波长，可供选择激发光波长或溶剂时参考。从表 6-3 可见，四氯化碳的拉曼光与激发光的波长极为相近，几乎不干扰荧光测定；而水、乙醇、三氯甲烷及环己烷的拉曼光波长较长，使用时必须注意。

表 6-3　在不同波长激发光下主要溶剂拉曼光的波长 　　（单位：nm）

溶剂	激发光				
	248	313	365	405	436
水	271	350	416	469	511
乙醇	267	344	409	459	500
环己烷	267	344	408	458	499
四氯化碳	—	320	375	418	450
三氯甲烷	—	346	410	461	502

6）仪器校正：样品测定前需对荧光分光光度计进行校正或检定。

3. 荧光分光光度法的计算　　当激发光强度、波长、所用溶剂及温度等条件固定时，物质在一定浓度范围内，其荧光强度与溶液中该物质的浓度存在函数关系，可以此进行药物的定量分析。

由于不易测定绝对荧光强度，通常荧光分析法都是在一定条件下，用对照品溶液测定荧光强度与浓度的线性关系。当线性关系良好时，可在每次测定前，用一定浓度的对照品溶液校正仪器的灵敏度；然后在相同条件下，分别读取对照品溶液及其空白的荧光强度与供试品溶液及其空白的荧光强度，用下式计算供试品浓度：

$$C_x = \frac{R_x - R_{xb}}{R_r - R_{rb}} \times C_r$$

式中，C_x 为供试品溶液的浓度；C_r 为对照品溶液的浓度；R_x 为供试品溶液的荧光强度；R_{xb} 为供试品溶液空白的荧光强度；R_r 为对照品溶液的荧光强度；R_{rb} 为对照品溶液空白的荧光强度。

因荧光分析法中的浓度与荧光强度的线性范围较窄，故 $(R_x-R_{xb})/(R_r-R_{rb})$ 应以 0.5～2 为宜，如有超过，应在调节溶液浓度后再测。当浓度与荧光强度明显偏离线性时，应该用标准曲线法。

USP34-NF29 维生素 B_1 及其制剂的含量测定均采用硫色素荧光法，现对其解析如下。

（1）原理　维生素 B_1 在碱性溶液中被铁氰化钾氧化成硫色素（图6-2），用异丁醇提取后，在紫外光（λ_{ex} 365nm）照射下呈现蓝色荧光（λ_{ex} 435nm），通过与对照品荧光强度比较，即可测得供试品含量。

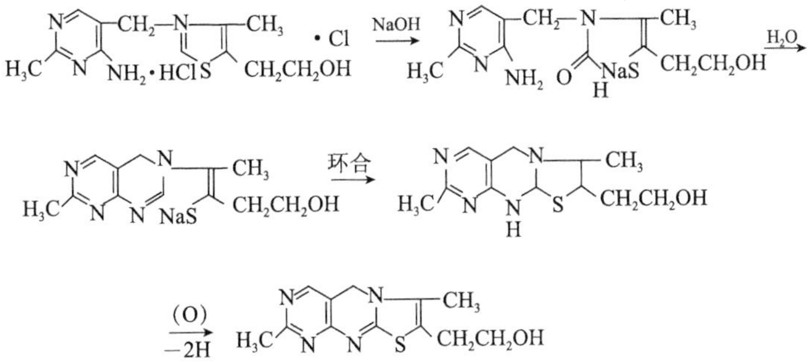

图 6-2　维生素 B_1 的硫色素反应机理

（2）方法

1）氧化试剂的制备：取新鲜配制的 1.0% 铁氰化钾溶液 4.0ml，加 3.5mol/L 氢氧化钠溶液制成 100ml，于 4h 内使用。

2）对照品溶液的制备：取维生素 B_1 对照品约 25mg，精密称定，溶于 300ml 的稀醇溶液（1→5），用 3mol/L 盐酸溶液调节至 pH4.0，加稀醇稀释成 1000ml，作为贮备液，避光冷藏。取贮备液适量，用 0.2mol/L 盐酸溶液逐步定量稀释成 0.299μg/ml 的溶液。

3）供试品溶液的制备：取供试品适量，用 0.2mol/L 盐酸溶液溶解，制成 100μg/ml 的溶液（若供试品难溶，可在水浴上加热使溶解），精密量取 5ml，逐步定量稀释成 0.2μg/ml 的溶液。

4）测定方法：取 40ml 具塞试管 3 支，各精密加入对照品溶液 5ml，于其中 2 支（或 2 支以上）试管中迅速（1～2s）加入氧化试剂各 3.0ml，在 30s 内再加入异丁醇 20.0ml，密塞，剧烈振摇 90s。于另一支试管中加 3.5mol/L 氢氧化钠溶液 3.0ml 以代替氧化试剂，并照上述方法操作，作为空白。

另取 3 支相同试管，各精密加入供试品溶液 5ml，照上述对照品溶液管的方法，同法处理。

于上述 6 支试管中，各加入无水乙醇 2ml，旋摇数秒，待分层后，取上层澄清的异丁醇溶液约 10ml，置荧光计测定池内，测定其荧光强度（输入和输出的最大波长分别为 365nm 和 435nm）。

5）计算：5ml 供试品溶液中维生素 B_1 的质量（m）为

$$m(\mu g)=\frac{A-b}{S-d}\times0.2\times5$$

式中，A 和 S 分别为供试品溶液和对照品溶液测得的平均荧光读数；b 和 d 分别为其相应的空白读数；0.2 为对照品溶液的浓度（$\mu g/ml$）；5 为测定时对照品溶液的取样体积（ml）。

任务三　利用色谱分析法测定药物含量

色谱分析法简称色谱法（chromatography），创始于 20 世纪初。1903 年，俄国植物学家 Tsweet 将碳酸钙放在竖立的玻璃管中，从顶端注入植物色素的石油醚浸取液，然后用石油醚由上而下冲洗，结果在管的不同部位形成不同颜色的色带，1906 年 Tsweet 发表的论文中将其命名为色谱。1948 年，瑞典科学家 Tiselius 因电脉和吸附色谱分析的研究获诺贝尔化学奖。1952 年，英国的 Martin 和 Synge 因发展了分配色谱获诺贝尔化学奖。

色谱法是根据混合物中各组分在固定相与流动相中的色谱行为差异进行分离，再选择性地对目标成分进行分析的方法，通常采用在线分离分析法进行含量测定。

▌理论基础

1. 色谱行为　设组分 A 与 B 的混合物通过色谱柱，若二者能被分离，则它们的迁移速度必须不同，即比移值（TLC 中）或保留时间（HPLC、GC、CE 等中）不等。

$$t_{R_A}=t_0\left(1+K_A\frac{V_s}{V_m}\right)\qquad t_{R_B}=t_0\left(1+K_B\frac{V_s}{V_m}\right)$$

两式相减，得

$$\Delta t_R=t_{R_A}-t_{R_B}=t_0(K_A-K_B)\frac{V_s}{V_m}$$

由上式可见，若使 $\Delta t_R\neq0$，必须使 $K_A\neq K_B$，即分配系数（分配色谱）或吸附系数（吸附色谱）不等是色谱分离的前提。用保留因子表示，则为保留因子不等是色谱分离的前提，即 $K_A\neq K_B$，$\Delta t_R\neq0$。

2. 色谱理论　要使两组分有足够的分离度，首先是使它们的保留时间有足够的差异，而保留时间与分配系数有关，即与色谱热力学过程有关，热力学理论是从相平衡观点来研究分配过程，以塔板理论（plate theory）为代表；另外，还要使色谱峰宽足够小，而峰宽与色谱的动力学过程有关，动力学理论是从动力学观点来研究各种动力学因素对峰宽的影响，以速率理论（rate theory）为代表。

1）塔板理论：色谱分离的塔板理论始于 Martin 和 Synge 提出的塔板模型。假设色谱柱是由多块塔板叠加而成的，每块塔板上样品在固定相和流动相间瞬间达到分配平衡。当混合组分流经色谱柱时，由于色谱柱的塔板相当多，即使分配系数仅有微小的差别，也可实现分离。塔板理论的假设实际上是把组分在两相间的连续转移过程，分解为间歇并瞬间分配平衡的过程，因此是半经验理论，衡量柱效的指标为塔板数与塔板高度。

塔板高度（plate height）或称板高为

$$H = L/n$$

$$n = 16\ (t_R/W)^2\ \text{或}\ n = 5.54\ (t_R/W_{h/2})^2$$

式中，H 为板高；L 为色谱柱长；n 为理论板数；W 为峰宽；$W_{h/2}$ 为半高峰宽；t_R 为保留时间。

2）速率理论：荷兰学者 van Deemter 吸收了塔板理论中的一些概念，建立了范氏方程，成功地解释了由于色谱峰扩张而致柱效降低的原因。

$$H = A + B/u + Cu$$

式中，H 为理论板高；A 为涡流扩散项；B/u 为纵向扩散项；Cu 为传质阻抗项；u 为流动相的线速度。

$$A = 2\lambda d_P$$

式中，λ 为填充不规则因子，简称填充因子（packing factor），其大小与色谱柱填料颗粒大小及其分布和填充均匀性有关；d_P 为色谱柱填料（固定相）颗粒的平均直径。

$$B = 2\gamma D_m$$

式中，γ 为弯曲因子，也称为扩散障碍因子（obstruction factor），其大小与色谱柱填充物质有关，反映固定相颗粒使柱内扩散路径弯曲对分子扩散的阻碍；D_m 为组分在流动相中的扩散系数，与流动相和组分的性质有关。D_m 在 GC 中也用 D_g 表示。

传质阻抗既存在于固定相中，也存在于流动相中，分别称为固定相传质阻抗 $C_s u$ 与流动相传质阻抗 $C_m u$。

3. 色谱法分类

1）依据分离原理：色谱法可分为吸附色谱法、分配色谱法、离子交换色谱法与分子排阻色谱法。吸附色谱法是利用被分离物质在吸附剂上吸附能力的不同，用溶剂或气体洗脱使组分分离；常用的吸附剂有氧化铝、硅胶、聚酰胺等吸附性物质。分配色谱法是利用被分离物质在两相中分配系数的不同使组分分离，其中一相被涂布或键合在固定载体上，称为固定相，另一相为液体或气体，称为流动相；常用的载体有硅胶、硅藻土、硅镁型吸附剂与纤维素粉等。离子交换色谱法是利用被分离物质在离子交换树脂上交换能力的不同，使组分分离；常用的树脂有不同强度的阳离子交换树脂、阴离子交换树脂，流动相为水或含有机溶剂的缓冲液。分子排阻色谱法也称凝胶色谱法，是利用被分离物质分子大小的不同，导致在填料上渗透程度不同，从而使组分分离；常用的填料有分子筛、葡聚糖凝胶、微孔聚合物、微孔硅胶、玻璃珠等，根据固定相与供试品的性质选用水或有机溶剂作为流动相。

2）依据分离方式：色谱法可分为纸色谱法、薄层色谱法、柱色谱法、气相色谱法、高效液相色谱法、毛细管电泳法、超临界流体色谱法等。所用溶剂应与供试品不起化学反应，纯度要求较高。分离时的温度，除气相色谱法或另有规定外，是指室温。分离后各成分的检测，应采用各品种项下所规定的方法。采用纸色谱法、薄层色谱法、柱色谱法分离有色物质时，可根据其色带进行区分；分离无色物质时，可在短波（254nm）或长波（365nm）紫外线灯下检视，其中纸色谱法、薄层色谱法也可喷显色剂使之显色，或在薄层色谱法中用加有荧光物质的薄层硅胶，采用荧光猝灭法检视。柱色谱法、气相色谱法、高效液相色谱法可用接于色谱柱口处的各种检测器检测。柱色谱法还可分部分收集流出液后用适宜方法测定。

ChP2015（四部）收载的色谱分析法有纸色谱法、薄层色谱法、柱色谱法、高效液相色谱法、离子色谱法、分子排阻色谱法、气相色谱法、超临界流体色谱法、临界点色谱法、电泳法、毛细管电泳法等。其中高效液相色谱法广泛用于药物的含量测定及有关物质的检查，气相色谱法主要用于药物有机溶剂残留等杂质的定量分析与中药挥发成分的含量测定。

那么，如何利用色谱分析法进行药物的含量测定与计算呢？现以 ChP2015（二部）常用的药品检验方法为主，重点介绍如下。

技能基础

一、高效液相色谱法

高效液相色谱法（high performance liquid chromatography，HPLC）是采用高压输液泵将规定的流动相泵入装有填充剂的色谱柱，对供试品进行分离测定的色谱方法。注入的供试品，由流动相带入柱内，各组分在柱内被分离，并依次进入检测器，由积分仪、数据处理系统记录分析色谱信号。

1. 高效液相色谱法的特点及适用范围

1）特点：柱效高，能有效分离样品中目标组分与结构相近的有关物质或其他干扰成分，也可同时检测多个组分；灵敏度高，通过选用不同的检测器，检测限可达到 $10^{-12}\sim10^{-7}$ g；专属性强，通过对对照品与样品中目标成分保留时间与检测信号的双重判断，可实现对目标组分的选择性检测；通常在几分钟至几十分钟完成药物的定量分析，并可同时测定多个彼此分离的组分，如复方制剂、中药、体内样品中的多个成分等。

2）适用范围：可排除辅料的干扰，是药物制剂含量测定的首选方法；可排除有关物质的干扰，是纯度较低的抗生素、激素、青蒿素类等原料药物含量测定的首选方法；可排除内源性物质的干扰，是体内药物分析常用的方法。

HPLC 分为正向 HPLC（NP-HPLC）与反向 HPLC（RP-HPLC）。药品标准中大部分药品的含量测定采用 RP-HPLC，如抗生素、激素、喹诺酮类药物及其制剂的含量测定等；仅有少部分药品含量测定采用 NP-HPLC 法，如维生素 A、维生素 D 的含量测定。

2. 对仪器的一般要求与色谱条件　　HPLC 所用的仪器为高效液相色谱仪，由高压输液泵、进样器、色谱柱、检测器、积分仪或数据处理系统组成。色谱柱内径一般为 3.9~4.6mm，填充剂粒径为 3~10μm。超高效液相色谱仪是适应小粒径（约 2μm）填充剂、耐超高压、小进样量、低死体积、高灵敏度检测的高效液相色谱仪。

高效液相色谱法的色谱条件主要包括色谱柱、流动相、检测器三部分，参照 ChP2015（四部通则）介绍如下。

1）色谱柱：反相色谱系统使用非极性填充剂，常用的色谱柱填充剂为化学键合硅胶，以十八烷基硅烷键合硅胶（ODS、C_{18}）最为常用，辛基硅烷键合硅胶和其他类型硅烷键合硅胶（氰基键合硅烷或氨基键合硅烷等）次之；正相色谱系统使用极性填充剂，常用的填充剂有硅胶等，如 ChP2015 中维生素 D 的含量测定采用以硅胶为固定相的 HPLC；离子交换色谱系统使用离子交换填充剂；分子排阻色谱系统使用凝胶或高分子多孔微球等填充剂，如 ChP2015 多数 β-内酰胺类抗生素药物中高分子聚合物的检查均采用以葡聚糖凝胶 G-10 为固定相的 HPLC；对映异构体的分离通常使用手性填充剂，如 ChP2015 中重酒石酸去甲肾上腺素的光学纯度检查，采用分子印迹固定相 HPLC 实现手性杂质与有效成分的分离。

以硅胶为载体的键合填充剂的使用温度通常不超过 40℃，为改善分离效果可适当提高柱温，但应不超过 60℃。流动相的 pH 应控制在 2～8。当 pH 大于 8 时，可使载体硅胶溶解；当 pH 小于 2 时，与硅胶相连的化学键合相易水解脱落。当色谱系统中需使用 pH 大于 8 的流动相时，应选用耐碱的填充剂；当需使用 pH 小于 2 的流动相时，应选用耐酸的填充剂。

2）流动相：需选用色谱级有机试剂。由于 C_{18} 链在水相环境中不宜保持伸展状态，故对使用十八烷基硅烷键合硅胶（ODS）柱的反相色谱系统，流动相中有机相的比例通常应不低于 5%，否则 C_{18} 链的随机卷曲将导致组分保留值发生变化，造成色谱系统不稳定。

反相色谱系统的流动相首选甲醇-水系统，采用紫外末端波长检测时，首选乙腈-水系统，排除溶剂对测定的干扰。此外，应尽可能少用含有缓冲液的流动相，必须使用时，应尽可能选用较低浓度缓冲液的流动相。例如，ChP2015（二部）阿奇霉素（结构见图 6-3）的含量测定采用 RP-HPLC，检测波长为 210nm，流动相为磷酸盐缓冲溶液（取 0.05mol/L 磷酸氢二钾溶液，用 20% 磷酸溶液调节 pH 至 8.2）-乙腈（45：55）。

弱酸性、弱碱性、两性及有机盐类药物在流动相中可能解离成离子状态，为增大这些药物在反向液相色谱中的保留行为，通常需在流动相中加入离子对试剂（如庚烷磺酸钠等阴离子对试剂，三乙胺等阳离子对试剂）与离子抑制剂（如磷酸等）；在测定含氮药物时，键合硅胶柱（如 ODS 柱）中的游离硅醇基通常会对药物产生吸附作用，导致色谱峰拖尾，此时应在流动相中加入扫尾剂（如三乙胺、乙腈等），通过它在游离硅醇基上的吸附作用，改善色谱峰的拖尾现象。例如，USP32-NF27 头孢克洛（结构见图 6-4）的含量测定采用 RP-HPLC，流动相为：将 1g 戊烷磺酸钠溶于 780ml 水与 10ml 三乙胺溶液中，用磷酸调 pH 至 2.5±0.1，再加 220ml 甲醇混匀。因该药物含有杂原子—N，在酸性条件下可解离为阳离子，流动相中戊烷磺酸钠可解离为阴离子，二者形成离子对，提高药物在 ODS 上的保留时间；磷酸可抑制该药物分子中—COOH 解离，提高药物在 ODS

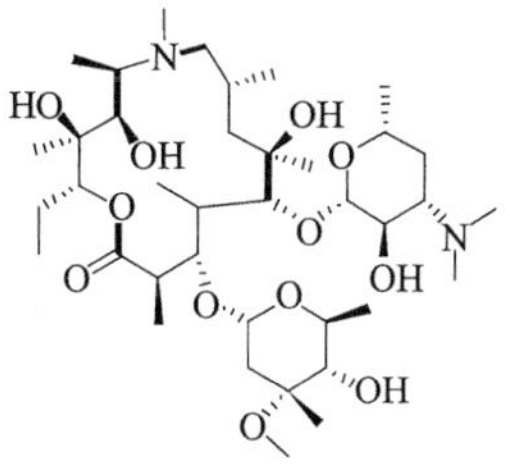

图 6-3　阿奇霉素的化学结构 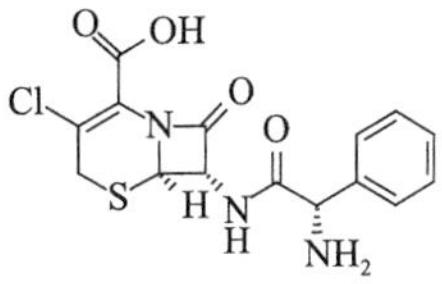　　　图 6-4　头孢克洛的化学结构

上的保留因子；三乙胺可防止该药物分子中含—N 部分与 ODS 游离的硅醇基产生吸附作用，改善色谱峰的拖尾现象。

例如，ChP2015（二部）地塞米松磷酸钠（结构见图 6-5）注射液的含量测定采用 RP-HPLC，流动相的制备：三乙胺溶液（取三乙胺 7.5ml，加水稀释至 1000ml，用磷酸调节 pH 至 3.0±0.05）- 甲醇 - 乙腈（55∶40∶5），三乙胺在此条件下，生成三乙胺阳离子 $[NH(C_2H_5)_3]^+$，与该药物解离出来的磷酸根形成中性的离子对，提高药物在 ODS 柱上的保留时间；乙腈可防止该药物分子中含—OH 部分与 ODS 游离的硅醇基产生吸附作用，改善色谱峰的拖尾现象。

在测定手性药物或手性杂质时，也可在流动相中加入手性试剂（如硫酸铜 -D- 苯丙氨酸溶液），提高光学异构体之间的分离度。例如，ChP2015（二部）左氧氟沙星（结构见图 6-6）中手性杂质右氧氟沙星的检查，采用 RP-HPLC，流动相为：硫酸铜 -D- 苯丙氨酸溶液（手性试剂的配制，取 D- 苯丙氨酸 1.32g 与硫酸铜 1g，加水 1000ml 溶解后，用氢氧化钠试液调节 pH 至 3.5）- 甲醇（82∶18）。手性试剂中 Cu^{2+} 分别与左氧氟沙星、右氧氟沙星形成一对非对映的配合物，根据它们的稳定性、在流动相中的溶解性及与 ODS

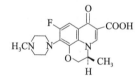

图 6-5　地塞米松磷酸钠的化学结构　　图 6-6　左氧氟沙星的化学结构

相互作用的差异，在固定相中实现分离。

3）检测器：HPLC 最常用的检测器为紫外检测器，包括二极管阵列检测器。其他检测器有荧光检测器、示差折光检测器、蒸发光散射检测器、电化学检测器和质谱检测器等。其中紫外检测器、荧光检测器及电化学检测器为选择性检测器，其响应值不仅与供试品溶液的浓度有关，还与化合物是否具有紫外吸收、荧光及电荷等有关；示差折光检测器、蒸发光散射检测器与质谱检测器为通用性检测器，几乎对所有化合物均有响应值。

质谱检测器具有高灵敏度、高专属性及通用性的特点，可同时记录被分离各组分的质谱图，能实现定性与定量同时分析，是目前高效液相色谱仪的最佳检测器，因价格昂贵，在药品标准中还没有普及，但它是药物分析的发展方向，将广泛用于有关物质检查、体内药物分析、中药成分检测等复杂混合物中成分的分析。

紫外检测器、荧光检测器、电化学检测器、示差折光检测器与质谱检测器的响应值与供试品溶液的浓度在一定范围内呈线性关系；蒸发光散射检测器的响应值与供试品溶液的浓度通常呈指数关系，故进行计算时，一般需经对数转换。例如，ChP2015（二部）硫酸依替米星的含量测定采用 HPLC- 蒸发光散射法，以对照品溶液浓度的对数值对相应峰面积的对数值建立回归方程，然后通过供试品溶液峰面积的对数值计算有效成分的含量。

不同的检测器，对流动相的要求不同。例如，采用紫外检测器，所用流动相应符合紫外-可见分光光度法项下对溶剂的要求；采用低波长检测时，还应考虑有机溶剂的截止使用波长。蒸发光散射检测器和质谱检测器通常不允许使用含不挥发性盐组分的流动相。例如，ChP2015（二部）硫酸庆大霉素 C 组分测定采用 HPLC，检测器为蒸发光散射检测器，流动相为 0.2mol/L 三氟乙酸溶液-甲醇（96：4）。

3. 系统适用性试验　色谱法的耐用性较差，故在药物分析或药品检测前，需按各品种项下要求进行色谱系统适用性试验，通常用对照品溶液或系统适用性试验溶液在规定的色谱条件下试验，必要时，可对色谱条件进行适当调整，符合要求后才能对待测药物或药品进行分析或检测，否则，难以保证测定结果的可靠性。

药品标准中各品种项下规定的色谱条件，除固定相种类、流动相组分、检测器类型不得任意改变外，其余如色谱柱内径、长度、固定相牌号、载体粒度、流动相流速、混合流动相各组分的比例、柱温、进样量、检测器的灵敏度等，均可适当改变，以达到系统适用性试验的要求。

色谱系统适用性试验通常包括理论板数、分离度、重复性和拖尾因子 4 个指标，其中分离度和重复性尤为重要，现参考 ChP2015（四部）介绍如下。

1）色谱柱的理论板数（n）：用于评价色谱柱的分离效能，又称柱效。由于不同物质在同一色谱柱上的色谱行为不同，采用理论板数作为衡量柱效的指标时，应指明测定物质，一般为待测组分或内标物质的理论板数。通常理论板数的规定列于药品标准正文中。

试验方法：在规定的色谱条件下，注入供试品溶液或各品种项下规定的内标物质溶液，记录色谱图，分别量出供试品主成分峰或内标物质峰的保留时间 t_R（以分钟或长度计）和峰宽（W）或半高峰宽（$W_{h/2}$），如图 6-7 所示。按 $n=16\ (t_R/W_h)^2$ 或 $n=5.54\ (t_R/W_{h/2})^2$，计算色谱柱的理论板数（通常色谱工作站会通过自动计算给出 n）。如果实际测得的 n 与规定不符，应调整色谱条件，直至与规定相符。

2）分离度（R）：用于评价待测组分与相邻共存物或难分离物质之间的分离度，是衡量色谱系统效能的关键指标。无论是定性鉴别还是定量分析，均要求待测峰与其他峰、内标峰或特定的杂质对照峰之间有较好的分离度。除药品标准正文另有规定外，待测组分与相邻共存物之间的分离度应大于 1.5。

试验方法：可以通过测定待测物质与已知杂质的分离度，也可以通过测定待测组分与某一添加的指标性成分（内标物质或其他难分离物质）的分离度，或将供试品或对照品用适当的方法降解，通过测定待测组分与某一降解物的分离度，对色谱系统进行评价与控制。分离度的计算公式为

$$R=\frac{2(t_{R_2}-t_{R_1})}{W_1+W_2}$$

式中，t_{R_2} 为相邻两峰中后一峰的保留时间；t_{R_1} 为相邻两峰中前一峰的保留时间；W_1 和 W_2 分别为相邻两峰的峰宽，如图 6-7 所示。

通常色谱工作站会通过自动计算给出 R，当对测定结果有异议时，色谱柱的理论板数（n）和分离度（R）均以实际测量峰宽（W）的计算结果为

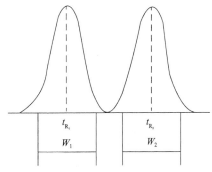

图 6-7　分离度示意图

准。如果实际测得的 R 与规定不符，应调整色谱条件，直至与规定相符。

3）重复性：用于评价连续进样中，色谱系统响应值的重复性能，通常用相对标准偏差（RSD）表示。

试验方法：采用外标法时通常取各品种项下的对照品溶液，连续进样 5 次，除另有规定外，其峰面积测量值的相对标准偏差（RSD）应不大于 2.0%；采用内标法时，通常配制相当于 80%、100% 和 120% 的对照品溶液，加入规定量的内标溶液，配成 3 种不同浓度的溶液，分别至少进样 2 次，计算平均校正因子，RSD 应不大于 2.0%。RSD 的计算公式为

$$均数(\overline{x})=\frac{\sum x}{n}=\frac{(x_1+x_2+x_3+\cdots+x_n)}{n}$$

$$标准差(S)=\sqrt{\frac{\sum_{i=1}^{n}(x_i-\overline{x})^2}{n-1}}=\sqrt{\frac{(x_1-\overline{x})^2+(x_2-\overline{x})^2+\cdots+(x_n-\overline{x})^2}{n-1}}$$

$$相对标准偏差(RSD)=\frac{S}{\overline{x}}\times100\%$$

4）拖尾因子（T）：用于评价色谱峰的对称性。除另有规定外，峰高法定量时 T 应为 0.95～1.05；峰面积法测定时，若拖尾严重，将影响峰面积的准确测量。必要时，应在各品种项下对拖尾因子做出规定。

试验方法：拖尾因子计算公式为

$$T=\frac{W_{0.05h}}{2d_1}$$

式中，$W_{0.05h}$ 为 5% 峰高处的峰宽；d_1 为峰顶点至峰前沿之间的距离，如图 6-8 所示。

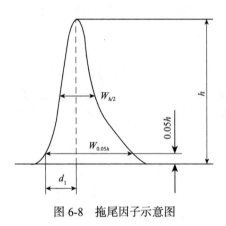

图 6-8　拖尾因子示意图

4. 测定法　当目标物的含量特别低时，如体内药物分析、痕量杂质检查等，通常使用内标法。药品标准中最常用的测定方法是外标法。由于手动进样误差与偏差均较大，故外标法通常采用定量环或自动进样方式。外标法的基本操作与计算公式如下。

按各品种项下的规定，精密称取对照品和供试品，配制成溶液，分别精密量取一定量，注入仪器，记录色谱图，分别测量对照品溶液和供试品溶液中待测成分的峰面积（峰高），按下式计算含量。

$$含量(C_x)=C_R\times\frac{A_x}{A_R}$$

式中，A_R 为对照品溶液的峰面积（峰高）；C_R 为对照品溶液的浓度；A_x 为供试品溶液的峰面积（峰高）；C_x 为供试品溶液的浓度。

1）原料药百分含量的计算公式为

$$含量=\frac{C_x\times D}{W}\times100\%$$

式中，D 为样品的稀释倍数；W 为样品的称取量；其他符号的意义同上。

实际工作中常用下式。

$$含量 = \frac{A_x \times m_R \times D'}{A_R \times W} \times 100\%$$

式中，m_R 为对照品的称取量；D' 为供试品溶液的稀释倍数与对照品溶液的稀释倍数的比值；其他符号的意义同上。

2）液体制剂含量相当于标示量的百分数计算公式为

$$标示量 = \frac{C_x \times D}{V \times B} \times 100\% \qquad\qquad 标示量 = \frac{A_x \times m_r \times D'}{A_R \times V \times B} \times 100\%$$

式中，V 为供试品的体积；B 为标示量；其他符号的意义同上。

3）固体制剂含量相当于标示量的百分数计算公式为

$$标示量 = \frac{C_x \times D \times \overline{W}}{W \times B} \times 100\% \qquad\qquad 标示量 = \frac{A_x \times m_R \times D' \times \overline{W}}{A_R \times W \times B} \times 100\%$$

式中，$\overline{W}$ 为单位制剂的平均质量（片剂为平均片重；胶囊或粉针剂为平均装量）；其他符号的意义同上。

例 6-20 ChP2015（二部）青蒿琥酯（结构见图6-9）的含量测定（应为98.0%～102.0%）如下。

色谱条件与系统适用性试验：用十八烷基硅烷键合硅胶为填充剂；以乙腈-磷酸盐缓冲溶液（取磷酸氢二钾1.36g，加水900ml使溶解，用磷酸调节pH至3.0，加水至1000ml）（44∶56）为流动相；柱温为30℃；检测波长为216nm。取双氢青蒿素对照品与青蒿素对照品各10mg，置10ml容量瓶中，加乙腈溶解并稀释至刻度，作为混合杂质对照品溶液；另取青

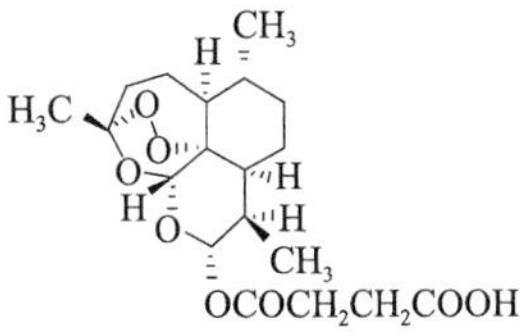

图6-9 青蒿琥酯的化学结构

蒿琥酯对照品10mg，置10ml容量瓶中，加混合杂质对照品溶液1ml，加乙腈溶解并稀释至刻度，作为系统适用性溶液，取20μl注入液相色谱仪，记录色谱图，青蒿琥酯峰、两个双氢青蒿素峰与青蒿素峰的相对保留时间分别约为1.0、0.58、0.91与1.30。双氢青蒿素峰第二个色谱峰的峰高与双氢青蒿素峰第二个色谱峰和青蒿琥酯之间的谷高比应大于5.0。

测定法：取本品约40mg，精密称定，置10ml容量瓶中，加乙腈溶解并稀释至刻度，摇匀，作为供试品溶液，精密量取20μl注入液相色谱仪，记录色谱图；另取青蒿琥酯对照品，同法测定。按外标法以峰面积计算，即得。

已知：某实验室对该药品检验的原始记录如下。

系统适用性试验：系统适用性溶液的高效液相色谱图见图6-10，以青蒿琥酯计RSD＝1.6%。

称量记录：样品重0.039 11g，青蒿琥酯对照品重0.039 01g。

测定结果：青蒿琥酯对照品溶液的高效液相色谱图见图6-11，峰面积为12 087；供试品溶液的高效液相色谱图见图6-12，峰面积为11 938。

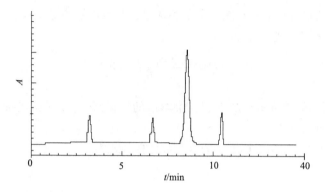

图 6-10　系统适用性溶液的高效液相色谱图

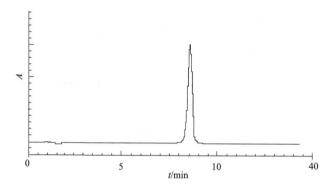

图 6-11　青蒿琥酯对照品溶液的高效液相色谱图

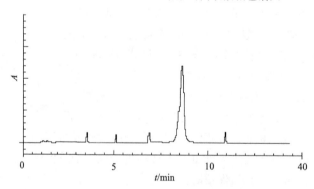

图 6-12　供试品溶液的高效液相色谱图

请思考如下问题：

1）流动相中的有机相用甲醇代替乙腈可以吗？

2）流动相中磷酸盐缓冲溶液的 pH 为什么要调至 3.0？

3）系统适用性溶液中为什么加入双氢青蒿素、青蒿素对照品？

4）计算青蒿琥酯的含量，并判断是否符合规定。

解析：

1）检测波长为 216nm，甲醇可能产生末端吸收，干扰测定，故不能用甲醇代替乙腈。

2）磷酸盐缓冲溶液的 pH 调节至 3.0，可抑制青蒿琥酯分子中—COOH 解离成阴离子，提高在固定相中的保留时间，有利于分离。

3）双氢青蒿素、青蒿素可能是青蒿琥酯合成过程中的有关物质，且双氢青蒿素在溶剂中形成一对光学异构体，可通过这三个峰与主成分的色谱行为差异，评价色谱系统的分离度。

4）含量计算：

$$含量 = \frac{A_x \times m_R \times D'}{A_R W} \times 100\%$$

$$含量 = \frac{11\,938 \times 0.010\,91 \times 2.5}{12\,087 \times 0.027\,11} \times 100\% = 99.4\%$$

$$含量 = \frac{11\,938 \times 0.039\,01}{12\,087 \times 0.039\,11} \times 100\% = 98.5\%$$

结果：符合规定（规定为 98.0%～102.0%）。

知识拓展

　　2015 年 10 月 5 日，我国科学家屠呦呦获诺贝尔生理学或医学奖，是首位获得诺贝尔科学奖项的中国本土科学家，也是第一位获得诺贝尔生理学或医学奖的华人科学家。屠呦呦最重要的发现是青蒿素，其显著降低了全世界疟疾患者的死亡率。

　　屠呦呦一生从事中草药的探索和研究，是中国中医研究院终身研究员兼首席研究员，是青蒿素研究开发中心主任。1971 年，屠呦呦首先从菊科植物黄花蒿（*Artemisia annua* L.）中发现抗疟有效提取物，1972 年又从乙醚提取物中分离出新型结构的抗疟有效成分青蒿素（artemisinin）。青蒿素是一个含过氧基团的新型倍半萜内酯，它的多种衍生物均是治疗疟疾的有效单体，如双氢青蒿素、蒿甲醚、青蒿琥酯等，均为国内外首创新药。

二、气相色谱法

气相色谱法是采用气体为流动相（载气）流经装有填充剂的色谱柱对供试品进行分离测定的色谱方法。物质或其衍生物气化后，被载气带入色谱柱进行分离，各组分先后进入检测器，用数据处理系统记录色谱信号。

1. 气相色谱法的特点及适用范围

1）特点：柱效高，特别是毛细管气相色谱法，总柱效可达 $10^4 \sim 10^6$，一次可从汽油中检测 168 个碳氢化合物的色谱峰；灵敏度高，检测限可达到 $10^{-13} \sim 10^{-11}$g；专属性强，通过对照品与样品中目标成分保留时间与检测信号的双重判断，可实现对目标组分的选择性检测；通常检测速度较 HPLC 快，在几分钟至十几分钟完成药物的定量分析，并可同时测定多个彼此分离的组分，如复方制剂、中药、体内样品中的多个成分等。

2）适用范围：气相色谱法的不足之处主要是不能直接分析难挥发和受热易分解的物质，常需采用化学衍生化技术扩大其应用范围。药品标准中采用 GC 的项目远远少于 HPLC，ChP2015（一部）主要用于中药及其制剂中挥发油的含量测定；ChP2015（二部）主要用于药品有机残留溶剂等痕量成分的测定。体内药物分析有时也采用 GC。

2. 对仪器的一般要求与色谱条件　　GC 所用的仪器为气相色谱仪，由载气源、进样部分、色谱柱、柱温箱、检测器和数据处理系统等组成。进样部分、色谱柱、检测器的温度均应根据分析要求适当设定。

（1）载气源　　气相色谱法的流动相为气体，称为载气，没有分离作用。氦、氮和氢可用作载气。可由高压瓶或高纯度气体发生器提供，经过适当的减压装置，以一定的流速经过进样器和色谱柱；根据供试品的性质和检测器的种类选择载气，除另有规定外，常用载气为氮气。

（2）进样部分　　进样方式一般可采用溶液直接进样、自动进样与顶空进样。

1）溶液直接进样：采用微量注射器、微量进样阀或有分流装置的气化室进样；采用溶液直接进样或自动进样时，进样口温度应高于柱温 30～50℃；进样量一般不超过数微升；柱径越细，进样量应越少，采用毛细管柱时，一般应分流以免过载。

2）顶空进样：适用于固体或液体供试品中挥发性组分的分离和测定。将固态或液态供试品制成供试液后，置于密闭小瓶中，在恒温控制的加热室中加热至供试品中挥发性组分在液态和气态达到平衡后，由进样器自动吸取一定体积的顶空气体注入色谱系统中。

（3）色谱柱　　分为填充柱与毛细管柱。

1）填充柱：材质为不锈钢或玻璃，内径为 2～4mm，柱长为 2～4m，内装吸附剂、高分子多孔小球或涂渍固定液的载体，粒径为 0.18～0.25mm、0.15～0.18mm、0.125～0.15mm。常用的载体为经酸洗并硅烷化处理的硅藻土或高分子多孔小球，常用的固定液有甲基聚硅氧烷、聚乙二醇等。

2）毛细管柱：材质为熔融石英或玻璃，内壁或载体经涂渍或交联固定液，内径一般为 0.25mm、0.32mm、0.53mm，柱长为 5～60m，固定液膜厚 0.1～5.0μm，常用的固定液有甲基聚硅氧烷、不同比例组成的苯基甲基聚硅氧烷、聚乙二醇等。

新填充柱和毛细管柱在使用前需老化处理，以除去残留溶剂及易流失的物质，色谱柱如长期未用，使用前应老化处理，使基线稳定。

（4）柱温箱　　由于柱温箱温度的波动会影响色谱分析结果的重现性，因此柱温箱控温精度应在 ±1℃，且温度波动小于每小时 0.1℃。根据分离样品的需要，温度控制系统分为恒温和程序升温两种。

（5）检测器　　适合气相色谱法的检测器有火焰离子化检测器（FID）、氮磷检测器（NPD）、火焰光度检测器（FPD）、电子捕获检测器（ECD）、热导检测器（TCD）、质谱检测器（MS）等。

火焰离子化检测器对碳氢化合物响应良好，适合检测大多数的药物。除另有规定外，一般用 FID，用氢气作为燃气，空气作为助燃气。在使用 FID 时，检测器温度一般应高于柱温，并不得低于 150℃，以免水汽凝结，通常为 250～350℃。

氮磷检测器对含氮、磷元素的化合物灵敏度高；火焰光度检测器对磷、硫元素的化合物灵敏度高；电子捕获检测器适于含卤素的化合物；质谱检测器还能给出供试品某个成分的结构信息，可用于结构确证。

（6）数据处理系统　可分为记录仪、积分仪及计算机工作站等。

3. 系统适用性试验　除另有规定外，应按照高效液相色谱法项下的规定进行。

药品标准中各品种项下规定的色谱条件，除检测器种类、固定液品种及特殊指定的色谱柱材料不得任意改变外，其余如色谱柱内径、长度、载体牌号、粒度、固定液涂布浓度、载气流速、柱温、进样量、检测器的灵敏度等均可适当改变，以适应具体品种并且符合系统适用性试验的要求。一般色谱图约于30min内记录完毕。

4. 测定法　ChP2015（四部通则）收录的GC含量测定法有内标法、外标法、面积归一化法、标准溶液加入法。由于气相色谱法的进样量一般仅数微升，为减小进样误差，尤其当采用手工方式进样时，留针时间和室温等因素对进样量影响较大，故常用的方法为内标法。内标法的基本操作与计算公式如下。

按各品种项下的规定，精密称（量）取对照品和内标物质，分别配成一定浓度的溶液，各精密量取适量，混合配成校正因子测定用的对照溶液。取一定量注入仪器，记录色谱图。

校正因子：测量对照品和内标物质的峰面积或峰高，按下式计算校正因子（F）。

$$F = \frac{A_S / C_S}{A_R / C_R}$$

式中，A_S 为内标物溶液的峰面积或峰高；A_R 为对照品溶液的峰面积或峰高；C_S 为内标物溶液的浓度；C_R 为对照品溶液的浓度。

实际工作中常用下式。

$$F = \frac{A_S \cdot D_S / m_S}{A_R \cdot D_R / m_R}$$

式中，m_R 为对照品的称取量；m_S 为内标物的称取量；D_R 为对照品溶液的稀释倍数；D_S 为内标物溶液的稀释倍数。

供试品含量：取各品种项下含有内标物的供试品溶液，注入仪器，记录色谱图，测量供试品中待测成分和内标物质的峰面积或峰高，按下式计算含量。

$$C_x = F \cdot \frac{A_x}{A_S' / C_S'}$$

式中，A_x 为供试品溶液的峰面积或峰高；C_x 为供试品溶液的浓度；A_S' 为内标物溶液的峰面积或峰高；C_S' 为内标物溶液的浓度。

1）原料药百分含量的计算公式为

$$含量 = \frac{C_x \cdot D_x}{W} \times 100\% = F \cdot \frac{A_x \cdot C_S' \cdot D_x}{A_S' \cdot W} \times 100\%$$

式中，W 为原料药的称取量；D_x 为供试品的稀释倍数；其他符号的意义同上。

实际工作中常用下式。

$$含量 = F \cdot \frac{A_x \cdot m_s \cdot D'}{A_s' \cdot W} \times 100\%$$

式中，D' 为供试品溶液的稀释倍数与内标溶液的稀释倍数的比值；其他符号的意义同上。

2）液体制剂含量相当于标示量的百分数计算公式为

$$标示量 = F \cdot \frac{A_x \cdot C_s' \cdot D_x}{A_s' \cdot V \cdot B} \times 100\%$$

$$标示量 = F \cdot \frac{A_x \cdot m_s \cdot D'}{A_s' \cdot V \cdot B} \times 100\%$$

式中，V 为供试品的体积；B 为标示量；其他符号的意义同上。

3）固体制剂含量相当于标示量的百分数计算公式为

$$标示量 = F \cdot \frac{A_x \cdot C_s' \cdot D_x \cdot \overline{W}}{A_s' \cdot W} \times 100\%$$

$$标示量 = F \cdot \frac{A_x \cdot D' \cdot m_s \cdot \overline{W}}{A_s' \cdot W} \times 100\%$$

式中，$\overline{W}$ 为单位制剂的平均质量（片剂为平均片重；胶囊或粉针剂为平均装量）；其他符号的意义同上。

例 6-21 ChP2015（二部）维生素 E 的含量测定（含量应为 96.0%～102.0%）如下。

色谱条件：用 100% 二甲基聚硅氧烷为固定相的毛细管柱；柱温为 265℃。

系统适用性试验：理论板数按维生素 E 峰计算应不低于 5000，维生素 E 峰与内标物峰的分离度（R）应符合要求。

校正因子测定：取正三十二烷适量，加正己烷溶解并稀释成每毫升中含有 1.0mg 的溶液，作为内标溶液。另取维生素 E 对照品约 20mg，精密称定，置棕色具塞瓶中，精密加内标溶液 10ml，密塞，振摇使溶解，取 1～3μl 注入气相色谱仪，计算校正因子。

测定法：取本品约 20mg，精密称定，置棕色具塞瓶中，精密加内标溶液 10ml，密塞，振摇使溶解，取 1～3μl 注入气相色谱仪，测定，按内标法计算，即得。

已知：某实验室对该药品检验的原始记录如下。

系统适用性试验：校正因子测定项下维生素 E 色谱峰柱效（n）=5100；维生素 E 色谱峰与内标物色谱峰的分离度（R）=1.7；配制相当于 80%、100%、120% 的维生素 E 校正因子测定溶液，分别进样 2 次，计算平均校正因子，重复性（RSD）=1.6%。

称量记录：样品重 0.021 01g，维生素 E 对照重 0.020 33g，正三十二烷重 0.025g。

测定记录如下。

对照品与内标物混合溶液：维生素 E 的峰面积为 12 087；内标物的峰面积为 112 077。

供试品与内标物混合溶液：维生素 E 的峰面积为 11 938；内标物的峰面积为 109 002。

请思考如下问题：

1）本试验采用的检测器是什么？

2）系统适用性试验是否符合要求？为什么？

3）对照品与供试品用十万分之一天平称取，为什么内标物用千分之一天平称取？

4）推测对照品与内标物混合溶液色谱图中的出峰顺序。

5）计算维生素 E 含量，并判断是否符合规定。

解析：

1）除另有规定外，气相色谱法一般用火焰离子化检测器，它是碳氢化合物的选择性检测器。

2）本标准规定柱效不低于 5000，ChP2015（四部通则）规定，气相色谱法系统适用性试验重复性（RSD）≤2.0%；分离度（R）>1.5，故本试验结果均符合规定。

3）在内标法计算过程中，内标物的浓度对计算结果无影响，故内标物用千分之一天平称取即可，而对照品与供试品需用十万分之一天平称取，才能符合精密称定的要求。

4）对照品与内标物混合溶液色谱图中的出峰顺序可能是正三十二烷、维生素 E。

5）内标物溶液制备方法：0.025g→25ml 容量瓶。

$$校正因子(F_1)=\frac{A_S \cdot D_S / m_S}{A_R \cdot D_R / m_R}=\frac{112\ 077 \times 25 \div 0.025}{12\ 087 \times 10 \div 0.020\ 33}=18.851$$

$$含量=F_1 \cdot \frac{A_x \cdot m_S \cdot D'}{A'_S \cdot W} \times 100\%=18.851 \times \frac{11\ 938 \times 0.025 \times 10 \div 25}{109\ 002 \times 0.021\ 01} \times 100\%=98.3\%$$

结果：符合规定（规定为 96.0%～102.0%）。

知识拓展

GC 中常用的另一种含量测定方法是标准溶液加入法，基本操作与计算如下。

精密称（量）取待测成分对照品适量，配制成适当浓度的对照品溶液，取一定量，精密加入供试品溶液中，根据外标法或内标法测定主成分含量，再扣除加入的对照品溶液含量，即得供试品溶液中的主成分含量。

因加入对照品溶液前后的校正因子相同，也可按下述公式计算，即

$$\frac{A_{is}}{A_x}=\frac{C_x+\Delta C_x}{C_x} \qquad C_x=\frac{\Delta C_x}{(A_{is}/A_x)-1}$$

式中，C_x 为供试品中组分 x 的浓度；A_x 为供试品中组分的色谱峰面积；ΔC_x 为所加入的已知浓度的待测组分对照品的浓度；A_{is} 为加入对照品后组分 x 的色谱峰面积。

当采用顶空进样技术时，由于供试品和对照品处于不完全相同的基质中，故可采用标准溶液加入法以消除基质效应的影响；当标准溶液加入法与其他定量方法结果不一致时，应以标准加入法测定结果为准。

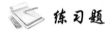**学习小结**

　　在分析化学与药物分析中，容量分析这部分内容强调的重点不同，在药物分析中应关注容量分析的特点及适用范围，应熟练掌握校正因子、滴定度、直接滴定法、剩余滴定法的基本操作、试验原理与计算方法。因为合成化学药物中的弱碱性药物较多，故非水碱量法在药品标准中占有较大的比例，应作为重点来学习该法的特点、适用范围、基本操作、试验原理及注意事项等。

　　在分析化学与药物分析中，光谱分析这部分内容强调的重点不同，在药物分析中应关注紫外-可见分光光度法的特点及适用范围，应熟练掌握对照法、吸收系数法、比色法的基本操作与计算方法。此外，还应注意紫外-可见分光光度法对溶剂的要求，比色法与紫外-可见分光光度法的异同，荧光分光光度法的特点及适用范围。

　　在分析化学与药物分析中，色谱分析这部分内容强调的重点不同，在药物分析中应关注 HPLC、GC 的特点及适用范围。因为药品标准中应用最多的色谱法是 RP-HPLC，应注意离子对试剂、离子抑制剂、扫尾剂在 RP-HPLC 中的应用及原理。外标法与内标法是采用色谱法进行含量测定时最常用的两种方法，应熟练掌握其基本操作、试验原理与计算方法。此外，因为色谱法的耐用性差，故在检测目标物之前，需进行系统适用性试验，应熟悉 HPLC、GC 系统适用性试验的目的、方法、内容及相关要求。

练习题

任务一 利用容量分析法测定药物含量

　　1. ChP2015（二部）维生素 B_1 含量测定方法（相应的药品标准可直接查阅 ChP2015）。已知：$F=1.005$；$V=7.175ml$；$V_0=0.0250ml$。

　　请回答下列问题：

　　1）本实验供试液中加入醋酐的目的是什么？目前，醋酐为制造冰毒的原料，购买很困难，如果让你制定企业药品标准，你将采用什么办法使试验结果的准确度与精密度基本保持不变？

　　2）高氯酸滴定液（0.1mol/L）是用冰醋酸配制的，为何要加一定量的醋酐？

　　3）为什么高氯酸滴定液（0.1mol/L）的 F 在温度差小于 10℃（指滴定时温度与标定时温度的差值）时需校正？在什么情况下高氯酸滴定液（0.1mol/L）的 F 需重新标定？

　　4）本实验所用滴定管的分度值应为 0.05ml 还是 0.1ml？

　　5）通过 F 推测所用滴定液的真实浓度。

　　6）通过滴定度（T）推测维生素 B_1 的相对分子质量。

　　7）计算维生素 B_1 的含量（写出公式及计算过程）。

　　2. USP32-NF27 阿司匹林含量测定方法：取本品约 1.5g，精密称定，置于烧杯中，精密加氢氧化钠滴定液（0.5mol/L）50ml，混合，缓缓煮沸 10min，加酚酞指示液，用硫酸滴定液（0.25mol/L）滴定，并将滴定结果用空白试验校正。每毫升氢氧化钠滴定液（0.5mol/L）相当于 45.04mg 的 $C_9H_8O_4$。

已知：氢氧化钠滴定液（0.5mol/L）的 $F=1.001$，硫酸滴定液（0.25mol/L）的 $F=$ 0.999，$W=1.501g$，$V_0=49.11ml$，$V=23.33ml$。

请回答下列问题：

1）在制定此药品标准时，氢氧化钠滴定液与硫酸滴定液的浓度为何相差两倍？

2）为什么要做空白试验？

3）计算阿司匹林的含量（写出公式及计算过程）。

任务二　利用光谱分析法测定药物含量

1. 紫外分光光度法定量的依据、对象与特点分别是什么？影响紫外光谱吸收带的因素有哪些？

2. 比色法定量的依据、对象与特点分别是什么？

3. 荧光分光光度法定量的依据、对象与特点分别是什么？

4. ChP2015（二部）维生素 B_1 片含量测定方法。

已知：维生素 B_1 片的规格为每片含10mg维生素 B_1；20片的质量为1.534g；称取样品粉末0.2001g；供试品溶液的吸光度为0.541。

请回答下列问题：

1）将上述药品标准中的盐酸溶液（9→1000）改为磷酸盐缓冲液可以吗？为什么？

2）计算每片样品相当于标示量的百分数。

5. 依照 ChP2015（二部）维生素 B_{12} 含量测定方法检验，原始记录如下。

称定维生素 B_{12} 样品0.2511g，加水稀释至1000ml，精密量取10ml，置100ml容量瓶中，在361nm处测定吸光度为0.508；另称定对照品25.12mg，加水稀释至100ml，精密量取10ml，置100ml容量瓶中，在361nm处测定吸光度为0.518。请计算该样品中维生素 B_{12} 的百分含量。

任务三　利用色谱分析法测定药物含量

1. ChP2015（二部）地塞米松磷酸钠注射液的含量测定方法如下。

色谱条件和系统适用性试验：以十八烷基硅烷键合硅胶为填充剂，以三乙胺溶液（取三乙胺7.5ml，加水至1000ml，用磷酸调节 pH 为 3.0 ± 0.05）-甲醇-乙腈（55：40：5）为流动相，检测波长为242nm，取地塞米松磷酸酯与地塞米松，加甲醇溶解并稀释至每毫升含10μg的溶液，取20μl注入液相色谱仪，记录色谱图；理论板数按地塞米松磷酸钠计算不低于7000，地塞米松磷酸钠与地塞米松的分离度应大于4.4。

测定法：取本品适量（相当于地塞米松磷酸钠20mg），置于50ml容量瓶中，加水溶解并稀释至刻度，精密量取适量，用流动相定量稀释制成每毫升中约含40μg的溶液，精密量取20μl注入液相色谱仪，记录色谱图；另取地塞米松磷酸酯对照品适量，同法稀释与测定，按外标法以峰面积乘以1.0931计算，即得。

已知：地塞米松磷酸钠注射液的规格为5mg/ml；地塞米松磷酸酯对照品重20.01mg，供试品溶液的峰面积为1610；对照品溶液的峰面积为1599。

请回答下列问题：

1）写出色谱条件与系统适用性试验的内容。

2）流动相中三乙胺、磷酸及乙腈的作用分别是什么？

3）设计样品与对照品的稀释过程。

4）计算每毫升样品中相当于标示量的百分数。

2. ChP2015（二部）硫酸阿托品眼膏的含量测定方法如下。

色谱条件与系统适用性试验：以十八烷基硅烷键合硅胶为填充剂；以 0.05mol/L 磷酸二氢钾溶液（含 0.0025mol/L 庚烷磺酸钠）- 乙腈（84∶16）为流动相，用磷酸或氢氧化钠试液调 pH 至 5.0；检测波长为 225nm，理论板数按阿托品峰计算不低于 3000。

测定法：取本品适量（约相当于硫酸阿托品 10mg），精密称定，置 50ml 容量瓶中，加水适量，在 80℃水浴强烈振摇 20min 使硫酸阿托品溶解，放冷，用水稀释至刻度，摇匀，冰浴中冷却 5min，滤过，取续滤液作为供试品溶液，精密量取 20μl 注入液相色谱仪，记录色谱图；另取硫酸阿托品对照品，精密称定，加水溶解并定量稀释制成每毫升约含 0.2mg 的溶液，同法测定，按外标法以峰面积计算，即得。

已知：$n=1200$，$R=0.5$，$RSD=1.9\%$。

硫酸阿托品眼膏的规格为 20mg/2g；硫酸阿托品对照品重 10.01mg。

调整色谱条件后，供试品溶液的峰面积为 17 610；对照品溶液的峰面积为 17 599。

请回答下列问题：

1）流动相中加入庚烷磺酸钠的目的是什么？

2）系统适用性试验是否符合规定？此时能否测定样品的含量？

3）假如调整色谱条件后系统适用性试验符合规定，请计算每克样品相当于标示量的百分数。

能力训练

实训 1　维生素 B₁ 的含量测定

【目的】

1. 掌握非水碱量法的特点、适用范围与原理。

2. 熟悉 ChP2015（二部）维生素 B₁ 的含量测定方法。

3. 了解高氯酸滴定液（0.1mol/L）的配制、标定与校正方法。

【原理】参考本项目任务一的相关内容及 ChP2015（二部）。

【实验材料】参考本项目任务一的相关内容及 ChP2015（二部）。

【实验步骤】参考本项目任务一的相关内容及 ChP2015（二部）。

【注意事项】

1. 正确记录、书写有效数字。

2. 正确读取 0.05 分度值滴定管中滴定液的体积。

3. 正确校正高氯酸滴定液（0.1mol/L）。

【思考题】

1. 分析 ChP2005（二部）与 ChP2015（二部）维生素 B_1 含量测定的异同，并说明理由。

2. 如何校正高氯酸滴定液（0.1mol/L）的浓度？

3. 写出维生素 B_1 药品标准中滴定度的计算过程。

【任务考核】

1. 是否能够提供样品称量、滴定的原始记录。

2. 是否能够提供滴定液校正后的浓度。

3. 是否能够提供样品含量测定计算过程、结果及相对平均偏差。

实训 2　维生素 B_1 片的含量测定

【目的】

1. 掌握紫外分光光度法的特点、适用范围、原理。

2. 熟悉 ChP2015（二部）维生素 B_1 片的含量测定方法。

3. 了解影响紫外光谱吸收带的因素及紫外光谱法溶剂的检查方法。

【原理】参考本项目任务二的相关内容及 ChP2015（二部）。

【实验材料】参考本项目任务二的相关内容及 ChP2015（二部）。

【实验步骤】参考本项目任务二的相关内容及 ChP2015（二部）。

【注意事项】

1. 正确记录、书写有效数字。

2. 需检测空白溶液是否有吸收。

3. 正确寻找最大检测波长。

【思考题】

1. 比较维生素 B_1 片及其原料药含量测定的异同，并说明原因。

2. 如果检测波长不在规定范围内，可能是什么原因引起的？

3. 比较紫外分光光度法与荧光分光光度法测定维生素 B_1 片的异同，并说明各自的优点与不足。

【任务考核】

1. 是否能够提供样品与对照品称量、吸光度的原始记录。

2. 是否能够提供空白溶剂、样品紫外光谱扫描图，并注明检测波长，同时说明是否符合规定。

3. 是否能够提供样品含量测定计算过程、结果及相对平均偏差。

实训 3　地塞米松磷酸钠注射液的含量测定

【目的】

1. 掌握 RP-HPLC 的特点、适用范围、离子对试剂、离子抑制剂、扫尾剂。

2. 熟悉 ChP2015（二部）地塞米松磷酸钠注射液的含量测定方法。

3. 了解系统适用性试验的目的、方法、要求。

【原理】参考本项目任务三的相关内容及 ChP2015（二部）。

【**实验材料**】参考本项目任务三的相关内容及 ChP2015（二部）。

【**实验步骤**】参考本项目任务三的相关内容及 ChP2015（二部）。

【**注意事项**】

1. 正确记录、书写有效数字。

2. 系统适用性试验符合规定后，才能进行样品测定。

3. 色谱柱用后应冲洗干净。

【**思考题**】

1. 为什么 HPLC 需进行系统适用性试验？

2. 找出本试验中的离子对试剂，并说明其作用。

【**任务考核**】

1. 是否能够提供对照品称量及系统适用性试验（n、R、RSD）的原始记录。

2. 是否能够提供样品测定的色谱图。

3. 是否能够提供样品含量测定的计算过程、结果及相对平均偏差。

参 考 文 献

国家药典委员会. 2015. 中华人民共和国药典（2015 年版）. 北京：中国医药科技出版社

杭太俊. 2011. 药物分析. 7 版. 北京：人民卫生出版社

李发美. 2011. 分析化学. 7 版. 北京：人民卫生出版社

刘文英. 2007. 药物分析. 6 版. 北京：人民卫生出版社

【知识目标】

1. 掌握氧瓶燃烧法的原理、特点及应用范围,加样回收率、精密度、线性、范围、专属性的验证方法与意义。

2. 熟悉检测限、定量限、耐用性的验证方法与意义。

3. 了解凯氏定氮法的原理、特点及应用范围。

【能力目标】

1. 能够依据药品质量标准,按照要求对样品进行前处理。

2. 能够依据检验项目与验证指标,对药品检验方法进行验证。

知识拓展

前处理与药物分析的关系

大多数情况下供试品不能直接用于药物分析,药物分析方法对样品的形式、状态、浓度、纯度等具有一定的要求,故通常在对样品分析前,需进行适当的处理,如溶解、过滤、加热、炽灼、燃烧、提取、纯化等,这种处理方法即前处理。

方法学验证与药物分析的关系

药物分析方法是药品质量控制的技术手段,其可靠性直接影响药品质量评价的准确程度。药物分析方法学验证是对各种药物分析方法的可靠性进行评价,目的是证明采用的方法适合于相应检测要求。

问题:

1. 药物分析前处理的目的与主要方法是什么?

2. 药物分析方法学验证的目的、内容、方法与要求是什么?

任务一 样品的前处理

理论基础

1. 前处理的意义 目前,在药物分析中,仅外观检查及采用近红外光谱法、拉曼光谱法对药品进行无损检测等少部分方法无需前处理。在大多数情况下,需根据药物的结构、性质、制剂处方组成及分析方法的特点,采用不同的方法对试样进行适当处理(前处理),才能满足所选用的分析方法对试样的要求。否则,无论是药物的定性分析还是定量分析均难以实现。

2. 前处理的分类

1)根据对样品的破坏程度,前处理可分为不经有机破坏的前处理方法与经有机破坏的前处理方法。前者比较简单，如溶解、过滤、加热、提取、纯化等；后者比较复杂，如高温炽灼、氧瓶燃烧等。

2）根据分析方法对试样的要求不同，前处理可分为如下三种情况。

一是简单的前处理：大多数具特征结构或取代基的化学原料药可不经复杂或特殊的前处理，仅需使用适当的溶剂溶解等简单的前处理后，即可采用滴定法、分光光度法或色谱法进行定性或定量分析。

二是制剂的前处理：对于药物制剂的前处理方法，主要考虑的是处方组成中干扰组分的排除，其相关内容将在本教材项目八"药物制剂分析"中介绍。

三是含金属、卤素、氮、硫、磷等特殊元素药物的前处理：含金属或卤素、氮、硫、磷等特殊元素的药物较多，有些药品标准或药物分析方法中，通过这些元素的有无或多少作为质量控制依据或通过这些元素分析的化学计量关系反映有机药物的含量，此时，需根据待测元素在药物分子中结合的牢固程度不同，选择不同的前处理方法，然后再采用相关的检测技术进行定性、定量分析。例如，在含卤素药物中，三氯叔丁醇中的氯原子与脂肪链的碳原子相连接，其结合不牢固，经碱性溶液直接回流，即可解离为无机氯化物后测定；而碘他拉酸中的碘原子直接与苯环相连，结合牢固，则需在碱性溶液中加还原剂（锌粉）回流，才能使碳-碘键断裂，转化为无机碘化物后测定。含金属的有机药物存在两种形式，一种形式是金属原子直接与碳原子以共价键相连接，称为有机金属药物，如硫柳汞钠（结构见图 7-1，药用辅料）、富马酸亚铁（图 7-2）等，该类药物较少见；另一种形式是金属原子不直接与碳原子相连，通常为有机酸或酚类的金属盐或配位化合物，常称为含金属的有机药物，该形式是本类药物的主要形式，如水杨酸镁、葡萄糖酸锑钠等。

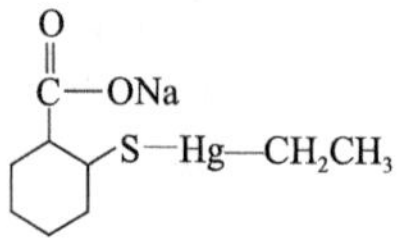

图 7-1　硫柳汞钠的化学结构 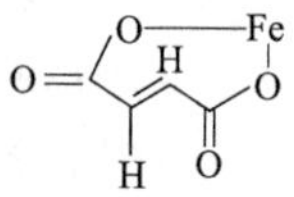　　　图 7-2　富马酸亚铁的化学结构

本部分主要介绍药物中含有的金属、卤素、氮、硫、磷等特殊元素的鉴别、杂质检查与含量测定的前处理方法。

技能基础

一、不经有机破坏的前处理方法

本类前处理方法对药物分子中的有机结构无需完全破坏，仅选用适当的溶剂溶解样品使待测元素解离或在不同条件下进行简单的回流处理，使有机结合的待测元素解离转化为无机盐（离子）后测定。本法主要适用于含金属有机药物或结合不牢固的含卤素等药物及某些 C-M（金属原子直接与碳原子相连）键结合不牢固的有机金属药物中的相关元素分析。

1. 溶解法　　本法适用于金属元素不直接与碳原子相连的有机药物中金属元素的分析。

例 7-1 ChP2015（二部）水杨酸镁中镁的含量测定：取本品约 0.8g，精密称定，置 200ml 容量瓶中，加水适量，振摇 15min 后，用水稀释至刻度，摇匀，滤过，精密量取续滤液 50ml，置 250ml 容量瓶中，加水 50ml、氨-氯化铵缓冲液（pH10.0）5ml 与铬黑 T 指示剂少许，用乙二胺四乙酸二钠滴定液（0.05mol/L）滴定至溶液由紫红色转变为纯蓝色。每毫升乙二胺四乙酸二钠滴定液（0.05mol/L）相当于 1.215mg 的镁。

2. 水解法

1）酸水解法：常用于难溶于水的含金属有机药物或某些 C-M 键结合不牢固的有机金属药物。将它们与适当的无机酸共热，可将不溶性金属盐类水解置换为可溶性盐类，通过对金属元素分析的化学计量关系，计算有机药物的含量。

例 7-2 ChP2015（二部）十一烯酸锌的含量测定：取本品约 0.5g，精密称定，加 1mol/L 盐酸溶液 10ml 与水 10ml，煮沸 10min 后，趁热滤过，残渣用热水洗涤，合并滤液与洗液，放冷，加含 0.025% 甲基红的乙醇溶液 1 滴，加氨试液适量至溶液显微黄色，加水使全量约为 35ml，再加氨-氯化铵缓冲液（pH10.0）10ml 与铬黑 T 指示剂少许，用乙二胺四乙酸二钠滴定液（0.05mol/L）滴定至溶液由紫红色转变为纯蓝色。每毫升乙二胺四乙酸二钠滴定液（0.05mol/L）相当于 21.60mg 的 $C_{22}H_{38}O_4Zn$。

解析： 十一烯酸锌为含金属有机药物，本品在水或乙醇中几乎不溶，与稀盐酸共沸，水解生成的十一烯酸沉淀，可释放出亚锌离子，采用配位滴定法测定。

例 7-3 ChP2015（二部）富马酸亚铁的含量测定：取本品约 0.3g，精密称定，加稀硫酸 15ml，加热溶解后，放冷，加新沸过的冷水 50ml 与邻二氮菲指示液 2 滴，立即用硫酸铈滴定液（0.1mol/L）滴定，并将滴定的结果用空白试验校正。每毫升硫酸铈滴定液（0.1mol/L）相当于 16.99mg 的 $C_4H_2FeO_4$。

解析： 富马酸亚铁为有机金属药物（图 7-2），本品在水或乙醇中几乎不溶，在稀酸中加热溶解后，可释放出亚铁离子，采用氧化还原滴定法测定。

2）碱水解法：适用于卤素与有机药物结合不牢固的情况，如卤素与脂肪碳链相连者。将含卤素的有机药物溶于适当溶剂中，加入氢氧化钠溶液加热回流使其水解，将有机结合的卤素转变为无机卤素离子。

例 7-4 ChP2015（二部）三氯叔丁醇的含量测定：取本品约 0.1g，精密称定，加乙醇 5ml 使溶解，加 20% 氢氧化钠溶液 5ml，加热回流 15min，放冷，加水 20ml 与硝酸 5ml，精密加硝酸银滴定液（0.1mol/L）30ml，再加邻苯二甲酸二丁酯 5ml，密塞，强力振摇后，加硫酸铁铵指示液 2ml，用硫氰酸铵滴定液（0.1mol/L）滴定，并将滴定的结果用空白试验校正。每毫升硝酸银滴定液（0.1mol/L）相当于 5.915mg 的 $C_4H_7Cl_3O$。

解析： 三氯叔丁醇为药用辅料，在水中微溶，易溶于乙醇。前处理方法是取本品溶于乙醇后，加氢氧化钠溶液并加热回流，使有机结合的氯水解生成氯化钠。通过间接滴定法测定三氯叔丁醇的含量，氯化钠与定量过量的硝酸银滴定液（0.1mol/L）定量生成氯化银沉淀，过量的硝酸银滴定液（0.1mol/L）用硫氰酸铵滴定液（0.1mol/L）回滴。化学计量关系如下。

$$CCl_3C(CH_3)_2OH + 4NaOH \longrightarrow (CH_3)_2CO + 3NaCl + HCOONa + 2H_2O$$

$$NaCl + AgNO_3 \longrightarrow AgCl\downarrow + NaNO_3$$

$$AgNO_3 + NH_4SCN \longrightarrow AgSCN\downarrow + NH_4NO_3$$

3. 还原法　　含碘有机药物，当碘原子直接与芳环连接时，碘的结合较牢固，采用碱性溶液回流时难以使碳-碘键断裂，但可在碱性溶液中加入还原剂（如锌粉）回流，使其碳-碘键断裂转化为无机碘化物后进行测定。

例 7-5　ChP2015（二部）泛影酸的含量测定：取本品约 0.4g，精密称定，加氢氧化钠溶液 30ml 与锌粉 1.0g，加热回流 30min，放冷，冷凝管用少量水洗涤，滤过，烧瓶与滤器用水洗涤 3 次，每次 15ml，合并洗液与滤液，加冰醋酸 5ml 与曙红钠指示液 5 滴，用硝酸银滴定液（0.1mol/L）滴定。每毫升硝酸银滴定液（0.1mol/L）相当于 20.46mg 的 $C_{11}H_9I_3N_2O_4$。

解析：泛影酸为诊断药——造影剂。前处理原理及化学计量关系如下。

思考题：容量分析中剩余滴定法定量过量加入第一种滴定液有前处理作用吗？

二、经有机破坏的前处理方法

有机金属药物或含卤素、氮、硫、磷等有机药物中的待测元素与碳原子结合牢固者，用水解或氧化还原的方法难以定量将有机结合的待测原子转变为无机形式。因此，必须采用有机破坏的方法将药物分子结构完全破坏，使有机结合形式的待测原子转变为无机离子或氧化物、无氧酸等后，再采用适当的方法进行定性、定量分析。有机破坏方法包括湿法破坏与干法破坏，现介绍此类前处理方法的几个典型代表。

1. 凯氏定氮法　　凯氏定氮法（Kjeldahl nitrogen determination）属湿法破坏，适于含氮药物的含量测定与总含氮量的测定，如 ChP2015（二部）部分含氨基或酰氨（胺）结构的原料药含量测定、ChP2015（一部）部分中药及制剂总氮量测定、ChP2015（三部）部分生物制品总氮量的测定等。

本法是将含氮药物与硫酸在凯式烧瓶中共热，药物分子中有机结构被氧化分解成二氧化碳和水（通常称此为"消解"或"消化"），有机结合的氮则转变为无机氨，并与过量的硫酸结合为硫酸铵，经氢氧化钠碱化后释放出氨气，并随水蒸气馏出，用硼酸溶液吸收后生成硼酸铵，再用酸滴定，依据化学计量关系计算出供试品的氮含量或目标物含量。

ChP2015（四部）以"氮测定法"收载此法，分为第一法（常量法）、第二法（半微量法）与第三法（定氮仪法）。现以第二法（半微量法）为例介绍如下。

1）凯氏烧瓶：为 30～50ml 硅玻璃或硼玻璃制成的硬质茄形烧瓶。

2）消解剂：为使有机药物中的氮定量转化，必须使有机结构被破坏完全，但消解液长时间受热可导致铵盐分解。因此，常在硫酸中加入硫酸钾（或无水硫酸钠）提高硫酸沸点，以提高消解温度；同时加入催化剂加快消解速度，以缩短消解时间。常用的催化剂是价廉、低毒、无挥发性的硫酸铜。

对某些难以分解的药物（如含氮杂环结构药物），在消解过程中常需加入辅助氧化剂，以使分解完全并缩短消解时间。常用的辅助氧化剂有30%过氧化氢和高氯酸。其中高氯酸为强氧化剂，用量不宜过大。若使用量过大，可能将氮元素氧化成氮气而损失，而且高氯酸在高温加热时容易发生爆炸。值得注意的是，辅助氧化剂的使用应慎重，且不能在高温时加入，应待消解液放冷后加入，并再次加热继续消解。

对于以偶氮或肼等结构存在的含氮药物，因在消解过程中易于生成氮气而损失，需在消解前加锌粉还原后再依法处理；而杂环中的氮，因不易断键而难以消解，可用氢碘酸或红磷还原为氢化杂环后再进行消解。对于含氮量较高（大于10%）的样品，可在消解液中加入少量多碳化合物，如蔗糖、淀粉等作为还原剂，以利于氮转变为氨。

3）操作法：蒸馏装置由1000ml的圆底烧瓶（1）、安全瓶（汽水分离器）（2）、连有氮气球的蒸馏器（3）、漏斗（4）、直形冷凝管（5）、100ml锥形瓶（6）和橡皮管夹（7、8）组成（图7-3）。

连接蒸馏装置，瓶1中加水适量与甲基红指示液数滴，加稀硫酸使成酸性，加玻璃珠或碎石数粒，从漏斗4加水约50ml，关闭夹7，开放冷凝水，煮沸瓶1中的水，当蒸气从冷凝管尖端冷凝而出时，移去火源，关夹8，使瓶3中的水反抽到瓶2，开夹7，放出瓶2中的水，关闭瓶2及夹7，将冷凝管尖端插入约

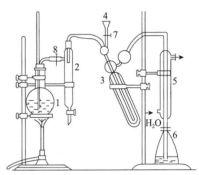

图7-3　半微量氮测定法蒸馏装置图

50ml水中，使水自冷凝管尖端反抽至蒸馏器3，再抽至瓶2，如上法放去。如此将仪器内部洗涤2～3次。

取供试品适量（相当于含氮量1.0～2.0mg），精密称定，置干燥的凯氏烧瓶中，加硫酸钾（或无水硫酸钠）0.3g和30%硫酸铜溶液5滴，再沿瓶壁滴加硫酸2.0ml，在凯氏烧瓶口放一小漏斗，并使凯氏烧瓶成45°斜置，用小火缓缓加热，使溶液的温度保持在沸点以下，等泡沸停止，逐渐加大火力，沸腾至溶液成澄明的绿色后，除另有规定外，继续加热30min，放冷，加水2ml。

取2%硼酸溶液10ml，置100ml锥形瓶中，加甲基红-溴甲酚绿混合指示液5滴；将冷凝管尖端插入液面下，然后将凯氏烧瓶中内容物经由漏斗4转入蒸馏器3中，用水少量淋洗凯氏烧瓶及漏斗数次，再加入40%氢氧化钠溶液10ml，用水少量再洗漏斗数次，关夹7，加热瓶1进行水蒸气蒸馏，全硼酸溶液开始由酒红色变为蓝绿色时起，继续蒸馏约10min后，将冷凝管尖端提出液面，使蒸汽继续冲洗约1min，用水淋洗尖端后停止蒸馏。

馏出液用硫酸滴定液（0.005mol/L）滴定至溶液由蓝绿色变为灰紫色，并将滴定的结果用空白（空白和供试品所得馏出液容积应基本相同，为70～75ml）试验校正。每毫升硫酸滴定液（0.005mol/L）相当于0.1401mg的N。

例 7-6 ChP2015（二部）甲硫酸新斯的明注射液的含量测定：精密量取本品适量（约相当于甲硫酸新斯的明 10mg），按照氮测定法（半微量法）测定，消解后，置于半微量氮测定仪中，加入 40% 氢氧化钠溶液 5ml，缓缓加热蒸馏，馏出液导入 2% 硼酸溶液 5ml 中，至馏出液约达 70ml 停止蒸馏。馏出液加甲基红 - 溴甲酚绿混合指示液 6 滴，用硫酸滴定液（0.005mol/L）滴定至溶液由蓝绿色变为灰紫色，并将滴定的结果用空白试验校正。每毫升硫酸滴定液（0.005mol/L）相当于 3.344mg 的 $C_{13}H_{22}N_2O_6S$。甲硫酸新斯的明的化学结构如图 7-4 所示。

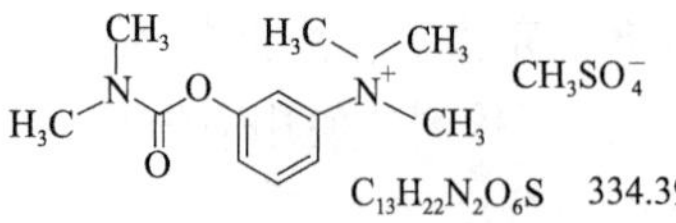

$C_{13}H_{22}N_2O_6S$ 334.39

图 7-4　甲硫酸新斯的明的化学结构

知识拓展

农、林行业通常利用凯氏定氮法测定土壤、植物中的全氮量。食品检验中主要应用凯氏定氮法测定牛乳、奶粉、肉类等蛋白质含量，但本法的专属性低，故奶粉中非法添加成分［三聚氰胺（图 7-5）等］的检查，需采用高效液相色谱法。

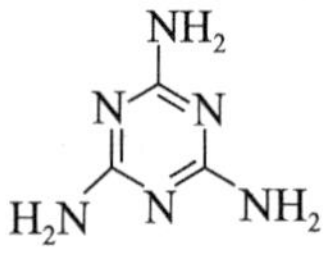

图 7-5　三聚氰胺的化学结构

思考题：请选择一种食品，设计凯氏定氮法测定总氮的试验步骤与计算方法。

2. 氧瓶燃烧法　氧瓶燃烧法（oxygen flask combustion method）属干法破坏，适用于含卤素、硫、磷、硒等微量样品的分析，具有简便、快速、破坏完全等特点。

本法收载于 ChP2015（四部），是将有机药物放入充满氧气的密闭燃烧瓶中充分燃烧，使有机结构部分彻底分解为二氧化碳和水，而待测元素根据电负性的不同，转化为不同价态的氧化物或无氧酸，被吸收于适当的吸收液中（多数以酸根离子存在），然后根据待测元素的性质，采用适宜的分析方法进行鉴别、检查与含量测定。

1）仪器装置：500ml、1000ml、2000ml 的磨口硬质玻璃锥形瓶，瓶塞应严密、空心，底部熔封铂丝一根（直径为 1mm），铂丝下端做成网状或螺旋状，长度约为瓶身长度的 2/3，如图 7-6A 所示。

氧瓶容量的选择主要取决于被燃烧分解样品量的多少。通常取样量为 10~20mg，使用 500ml 氧瓶；样品量为 200mg 时，可选用 1000ml 或 2000ml 的氧瓶。氧瓶在使用之前，应检查瓶塞是否严密。

2）吸收液的选择：根据待测元素的种类及所选用的分析方法，选择适当的吸收液可使样品经燃烧分解所生成的不同价态的待测元素定量地被吸收并转变为单一价态，以满足分析方法的要求。

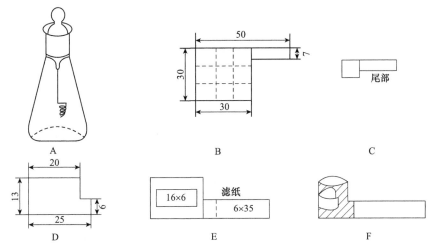

图 7-6 氧瓶燃烧装置（单位：mm）

含氟药物一般选用茜素氟蓝比色法对氟进行定性、定量分析，使用本法进行有机破坏时，其燃烧产物为单一的氟化氢，可以水为吸收液。

采用银量法分析含氯药物时，燃烧产物为单一的氯化氢，氯化氢在水中溶解度较低，需用一定浓度的氢氧化钠溶液作为吸收液。

采用银量法定量分析含溴药物时，燃烧产物溴化氢可被氧气氧化成单质溴，故其燃烧产物为溴化氢与溴的混合物，可在一定浓度的氢氧化钠吸收液中加入还原剂二氧化硫饱和溶液，将单质溴还原为溴负离子。

测定含碘药物时，燃烧产物碘化氢可被氧气进一步氧化，其燃烧产物主要为单质碘，同时含有少量的五价碘（HIO_3）、二价碘（HIO）与微量的碘化氢（HI），当使用银量法定量分析时，可在一定浓度的氢氧化钠吸收液中加入还原剂二氧化硫饱和溶液；若使用间接碘量法定量分析时，可用一定浓度的氢氧化钠溶液作为吸收液，此时，吸收液中的待测物质次碘酸钠与碘化钠可用溴-乙酸溶液氧化为碘酸后，加碘化钾定量生成单质碘，再用硫代硫酸钠滴定液滴定生成的碘。

含硫药物的燃烧产物主要为三氧化硫，可使用浓过氧化氢溶液与水的混合液作为吸收液，燃烧产物经吸收后转变为硫酸，加入盐酸溶液并煮沸除去剩余的过氧化氢后，加入氯化钡试液生成硫酸钡，以重量法测定含量；或在适当 pH 的溶液中用乙二胺四乙酸二钠滴定剩余的钡离子，或用高效液相色谱法蒸发光散射检测器测定硫酸含量。

含磷药物（有机磷酸类）的燃烧产物为五氧化二磷，以水为吸收液，加少量硝酸溶液并经加热煮沸使燃烧生成的焦磷酸（$H_4P_2O_7$）和偏磷酸 $[(HPO_3)_n]$ 转化为磷酸后，采用钼蓝（磷钼蓝）比色法测定含量。

含硒化合物在有机物燃烧分解的同时转化为 SeO_2 及少量的 SeO_3，经硝酸溶液（$1 \rightarrow 30$）吸收后转变为硒酸（H_2SeO_4），再用二氨基萘比色法测定。

3）样品制备：如为固体供试品，按各品种项下的规定，精密称取供试品（称量前应研磨），除另有规定外，置于无灰滤纸（图 7-6B）中心，按虚线折叠（图 7-6C）后，固定于铂丝下端的网内或螺旋处，使尾部露出；如为液体供试品，按各品种项下的规定，可在透明胶纸和滤纸做成的纸袋中称样。纸袋的做法：将透明胶纸剪成规定的大小和形状（图 7-6D），

· 140 ·　药物分析技术

中部贴一条约 16mm×6mm 无灰滤纸条，并于其突出部分贴一 6mm×35mm 的无灰滤纸条（图 7-6E），将胶纸对折，紧贴住底部及另一边，并使上口敞开（图 7-6F）；精密称定质量，用滴管将供试品从上口滴在无灰滤纸上，立即捏紧粘住上口，精密称定质量，两次质量之差即为供试品质量，将含有液体供试品的纸袋固定于铂丝下端的网内或螺旋处，使尾部露出。

4）操作法：在氧瓶内按各品种项下的规定加入吸收液，并将瓶口用水湿润；小心急速通入氧气约 1min（通气管口应接近液面，使瓶内空气排尽），立即用表面皿覆盖瓶口，备用；点燃包有供试品的滤纸包或袋尾部，迅速放入燃烧瓶中，按紧瓶塞，用水少量封闭瓶口，待燃烧完毕（应无黑色碎片），充分振摇，使生成的烟雾完全吸入吸收液中，放置 15min，用少量水冲洗瓶塞及铂丝，合并洗液及吸收液。同法另做空白试验。然后按各品种项下规定的方法进行检查或测定。

5）注意事项：操作时应在氧瓶外覆盖湿毛巾，防止氧瓶炸裂伤人。

例 7-7　ChP2015（二部）碘苯酯的含量测定：取本品约 20mg，精密称定，按照氧瓶燃烧法进行有机破坏，以氢氧化钠试液 2ml 与水 10ml 为吸收液，待吸收完全后，加溴乙酸溶液（取乙酸钾 10g，加冰醋酸适量使溶解，加溴 0.4ml，再加冰醋酸使成 100ml）10ml，密塞，振摇，放置数分钟，加甲酸约 1ml，用水洗涤瓶口，并通入空气流 3～5min 以除去剩余的溴蒸气，加碘化钾 2g，密塞，摇匀，用硫代硫酸钠滴定液（0.02mol/L）滴定，至近终点时，加淀粉指示液，继续滴定至蓝色消失，并将滴定的结果用空白试验校正。每毫升硫代硫酸钠滴定液（0.02mol/L）相当于 1.388mg 的 $C_{19}H_{29}IO_2$。

解析： 碘苯酯（诊断药，脊髓蛛网膜下腔造影剂）主要为 10-对碘苯基十一酸乙酯与邻、间位的碘苯基十一酸乙酯的混合物，结构式如下。

$C_{19}H_{29}IO_2$　相对分子质量416.34

本品是有机碘化物，经氧瓶燃烧主要转变为单质碘，同时还存在多价态的其他化合物，均被定量吸收于吸收液中。碘在氢氧化钠作用下生成碘化钠、次碘酸钠，再在乙酸溶液中经溴氧化全部转化为碘酸，过量的溴用甲酸还原后通入空气去除。加入碘化钾，它与碘酸进行定量反应析出游离碘，再用硫代硫酸钠滴定液滴定。化学计量关系如下。

$$I_2 + 2NaOH \longrightarrow NaIO + NaI + H_2O$$

$$3NaIO \longrightarrow NaIO_3 + 2NaI$$

$$3Br_2 + I^- + 3H_2O \xrightarrow{CH_3COOH} IO_3^- + 6HBr$$

$$Br_2（过量）+ HCOOH \longrightarrow 2HBr + CO_2\uparrow$$

$$IO_3^- + 5I^- + 6H^+ \longrightarrow 3I_2 + 3H_2O$$

$$I_2 + 2Na_2S_2O_3 \longrightarrow 2NaI + Na_2S_4O_6$$

滴定度的计算：每摩尔的本品经燃烧、处理，最终产生 3mol 的碘（I_2），用硫代硫酸钠滴定时，每摩尔的碘（I_2）消耗 2mol 的硫代硫酸钠，所以本品与硫代硫酸钠滴定液（0.02mol/L）反应的摩尔比为 1 : 6，滴定度（T）＝416.34×（1/6）×0.02＝1.388（mg）。

思考题：如果采用氧瓶燃烧法进行前处理，定量测定药物中含有的杂质氟时，应注意什么？

3. 高温炽灼法 本法属干法破坏，主要适用于含卤素药物鉴别与含磷药物含量测定的前处理，也可用于药物杂质检查的前处理，如 ChP2015（四部通则）重金属检查第二法。根据分析对象与目的的不同，常加无水碳酸钠、硝酸镁、氢氧化钙、氧化锌等辅助灰化。

本法是将含待测元素的有机药物经高温灼烧灰化，使有机结构分解，从而使待测元素转化为无机元素或可溶性无机盐的前处理方法。

例 7-8 ChP2015（二部）甘油磷酸钠注射液中磷的含量测定：精密量取本品稀释液（5→50）1ml，置于瓷坩埚中，加氧化锌 1g，加热炭化后，在 600℃炽灼 1h，放冷，加水与盐酸各 5ml，加热煮沸使溶解后，定量转移至 100ml 容量瓶中，按照钼蓝比色法测定含量。

思考题：如果采用高温炽灼法进行前处理，测定药物结构中含有的杂质氟时，应注意什么？

任务二 药物分析的方法学验证

▌理论基础

1. 验证的目的 证明采用的药物分析方法适合于相应的检测要求。

2. 验证的内容 在建立药品质量标准时，分析方法需经验证；药品生产工艺变更、制剂的组分变更、原分析方法进行修订时，则质量标准分析方法也需进行验证。方法验证理由、过程和结果均应记载在药品质量标准起草说明或修订说明中。

3. 验证的项目 包括鉴别试验、限量或定量检查、原料药或制剂中有效成分含量测定，以及制剂中其他成分（如防腐剂等，中药中其他残留物、添加剂等）的测定。药品溶出度、释放度等检查中，其溶出量等的测定方法也应进行必要的验证。

4. 验证的指标 包括准确度、精密度、专属性、检测限、定量限、线性、范围和耐用性。在分析方法验证中，须采用标准物质进行试验。

5. 验证指标的选择 由于分析方法具有各自的特点，并随分析对象而变化，因此需要视具体方法拟定验证的指标。

验证一种分析方法，并不一定对以上 8 项指标全部验证，应视分析目的和一般原则进行，试验方案的设计应系统、合理，验证过程应规范、严谨，验证结果应足以证明采用的分析方法适合于相应的分析要求。

在药品标准验证过程中，方法验证的各项内容之间存在相互关联性，方法验证应注重整体性与系统性。例如，对于鉴别项目需验证项目的专属性，而一般情况下，一种分析方法不太可能完成被分析物质的鉴别，此时采用两种或两种以上分析方法可加强鉴别项目的整体专属性。再如，原料药含量测定采用容量分析时，通常专属性难以满足要求，但若在杂质检查时采用了专属性较强的色谱法，则仍可以认为整个质量标准分析方法具有足够的专属性。药品质量标准收录的分析方法验证内容选择的一般原则如下。

1）非定量分析方法：如鉴别试验和杂质的限度检查法，一般需要验证方法的"专属性""检测限""耐用性"三项内容。

2）定量分析方法：如原料药、制剂的含量测定方法及含量均匀度、溶出度或释放度的测定方法，除用于验证方法灵敏度的"检测限"和"定量限"外，其余6项内容均需验证。

3）微量定量分析方法：如杂质的定量测定方法，除"检测限"视情况而定外，其余7项内容均需验证。即在定量分析方法的基础上，增加"定量限"，以确保方法可准确测定微量组分的含量。体内药物含量测定方法的验证与此类同。

药品标准中各检验项目所涉及的分析方法需验证的具体指标见表7-1。

表 7-1　检验项目和验证指标

内容	项目				
	鉴别	杂质测定		含量测定及溶出量测定	校正因子
		限度	定量		
准确度	－	－	＋	＋	＋
精密度					
重复性	－	－	＋	＋	＋
中间精密度	－	－	＋[①]	＋[①]	＋[①]
专属性[②]	＋	＋	＋	＋	＋
检测限	＋	＋	－[③]	－[③]	－
定量限	－	－	＋	－	＋
线性	－	－	＋	＋	＋
范围	－	－	＋	＋	＋
耐用性	＋	＋	＋	＋	＋

注：①已有重现性，不需验证中间精密度；②如一种方法不够专属，可用其他分析方法予以补充；③视具体情况予以验证

技能基础

现重点介绍 ChP2015（四部）"药品质量标准分析方法验证指导原则"。

一、准确度

准确度是指采用该方法测定的结果与真实值或参考值接近的程度，一般用回收率（%）表示。准确度应在规定的范围内测定（该范围通常指的是线性范围）。

1. 化学药品含量测定方法的准确度

1）原料药：采用对照品依照本法（待验证方法）测定，回收率按下式计算。

$$回收率＝C/B×100\%$$

式中，C 为实测值；B 为精密称定对照品量。

2）制剂：可在处方量空白辅料中，加入已知量被测物质对照品依法测定。如不能得到制剂辅料的全部成分，可向待测制剂中加入已知量的被测物对照品依法测定，回收率应按下式计算（通常称为加样回收率）。

$$回收率＝（C-A）/B×100\%$$

式中，B 为精密称定对照品量（g）；A 为制剂中被测物量（本底量），是依法测定制剂后响应值对应的量（g）；C 为实测值，是依法测定对照品与制剂混合物后响应值对应的总量（g）。

此法不仅是对"待验证分析方法"本身的评价，也是对制剂中其他组分及辅料干扰程度的评价。

另外，准确度也可用本法所得的结果与已知准确度的另一种方法测定的结果进行比较。

如该分析方法的精密度、线性与专属性已经验证符合规定，在准确度无直接测试方法（如 HPLC、UV-Vis 等需采用对照品比较的方法）或可推算出的情况下，准确度可不进行验证。

2. 化学药品杂质定量测定的准确度　　可向原料药或制剂处方量空白辅料中加入已知量杂质依法测定。如不能得到杂质或降解产物对照品时，可用所建立方法测定的结果与另一种成熟的方法进行比较，如《中国药典》方法或经过验证的方法。采用色谱法检测杂质时，在不能测得杂质或降解产物的校正因子或不能测得对主成分的相对校正因子的情况下，可用不加校正因子的主成分自身对照法计算杂质含量。应明确表明单个杂质和杂质总量相当于主成分的质量比（%）或面积比（%）。

3. 中药化学成分测定方法的准确度　　可用对照品进行加样回收率测定，即向已知被测成分含量的供试品中再精密加入一定量的被测成分对照品，依法测定。用实测值与供试品中含有量之差，除以加入对照品量计算回收率。在加样回收率试验中须注意对照品的加入量与供试品中被测成分含量必须在标准曲线线性范围之内；加入对照品的量要适当，过小则引起较大的相对误差，过大则干扰成分相对减少，真实性差。

4. 校正因子的准确度　　对色谱方法而言，绝对（或定量）校正因子是指单位面积的色谱峰代表的待测物质的量。待测物质与所选定的参照物质的绝对校正因子之比，即相对校正因子。相对校正因子计算法常应用于化学药品有关物质的测定、中药材及其复方制剂中多指标成分的测定。校正因子的表示方法很多，本指导原则中的校正因子是指气相色谱法和液相色谱法中的相对重量校正因子。

相对校正因子可采用替代物（对照品）和被替代物（待测物）标准曲线斜率比值进行比较获得；采用紫外吸收检测器时，可将替代物（对照品）和被替代物（待测物）在规定波长和溶剂条件下的吸收系数比值进行比较，计算获得。

5. 数据要求　　在规定范围内，取同一浓度（相当于 100% 浓度水平）的供试品，用至少测定 6 份样品的结果进行评价；或设计 3 种不同浓度，每种浓度分别制备 3 份供试品溶液进行测定，用 9 份样品的测定结果进行评价。对于化学药品，一般中间浓度加入量与所取供试品中待测成分量之比控制在 1：1 左右，建议高、中、低浓度对照品加入量与所取供试品中待测成分量之比控制在 1.2：1、1：1、0.8：1 左右，应报告加入量的回收率（%），或测定结果平均值与真实值之差及其相对标准偏差或置信区间（置信度一般为 95%）；对于中药，一般中间浓度加入量与所取供试品中待测成分量之比控制在 1：1 左右，建议高、中、低浓度对照品加入量与所取供试品中待测成分量之比控制在 1.5：1、1：1、0.5：1 左右，应报告供试品取样量、供试品中含有量、对照品加入量、测定结果和回收率（%）计算值，以及回收率（%）的相对标准偏差（RSD）或置信区间。对于校正因子，应报告测定方法、测定结果和 RSD。样品中待测成分含量和回收率限度的关系见表 7-2。在基质复杂、组分含量低于 0.01% 及多成分等分析中，回收率限度可适当放宽。

表 7-2　样品中待测成分含量和回收率限度的关系

待测成分含量	回收率限度 /%	待测成分含量	回收率限度 /%
100%	98～101	0.01%	85～110
10%	95～102	10μg/g（ppm）	80～115
1%	92～105	1μg/g	75～120
0.1%	90～108	10μg/kg（ppb）	70～125

知识拓展

　　对于化学药品含量测定，不同的分析方法对回收率的要求不同，通常容量分析法为 99.7%～100.3%；UV-Vis、HPLC、GC 法为 98%～102%。回收率测定通常使用对照品；加样回收率测定同时需要对照品与样品，如药物制剂回收率测定需要对照品与相应的制剂；杂质回收率测定需要对照品与相应的原料药；体内回收率测定需要对照品与相应的空白生物样品等。

二、精密度

　　精密度是指在规定的测试条件下，同一份均匀供试品，经多次取样测定所得结果之间的接近程度。精密度一般用偏差、标准偏差（standard deviation，SD）或相对标准偏差（relative standard deviation，RSD）表示，计算公式如下。

$$SD = \sqrt{\frac{\sum (X_i - \overline{X})^2}{n-1}}$$

$$RSD = \frac{SD}{\overline{X}} \times 100\% = \sqrt{\frac{\sum (X_i - \overline{X})^2}{(n-1)\overline{X}^2}} \times 100\%$$

　　在相同条件下，由同一个分析人员测定所得结果的精密度，称为重复性；在同一个实验室，在不同时间由不同分析人员用不同设备测定结果之间的精密度，称为中间精密度；在不同实验室由不同分析人员测定结果之间的精密度，称为重现性。

含量测定和杂质的定量测定应考察方法的精密度。

1. 重复性　在规定范围内，取同一浓度（相当于100%浓度水平）的供试品，用至少测定6份的结果进行评价；或设计3种不同浓度，每种浓度分别制备3份供试品溶液进行测定，用9份样品的测定结果进行评价。采用9份样品的测定结果进行评价时，对于化学药品，一般中间浓度供试品中待测成分量与本法（需要验证的分析方法）规定供试品中待测成分量之比控制在1∶1左右，建议高、中、低浓度供试品中待测成分量与本法规定量之比控制在1.2∶1、1∶1、0.8∶1左右；对于中药，一般中间浓度供试品中待测成分量与本法规定供试品中待测成分量之比控制在1∶1左右，建议高、中、低浓度供试品中待测成分量与本法规定量之比控制在1.5∶1、1∶1、0.5∶1左右。

知识拓展

批内精密度或日内精密度：是指在相同的操作条件下，由同一个分析人员，在较短的时间间隔内（通常指一天内）连续测定所得结果的精密度。

批间精密度或日间精密度：是指由同一个分析人员，用同一设备在不同时间（通常指不同天数）测定所得结果的精密度。

2. 中间精密度　考察随机变动因素如不同日期、不同分析人员、不同仪器对精密度的影响，应设计方案进行中间精密度试验。

3. 重现性　国家药品质量标准采用的分析方法，应进行重现性试验，如通过不同实验室检验获得重现性结果。协同检验的目的、过程和重现性结果均应记载在起草说明中。应注意重现性试验用的样品质量的一致性及贮存运输中的环境对该一致性的影响，以免影响重现性结果。

4. 数据要求　均应报告偏差、标准偏差、相对标准偏差或置信区间。样品中待测成分含量和精密度可接受范围见表7-3。在基质复杂、组分含量低于0.01%及多成分等分析中，精密度接受范围可适当放宽。

表7-3　样品中待测成分含量和精密度可接受范围

待测成分含量	重复性（RSD）	重现性（RSD）
100%	1.0	2.0
10%	1.5	3.0
1%	2.0	4.0
0.1%	3.0	6.0
0.01%	4.0	8.0
10μg/g（ppm）	6.0	11.0
1μg/g	8.0	16.0
10μg/kg（ppb）	15.0	32.0

知识拓展

对于化学药品含量测定，不同的分析方法对精密度的要求不同，通常容量分析法≤0.2%，光谱法≤1.0%，色谱法≤2.0%。精密度验证通常使用相应的样品，如原料药、药物制剂等。

三、专属性

专属性是指在其他成分（如杂质、降解产物、辅料等）存在的条件下，采用的分析方法能正确测定被测物质的能力。鉴别反应、杂质检查和含量测定方法均应考察其专属性。如方法专属性不强，应采用多种不同原理的方法予以补充。

1. 鉴别反应　应能区分可能共存的物质或结构相似化合物。不含被测成分的供试品，以及结构相似或组分中的有关物质等，均应呈阴性反应。

2. 含量测定和杂质测定　采用色谱法和其他分离方法，应附代表性图谱，以说明方法的专属性，并应标明各成分在图中的位置，色谱法中的分离度应符合要求。

在杂质对照品可获得的情况下，对于含量测定，试样中可加入杂质或辅料，考察测定结果是否受干扰，并可与未加杂质或辅料的试样比较测定结果。对于杂质检查，也可向试样中加入一定量的杂质，考察各成分包括杂质之间能否得到分离。

在杂质或降解产物不能获得的情况下，可将含有杂质或降解产物的试样进行测定，与另一个已经验证了的方法或《中国药典》方法比较结果。也可用强光照射、高温、高湿、酸（碱）水解或氧化的方法进行加速破坏，以研究可能存在的降解产物和降解途径对含量测定与杂质测定的影响。含量测定方法应比对两种方法的结果，杂质检查应比对检出的杂质个数，必要时可采用光二极管阵列检测和质谱检测，进行峰纯度检查。

四、检测限

检测限（limit of detection，LOD）是指试样中被测物质能被检测出的最低量。药品的鉴别试验和杂质检查方法，均应通过测试确定方法的检测限。LOD 仅作为限度试验指标和定性鉴别的依据，没有定量意义。常用的方法如下。

1. 直观法　用已知浓度的被测物质，试验出能被可靠地检测出的最低浓度或量。本法适用于可通过目视直接评价结果的分析方法，如药物鉴别试验的显色法、杂质检查的灵敏度法与药物有关物质检查的薄层色谱法（TLC）。

2. 信噪比法　用于能显示基线噪声的分析方法，即把已知低浓度试样测出的信号与空白样品测出的信号（基线噪声）进行比较，计算出能被可靠地检测出的被测物质的最低浓度或量。一般以信噪比为 3：1（$S/N=3$）或 2：1（$S/N=2$）时相应浓度或注入仪器的量确定 LOD。本法适用于能直观显示信号与基线噪声水平（信号强度）的仪器分析方法，如 GC、HPLC 等。

3. 基于响应值标准偏差和标准曲线斜率法　按照下式进行计算。

$$LOD=3.3\delta/S$$

式中，δ 为响应值的偏差；S 为标准曲线的斜率。

δ 可以通过下列方法测得：一是测定空白值的标准偏差；二是测定标准曲线的剩余标准偏差或截距的标准偏差。

4. 数据要求　　上述计算方法获得的 LOD 须用含量相近的样品进行验证。应附测定图谱，说明测试过程和检测限结果。

五、定量限

定量限（limit of quantitation，LOQ）是指试样中被测物质能被定量测定的最低量，其测定结果应符合准确度和精密度的要求。对微量或痕量药物分析、定量测定药物杂质和降解产物时，应确定方法的定量限。常用的方法如下。

1. 信噪比法　　用于能显示基线噪声的分析方法，即把已知低浓度试样测出的信号与空白样品测出的信号（基线噪声）进行比较，计算出能被可靠定量的被测物质的最低浓度或量。一般以信噪比为 10∶1（$S/N=10$）时相应浓度或注入仪器的量确定 LOQ。本法适用于能直观显示信号与基线噪声水平（信号强度）的仪器分析方法，如 GC、HPLC 等。

2. 基于响应值标准偏差和标准曲线斜率法　　按照下式进行计算。

$$LOD=10\delta/S$$

3. 数据要求　　上述计算方法获得的 LOQ 须用含量相近的样品进行验证。应附测定图谱，说明测试过程和检测结果。

六、线性

线性是指在设计的范围（见"七、范围"）内，测定响应值与试样中被测物质浓度呈比例关系的程度。应在规定的范围内测定线性关系。可用同一对照品贮备液经精密稀释，或分别精密称取对照品，制备一系列对照品溶液的方法进行测定，至少制备 5 份不同浓度的对照品溶液。以测得的响应信号对被测物质的浓度作图，观察是否呈线性，再用最小二乘法进行线性回归。必要时，响应信号可经数学转换，再进行线性回归计算。例如，HPLC 蒸发光散射检测器的响应值与供试品溶液的浓度通常呈指数关系，需将测得的响应信号与相应的试样浓度均变成对数形式，再进行线性回归计算。也可采用描述浓度 - 响应关系的非线性模型。

数据要求：应列出回归方程、相关系数和线性图（或其他数学模型）。

七、范围

范围是指分析方法能达到一定精密度、准确度和线性要求时的高低限浓度或量的区间。

在药物分析中，范围应根据分析方法的具体应用及其线性、准确度、精密度结果和要求确定。原料药和制剂含量测定，范围一般为测试浓度的 80%～120%；制剂含量均匀度检查，范围一般为测定浓度的 70%～130%，特殊剂型如气雾剂和喷雾剂，范围可适当放宽；溶出度或释放度中的溶出量测定，范围一般为限度的 ±30%，如规定了限度范围，则应为下限的 -20% 至上限的 +20%；杂质测定，范围应根据初步实际测定数据，拟定为规定限度的 ±20%。如果含量测定与杂质检查同时进行，用峰面积归一化法计算，则线性范围应为杂质规定限度的 -20% 至含量限度（或上限）的 +20%。

对于有毒的、具特殊功效的或药理作用的成分，其验证范围应大于被限定含量的区间。

校正因子测定时，范围一般应根据其应用对象的测定范围确定。

八、耐用性

耐用性是指在测定条件有小的变动时，测定结果不受影响的承受程度，为所建立的方法用于日常检验提供依据。开始研究分析方法时，就应考虑其耐用性。如果测定条件要求苛刻，则应在方法中写明，并注明可以接受变动的范围，可以先采用均匀设计确定主要影响因素，再通过单因素分析等确定变动范围。典型的变动因素有被测溶液的稳定性、样品的提取次数、时间等。高效液相色谱法中典型的变动因素有流动相的组成和pH，不同品牌或不同批号的同类型色谱柱、柱温、流速等。气相色谱法的变动因素有不同品牌或批号的色谱柱、固定相、不同类型的担体、载气流速、柱温、进样口和检测器温度等。经试验，测定条件出现小变动应能满足系统适用性试验要求，以确保方法的可靠性。

九、应用实例

阿司匹林药品标准部分检验项目的方法学验证（可查阅 ChP2015 二部）如下。

1. 化学鉴别

（1）方法　取本品约 0.1g，加水 10ml，煮沸，放冷，加三氯化铁试液 1 滴，即显紫堇色。

（2）验证　本法属非定量分析方法，故仅需验证专属性、检测限、耐用性。

1）专属性：三氯化铁反应和水解反应，需通过空白溶剂试验结果验证方法的专属性，空白试验应显阴性反应。

2）检测限：通过减少供试品取量验证方法的检测限，在检测限应出现阳性反应。

3）耐用性：通过改变试液的浓度、用量、溶液的酸碱度、加热温度及反应时间等条件验证方法的耐用性，要求在变动范围内均出现阳性反应。

2. 游离水杨酸检查

（1）杂质来源　游离水杨酸是阿司匹林合成过程中的反应物，如果未除尽，可作为一种特殊杂质引入产品中。

（2）色谱条件与系统适用性试验　以十八烷基硅烷键合硅胶为填充剂；以乙腈-四氢呋喃-冰醋酸-水（20∶5∶5∶70）为流动相；检测波长为 303nm。理论板数按水杨酸峰面积计算不低于 5000，阿司匹林峰与水杨酸峰的分离度应符合要求。

（3）测定法　取本品约 0.1g，精密称定，置 10ml 容量瓶中，加 1% 冰醋酸的甲醇溶液适量，振摇使溶解，并稀释至刻度，摇匀，作为供试品溶液；取水杨酸对照品约10mg，精密称定，置 100ml 容量瓶中，加 1% 冰醋酸的甲醇溶液适量使溶解并稀释至刻度，摇匀，精密量取 5ml，置 50ml 容量瓶中，用 1% 冰醋酸的甲醇溶液稀释至刻度，摇匀，作为对照品溶液。按照高效液相色谱法试验（ChP2015 四部：色谱法），立即精密量取对照品溶液与供试品溶液各 10μl 分别注入液相色谱仪，记录色谱图。供试品溶液色谱图中如有与水杨酸峰保留时间一致的色谱峰，按外标法以峰面积计算，不得超过 0.1%。

（4）验证　　此法属于微量成分的定量分析，采用 HPLC，所以在研究或建立此分析方法的过程中，应验证方法的准确度、精密度、专属性、定量限、线性、范围与耐用性。

1）专属性：通过分离分析阿司匹林与水杨酸混合物、合成粗品、阿司匹林氧化降解产物（经高温、强酸、强碱处理后），验证方法的专属性。要求在所选用的色谱条件下均能够获得良好分离。

2）定量限：通过配制不同浓度的水杨酸溶液，进样分析，以信噪比（S/N）为 10 时的浓度作为定量限。测得水杨酸定量限约为 1μg/ml（进样 10μl）。

3）线性与范围：如以定量限（1μg/ml）的 10 倍浓度，即 10μg/ml 作为水杨酸对照品溶液，以水杨酸限度为 0.1% 计算，则应制成 10mg/ml 的阿司匹林供试品溶液。分别进样分析，阿司匹林色谱峰应未出现严重超载现象；按水杨酸峰计算，理论板数、分离度及拖尾因子均符合规定的要求，则水杨酸对照品溶液浓度设计合理。据此，拟定水杨酸对照品溶液浓度为 8～12μg/ml，并可适当拓宽，如制成 4μg/ml、8μg/ml、10μg/ml、12μg/ml、16μg/ml、20μg/ml 系列水杨酸标准溶液，验证峰面积与浓度的线性，应符合要求。

4）准确度与精密度：取阿司匹林对照品 9 份，每份 0.1g，分置 10ml 容量瓶中，分别精密加入 0.1mg/ml 的水杨酸对照品溶液 0.8ml、1.0ml 和 1.2ml（相当于水杨酸限度的 80%、100% 和 120%）各 3 份，用规定溶剂溶解并稀释至刻度，按照拟定方法测定。根据水杨酸峰面积，按外标法与加样回收率法计算水杨酸的回收率（即准确度）、相对标准偏差（RSD，即重复性）。另由不同人员于不同时间使用不同仪器测定，测得 RSD 即中间精密度。

5）耐用性：取含水杨酸的阿司匹林对照品、合成粗品及降解产物溶液，改变色谱条件并于不同时间进样分析，验证方法的耐用性。可改变的色谱条件如流动相中乙腈、四氢呋喃和冰醋酸的比例分别为 14%～26%、3.5%～6.5% 和 3.5%～6.5%；流动相流速为 0.8～1.2ml/min；柱温为 10～30℃。在上述不同条件下，阿司匹林应能与水杨酸及其他杂质或降解产物获得良好分离，同时水杨酸测定值的准确度和精密度应符合要求。如有哪项条件的变动对结果有显著影响，则应在标准中规定该条件的范围。

3. 含量测定

（1）要求　　按干燥品计算，本品含阿司匹林（$C_9H_8O_4$）不得少于 99.5%。

（2）方法　　取本品约 0.4g，精密称定，加中性乙醇（对酚酞指示液显中性）20ml 溶解后，加酚酞指示液 3 滴，用氢氧化钠滴定液（0.1mol/L）滴定。每毫升氢氧化钠滴定液（0.1mol/L）相当于 18.02mg 的 $C_9H_8O_4$。

（3）验证　　阿司匹林采用酸碱滴定法测定含量，属常量定量分析方法，故验证内容如下。

1）滴定曲线及终点指示：取阿司匹林对照品，按照拟定方法滴定。使用电位滴定法记录滴定曲线，并同时记录滴定溶液颜色的变化。根据滴定突跃及其范围、相应指示剂的颜色变化区间，确定终点指示方法。

2）准确度与精密度：取规定称样量的 80%、100% 和 120%，即分别为 0.32g、0.40g

和 0.48g 的阿司匹林对照品各 3 份，精密称定，按照拟定方法测定，计算各份样品的滴定结果、9 份的平均含量及相对标准偏差（RSD）。其中平均含量与对照品标示含量的比值即准确度（回收率），RSD 即重复性。可由不同人员于不同时间同法操作，经多因素方差分析计算中间精密度。

3）耐用性：取阿司匹林对照品，按照拟定方法测定。通过改变溶剂（中性乙醇）、指示剂用量和样品溶解后放置不同时间测定，验证方法的耐用性。

学习小结

在药物分析前，一般需要进行适当的前处理。分析样品的前处理方法通常可分为不经有机破坏的前处理方法和经有机破坏的前处理方法。药物不经有机破坏的前处理方法包括溶解法、水解法和还原法等，从某种角度讲，容量分析的剩余滴定法中，定量加入第一种滴定液不仅参与定量分析，也具有一定的前处理作用。药物经有机破坏的前处理方法包括湿法和干法，湿法主要采用凯氏定氮法，它既可用于药物中总氮量的测定，也可用于含氮有效成分的含量测定；干法主要采用高温炽灼法和氧瓶燃烧法，因氧瓶燃烧法可用于微量样品中待测元素的分析，故广泛用于含卤素、硫、磷、硒药物的鉴别、杂质检查与含量测定。

在研究药物分析方法与建立药品质量标准时，应视分析项目选择验证指标，验证指标包括准确度、精密度（包括重复性、中间精密度和重现性）、专属性、检测限、定量限、线性、范围和耐用性。通常非定量分析方法（鉴别、杂质的限度检查等）仅需验证方法的专属性、检测限和耐用性三项指标；有效成分含量测定除定量限与检测限外，其余 6 项指标均需验证；微量定量分析方法（杂质的定量检查等）除检测限视情况而定外，其余 7 项指标均需验证，即在定量分析方法的基础上，增加定量限，以确保方法可准确测定微量组分的含量。

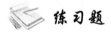

练习题

任务一　样品的前处理方法

1. 不经有机破坏的前处理方法适合于哪类药物中的元素分析？

2. 经有机破坏的前处理方法适合于哪类药物中的元素分析？

3. 凯氏定氮法适合哪类药物的分析，此法用于测定总氮含量还是测定有效成分的含量？

4. 凯氏定氮法可以检出奶粉中非法添加的三聚氰胺吗？为什么？

5. 氧瓶燃烧法的原理、特点是什么？其适用于哪类药物的前处理？

6. 氧瓶燃烧法用于含氟、氯、溴、碘、硫、磷、硒元素的有机药物前处理时，吸收液均采用氢氧化钠溶液可以吗？为什么？

7. 有些有机药物经氧瓶燃烧法前处理后，能释放氟、氯、溴、碘、硫、磷、硒元素，经适当处理后，在吸收液中可转变为单价态的无机盐或无机酸，然后用容量分析法还是光谱分析法进行检测？

8. 醋酸地塞米松分子中含有氟。在合成过程中用二氧化硒脱氢，可能引入杂质硒，硒对人体有毒害，故需严格控制其含量。请问采用何种前处理方法鉴别氟与检查硒，并说明异同点。

9. 高温炽灼法适合于哪类药物的含量测定？重金属检查在什么情况下需采用高温炽灼法处理？

10. 碘苯酯通过氧瓶燃烧法进行前处理，采用硫代硫酸钠滴定液（0.02mol/L）进行定量分析，请问硫代硫酸钠滴定液（0.02mol/L）相当于碘苯酯的滴定度是如何计算的？

任务二　药物分析的方法学验证

1. 维生素 B_1 片含量测定方法：取本品 20 片，精密称定，研细，精密称取适量（约相当于维生素 B_1 25mg），置于 100ml 容量瓶中，加盐酸溶液（9→1000）约 70ml，振摇 15min 使维生素 B_1 溶解，用上述溶剂稀释至刻度，摇匀，用干燥滤纸滤过，精密量取续滤液 5ml，置另一 100ml 容量瓶中，再加上述溶剂稀释至刻度，摇匀，在 246nm 处测定吸光度，按 $C_{12}H_{17}ClN_4OS \cdot HCl$ 的吸收系数为 421，计算每片药品含量相当于标示量的百分数。本品规格为每片含维生素 B_1 10mg。

请参考下列问题，设计上述含量测定方法的验证方案。

1）本分析方法需验证哪些内容？

2）为什么本分析方法需采用加样回收率验证其准确度？写出公式，并说明每个符号的含义。高、中、低三个浓度的溶液应如何配制？该方法的准确度应符合什么要求？

3）如何验证本分析方法的重复性与中间精密度？写出公式，并说明每个符号的含义。该方法的重复性应符合什么要求？

4）验证本分析方法的线性时，低、中、高浓度分别为多少？

5）本分析方法的线性范围应是多少？

6）如何验证本分析方法的专属性与耐用性？

7）本方法用盐酸溶液（9→1000）作溶媒的意义是什么？改换成磷酸盐缓冲液（pH7.0）是否可以？

8）紫外检测过程采用什么溶剂作为空白？

2. 药物的鉴别试验需验证哪些内容？

3. 药物杂质的限度检查与定量检查分别需验证哪些内容？

4. 什么是重复性、日内精密度、日间精密度及中间精密度？

5. 什么样的分析方法需验证重现性？

能力训练

实训 1　醋酸地塞米松中氟的鉴别

【目的】

1. 掌握氧瓶燃烧法鉴别有机药物中氟的原理、特点、方法。

2. 熟悉氧瓶燃烧法鉴别有机药物中氟的注意事项。

3. 了解有机药物中其他卤素鉴别与氟鉴别的异同点。

【原理】参考本项目任务一的相关内容及 ChP2015（二部）。

【实验材料】参考本项目任务一的相关内容及 ChP2015（二部）。

【实验步骤】参考本项目任务一的相关内容及 ChP2015（二部）。

【注意事项】

1. 应保证氧瓶中氧气量充足。

2. 注意采用有效措施，防止氧瓶炸裂。

3. 氧瓶材质应不影响氟的检测。

【思考题】

1. 醋酸地塞米松中杂质硒如何检查？并说明硒与氟鉴别的异同点。

2. 苯并二氮杂䓬类药物分子结构中多数在苯环上连有氯，如氯硝西泮、劳拉西泮、三唑仑等，说明氯与氟鉴别的异同点。

【任务考核】

1. 是否能够说出本试验中氧瓶燃烧法使用的吸收液是什么。

2. 是否能够说出本试验中氧瓶的材质是什么。

3. 是否能够说出本试验中防止氧瓶炸裂的措施是什么。

实训 2　维生素 B_1 片含量测定的方法学验证

【目的】

1. 掌握加样回收率、重复性、线性、范围的验证方法与计算。

2. 熟悉紫外分光光度法验证内容的要求。

3. 了解专属性、耐用性的验证方法。

【原理】参考本项目任务二的相关内容。

【实验材料】参考本项目任务二与目标考核（维生素 B_1 片含量测定方法）的相关内容。

【实验步骤】参考本项目任务二与目标考核（维生素 B_1 片含量测定方法）的相关内容。

【注意事项】

1. 加样回收率检测中低、中、高浓度配制过程中，样品的取用量应是一致的。

2. 线性检测中对照品溶液低、中、高浓度的配制与精密度检测中样品溶液低、中、高浓度的配制方法基本一致。

3. "精密量取"应保证量取的体积达到四位有效数位。

4. 分析天平的精度应保证称取的质量达到四位有效数位。

【思考题】

1. 本试验中加样回收率测定的计算公式是什么？

2. 本试验中重复性测定的计算公式是什么？

3. 本试验中加样回收率与重复性测定使用的是样品还是对照品？

【任务考核】

1. 是否能够提供样品与对照品称量、吸光度的原始记录。

2. 是否能够提供空白溶剂、对照品紫外光谱扫描图，并注明检测波长。

3. 是否能够提供标准曲线、回归方程及相关系数。

4. 是否能够提供加样回收率、重复性的计算过程与测定结果。

参 考 文 献

国家药典委员会. 2015. 中华人民共和国药典（2015 年版）. 北京：中国医药科技出版社

杭太俊. 2011. 药物分析. 7 版. 北京：人民卫生出版社

刘文英. 2007. 药物分析. 6 版. 北京：人民卫生出版社

药物制剂分析

【知识目标】

1. 掌握药物制剂分析的特点，片剂、注射剂辅料对主成分含量测定的干扰及其排除方法。

2. 熟悉溶出度、含量均匀度、细菌内毒素的测定方法及意义。

3. 了解片剂、注射剂的常规检查项目。

【能力目标】

1. 能够正确理解片剂质量标准，并以此为依据对片剂进行质量控制。

2. 能够正确理解注射剂质量标准，并以此为依据对注射剂进行质量控制。

知识拓展

药物制剂分析与用药安全有效

药物以制剂形式供临床使用或直接用于消费者，常见的剂型有片剂、胶囊剂、注射液、滴眼剂、软膏剂、栓剂等。市售药品中，假冒伪劣者多以制剂形式存在，如假冒复方氨酚烷胺片、阿莫西林胶囊、注射用头孢哌酮、皮炎平软膏等，超过效期的抗生素，降解变质的疫苗，产生热原反应的输液等，对公众用药安全有效构成严重的威胁与危害。通过对药物制剂质量的控制，可减少假劣药品的流通，而药物制剂分析是其质量控制的技术手段，是药品质量标准的重要组成部分。

如果采用不合格的原料药制备的制剂一定不合格，但采用合格的原料药制备的制剂也并非肯定合格。在制剂过程中，环境改变可能导致药物降解而使含量下降、引进新的杂质，制剂工艺等因素也可能导致生物利用度的差异或制剂中主药均匀性的差异等，这些也会严重影响用药的安全与有效，可见原料药与相应制剂的质量有相关性，但又有区别，所以二者质量控制的方法有相关性，也有很大的差异。

问题：

1. 原料药分析与制剂分析的异同点是什么？

2. 如何排除制剂分析中辅料的干扰？

3. 片剂溶出度、含量均匀度、细菌内毒素检查的意义与基本方法是什么？

任务一　掌握制剂分析的特点

▌理论基础

1. 剂型　　片剂是指药物与适宜的辅料混匀压制而成的圆片状或异形的片状固体制剂。

ChP2015（四部）制剂通则中收载的药物制剂共 38 种剂型，常用的有片剂、注射剂、胶囊剂、颗粒剂、眼用制剂、鼻用制剂、栓剂、丸剂、软膏剂（乳膏剂）、喷雾剂、气雾剂、散剂、糖浆剂、膜剂、洗剂、灌肠剂、合剂、膏药、茶剂、酒剂等。

2. 制剂分析的复杂性 药物制剂通常由原料药物和适宜的辅料经过一定的生产工艺制备而成，显然制剂中主药含量较原料药低，附加成分对主药的分析可能产生影响，且因不同剂型采用辅料的不同、使用途径的差异等，故其质量控制项目、指标、方法及前处理必然不同，因此药物制剂分析较相应的原料药分析更为复杂。与原料药相比，制剂分析增加了与剂型有关的检查项目。例如，ChP2015（四部）制剂通则项下的外观检查、质量差异、装量差异、装量检查等；特性检查项下的崩解时限、溶出度、含量均匀度、可见异物、不溶性微粒检查等；物理常数检查项下的渗透压摩尔浓度检查等；生物检查项下的热原、细菌内毒素检查等。此外，制剂的含量测定一般需通过前处理排除辅料干扰或采用专属性较高的分析方法。

技能基础

一、性状与鉴别项目的特点

1. 性状检查 性状在一定程度上能反映药品质量的多重信息。制剂与原料药在性状检查方面比较，制剂主要考察外观颜色、臭味（应注意胶囊、包衣片等检查的是内容物）等，通常不检查药物的溶解度与物理常数。现举例说明不同药物及其制剂性状检查的异同。

例 8-1 比较 ChP2015（二部）葡萄糖及葡萄糖注射液性状项下的异同。

* 葡萄糖：本品为无色结晶或白色结晶性或颗粒性粉末；无臭，味甜。

本品在水中易溶，在乙醇中微溶。

比旋度：取本品约 10g，精密称定，置 100ml 容量瓶中，加水适量与氨试液 0.2ml，溶解，用水稀释至刻度，摇匀，放置 10min，在 25℃时，依法测定，比旋度为 +52.6°～+53.2°。

* 葡萄糖注射液：本品为无色或几乎无色的澄明液体。

例 8-2 比较 ChP2015（二部）醋酸地塞米松及醋酸地塞米松乳膏性状项下的异同。

* 醋酸地塞米松：本品为白色或类白色的结晶或结晶性粉末；无臭。

本品在丙酮中易溶，在甲醇或无水乙醇中溶解，在乙醇或三氯甲烷中略溶，在乙醚中极微溶解，在水中不溶。

比旋度：取本品，精密称定，加二氧六环溶解并定量稀释制成每毫升中约含 10mg 的溶液，依法测定［ChP2015（四部通则 0621）］，比旋度为 +82°～+88°。

吸收系数：取本品，精密称定，加乙醇溶解并定量稀释制成每毫升中约含 15mg 的溶液，照紫外-可见分光光度法［ChP2015（四部通则 0401）］，在 240nm 的波长处测定吸光度，吸收系数（$E_{1cm}^{1\%}$）为 343～371。

* 醋酸地塞米松乳膏：本品为白色乳膏。

例 8-3 比较 ChP2015（二部）对乙酰氨基酚及对乙酰氨基酚片性状项下的异同。

* 对乙酰氨基酚：本品为白色结晶或结晶性粉末；无臭。

本品在热水或乙醇中易溶，在丙酮中溶解，在水中略溶。

熔点：本品的熔点为 168～172℃。

* 对乙酰氨基酚片：本品为白色片、薄膜衣或明胶包衣片，除去包衣后显白色。

2. 鉴别试验　药物制剂辅料常常干扰主药的鉴别，故制剂鉴别须排除干扰后进行。如果干扰难以排除，可以取消该鉴别试验，或者改用其他鉴别方法（多采用色谱法）。当辅料不干扰主药鉴别时，可直接采用原料药的鉴别试验鉴别制剂。

例 8-4　比较 ChP2015（二部）阿司匹林及阿司匹林片鉴别项下的异同。

（1）阿司匹林

1）取本品约 0.1g，加水 10ml，煮沸，放冷，加三氯化铁试液 1 滴，即显紫堇色。

2）取本品约 0.5g，加碳酸钠试液 10ml，煮沸 2min 后，放冷，加过量的稀硫酸，即析出白色沉淀，并发生乙酸的臭气。

3）本品的红外光吸收图谱应与对照的图谱一致。

（2）阿司匹林片

1）取本品的细粉适量（约相当于阿司匹林 0.1g），加水 10ml，煮沸，放冷，加三氯化铁试液 1 滴，即显紫堇色。

2）在含量测定项下记录的色谱图中，供试品溶液主峰的保留时间应与对照品溶液主峰的保留时间一致。

解析：示例中，化学鉴别的专属性较低，红外光谱鉴别的专属性虽高，但灵敏度较低。阿司匹林片剂规格为每片含阿司匹林 50mg～0.5g，故片剂的鉴别方法沿用了原料药的鉴别 1），取消了原料药的鉴别 2）和 3），增加了专属性与灵敏度均较高的 HPLC。

二、检查项目的特点

1. 杂质检查　药物制剂应采用符合药品质量标准规定的原料药及辅料制备而成。由于合格原料药中的一些杂质（如某些药物中的砷盐等）在制剂制备和贮藏过程中一般不会增加，因此在制剂分析时不再重复检查。但是有些制剂在制备和贮藏过程中会新生成一些杂质（包括原料药中已控制与未控制的），必须进行检查。例如，阿司匹林原料与制剂均控制杂质游离水杨酸，前者主要因为合成过程中反应物未除尽，后者则主要来自于制剂生产或贮藏过程中阿司匹林的水解产物。

例 8-5　ChP2015（二部）阿司匹林及其制剂检查项下游离水杨酸的检测。

解析：阿司匹林原料药与其制剂比较，游离水杨酸的限度要求更严格，为 0.1%；阿司匹林不同制剂的生产制备方法不同，普通片、肠溶胶囊、肠溶片、泡腾片、栓剂的限度依次为 0.3%、1.0%、1.5%、3.0%、3.0%。

例 8-6　ChP2015（二部）葡萄糖及其注射液检查项下 5-羟甲基糠醛的检测。

解析：葡萄糖注射液在灭菌过程中因葡萄糖在高温条件下脱水，可能生成有害杂质 5-羟甲基糠醛，但原料药没有引进此杂质的环节，故葡萄糖注射液药品标准中需检查 5-羟甲基糠醛的限量，葡萄糖原料则无此检查项目。

2. 剂型与安全性检查　为了保证药物制剂的稳定性、均一性、有效性、安全性，针对不同剂型，需进行质量差异、崩解时限、含量均匀度、溶出度或释放度、渗透压摩尔浓度、可见异物、不溶性微粒等剂型检查，以及微生物、无菌、热原、细菌内毒素等安全性检查等。而原料药则无需检查这些项目。

例 8-7　比较 ChP2015（二部）阿司匹林及其肠溶片检查项下的异同。

*阿司匹林需检查的项目：溶液的澄清度、游离水杨酸、易炭化物、有关物质、干燥失重、炽灼残渣、重金属。

*阿司匹林肠溶片需检查的项目：游离水杨酸、溶出度、质量差异（后两项属于剂型检查项下的内容）。

例 8-8　比较 ChP2015（二部）三唑仑（抗焦虑药）及其片剂检查项下的异同。

*三唑仑需检查的项目：有关物质、干燥失重、炽灼残渣、重金属。

*三唑仑片需检查的项目：含量均匀度、溶出度（均属于剂型检查项下的内容）。

例 8-9　比较 ChP2015（二部）维生素 C 及其注射液检查项下的异同。

*维生素 C 需检查的项目：溶液的澄清度与颜色、草酸、炽灼残渣、铁、铜、重金属、细菌内毒素。

*维生素 C 注射液需检查的项目：装量、装量差异、渗透压摩尔浓度、可见异物、不溶性微粒、pH、颜色、草酸、细菌内毒素、无菌（前 6 项属于剂型检查）。

三、含量测定方法的特点

1. 色谱法　　此法广泛应用于制剂分析。通常化学原料药的纯度较高（杂质较少），首选准确度、精密度高的容量分析法进行含量测定；而相应的药物制剂含量相对较低，且受辅料干扰，通常首选灵敏度较高、选择性较强的色谱分析法（HPLC、GC等）。例如，ChP2015（二部）阿司匹林含量测定采用酸碱滴定法，但阿司匹林肠溶片含量测定则采用 HPLC，通过色谱柱将阿司匹林与杂质游离水杨酸等杂质分离后进行检测，专属性明显提高。

例 8-10　比较 ChP2015（二部）硫酸沙丁胺醇及其制剂含量测定的异同。

*硫酸沙丁胺醇：非水碱量法。

*硫酸沙丁胺醇胶囊：用流动相振摇使硫酸沙丁胺醇溶解，滤过，按照 HPLC 测定。

*硫酸沙丁胺醇缓释胶囊：用 0.1mol/L 盐酸溶液超声溶解硫酸沙丁胺醇，滤过，按照 HPLC 测定。

解析： 示例中，原料药与其制剂的含量测定方法不同；不同制剂的含量测定方法虽然相同，但所采用的前处理方法不同。

2. 光谱法　　此法有时应用于制剂分析。如果在制剂中辅料干扰比较容易排除、新生成的杂质对测定无干扰，且主药含量较低时，可采用光谱法。例如，ChP2015（二部）维生素 B_1 的含量测定采用非水碱量法，维生素 B_1 片剂的含量测定采用紫外分光光度法。

例 8-11　比较 ChP2015（二部）硫酸阿托品及其制剂含量测定的异同。

硫酸阿托品：非水碱量法。

硫酸阿托品片（规格为 0.3mg/ 片）：酸性染料比色法。

硫酸阿托品眼膏（规格为 2g：20mg）：RP-HPLC。

解析： 示例中，原料药与其制剂的含量测定方法不同。硫酸阿托品片是小剂量制剂，与原料药比需采用灵敏度较高的分析方法；因片剂中仅含淀粉、硬脂酸镁等在可见光区无吸收的辅料，故采用酸性染料比色法测定有色衍生物，提高方法的专属性与灵敏度；硫酸阿托品眼膏中基质在紫外-可见光区可能有吸收，与片剂比较需采用专属性更高的分析方法，故采用 RP-HPLC 测定含量。

3. 容量分析法　　此法在制剂分析中应用较少。如果制剂中主药含量较高，经过滤、提取、分离、屏蔽等方法能有效排除辅料的干扰时，可采用与原料药相近的容量分析方法。例如，ChP2015（二部）维生素 C 的含量测定采用碘量法，维生素 C 片剂的含量测定则采用过滤除去淀粉（稀释剂）干扰后的碘量法，维生素 C 注射液的含量测定则采用在溶剂中加入丙酮屏蔽亚硫酸氢钠（抗氧剂）干扰后的碘量法。

任务二　片　剂　分　析

▌理论基础

1. 剂型　　ChP2015 收载的片剂类型以口服片剂为主，如素片、糖衣片、薄膜衣片、缓释片、控释片、分散片、肠溶片、泡腾片、咀嚼片、含片、舌下片、口腔贴片、口崩片等。此外，还有一些外用片剂，如可溶片、阴道片、阴道泡腾片等。

2. 分析　　ChP2015 正文中片剂与原料药分析均以性状、鉴别、检查、含量测定四大检验项目为重点，但在每项的检验内容上有很大差异。本任务以 ChP2015（四部）为参考，以原料药分析作为对比，重点介绍片剂常见的分析特点与含量测定的前处理方法（排除辅料干扰）。

▌技能基础

一、性状

药品标准中，性状检查的内容列于性状项下，正文中仅给出相应片剂具体的形状、颜色、嗅、味等，还应依照 ChP2015（四部）制剂通则项下的规定进行检查，即片剂外观应完整光洁、色泽均匀，有适宜的硬度和耐磨性，以免在包装、运输过程中发生磨损或破碎，除另有规定外，对于非包衣片，应符合片剂脆碎度检查法的要求。

二、剂型检查

药品标准中，剂型检查的内容列于检查项下，参照 ChP2015（四部）通则项下，与剂型、给药途径有关的片剂检查内容主要包括如下项目。

1. 质量差异检查法

（1）简介　　片剂生产过程中，由于颗粒的均匀度和流动性较差、生产设备性能较低等原因，片与片之间的质量可能产生差异。因为药品的特殊性，口服片剂质量差异较大时将直接影响用药的安全有效性。质量差异检查的目的是通过控制各片间质量的一致性以保证药品剂量准确。

片剂的质量差异（mass variation）是指按规定称量方法称量片剂时，每片的质量与平均片重之间的差异。

（2）*测定法*　收载于 ChP2015（四部）制剂通则项下。

取供试品 20 片，精密称定总质量，求得平均片重后，再分别精密称定每片的质量，每片质量与平均片重相比较（凡无含量测定的片剂或有标示片重的中药片剂，每片质量应与标示片重比较），按表 8-1 中的规定，超出质量差异限度的不得多于 2 片，并不得有 1 片超出限度 1 倍。

表 8-1　片剂的质量差异限度

平均片重或标示片重	质量差异限度
0.30g 以下	±7.5%
0.30g 及 0.30g 以上	±5%

糖衣片的片芯应检查质量差异并符合规定，包糖衣后不再检查质量差异；薄膜衣片应在包薄膜衣后检查质量差异并符合规定。

凡规定检查含量均匀度的片剂，一般不再进行质量差异检查。

2. 含量均匀度检查法

（1）*简介*　当主药与片剂辅料混合均匀时，质量差异检查是片剂剂量单位均匀度检查的简便方法。但是，当主药与片剂辅料难以混合均匀时，质量差异不能准确反映片剂中主药含量的均匀程度，应以含量均匀度检查替代质量差异检查。

含量均匀度（uniformity of content）检查法用于检查单剂量的固体、半固体和非均相液体制剂含量符合标示量的程度。

除另有规定外，片剂、硬胶囊剂、颗粒剂或散剂等，每一个单剂标示量小于 25mg 或主药含量小于每一个单剂质量 25% 者；药物间或药物与辅料间采用混粉工艺制成的注射用无菌粉末；内充非均相溶液的软胶囊；单剂量包装的口服混悬液、透皮贴剂和栓剂等品种项下规定含量均匀度应符合要求的制剂，均应检查含量均匀度。复方制剂仅检查符合上述条件的组分，多种维生素或微量元素一般不检查含量均匀度。

凡是检查含量均匀度的制剂，一般不再检查质量差异；当全部主成分均进行含量均匀度检查时，复方制剂一般也不再检查质量差异。

（2）*测定法*　收载于 ChP2015（四部）特性检查法项下。

1）操作：除另有规定外，取供试品 10 片（个），按照各品种项下规定的方法，分别测定每片（个）以标示量为 100 的相对含量 X（参见制剂含量测定，原理相同），求其平均值 $\overline{X}$、标准差 S 及 A（$A = |100 - \overline{X}|$）。

2）结果判定：

* 如 $A + 2.2S \leqslant L$，则供试品的含量均匀度符合规定。

* 若 $A + S > L$，则不符合规定。

* 若 $A + 2.2S > L$，且 $A + S \leqslant L$，则应另取供试品 20 片（个）复试。

根据初、复试结果，计算 30 片（个）的均值 $\overline{X}$、标准差 S 和 A，再按下式计算并判定。

* 当 $A \leqslant 0.25L$ 时，若 $A^2 + S^2 \leqslant 0.25L^2$，则供试品的含量均匀度符合规定。

* 若 $A^2 + S^2 > 0.25L^2$，则不符合规定。

* 当 $A > 0.25L$ 时，若 $A + 1.7S \leqslant L$，则供试品的含量均匀度符合规定。

* 若 $A + 1.7S > L$，则不符合规定。

上述公式中 L 为规定值。除另有规定外，$L = 15.0$；单剂量包装的口服混悬液、内充非均相溶液的软胶囊、胶囊型或泡囊型粉雾剂、单剂量包装的眼（耳、鼻）用混悬剂、固体或半固体制剂的 $L = 20.0$；透皮贴剂和栓剂的 $L = 25.0$。

如该品种项下规定含量均匀度的限度为 ±20% 或其他数值时，$L = 20.0$ 或其他相应的数值。

当各品种正文项下含量均匀度规定的上下限的平均值（T）大于 100.0% 时，若 $\overline{X}<100.0$，则 $A=\mid100-\overline{X}\mid$；若 $100.0\leqslant\overline{X}\leqslant T$，则 $A=0$；若 $\overline{X}>T$，则 $A=\overline{X}-T$。同上法计算，判定结果，即得。当 $T<100.0\%$ 时，应在各品种正文中规定 A 的计算方法。

当含量测定与含量均匀度检查所用检测方法不同时，而且含量均匀度未能从响应值求出每一个单剂含量的情况下，可取供试品 10 片（个），按照该品种含量均匀度项下规定的方法，分别测定，得仪器的响应值 Y（可为吸光度、峰面积等），求其平均值 Y。另由含量测定法测得以标示量为 100 的含量 X_A 除以响应值的均值 Y，得比例系数 K（$K=X_A/Y$）。将上述诸响应值 Y_i 与 K 相乘，求得每一个单剂以标示量为 100 的相对含量 x_i（$x_i=KY_i$），同上法求 $\overline{X}$、S 及 A，计算，判定结果，即得。如需复试，应另取供试品 20 片（个），按上述方法测定，计算 30 个单剂的均值 Y、比例系数 K、相对含量 x_i、$\overline{X}$、S 和 A，判定结果，即得。

例 8-12 硝苯地平片的含量均匀度检查：避光操作。取本品 1 片，除去包衣后，置乳钵中，研细，加甲醇分次转移至 50ml 容量瓶中，加甲醇适量，超声处理使硝苯地平溶解，放冷，用甲醇稀释至刻度，摇匀，滤过，精密量取续滤液适量，用甲醇定量稀释制成每毫升中约含 20μg 的溶液，作为供试品溶液。同法制备对照品溶液。按照 HPLC 的外标法测定。

解析： 硝苯地平片为小剂量固体制剂，规格为每片 5mg 与 10mg，说明单剂标示量小于 25mg，需进行含量均匀度检查。

$$X=\frac{A_x\cdot m_R\cdot D}{A_R\cdot\text{标示量}}\cdot100\%$$

式中，X 为以标示量为 100 的相对含量；A_x 为供试品溶液的峰面积；A_R 为对照品溶液的峰面积；m_R 为对照品的质量；D 为样品的稀释倍数除以对照品的稀释倍数；标示量在数值上与规格相同。依法计算与判定。

3. 崩解时限检查法

（1）简介　口服片剂在胃肠道中的崩解是药物溶解、被机体吸收、发挥药理作用的前提。在片剂生产过程中，受压缩力、可溶性成分与润湿剂、物料的压缩成型性与黏合剂、崩解剂等的影响，如果在一定时间内片剂无法在体内崩解，便无法发挥其应有的作用。因此，片剂质量控制中，通常模拟体内消化道条件，采用体外简易试验方法，模拟口服固体制剂在胃肠道中崩解的情况，进行崩解时限检查，并以此作为评价固体制剂内在质量的指标之一。

崩解时限（disintegration）是指口服固体制剂在规定时间内，于规定条件下全部崩解溶散或成碎粒，除不溶性包衣材料或破碎的胶囊壳外，应全部通过筛网。如有少量不能通过筛网，应已软化或轻质上漂且无硬心。

（2）测定法　收载于 ChP2015（四部）特性检查法项下。

1）仪器：崩解时限测定需采用专用的升降式崩解仪，主要结构为一能升降的金属支架与下端镶有筛网的吊篮，并附有挡板（图 8-1）。

2）操作：将吊篮通过上端的不锈钢轴悬挂于金属支架上，浸入 1000ml 烧杯中，并调节吊篮位置使其下降时筛网距烧杯底部 25mm，烧杯内盛有温度为（37±1）℃的水，

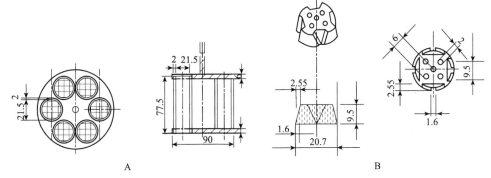

图 8-1 升降式崩解仪的结构（单位：mm）

A. 吊篮；B. 挡板

调节水位高度使吊篮上升时筛网在水面下 15mm 处。

除另有规定外，取供试品 6 片，分别置上述吊篮的玻璃管中，启动崩解仪进行检查，各片均应在规定时间内全部崩解（溶散或成碎粒，除不溶性包衣材料或破碎的胶囊壳外，应全部通过筛网。如有少量不能通过筛网，但已软化或轻质上漂且无硬心者，可作符合规定论）。如有 1 片不能完全崩解，应另取 6 片复试，均应符合规定（表 8-2）。

表 8-2 将片剂置于崩解仪中崩解时限检查

剂型	崩解介质	时间限度 /min
普通片	水	15
全粉片	水	30
中药浸膏片、半浸膏片	水	60
薄膜衣片（化学药品）	水或盐酸溶液（9→1000）	30
薄膜衣片（中药）	水或盐酸溶液（9→1000）	60
糖衣片（化学药品）	水	60
糖衣片（中药）	水	60（每管加挡板 1 块）
肠溶衣片	盐酸溶液（9→1000）	120（无裂缝、崩解或软化现象）
	磷酸盐缓冲液（pH6.8）	60（全部崩解，每管加挡板 1 块）
含片	水（溶化性）	10
舌下片	水	5

泡腾片崩解时限检查：取 1 片，置于 250ml 烧杯中［内有 200ml 温度为（20±5）℃的水］，即有许多气泡放出，片剂或碎片周围的气体停止逸出时，片剂应溶解或分散在水中，无聚集的颗粒剩留。除另有规定外，同法检查 6 片，各片均应在 5min 内崩解。如有 1 片不完全崩解，应另取 6 片复试，均应符合规定。

分散片的分散均匀性检查：按照崩解时限检查法检查，不锈钢丝网的筛孔内径为 710μm，水温为 15～25℃；取供试品 6 片，应在 3min 内全部崩解并通过筛网。

咀嚼片不进行崩解时限检查；口崩片检查应采用特殊装置。

凡规定检查溶出度、释放度的片剂，一般不再进行崩解时限检查。

知识拓展

外用片剂崩解时限检查法简介

结肠定位肠溶片：仪器装置同上。在盐酸溶液（9→1000）及磷酸盐缓冲液（pH6.8 以下）中均不得有裂缝、崩解或软化现象，在磷酸盐缓冲液（pH7.5～8.0）中 60min 内应完全崩解。

可溶片：仪器装置同上。水温为（20±5）℃，3min 内应全部崩解并溶化。

阴道片融变时限检查法：仪器装置见 ChP2015（四部）特性检查项下。取 3 片，均应在 30min 内全部溶化或崩解溶散并通过开孔金属圆盘，或仅残留无硬心的软性团块。

阴道泡腾片的发泡量检查：取 25ml 具塞刻度试管（内径为 1.5cm，若片剂直径较大，可改为 2.0cm 内径）10 支，加水适量（平均片重为 1.5g 及 1.5g 以下，加水 2.0ml；1.5g 以上，加水 4.0ml），置（37±1）℃水浴中 5min，各管分别投入供试品 1 片，20min 内观察最大发泡量的体积，平均发泡体积不得少于 6ml，且少于 4ml 的不得超过 2 片。

4. 溶出度检查法

（1）简介　　崩解不意味着药片或药片中有效成分的完全溶解，由于受药物溶解度大小、辅料亲水性程度及工艺条件等因素的影响，药物的溶出速度和程度是不同的。对于难溶性药物的片剂，崩解后药物的溶出直接影响其吸收。与崩解时限相比，溶出度与药效之间具有更高的相关性，故难溶性的药物应以溶出度测定替代崩解时限检查。

溶出度（dissolution）是指在规定条件下，活性药物从片剂、胶囊剂或颗粒剂等普通制剂中溶出的速率和程度。

凡是检查溶出度的制剂，一般不再进行崩解时限的检查。

（2）测定法　　收载于 ChP2015（四部）特性检查法项下。

1）仪器：通常采用药物溶出度测试仪（药物溶出仪）测定制剂的溶出度，该仪器主要由电动机、恒温装置、篮体、篮轴、搅拌桨、溶出杯及杯盖等组成。ChP2015（四部）收载了 5 种溶出度测定法，第一法为篮法，第二法为桨法，第三法为小杯法，第四法为桨碟法，第五法为转筒法，见图 8-2。

2）操作：以第一法与第二法为代表。测定前，应对仪器装置进行必要的调试，使转篮或桨叶底部距溶出杯的内底部（25±2）mm。分别量取溶出介质置于各溶出杯内，实际量取的体积与规定体积的偏差应为 ±1%，待溶出介质温度恒定在（37±0.5）℃后，取供试品 6 片（粒、袋），如为第一法，分别投入 6 个干燥的转篮内，将转篮降入溶出杯中；如为第二法，分别投入 6 个溶出杯内。注意避免供试品表面产生气泡，立即按各品种项下规定的转速启动仪器，计时；至规定的取样时间（实际取样时间与规定时间的差异不得超过 ±2%），吸取溶出液适量，立即用适当的微孔滤膜滤过，自取样至滤过应在 30s 内完成。取澄清滤液，按照该品种项下规定的方法测定，计算每片（粒、袋）的溶出量。

3）结果判定：符合下述条件之一者，可判定为符合规定。

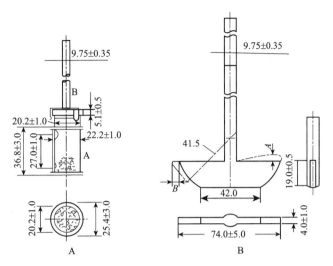

图 8-2　药物溶出仪（单位：mm）

A. 转篮装置（第一法）；B. 搅拌桨装置（第一法）

*6 片（粒、袋）中，每片（粒、袋）的溶出量按标示量计算，均不低于规定限度 Q。

*6 片（粒、袋）中，如有 1～2 片（粒、袋）低于 Q，但不低于 $Q-10\%$，且其平均溶出量不低于 Q。

*6 片（粒、袋）中，有 1～2 片（粒、袋）低于 Q，其中仅有 1 片（粒、袋）低于 $Q-10\%$，但不低于 $Q-20\%$，且其平均溶出量不低于 Q 时，应另取 6 片（粒、袋）复试；初、复试的 12 片（粒、袋）中有 1～3 片（粒、袋）低于 Q，其中仅有 1 片（粒、袋）低于 $Q-10\%$，但不低于 $Q-20\%$，且其平均溶出量不低于 Q。

以上结果判断中所示的 10%、20% 是指相对于标示量的百分率（%）。

例 8-13　ChP2015（二部）扑米酮片溶出度的测定：取本品，按照溶出度测定法（第二法桨法），以水 900ml 为溶出介质，转速为 50r/min，依法操作，经 60min 后，取溶液 10ml，滤过，取续滤液作为供试品溶液；另精密称取扑米酮对照品约 25mg，置 100ml 容量瓶中，加水适量，超声处理使溶解，放冷，加水稀释至刻度，作为对照品溶液。取上述两种溶液，按照紫外-可见分光光度法，在 257nm 波长处测定吸光度，计算每片的溶出量。限度为标示量的 70%，应符合规定。

解析： 扑米酮为抗癫痫类药物，结构如图 8-3 所示，在水中几乎不溶，故扑米酮片需要检查溶出度。每片溶出量的测定采用对照品比较法，计算公式为

$$溶出度 = \frac{每片溶出量}{标示量} \times 100\% = \frac{\dfrac{A_x}{A_R} \times C_R \times V}{标示量（mg）} \times 100\%$$

式中，A_x 为供试品溶液的吸光度；A_R 为对照品溶液的吸光度；C_R 为对照品溶液的浓度（mg/ml）；V 为溶出介质的体积（900ml）；标示量在数值上与规格相同。依法计算与判定。

5. 释放度检查法

（1）简介　释放度与溶出度类似，均是用于监测产品的生产工艺

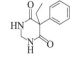

图 8-3　扑米酮的化学结构

是否能使该产品的质量满足人体生物利用度的要求。不同的是前者的监测对象是普通制剂，仅需测定一个时间点的药物溶出量；后者的监测对象是缓释制剂、控释制剂、肠溶制剂及透皮贴剂等，需测定多个时间点的药物溶出量。

释放度是指在规定条件下，活性药物从缓释制剂、控释制剂、肠溶制剂及透皮贴剂等制剂中释放的速率和程度。

（2）测定法　　收载于 ChP2015（四部）特性检查法项下。

测定释放度所用的仪器、方法与溶出度的基本相同。现以第一法为代表，分别介绍缓释制剂或控释制剂、肠溶制剂的释放度测定方法。

1）缓释制剂或控释制剂。

A. 操作：照溶出度测定法操作，但至少采用三个取样时间点，在规定取样时间点，吸取溶液适量，及时补充相同体积的温度为（37±0.5）℃的溶出介质，滤过，自取样至滤过应在 30s 内完成。按照各品种项下规定的方法测定，计算每片（粒）的溶出量。

B. 结果判定：除另有规定外，符合下述条件之一者，可判定为符合规定。

*6 片（粒）中，每片（粒）在每个时间点测得的溶出量按标示量计算，均未超出规定范围。

*6 片（粒）中，在每个时间点测得的溶出量，如有 1～2 片（粒）超出规定范围，但未超出规定范围的 10%，且在每个时间点测得的平均溶出量未超出规定范围。

*6 片（粒）中，在每个时间点测得的释放量，如有 1～2 片（粒）超出规定范围，其中仅有 1 片（粒）超出规定范围的 10%，但未超出规定范围的 20%，且其平均溶出量未超出规定范围，应另取 6 片（粒）复试；初、复试的 12 片（粒）中，在每个时间点测得的溶出量，如有 1～3 片（粒）超出规定范围，其中仅有 1 片（粒）超出规定范围的 10%，但未超出规定范围的 20%，且其平均溶出量未超出规定范围。

以上结果判断中所示超出规定范围的 10%、20% 是指相对于标示量的百分率（%）。其中超出规定范围 10% 是指各时间点测得的溶出量不低于低限的 −10%，或不高于高限的 ＋10%。各时间点测得的溶出量应包括最终时间测得的溶出量。

例 8-14　ChP2015（二部）单硝酸异山梨酯缓释片释放度的测定：取本品（规格为每片 40mg），采用溶出度测定法第一法的装置（篮法），以水 500ml 为溶出介质，转速为 50r/min，依法操作，经 1h、4h 和 8h，分别取溶液 5ml，滤过，并及时补充相同温度、相同体积的释放介质。按照 HPLC，分别精密量取续滤液 20μl，注入液相色谱仪，记录色谱图；另取单硝酸异山梨酯对照品，精密称定，加水溶解并定量稀释制成每毫升中约含 80μg 的溶液，作为对照品溶液，同法测定。按照 HPLC 的外标法，以峰面积分别计算每片在不同时间的释放量。本品每片在 1h、4h 与 8h 的释放量应分别为标示量的 15%～40%、40%～75% 和 75% 以上。

解析：单硝酸异山梨酯为心血管系统用药，其缓释片需检查不同时间点每片的溶出量，采用外标法的计算公式为

$$溶出度 = \frac{每片溶出量}{标示量} \times 100\% = \frac{\dfrac{A_x}{A_R} \times C_R \times V}{标示量（mg）} \times 100\%$$

式中，A_x 为供试品溶液的峰面积；A_R 为对照品溶液的峰面积；C_R 为对照品溶液的浓度

（mg/ml）；V 为溶出介质的体积（500ml）；标示量在数值上与规格相同。依法计算与判定。

2）肠溶制剂。

A. 酸中溶出量。

a. 操作：除另有规定外，分别量取 0.1mol/L 盐酸溶液 750ml 置于各溶出杯内，实际量取的体积与规定体积的偏差应为 ±1%，待溶出介质温度恒定在（37±0.5）℃后，取供试品 6 片（粒）分别投入 6 个干燥的转篮内，将转篮降入溶出杯中，注意避免供试品表面产生气泡，立即按各品种项下规定的转速启动仪器，2h 后在规定取样点吸取溶出液适量，滤过，自取样至滤过应在 30s 内完成。按各品种项下规定的方法测定，计算每片（粒）的酸中溶出量。

b. 结果判定：除另有规定外，符合下述条件之一者，可判定为符合规定。

*6 片（粒）中，每片（粒）的溶出量均不大于标示量的 10%。

*6 片（粒）中，有 1～2 片（粒）大于标示量的 10%；但其平均溶出量不大于标示量的 10%。

B. 缓冲液中溶出量。

a. 操作：上述酸液中加入温度为（37±0.5）℃的 0.2mol/L 磷酸钠溶液 250ml（必要时调节 pH 至 6.8），继续运转 45min，或按各品种项下规定的时间，在规定取样点吸取溶出液适量，滤过，自取样至滤过应在 30s 内完成。按各品种项下规定的方法测定，计算每片（粒）的缓冲液中溶出量。

b. 结果判定。

*6 片（粒）中，每片（粒）的溶出量按标示量计算，均不低于规定限度 Q；除另有规定外，Q 应为标示量的 70%。

*6 片（粒）中仅有 1～2 片（粒）低于 Q，但不低于 Q-10%，且其平均溶出量不低于 Q。

*6 片（粒）中如有 1～2 片（粒）低于 Q，其中仅有 1 片（粒）低于 Q-10%，但不低于 Q-20%，且其平均溶出量不低于 Q 时，应另取 6 片（粒）复试；初、复试的 12 片（粒）中有 1～3 片（粒）低于 Q，其中仅有 1 片（粒）低于 Q-10%，但不低于 Q-20%，且其平均溶出量不低于 Q。

以上结果判断中所示的 10%、20% 是指相对于标示量的百分率（%）。

三、安全性检查

微生物限度检查法：以动物、植物、矿物来源的非单体成分制成的片剂，生物制品片剂，以及黏膜或皮肤炎症或腔道等局部用片剂（如口腔贴片、外用可溶片、阴道片、阴道泡腾片等），按照 ChP2015（四部）生物检查项下的非无菌产品微生物限度检查，应符合规定。

四、含量测定

1. 常见辅料的干扰及排除　片剂常用的辅料有稀释剂、润湿剂、黏合剂、崩解剂、润滑剂、稳定剂等。这些物质常会干扰主药的含量测定，需通过样品的前处理消除干扰。

1）糖类：淀粉、糊精、蔗糖、乳糖是片剂常用的稀释剂。淀粉、糊精和蔗糖在水中可水解生成葡萄糖，葡萄糖、乳糖是还原糖，能与强氧化剂（如高锰酸钾、溴酸钾等）反应，生成葡萄糖酸，故糖类辅料可干扰高锰酸钾法、溴酸钾法等氧化还原滴定法，使测定结果偏高。

使用氧化还原滴定法测定含有糖类辅料的片剂时，可以采用氧化还原电位稍低的滴定剂，葡萄糖还原性不强，不会和氧化性较弱的滴定液（如硫酸铈、碘等）反应；同时，应采用阴性对照品（空白辅料）进行对照试验，若阴性对照品消耗滴定剂，必须改用其他方法。

例 8-15　比较 ChP2015（二部）硫酸亚铁及其片剂含量测定的异同。

＊硫酸亚铁：取本品约 0.5g，精密称定，加稀硫酸与新沸过的冷水各 15ml 溶解后，立即用高锰酸钾滴定液（0.02mol/L）滴定至溶液显持续的粉红色。每毫升高锰酸钾滴定液（0.02mol/L）相当于 27.80mg 的 $FeSO_4 \cdot 7H_2O$。本品应含硫酸亚铁（$FeSO_4 \cdot 7H_2O$）98.5%～104.0%。

＊硫酸亚铁片：取本品 10 片，置 200ml 容量瓶中，加稀硫酸 60ml 与新沸过的冷水适量，振摇使硫酸亚铁溶解，用新沸过的冷水稀释至刻度，摇匀，用干燥滤纸迅速滤过，精密量取续滤液 30ml，加邻二氮菲指示液数滴，立即用硫酸铈滴定液（0.1mol/L）滴定。每毫升硫酸铈滴定液（0.1mol/L）相当于 27.80mg 的 $FeSO_4 \cdot 7H_2O$。本品含硫酸亚铁（$FeSO_4 \cdot 7H_2O$）应为标示量的 95.0%～110.0%。

解析： 硫酸亚铁原料药采用高锰酸钾滴定法测定含量；片剂中的糖类辅料具有还原性，对高锰酸钾法产生干扰，使用氧化性较弱的硫酸铈滴定液滴定，能够氧化还原性强的硫酸亚铁，而不会与糖类辅料发生反应。

2）硬脂酸镁：硬脂酸镁通常作为片剂的润滑剂。其中镁离子可能干扰配位滴定法，硬脂酸根干扰非水溶液滴定法。

在配位滴定法中，当 pH 约为 10 时，Mg^{2+} 与乙二胺四乙酸二钠可形成稳定的配位化合物（$\lg K_{MY}$ 为 8.24），若被测离子与乙二胺四乙酸二钠形成的配合物比 Mg^{2+} 与乙二胺四乙酸二钠形成的配合物稳定得多，则 Mg^{2+} 的干扰可忽略不计。否则，Mg^{2+} 消耗乙二胺四乙酸二钠滴定液使测定结果偏高。可采用调节 pH、加入掩蔽剂（酒石酸、草酸）或提取分离的方法消除干扰。

例 8-16　碳酸钙咀嚼片的含量测定：取本品 20 片，精密称定，研细，精密称取适量（约相当于 0.03g 的 Ca），置于坩埚中，缓缓炽灼至完全炭化，再移至 700～800℃炽灼约 2h，放冷，残渣用少量水润湿，加稀盐酸 5ml，微温使溶解，用 70ml 水分次转移至烧瓶中，用氢氧化钠试液调节 pH 至 5～6，加酒石酸（1→5）2ml，加三乙醇胺溶液（3→100）5ml，加氢氧化钠试液 15ml 与钙紫红素指示剂少许，用乙二胺四乙酸二钠滴定液（0.05mol/L）滴定至溶液由紫红色转变为纯蓝色。每毫升乙二胺四乙酸二钠滴定液（0.05mol/L）相当于 2.004mg 的 Ca。本品含碳酸钙以 Ca 计算，应为标示量的 93.0%～107.0%。

解析： 当用配位滴定法测定碳酸钙咀嚼片中钙离子含量时，辅料硬脂酸镁对测定会产生干扰。在 pH6～7.5 条件下，加入掩蔽剂酒石酸，可以与 Mg^{2+} 形成稳定的配合物，排除硬脂酸镁对含量测定的干扰。测定中加入的掩蔽剂三乙醇胺可以掩蔽 Fe^{3+}，去除杂质铁盐的干扰。

　　在非水溶液滴定法中，硬脂酸根（$C_{17}H_{35}COO^-$）能被高氯酸滴定。若主药含量高，硬脂酸镁含量低，则硬脂酸镁的干扰可忽略不计。否则，可使测定结果偏高。若主药为脂溶性，可用适当的有机溶剂（如三氯甲烷、丙酮等）提取主药；若主药为水溶性的盐类，可碱化后，用有机溶剂将主药提取后用非水溶液滴定法测定，如硫酸奎宁片的含量测定；或者改用其他方法测定，如米非司酮原料药采用非水溶液滴定法，片剂中辅料硬脂酸镁干扰该法的测定，改用紫外分光光度法测定含量，硬脂酸镁无紫外吸收，不干扰测定。

　　例 8-17　比较硫酸奎宁及其片剂含量测定的异同。

　　*硫酸奎宁：取本品约 0.2g，精密称定，加冰醋酸 10ml 溶解后，加醋酐 5ml 与结晶紫指示液 1~2 滴，用高氯酸（0.1mol/L）滴定至溶液呈蓝绿色，并将滴定结果用空白试验校正。每毫升高氯酸滴定液（0.1mol/L）相当于 24.90mg 的硫酸奎宁 $[(C_{20}H_{24}N_2O_2)_2 \cdot H_2SO_4]$。本品为 8S, 9R-6′-甲氧基-脱氧辛可宁-9-醇硫酸盐二水合物。按干燥品计算，含 $(C_{20}H_{24}N_2O_2)_2 \cdot H_2SO_4$ 不得少于 99.0%。

　　*硫酸奎宁片：取本品 20 片，除去包衣后，精密称定，研细，精密称取适量（约相当于硫酸奎宁 0.3g），置分液漏斗中，加氯化钠 0.5g 与 0.1mol/L 氢氧化钠溶液 10ml，混匀，精密加三氯甲烷 50ml，振摇 10min，静置，分取三氯甲烷液，用干燥滤纸滤过，精密量取续滤液 25ml，加醋酐 5ml 与二甲基黄指示液 2 滴，用高氯酸（0.1mol/L）滴定至溶液呈玫瑰红色，并将滴定结果用空白试验校正。每毫升高氯酸滴定液（0.1mol/L）相当于 19.57mg 的硫酸奎宁 $[(C_{20}H_{24}N_2O_2)_2 \cdot H_2SO_4 \cdot H_2O]$。本品含硫酸奎宁 $[(C_{20}H_{24}N_2O_2)_2 \cdot H_2SO_4 \cdot H_2O]$ 应为标示量的 95.0%~105.0%。

　　解析：硫酸奎宁为有机碱的硫酸盐，可采用非水溶液滴定法进行含量测定。硫酸奎宁片的辅料硬脂酸镁干扰非水溶液滴定法，需排除干扰。将水溶性的硫酸奎宁碱化为脂溶性奎宁，加氯化钠盐析，用三氯甲烷提取，而硬脂酸镁不溶于三氯甲烷，从而去除辅料干扰，再用非水溶液滴定法测定主药的含量。

知识拓展

　　除硬脂酸镁外，片剂中羧甲基纤维素钠、海藻酸钠、羧甲基淀粉钠、交联羧甲基纤维素钠等辅料具有碱性，对非水溶液滴定法也会产生干扰。

　　3）不溶性辅料：淀粉、滑石粉、微粉硅胶、硬脂酸镁等物质在水或有机溶剂中不易溶解，使供试品溶液混浊，干扰 HPLC、紫外-可见分光光度法、比色法及旋光法等仪器分析法的测定。根据药物的溶解性能，经适宜的溶剂溶解滤过或提取分离后去除不溶性物质再进行测定。

　　2. 取样　　为使取样更具有代表性，通常测定时需取药片 10 片或 20 片，精密称定总重后，计算出平均片重，再将其研细，称取约相当于主药规定量的粉末适量，精密称定后作为样品。糖衣片应除去糖衣后进行含量测定；薄膜衣片除另有规定外，一般不需除去包衣。取样时，可根据标示量和平均片重估算样品称重范围。取样是片剂含量测定的关键环节，取样是否准确会影响含量测定的准确性。

取样后，按照ChP2015正文品种含量测定项下的方法，通过溶解、过滤、提取分离等方法处理样品粉末，去除辅料干扰，制备成供试品溶液后进行含量测定。

3. 计算 片剂的含量通常用每片所含的主药量占标示量的百分率表示。标示量是每片含有主药的质量（或效价）的法定量，通常用规格表示。片剂的含量表示方法如下。

$$标示量（\%）=\frac{每片实际含主药量}{标示量}\times100\%=\frac{样品实际含主药量\times平均片重}{取样量\times标示量}\times100\%$$

例8-18 卡托普利片含量测定（规格为25mg）：取本品20片（糖衣片去除包衣），精密称定，研细，精密称取适量（约相当于卡托普利10mg），置100ml容量瓶中，加流动相适量，振摇使卡托普利溶解，用流动相稀释至刻度，摇匀，滤过，精密量取续滤液20μl，注入液相色谱仪，记录色谱图；另取卡托普利对照品，精密称定，加流动相溶解并定量稀释成每毫升中约含0.1mg的溶液，同法测定。按外标法以峰面积计算，即得。本品含卡托普利（$C_9H_{15}NO_3S$）应为标示量的90.0%～110.0%。

解析：

1）称量范围（g）：

$$\frac{平均片重（g）}{标示量（mg）}\times主药规定量（mg）\times(1-10\%)\sim$$

$$\frac{平均片重（g）}{标示量（mg）}\times主药规定量（mg）\times(1+10\%)$$

$$\frac{平均片重（g）}{25（mg）}\times9（mg）\sim\frac{平均片重（g）}{25（mg）}\times11（mg）$$

2）计算公式：

$$标示量（\%）=\frac{\dfrac{A_x}{A_R}\times C_R\times D\times\overline{W}}{S\times标示量（mg）}\times100\%$$

式中，A_x为供试品的峰面积；A_R为对照品的峰面积；C_R为对照品溶液的浓度（mg/ml）；D为供试品溶液的稀释体积（100ml）；$\overline{W}$为平均片重（g）；S为取样量（g）；标示量为25mg。

3）稀释体积（又名稀释倍数）：是根据样品含量测定的操作过程计算出来的；计算含量时注意单位统一的问题。本测定实例中，取卡托普利片粉末，溶解为V_1（ml），滤过，精密量取续滤液V_2（ml），稀释至V_3（ml），稀释体积为

$$D=V_1\times\frac{V_3}{V_2}=100\times\frac{100}{5}=2000（ml）$$

例8-19 泼尼松龙片的含量测定（规格为5mg）：取本品20片，精密称定，研细，精密称取适量（约相当于泼尼松龙20mg），置100ml容量瓶中，加乙醇约75ml，振摇30min使泼尼松龙溶解，用乙醇稀释至刻度，摇匀，滤过，精密量取续滤液5ml，置另一100ml容量瓶中，用乙醇稀释至刻度，摇匀，按照紫外-可见分光光度法，在243nm的波长处测定吸光度，按$C_{21}H_{28}O_5$的吸收系数（$E_{1cm}^{1\%}$）为415计算，即得。本品含泼尼松龙

（$C_{21}H_{28}O_5$）应为标示量的 90.0%～110.0%。

解析：

$$标示量=\frac{\dfrac{A}{E_{1cm}^{1\%}}\times\dfrac{1}{100}\times D\times\overline{W}}{S\times 标示量（g）}\times 100\%=\frac{\dfrac{A}{415}\times\dfrac{1}{100}\times 2000\times\overline{W}}{S\times 5\times 10^{-3}}\times 100\%$$

式中，A 为供试品测定溶液的吸光度；$\overline{W}$ 为平均片重（g）；S 为取样量（g）；1/100 为将供试品测定液的浓度由 g/100ml 换算为 g/ml 的系数；D 为供试品溶液的稀释体积（2000ml）；标示量为 5×10^{-3}g。稀释体积为

$$D=100\times\frac{100}{5}=2000（ml）$$

例 8-20 甲苯磺丁脲片的含量测定（规格为 0.5g）：取本品 10 片，精密称定，研细，精密称取适量（约相当于甲苯磺丁脲 0.5g），加中性乙醇（对酚酞指示液显中性）25ml，微热使甲苯磺丁脲溶解，放冷，加酚酞指示液 3 滴，用氢氧化钠滴定液（0.1mol/L）滴定。每毫升氢氧化钠滴定液（0.1mol/L）相当于 27.04mg 的甲苯磺丁脲（$C_{12}H_{18}N_2O_3S$）。本品含甲苯磺丁脲（$C_{12}H_{18}N_2O_3S$）应为标示量的 95.0%～105.0%。

解析：

$$标示量=\frac{V\times F\times T\times 10^{-3}\times\overline{W}}{S\times 标示量（g）}\times 100\%$$

式中，V 为供试品消耗滴定液的体积（ml）；T 为滴定度（mg/ml）；$\overline{W}$ 为平均片重（g）；F 为滴定液浓度的校正因子；S 为取样量（g）；标示量为 0.5g。

知识拓展

　　根据称取物质的量和称量精度的要求，选择适宜精度的天平。要求精密称定时，当取样量大于等于 100mg 时，选用感量为 0.1mg 的天平；在 10～100mg 时选用感量为 0.01mg 的天平；小于 10mg 的选用感量为 0.001mg 的天平。精密称定是指称取质量应准确至所取质量的千分之一。取用量为"约"若干时，是指取用量不得超过规定量的 ±10%。

　　续滤液：在样品溶液过滤时，初始过滤的滤液为初滤液，弃去初滤液后继续过滤得到的滤液即续滤液。由于过滤使用的干燥滤纸具有吸附性，初滤液的浓度与样品溶液不一致，但是滤纸的吸附具有饱和性，当滤纸吸附达到动态平衡时，过滤得到的续滤液浓度与样品溶液相同，不会影响含量测定的结果。而且弃去初滤液可以去除滤纸、滤器等带来的杂质。

任务三　注射剂分析

▌理论基础

1. 剂型　　注射剂是指药物与适宜的溶剂或分散介质及附加剂制成的供注入体内的溶液、乳状液或混悬液及供临床用前配制或稀释成溶液或混悬液的粉末或浓溶液的无菌制剂。

注射剂可分为注射液、注射用无菌粉末与注射用浓溶液。

注射液包括溶液型、乳状液型或混悬型注射液，可用于肌内注射、静脉注射、静脉滴注等，其中静脉滴注用的大体积（除另有规定外，一般不少于 10ml）注射液也称为静脉输液。

注射用无菌粉末是指药物制成的供临用前用适宜的无菌溶液配制成澄清溶液或均匀混悬液的无菌粉末或无菌块状物。

注射用浓溶液是指药物制成的供临用前稀释后静脉滴注用的无菌浓溶液。

2. 分析　　ChP2015 正文中注射剂、片剂、原料药分析均以性状、鉴别、检查、含量测定四大检验项目为重点，但在每项的检验内容上有很大差异。本任务以 ChP2015（四部）为参考，以原料药分析作为对比，重点介绍注射剂常见的分析特点与含量测定的前处理方法（排除辅料干扰）。

▌技能基础

一、性状

药品标准中，性状检查的内容列于性状项下，正文中仅给出相应注射剂具体的状态、颜色、嗅、味等，还应依照 ChP2015（四部）制剂通则项下规定进行检查。例如，溶液型注射液应澄明，除另有规定外，混悬型注射液若有可见沉淀，振摇时应容易分散均匀，乳状液型注射液应稳定，不得有相分离现象。

二、剂型检查

药品标准中，剂型检查的内容列于检查项下，参照 ChP2015（四部）通则项下，与剂型、给药途径有关的注射剂检查内容主要包括如下项目。

1. 装量检查法

（1）简介　　为保证注射液的注射用量不少于标示量，达到临床用药剂量的要求，需对注射液及注射用浓溶液进行装量检查（extractable volume of parenteral preparation）。

（2）检查法　　收载于 ChP2015（四部）制剂通则项下。

供试品标示装量不大于 2ml 者，取供试品 5 支（瓶）；2～50ml 者，取供试品 3 支（瓶）；开启时注意避免损失，将内容物分别用相应体积的干燥注射器及注射针头抽尽，然后缓慢连续地注入经标化的量入式量筒内（量筒的大小应使待测体积至少占其额定体积的 40%，不排尽针头中的液体），在室温下检视。测定油溶液、乳状液或混悬液时，应先加温（如有必要）摇匀，再用干燥注射器及注射针头抽尽后，同前法操作，放冷（加温时），检视。每支（瓶）的装量均不得少于其标示量。

生物样品多剂量供试品：取供试品 1 支（瓶），按标示的剂量数和每剂的装量，分别用注射器抽出，按上述步骤测定单次剂量，应不低于标示量。

标示装量为 50ml 以上的注射液及注射用浓溶液按照 ChP2015（四部）特性检查项下的最低装量检查法检查，应符合规定。

也可采用质量除以相对密度计算装量。准确量取供试品，精密称定，求出每毫升供试品的质量（即供试品的相对密度）；精密称定用干燥注射器及注射针头抽出或直接缓慢倾出供试品内容物的质量，再除以供试品的相对密度，得出相应的装量。

预装式注射器和弹筒式装置的供试品：标示装量不大于 2ml 者，取供试品 5 支（瓶）；2～50ml 者，取供试品 3 支（瓶）。供试品与所配注射器、针头或活塞装配后将供试品缓慢连续注入注射器（不排尽针头中的液体），按单剂量供试品要求进行装量检查，应不低于标示量。

2. 装量差异检查法

（1）简介　　与片剂项下质量差异检查的意义相同，注射剂中药物的均匀性是保证临床用药剂量准确的基础，故需对注射用无菌粉末进行装量差异检查。

凡规定检查含量均匀度的注射用无菌粉末，一般不再进行装量差异检查。

（2）检查法　　收载于 ChP2015（四部）制剂通则项下。

取供试品 5 瓶（支），除去标签、铝盖，容器外壁用乙醇擦净，干燥，开启时注意避免玻璃屑等异物落入容器中，分别迅速精密称定；容器为玻璃瓶的注射用无菌粉末，首先小心开启内塞，使容器内外气压平衡，盖紧后精密称定。然后倾出内容物，容器用水或乙醇洗净，在适宜条件下干燥后，再分别精密称定每一容器的质量，求出每瓶（支）的装量并与平均装量相比较（如有标示装量，则与标示装量相比较），应符合下列规定，如有一瓶（支）不符合规定，应另取 10 瓶（支）复试，应符合规定。ChP2015（四部）制剂通则项下，注射用无菌粉末的装量差异限度见表 8-3。

表 8-3　注射用无菌粉末的装量差异限度

平均装量	装量差异限度
≤0.05g	±15%
0.05～0.15g	±10%
0.15～0.50g	±7%
>0.50g	±5%

注：数值范围包括上限，不包括下限

3. 渗透压摩尔浓度检查法

（1）简介　　生物膜如人体的细胞膜或毛细管壁，一般具有半透膜的性质。溶剂通过半透膜由低浓度向高浓度溶液扩散的现象称为渗透；阻止渗透所需施加的压力，称为渗透压。在涉及溶质的扩散或通过生物膜的液体转运各种生物过程中，渗透压都起着极其重要的作用。因此，在制备注射剂、眼用液体制剂等药物制剂时，必须关注其渗透压，处方中添加了渗透压调节剂的制剂，均应控制其渗透压摩尔浓度。例如，盐酸米托蒽醌氯化钠注射液的渗透压摩尔浓度应为 280～320mOsmol/kg；甲硝唑葡萄糖注射液的渗透压摩尔浓度比应为 0.9～1.1。

静脉输液、营养液、电解质或渗透利尿药（如甘露醇注射液）等制剂，应在药品说明书上标明其渗透压摩尔浓度，以便临床医生根据实际需要对所用制剂进行适当的处置（如稀释）。正常人体血液的渗透压摩尔浓度为 285～310mOsmol/kg，0.9% 氯化钠溶液或

5%葡萄糖溶液的渗透压摩尔浓度与人体血液相当。溶液的渗透压依赖于溶液中溶质的数量，是溶液的依数性之一，通常以渗透压摩尔浓度（osmolality）来表示，它反映的是溶液中各种溶质对溶液渗透压贡献的总和。

渗透压摩尔浓度的单位，通常以每千克溶剂中溶质的毫渗透压摩尔来表示，可按下列公式计算毫渗透压摩尔浓度（mOsmol/kg）。

毫渗透压摩尔浓度（mOsmol/kg）=每千克溶剂中溶解的溶质克数 $\times n \times 1000/$ 分子质量

式中，n 为一个溶质分子溶解或解离时形成的粒子数。在理想溶液中，如葡萄糖的 $n=1$，氯化钠或硫酸镁的 $n=2$，氯化钙的 $n=3$，枸橼酸钠的 $n=4$。

在生理范围及很稀的溶液中，其渗透压摩尔浓度与理想状态下的计算值偏差较小；随着溶液浓度的增加，与计算值比较，实际渗透压摩尔浓度下降。例如，0.9%氯化钠注射液的毫渗透压摩尔浓度（mOsmol/kg）=$2 \times 1000 \times 9/58.4 = 308$ mOsmol/kg，而实际上此浓度时氯化钠溶液的 n 稍小于2，其实际测得值是286mOsmol/kg。这是因为在此浓度条件下，一个氯化钠分子解离所形成的两个离子会发生某种程度的缔合，使有效离子数减少。复杂混合物（如水解蛋白注射液）的理论渗透压摩尔浓度不容易计算，因此通常采用实际测定值表示。

除另有规定外，静脉输液及椎管注射用注射液按各品种项下的规定与ChP2015（四部）检查方法，应符合规定。

（2）检查法　　收载于ChP2015（四部）物理常数检查项下。

通常采用测量溶液的冰点下降来间接测定其渗透压摩尔浓度。在理想的稀溶液中，冰点下降符合 $\Delta T_1 = K_f \cdot m$ 的关系，式中，ΔT_1 为冰点下降，K_f 为冰点下降常数（当水为溶剂时为1.86），m 为质量摩尔浓度。而渗透压符合 $P_o = K_o \cdot m$ 的关系，式中，P_o 为渗透压，K_o 为渗透压常数，m 为溶液的质量摩尔浓度。由于两式中的浓度等同，故可以用冰点下降法测定溶液的渗透压摩尔浓度。

1）仪器：采用冰点下降的原理设计的渗透压摩尔浓度测定仪通常由制冷系统、用来测定电流或电位差的热敏探头和振荡器（或金属探针）组成。测定时将探头浸入供试溶液中心，并降至仪器的冷却槽中。启动制冷系统，当供试溶液的温度降至凝固点以下时，仪器采用振荡器（或金属探针）诱导溶液结冰，自动记录冰点下降的温度。仪器显示的测定值可以是冰点下降的温度，也可以是渗透压摩尔浓度。

2）渗透压摩尔浓度测定仪校正用标准溶液的制备：取基准氯化钠试剂，于500～650℃干燥40～50min，置干燥器（硅胶）中放冷至室温。根据需要，按表8-4所列数据精密称取适量，溶于1kg水中，摇匀，即得。

表8-4　渗透压摩尔浓度测定仪校正用标准溶液

每千克水中氯化钠的质量/g	毫渗透压摩尔浓度/（mOsmol/kg）	冰点下降温度/℃
3.087	100	0.186
6.260	200	0.372
9.463	300	0.558
12.684	400	0.744
15.916	500	0.930
19.147	600	1.116
22.380	700	1.302

3）供试品溶液：除另有规定外，供试品应结合临床用法，直接测定或按各品种项下规定的具体溶解或稀释方法制备供试品溶液，并使其摩尔浓度处于表8-4中的测定范围内。例如，注射用无菌粉末可采用药品标签或说明书中的规定溶剂溶解并稀释后测定。需特别注意的是，供试品溶液经稀释后，粒子间的相互作用与原溶液有所不同，一般不能简单地将稀释后的测定值乘以稀释倍数来计算原溶液的渗透压摩尔浓度。

4）渗透压摩尔浓度测定法：按仪器说明书操作，首先取适量新沸放冷的水调节仪器零点，然后由表8-4中选择两种标准溶液（供试品溶液的渗透压摩尔浓度应介于两者之间）校正仪器，再测定供试品溶液的渗透压摩尔浓度或冰点下降值。

4. 可见异物检查法

（1）简介　可见异物（foreign insoluble matter）是指存在于注射剂、眼用液体制剂和无菌原料药中，在规定条件下目视可以观测到的不溶性物质，其粒径或长度通常大于50μm，属于一般杂质范畴。

注射液中如果可见异物超限，使用后可能引起静脉炎、过敏反应，甚至堵塞毛细血管。

注射剂、眼用液体制剂应在符合药品生产管理规范（GMP）的条件下生产，产品在出厂前应采用适宜的方法逐一检查并剔除不合格产品，临用前，需在自然光下目视检查（避免阳光直射），如有可见异物，不得使用。

（2）测定法　收载于ChP2015（四部）特性检查项下。

可见异物检查法有灯检法和光散射法。一般常用灯检法。灯检法不适用的品种，如用深色透明容器包装或液体色泽较深的品种可选用光散射法。混悬液、乳状液型注射液和滴眼液不能使用光散射法。

实验室检测时应避免引入可见异物。当制备注射用无菌粉末和无菌原料药供试品溶液时，或供试品的容器不适于检查（如透明度不够、不规则形状容器等），需转移至适宜容器中时，均应在100级的洁净环境（如层流净化台）中进行。

具体操作方法见ChP2015（四部0904）。

5. 不溶性微粒检查法

（1）简介　通常将粒径或长度小于50μm的不溶性物质称为不溶性微粒（subvisible particle，insoluble particulate matter）。

注射液中如果不溶性微粒超限，使用后可能引起静脉炎、过敏反应，甚至堵塞毛细血管。

不溶性微粒与可见异物均属于一般杂质范畴，但后者用目视法无法检出。通常在可见异物检查符合规定后，再进一步检查静脉用注射剂（溶液型注射液、注射用无菌粉末、注射用浓溶液）及供静脉注射用无菌原料药中不溶性微粒的大小和数量。

（2）测定法　收载于ChP2015（四部）特性检查项下。

本法包括光阻法和显微计数法。当光阻法测定结果不符合规定或供试品不适于用光阻法测定时，应采用显微计数法进行测定，并以显微计数法的测定结果作为判断依据。

光阻法不适用于黏度过高和易析出结晶的制剂，也不适用于进入传感器时容易产生气泡的注射剂。对于黏度过高，采用两种方法都无法直接测定的注射液，可用适宜的溶剂稀释后测定。

具体操作方法见ChP2015（四部0903）。

三、安全性检查

1. 热原检查法

（1）简介　热原（pyrogen）是药品中存在的能引起体温升高的物质，属于一般杂质范畴。当污染热原的注射液进入人体后，能引起寒战、发热，严重时甚至可能出现休克、死亡。

热原检查法是将一定剂量的供试品，静脉注入家兔体内，在规定时间内，观察家兔体温升高的情况，以判定供试品中所含热原的限度是否符合规定。

（2）检查法　收载于 ChP2015（四部）生物检查项下。

1）供试用家兔：供试用的家兔应健康合格，体重在 1.7kg 以上（用于生物制品检查用的家兔体重为 1.7～3.0kg），雌兔应无孕。预测体温前 7 天即应用同一饲料饲养，在此期间内，体重应不减轻，精神、食欲、排泄等不得有异常现象。未曾用于热原检查的家兔，或供试品判定为符合规定但组内升温达 0.6℃ 的家兔，或 3 周内未曾使用的家兔，均应在检查供试品前 7 天内预测体温，进行挑选。挑选试验的条件与检查供试品时相同，仅不注射药液，每隔 30min 测量体温 1 次，共测 8 次，8 次体温均为 38.0～39.6℃，且最高与最低体温相差不超过 0.4℃ 的家兔，方可供热原检查用。用于热原检查后的家兔，如供试品判定为符合规定，至少应休息 48h 方可再供热原检查用，其中升温达 0.6℃ 的家兔应休息 2 周以上。对用于血液制品、抗毒素和其他同一抗原性供试品检测的家兔可在 5 天内重复使用 1 次。如供试品判定为不符合规定，则组内全部家兔不再使用。

2）试验前的准备：热原检查前 1～2 天，供试用家兔应尽可能处于同一温度的环境中，实验室和饲养室的温度相差不得大于 3℃，且应控制在 17～25℃，在试验全部过程中，实验室温度变化不得大于 3℃，应防止动物骚动并避免噪声干扰。家兔在试验前至少 1h 开始停止给食并置于宽松适宜的装置中，直至试验完毕。测量家兔体温应使用精密度为 ±0.1℃ 的测温装置。测温探头或肛温计插入肛门的深度和时间，各兔应相同，深度一般约 6cm，时间不得少于 1.5min，每隔 30min 测量体温 1 次，一般测量 2 次，两次体温之差不得超过 0.2℃，以此两次体温的平均值作为该兔的正常体温。当日使用的家兔，正常体温应为 38.0～39.6℃，且同组各兔间正常体温之差不得超过 1.0℃。

与供试品接触的试验用器皿应无菌、无热原。去除热原通常采用干热灭菌法（ChP2015 中的 2501，30min 以上），也可用其他适宜的方法。

3）检查法：取适用的家兔 3 只，测定其正常体温后 15min 以内，自耳静脉缓缓注入规定剂量并温热至约 38℃ 的供试品溶液，然后每隔 30min 按前法测量其体温 1 次，共测 6 次，以 6 次体温中最高的一次减去正常体温，即该兔体温的升高温度（℃）。如 3 只家兔中有 1 只体温升高 0.6℃ 或高于 0.6℃，或 3 只家兔体温升高的总和达 1.3℃ 或高于 1.3℃，应另取 5 只家兔复试，检查方法同上。

4）结果判断：在初试的 3 只家兔中，体温升高均低于 0.6℃，并且 3 只家兔体温升高总和低于 1.3℃；或在复试的 5 只家兔中，体温升高 0.6℃ 或高于 0.6℃ 的家兔不超过 1 只，并且初试、复试合并 8 只家兔的体温升高总和为 3.5℃ 或低于 3.5℃，均判定供试品的热原检查符合规定。

在初试的 3 只家兔中，体温升高 0.6℃ 或高于 0.6℃ 的家兔超过 1 只；或在复试的 5 只家兔中，体温升高 0.6℃ 或高于 0.6℃ 的家兔超过 1 只；或在初试、复试合并 8 只家兔的体温升高总和超过 3.5℃，均判定供试品的热原检查不符合规定。

当家兔升温为负值时，均以 0℃计。

2. 细菌内毒素检查法

（1）简介 细菌内毒素（bacterial endotoxin）是革兰氏阴性菌细胞壁的脂多糖，具有致热作用，是热原的主要来源，属于一般杂质范畴。

细菌内毒素检查法是利用鲎试剂来检测或量化由革兰氏阴性菌产生的细菌内毒素，以判断供试品中细菌内毒素的限量是否符合规定的一种方法。

细菌内毒素检查包括两种方法，即光度测定法和凝胶法。

* 光度测定法：包括浊度法和显色基质法。浊度法是利用检测鲎试剂与内毒素反应过程中的浊度变化来测定内毒素含量的方法；显色基质法是利用检测鲎试剂与内毒素反应过程中产生的凝固酶使特定底物释放出呈色团的多少来测定内毒素含量的方法。

* 凝胶法：是通过鲎试剂与内毒素产生凝集反应的原理进行限度检测或半定量检测内毒素的方法。

供试品检测时，可使用其中任何一种方法进行试验。当测定结果有争议时，除另有规定外，以凝胶限度试验结果为准。

（2）测定法 收载于 ChP2015（四部）生物检查项下，在此仅以凝胶限度试验为例介绍如下。

细菌内毒素的量用内毒素单位（EU）表示，1EU 与 1 个内毒素国际单位（IU）相当。

细菌内毒素国家标准品是自大肠埃希菌提取精制而成，用于标定、复核、仲裁鲎试剂灵敏度，标定细菌内毒素工作标准品的效价，干扰试验及检查法中编号 B 和 C 溶液的制备，凝胶法中鲎试剂灵敏度复核试验，光度测定法中标准曲线可靠性试验。

细菌内毒素工作标准品是以细菌内毒素国家标准品为基准标定其效价，用于干扰试验及检查法中编号 B 和 C 溶液的制备、凝胶法中鲎试剂灵敏度复核试验、光度测定法中标准曲线可靠性试验。

对于细菌内毒素检查用水的要求：略。

对试验所用器皿的要求：略。

1）供试品溶液的制备：某些供试品需进行复溶、稀释或在水性溶液中浸提制成供试品溶液。必要时，可调节被测溶液（或其稀释液）的 pH，一般供试品溶液和鲎试剂混合后溶液的 pH 以 6.0～8.0 为宜，可使用适宜的酸、碱溶液或缓冲液调节 pH。酸或碱溶液必须用细菌内毒素检查用水在已去除内毒素的容器中配制。缓冲液必须经过验证不含内毒素和干扰因子。

2）内毒素限值的确定：药品、生物制品的细菌内毒素限值（L）一般按以下公式确定。

$$L = K/M$$

式中，L 为供试品的细菌内毒素限值［EU/ml、EU/mg 或 EU/U（活性单位）］；K 为人每千克体重每小时最大可接受的内毒素剂量［EU/(kg·h)］，注射剂 $K=5$EU/(kg·h)，放射性药品注射剂 $K=2.5$EU/(kg·h)，鞘内用注射剂 $K=0.2$EU/(kg·h)；M 为人每千克体重每小时的最大供试品剂量［ml/(kg·h)、mg/(kg·h) 或 U/(kg·h)］，人均体重按 60kg 计算，人体表面积按 1.62m² 计算。注射时间若不足 1h，按 1h 计算。供试品每平方米体表面积剂量乘以 0.027 即可转换为每千克体重剂量（M）。

按人用剂量计算限值时，如遇特殊情况，可根据生产和临床用药实际情况做必要调整，但需说明理由。

3）确定最大有效稀释倍数（MVD）：最大有效稀释倍数是指在试验中供试品溶液被允许达到稀释的最大倍数（1→MVD），在不超过此稀释倍数的浓度下进行内毒素限值的检测。用以下公式来确定 MVD。

$$MVD = cL/\lambda$$

式中，L 为供试品的细菌内毒素限值。c 为供试品溶液的浓度，当 L 以 EU/mg 或 EU/U 表示时，c 的单位需为 mg/ml 或 U/ml，当 L 以 EU/ml 表示时，则 c 等于 1.0ml/ml。如需计算在 MVD 时的供试品浓度，即最小有效稀释浓度，可使用公式 $c = \lambda/L$。λ 为在凝胶法中鲎试剂的标示灵敏度（EU/ml），或是在光度测定法中所使用的标准曲线上最低的内毒素浓度。

4）鲎试剂灵敏度复核试验：在本检查法规定的条件下，使鲎试剂产生凝聚的内毒素的最低浓度即鲎试剂的标示灵敏度，用 EU/ml 表示。当使用新批号的鲎试剂或试验条件发生了任何可能影响检验结果的改变时，应进行鲎试剂灵敏度复核试验。

根据鲎试剂灵敏度的标示值（λ），将细菌内毒素国家标准品或细菌内毒素工作标准品用细菌内毒素检查用水溶解，在漩涡振荡器上混匀 15min，然后制成 2λ、λ、0.5λ 和 0.25λ 四个浓度的内毒素标准溶液，每稀释一步均应在漩涡振荡器上混匀 30s。取分装有 0.1ml 鲎试剂溶液的 10mm×75mm 试管或复溶后的 0.1ml/ 支规格的鲎试剂原安瓶 18 支，其中 16 管分别加入 0.1ml 不同浓度的内毒素标准溶液，每一个内毒素浓度平行做 4 管；另外 2 管加入 0.1ml 细菌内毒素检查用水作为阴性对照。将试管中的溶液轻轻混匀，封闭管口，垂直放入（37±1）℃的恒温器中，保温（60±2）min。

将试管从恒温器中轻轻取出，缓缓倒转 180°，若管内形成凝胶，并且凝胶不变形，不从管壁滑脱者为阳性；未形成凝胶或形成的凝胶不坚实、变形，并从管壁滑脱者为阴性。保温和拿取试管过程应避免受到振动，造成假阴性结果。

当最大浓度 2λ 管均为阳性，最低浓度 0.25λ 管均为阴性，阴性对照管为阴性，试验方为有效。按下式计算反应终点浓度的几何平均值，即鲎试剂灵敏度的测定值（λ_c）。

$$\lambda_c = antilg \left(\sum X/n \right)$$

式中，X 为反应终点浓度的对数值（lg），反应终点浓度是指系列递减的内毒素浓度中最后一个呈阳性结果的浓度；n 为每个浓度的平行管数。

当 λ_c 在 0.5~2λ（包括 0.5λ 和 2λ）时，方可用于细菌内毒素检查，并以标示灵敏度 λ 为该批鲎试剂的灵敏度。

5）干扰试验：略。

6）凝胶限度试验：按表 8-5 制备溶液 A、B、C 和 D。使用稀释倍数不超过 MVD 并且已经排除干扰的供试品溶液来制备溶液 A 和 B。按鲎试剂灵敏度复核试验项下操作。

表 8-5　凝胶限度试验溶液的制备

编号	内毒素浓度 / 配制内毒素的溶液	平行管数
A	无 / 供试品溶液	2
B	2λ/ 供试品溶液	2
C	2λ/ 检查用水	2
D	无 / 检查用水	2

注：A 为供试品溶液；B 为供试品阳性对照；C 为阳性对照；D 为阴性对照

7）结果判断：保温（60±2）min 后观察结果。若阴性对照溶液 D 的平行管均为阴性，供试品阳性对照溶液 B 的平行管均为阳性，阳性对照溶液 C 的平行管均为阳性，试验有效。

若溶液 A 的两个平行管均为阴性，判定供试品符合规定。若溶液 A 的两个平行管均为阳性，判定供试品不符合规定。若溶液 A 的两个平行管中的一管为阳性，另一管为阴性，需进行复试。复试时溶液 A 需做 4 支平行管，若所有平行管均为阴性，判定供试品符合规定，否则判定供试品不符合规定。

若供试品的稀释倍数小于 MVD 而溶液 A 出现不符合规定时，需将供试品稀释至 MVD 重新试验，再对结果进行判断。

3. 无菌检查法

（1）简介　注射剂与口服制剂相比，后者直接给药进入血液循环，故应严格控制其微生物污染。

无菌检查法（sterility）是用于检查《中国药典》要求无菌的药品、生物制品、医疗器具、原料、辅料及其他品种是否无菌的一种方法。若供试品符合无菌检查法的规定，仅表明了供试品在该检验条件下未发现微生物污染。

无菌检查应在无菌条件下进行，试验环境必须达到无菌检查的要求，检验全过程应严格遵守无菌操作，防止微生物污染，防止污染的措施不得影响供试品中微生物的检出。单向流空气区、工作台面及环境应定期按医药工业洁净室（区）悬浮粒子、浮游菌和沉降菌的测试方法的现行国家标准进行洁净度确认。隔离系统应定期按相关的要求进行验证，其内部环境的洁净度必须符合无菌检查的要求。日常检验还需对试验环境进行监控。

（2）检查法　见 ChP2015（四部）生物检查法项下的无菌检查法（1101）。

四、含量测定

1. 常见辅料的干扰及排除　配制注射剂时，辅料主要是指溶剂和附加剂。溶剂包括水性溶剂（如注射用水、0.9% 氯化钠溶液等）和非水性溶剂（如植物油、乙醇、丙二醇和聚乙二醇等）；附加剂主要包括抗氧剂、渗透压调节剂、增溶剂、助溶剂、pH 调节剂、抑菌剂、乳化剂、助悬剂等。当这些溶剂和附加剂对主药的含量测定有干扰时，需采取适宜的分析技术，消除附加剂对测定的干扰。常用的溶剂和附加剂对含量测定方法的干扰和排除方法如下。

（1）抗氧剂的干扰及排除　为保证还原性药物注射液的稳定性，常加入的抗氧剂有亚硫酸钠、亚硫酸氢钠、焦亚硫酸钠、硫代硫酸钠、维生素 C 等，常用抗氧剂的使用浓度和应用范围见表 8-6。

表 8-6　常用抗氧剂的使用浓度和应用范围

名称	使用浓度 /%	应用范围
亚硫酸钠	0.10～0.20	适用于偏碱性药物
亚硫酸氢钠	0.10～0.20	适用于偏碱性药物
焦亚硫酸钠	0.10～0.20	适用于偏碱性药物
硫代硫酸钠	0.10	适用于偏碱性药物
维生素 C	0.02～0.05	适用于偏酸性药物

抗氧剂均具有比主药强的还原性，会干扰氧化还原滴定法，使测定结果偏高，如碘量法、硫酸铈法、溴酸钾法、亚硝酸钠滴定法等，需在测定前排除干扰。排除干扰的方法主要有以下几种。

1）加掩蔽剂：丙酮或甲醛可与含硫的抗氧剂亚硫酸钠、亚硫酸氢钠、焦亚硫酸钠等发生亲核加成反应，生成加成物，从而避免其对含量测定的干扰。但需注意甲醛的还原性，若采用氧化性较强的滴定液（如高锰酸钾滴定液），不宜用甲醛作掩蔽剂。

$$Na_2S_2O_5 + H_2O \longrightarrow 2NaHSO_3$$

$$\begin{matrix} H_3C \\ H_3C \end{matrix} C=O + NaHSO_3 \longrightarrow \begin{matrix} H_3C \\ H_3C \end{matrix} C \begin{matrix} OH \\ SO_3Na \end{matrix}$$

$$HCHO + NaHSO_3 \longrightarrow \begin{matrix} H \\ H \end{matrix} C \begin{matrix} OH \\ SO_3Na \end{matrix}$$

$$HCHO + Na_2SO_3 + H_2O \longrightarrow \begin{matrix} H \\ H \end{matrix} C \begin{matrix} OH \\ SO_3Na \end{matrix} + NaOH$$

例 8-21 ChP2015（二部）维生素 C 注射液的含量测定：精密量取本品适量（约相当于维生素 C 0.2g），加水 15ml 与丙酮 2ml，摇匀，放置 5min，加稀乙酸 4ml 与淀粉指示液 1ml，用碘滴定液（0.05mol/L）滴定，至溶液显蓝色并持续 30s 不褪。每毫升碘滴定液（0.1mol/L）相当于 8.806mg 的维生素 C（$C_6H_8O_6$）。本品为维生素 C 的灭菌水溶液。含 $C_6H_8O_6$ 应为标示量的 93.0%～107.0%。

解析： 维生素 C 具有还原性，易被氧化变质。制备其注射液时，添加还原性更强的亚硫酸氢钠作为抗氧剂。采用碘量法测定维生素 C 含量时，亚硫酸氢钠也会消耗碘滴定液，使测定结果偏高，所以加入丙酮作掩蔽剂，消除亚硫酸氢钠产生的干扰。

2）加酸分解：抗氧剂亚硫酸钠、亚硫酸氢钠和焦亚硫酸钠在强酸条件下，会分解生成二氧化硫气体，加热后全部逸出。

$$NaHSO_3 + HCl \longrightarrow NaCl + H_2O + SO_2\uparrow$$

$$Na_2SO_3 + 2HCl \longrightarrow 2NaCl + H_2O + SO_2\uparrow$$

$$Na_2S_2O_3 + 2HCl \longrightarrow 2NaCl + H_2O + SO_2\uparrow + S\downarrow$$

例 8-22 ChP2015（二部）盐酸普鲁卡因胺注射液的含量测定：精密量取本品 5ml，加水 40ml 与盐酸溶液（1→2）10ml，迅速煮沸，立即冷却至室温，按照永停滴定法，用亚硝酸钠滴定液（0.1mol/L）滴定，每毫升亚硝酸钠滴定液（0.1mol/ml）相当于 27.18mg 的盐酸普鲁卡因胺（$C_{13}H_{21}N_3O \cdot HCl$）。本品含 $C_{13}H_{21}N_3O \cdot HCl$ 应为标示量的 95.0%～105.0%。

解析： 盐酸普鲁卡因胺含有芳伯氨基，贮藏期间易氧化变色，在配制注射剂时可加入亚硫酸氢钠作为抗氧剂。虽然盐酸普鲁卡因胺注射液中添加了抗氧剂亚硫酸氢钠，但当采用亚硝酸钠滴定法测定主药含量时，不需另行处理，因亚硝酸钠滴定法需在盐酸酸性条件下滴定，在滴定前亚硫酸氢钠与盐酸反应，生成亚硫酸，加热分解成二氧化硫气体从样品中挥尽，对测定不会产生干扰。

3）加弱氧化剂氧化：抗氧剂亚硫酸钠、亚硫酸氢钠和焦亚硫酸钠的还原性强，而主药的还原性弱，利用两者还原性的差异，在滴定前加入适宜的弱氧化剂将抗氧剂氧化（不氧化主药），排除抗氧剂对滴定的干扰。常用的氧化剂为过氧化氢和硝酸。

$$Na_2SO_3 + H_2O_2 \longrightarrow Na_2SO_4 + H_2O$$

$$NaHSO_3 + H_2O_2 \longrightarrow NaHSO_4 + H_2O$$

$$Na_2SO_3 + 2HNO_3 \longrightarrow Na_2SO_4 + H_2O + 2NO_2 \uparrow$$

$$2NaHSO_3 + 4HNO_3 \longrightarrow Na_2SO_4 + 2H_2O + H_2SO_4 + 4NO_2 \uparrow$$

4）利用主药和抗氧剂紫外吸收光谱的差异：盐酸氯丙嗪注射液中常添加维生素C作为抗氧剂，盐酸氯丙嗪分别在254nm与306nm波长处有吸收峰，而维生素C仅在243nm波长处有最大吸收（吸收峰），在254nm波长处有一定的吸收（非吸收峰处）。故有些企业药品标准中盐酸氯丙嗪注射液的含量测定采用紫外分光光度法，以306nm为检测波长，按吸收系数（$E_{1cm}^{1\%}$）为115计算含量。维生素C在306nm波长处无吸收，不干扰测定。

此外，有些企业药品标准中盐酸异丙嗪注射液的含量测定采用紫外分光光度法，以299nm为检测波长，而不在247nm波长处测定，也是为了避免维生素C对测定的干扰。

（2）溶剂水的干扰及排除　注射液一般为水溶液，溶剂水会对非水溶液滴定法产生干扰，所以需要去除水的干扰，再进行测定。排除干扰的方法有以下几种。

1）加热法：如果主药对热稳定，可通过水浴加热蒸发或105℃干燥的方法，除去水分，再进行测定。例如，盐酸酚苄明注射液、磷酸可待因注射液采取水浴上蒸干，再在105℃干燥的方法去除水分；乳酸钠注射液采取105℃干燥1h的方法去除水分。

2）提取法：如果主药遇热不稳定，则在适当的pH条件下，用有机溶剂提取后，再进行测定。

例8-23　比较ChP2015（二部）氢溴酸烯丙吗啡原料药及其注射液含量测定的异同。

*氢溴酸烯丙吗啡：取本品约0.3g，精密称定，加冰醋酸30ml与乙酸汞试液10ml溶解后，加结晶紫指示液1滴，用高氯酸（0.1mol/L）滴定至溶液呈纯蓝色，并将滴定结果用空白试验校正。每毫升高氯酸滴定液（0.1mol/L）相当于39.23mg的氢溴酸烯丙吗啡（$C_{19}H_{21}NO_3 \cdot HBr$）。本品按干燥品计算，含$C_{19}H_{21}NO_3 \cdot HBr$不得少于98.0%。

*氢溴酸烯丙吗啡注射液：精密量取本品20ml，加氨试液5ml，用异丙醇-三氯甲烷（1:3）提取5次，每次15ml，提取液分别用同一份水7ml洗涤，静置待分层后，分取三氯甲烷液，置锥形瓶中，合并提取液，置水浴上蒸干，加无水乙醇2ml，蒸干后，再加无水乙醇2ml，蒸干至无乙醇臭，放冷，加三氯甲烷20ml、冰醋酸30ml、醋酐3ml与结晶紫指示液2滴，用高氯酸滴定液（0.1mol/L）滴定至溶液显纯蓝色，并将滴定结果用空白试验校正。每毫升高氯酸滴定液（0.1mol/L）相当于39.23mg的$C_{19}H_{21}NO_3 \cdot HBr$。本品含$C_{19}H_{21}NO_3 \cdot HBr$应为标示量的95.0%～105.0%。

解析：氢溴酸烯丙吗啡为有机碱的氢溴酸盐，可采用非水溶液滴定法测定含量。注射液中的水分对非水溶液滴定法产生干扰，需去除干扰。氨试液碱化后，用有机溶剂异丙醇-三氯甲烷提取后，采用非水溶液滴定法测定含量。

3）碱化法：有机碱盐类药物可以加碱碱化为游离碱，用有机溶剂提取后，采用酸碱滴定法测定含量。例如，磷酸氯喹原料药采用非水溶液滴定法测定含量；注射液用氢氧化钠碱化后，乙醚提取游离有机碱氯喹，采用剩余酸碱滴定法测定含量。

4）其他方法：采用水分不干扰的其他分析方法（多为仪器分析法，如紫外-可见分光光度法、高效液相色谱法）测定含量。例如，盐酸氯丙嗪原料药采用非水溶液滴定法测定含量，注射液改用紫外分光光度法测定含量。

（3）溶剂油的干扰及排除　脂溶性药物的注射液一般配成以植物油为溶剂的油溶

液。注射用植物油主要为大豆油，其他植物油（氢化蓖麻油、精制玉米油、橄榄油等）也可供注射用。植物油会对以水为溶剂的分析方法产生影响，如容量分析法、反相高效液相色谱法等。排除干扰的方法有以下两种。

1）有机溶剂稀释法：当主药含量较高时，若测定其含量所需的供试品溶液浓度较低，可用有机溶剂稀释样品，降低溶剂油在供试品溶液中的浓度，从而降低对测定的影响。例如，己酸羟孕酮注射液在测定时，用甲醇将规格为 0.125g/ml 或 0.25g/ml 的油溶液稀释为 20μg/ml 的低浓度溶液后，再用 RP-HPLC 测定含量，此时溶剂油对于测定的干扰可以忽略不计。

2）提取分离法：采用适宜的有机溶剂（如甲醇），将主药从溶剂油中提取出来，再行测定。例如，丙酸睾酮注射液的含量测定，采用甲醇提取丙酸睾酮，排除溶剂油的干扰后，再用 RP-HPLC 测定含量。

（4）等渗调节剂的干扰及排除　氯化钠是注射剂中常用的等渗调节剂，由于氯化钠会解离出氯离子和钠离子，可分别干扰银量法和离子交换法的测定，需设法排除。例如，复方乳酸钠葡萄糖注射液中含有氯化钠，当用离子交换法测定乳酸钠含量时，氯化钠会干扰测定，必须另用银量法测得氯化钠的含量，再从离子交换法中所消耗的氢氧化钠物质的量中减去氯化钠所消耗的硝酸银物质的量，从而求得供试品中主药的含量。

用强酸性阳离子交换树脂处理时：

$$R—SO_3H+CH_3CHOHCOONa \longrightarrow R—SO_3Na+CH_3CHOHCOOH$$
$$R—SO_3H+NaCl \longrightarrow R—SO_3Na+HCl$$

用氢氧化钠滴定液滴定时：

$$CH_3CHOHCOOH+NaOH \longrightarrow CH_3CHOHCOONa+H_2O$$
$$HCl+NaOH \longrightarrow NaCl+H_2O$$

（5）助溶剂的干扰及排除　助溶剂可增加主药在注射液中的溶解度，同时使其稳定。助溶剂的类型较多，可能会对主药的含量测定产生干扰。例如，葡萄糖酸钙注射液因加入钙盐等作助溶剂，干扰了配位滴定法。ChP2015（二部）规定，加入的钙盐按钙（Ca）计算，不得超过葡萄糖酸钙中含有钙量的 5.0%，以控制钙盐的用量，排除对测定的干扰。二巯丙醇注射液加有适量的苯甲酸苄酯为助溶剂，测定时用溶剂稀释 40 倍后，用碘量法测定。

2. 取样　注射剂多为澄清透明溶液，故样品的取样和前处理较片剂简单，通常低于 20ml 剂量的注射液，需取数支使混溶后的体积达到 20ml，再按各品种规定，精密量取即可。精密量取是指量取体积的准确度符合国家标准中对该体积移液管或滴定管的精密度要求。取样时，需根据标示量和装量计算取样体积。

取样后，样品溶液按照正文品种含量测定项下的方法（如稀释、提取、屏蔽等）处理后制备成供试品溶液，即可测定并计算平均含量。

3. 计算　注射剂的含量通常用每支（瓶）中实际含有主药量占标示量的百分率表示。标示量是每支（瓶）注射剂含有主药的质量（或效价）的法定量，通常用规格表示。注射剂的含量表示方法如下。

$$标示量（\%）=\frac{每支实际含量}{标示量}×100\%=\frac{注射液实际浓度×每支装量}{标示量}×100\%$$

例 8-24　ChP2015（二部）盐酸利多卡因注射液的含量测定（规格为 2ml：20mg）：

精密量取本品适量（约相当于盐酸利多卡因 100mg），置 50ml 容量瓶中，用流动相稀释至刻度，摇匀，精密量取 20μl，注入液相色谱仪，记录色谱图；另取利多卡因对照品约 85mg，精密称定，置 50ml 容量瓶中，加 1mol/L 盐酸溶液 0.5ml 使溶解，用流动相稀释至刻度，摇匀，同法测定。按外标法以峰面积计算，并乘以 1.156，即得。本品含盐酸利多卡因（$C_{14}H_{22}N_2O \cdot HCl$）应为标示量的 95.0%～105.0%。

解析：

1）盐酸利多卡因注射液规格为 2ml：20mg，取样量要求为约相当于盐酸利多卡因 100mg，样品量取体积可用下式计算。

$$样品应量取体积（ml）=\frac{每支装量（ml）}{标示量（mg）}\times 取样量要求（mg）=\frac{2}{20}\times 100=10（ml）$$

2）本法采用外标法定量，其含量计算公式为

$$标示量（\%）=\frac{\dfrac{A_x}{A_R}\times C_R\times D\times 1.156\times 每支装量（ml）}{标示量（mg）}\times 100\%=\frac{\dfrac{A_x}{A_R}\times C_R\times 5\times 1.156\times 2}{20}\times 100\%$$

式中，A_x 为供试品的峰面积；A_R 为对照品的峰面积；C_R 为对照品溶液的浓度（mg/ml）；D 为供试品溶液的稀释倍数（$D=5$）。

3）1.156 为盐酸利多卡因（$C_{14}H_{22}N_2O \cdot HCl$）与利多卡因（$C_{14}H_{22}N_2O$）的分子质量换算系数。

4）根据取样体积为 10ml，供试品稀释后测定溶液体积为 50ml，计算出稀释倍数。

$$D=\frac{样品稀释后体积}{所取样品的体积}=\frac{50}{10}=5$$

例 8-25 ChP2015（二部）盐酸氯丙嗪注射液的含量测定（规格为 1ml：10mg）：精密量取本品适量（约相当于盐酸氯丙嗪 50mg），置 200ml 容量瓶中，用盐酸溶液（9→1000）稀释至刻度，摇匀；精密量取 2ml，置 100ml 容量瓶中，用盐酸溶液（9→1000）稀释至刻度，摇匀，按照紫外-可见分光光度法，在 254nm 的波长处测定吸光度，按照盐酸氯丙嗪（$C_{17}H_{19}ClN_2S \cdot HCl$）的吸收系数（$E_{1cm}^{1\%}$）为 915 计算。本品含 $C_{17}H_{19}ClN_2S \cdot HCl$ 应为标示量的 95.0%～105.0%。

解析：

1）含量计算公式为

$$标示量（\%）=\frac{\dfrac{A}{E_{1cm}^{1\%}}\times\dfrac{1}{100}\times D\times 每支装量（ml）}{标示量（g）}\times 100\%=\frac{\dfrac{A}{915}\times\dfrac{1}{100}\times 2000\times 1}{10\times 10^{-3}}\times 100\%$$

式中，A 为供试品测定液的吸光度；D 为供试品溶液的稀释倍数。

2）盐酸氯丙嗪注射液的含量测定中，样品的稀释过程为：精密量取 V_1（ml）注射液，稀释至 V_2（ml）；精密量取稀释液 V_3（ml），稀释至 V_4（ml）。根据操作过程推导得：稀释倍数 $D=\dfrac{V_4\times V_2}{V_3\times V_1}$。本实例中，根据操作方法（供试品取量约相当于盐酸氯丙嗪 50mg）、规格，可计算出取样量为 5ml，故盐酸氯丙嗪注射液的稀释倍数 $D=\dfrac{100\times 200}{2\times 5}=2000$（ml）。

例8-26 ChP2015（二部）盐酸氯胺酮注射液的含量测定（规格为2ml：0.1g）：精密量取本品适量（约相当于盐酸氯胺酮25mg），置100ml容量瓶中，加0.05mol/L盐酸溶液稀释至刻度，摇匀，作为供试品溶液；另取盐酸氯胺酮对照品，精密称定，加0.05mol/L盐酸溶液溶解并定量稀释制成每毫升中约含盐酸氯胺酮0.25mg的溶液，作为对照品溶液。取上述两种溶液，按照紫外-可见分光光度法，在269nm波长处分别测定吸光度，计算即得。本品含氯胺酮（$C_{13}H_{16}ClNO$）应为标示量的90.0%～110.0%。

解析：

1）含量计算公式为

$$标示量（\%）= \frac{\dfrac{A_x}{A_R} \times C_R \times 10^{-3} \times D \times 每支装量}{标示量（g）} \times 100\% = \frac{\dfrac{A_x}{A_R} \times C_R \times 10^{-3} \times 200 \times 2}{0.1} \times 100\%$$

式中，A_x为供试品的吸光度；A_R为对照品的吸光度；C_R为对照品溶液的浓度（mg/ml）；D为供试品溶液的稀释倍数。

2）根据供试品取量约相当于盐酸氯胺酮25mg、规格（2ml：0.1g），计算出取样量为0.5ml。测定时将0.5ml样品稀释至100ml，故稀释倍数$D = \dfrac{100}{0.5} = 200$。

例8-27 ChP2015（二部）磺胺嘧啶钠注射液的含量测定（规格为2ml：0.4g）：精密量取本品适量（约相当于磺胺嘧啶钠0.6g），按照永停滴定法，用亚硝酸钠滴定液（0.1mol/L）滴定，每毫升亚硝酸钠滴定液（0.1mol/ml）相当于27.23mg的磺胺嘧啶钠（$C_{10}H_9N_4NaO_2S$）。本品含$C_{10}H_9N_4NaO_2S$应为标示量的95.0%～105.0%。

解析：

1）含量计算公式为

$$标示量（\%）= \frac{V \times T \times F \times 每支装量}{S \times 标示量（g）} \times 100\%$$

式中，V为供试品消耗滴定液的体积（ml）；T为滴定度（27.23mg/ml）；S为取样量（ml）；F为滴定液浓度的校正因子；每支装量为2ml；标示量为0.4g。

2）根据规格（2ml：0.4g）、取样量（约相当于磺胺嘧啶钠0.6g），可计算出取样量$S = 3$ml。

◎ 学习小结

本项目重点介绍药物制剂分析的特点与含量测定中辅料的干扰及其排除方法，并以片剂、注射剂为代表，从药物的性状、检查、含量测定三个方面进一步说明药物制剂分析与原料药分析的不同之处，以便学习者对药物制剂分析特点的掌握与认识。

在片剂分析中主要介绍了淀粉、糊精、乳糖、蔗糖、硬脂酸镁、滑石粉等附加剂对含量测定的干扰和排除方法，并强调片剂含量测定结果的计算方法与原料药的不同。同时，还介绍了片剂的质量差异、含量均匀度、崩解时限、溶出度或释放度等剂型检查方法。

在注射剂分析中主要介绍了抗氧剂（附加剂）对含量测定方法的干扰和排除方法，并强调注射剂含量测定结果的计算方法及与原料药的不同。同时，还介绍了注射剂的装量、装量差异、渗透压摩尔浓度、可见异物、不溶性微粒等剂型检查方法与热原、细菌内毒素等安全性检查方法。

练习题

1. 在制剂分析与原料药分析中，性状、鉴别、检查、含量测定的主要区别分别是什么？

2. 片剂的常规检查包括哪些项目？

3. 片剂溶出度与释放度检查的意义是什么？

4. 简要说明溶出度与释放度的检查方法、计算过程及结果判定。

5. 哪些制剂需检查含量均匀度？

6. 简要说明含量均匀度的检查方法、计算过程及结果判定。

7. 片剂中糖类（附加剂）对哪些含量测定方法有干扰？如何排除？

8. 片剂中硬脂酸镁（附加剂）对哪些含量测定方法有干扰？如何排除？

9. 注射剂的常规检查包括哪些项目？

10. 注射剂中抗氧剂对哪些含量测定方法有干扰？如何排除？

11. 栓剂、软膏剂、滴眼剂常规检查项目有哪些？

12. 栓剂、软膏剂分析中，通常干扰含量测定的附加剂是什么？如何排除？

13. 制剂与原料药在含量测定结果计算方面的主要区别是什么？分别将本项目例题假设一些试验数据后，进行结果计算。

14. 解析 ChP2015（二部）维生素 B_1、硫酸阿托品、硫酸沙丁胺醇及其片剂含量测定的异同。

15. 解析 ChP2015（二部）盐酸普鲁卡因胺、维生素 C、盐酸异丙嗪及其注射液含量测定的异同。

能力训练

实训 1 阿司匹林及其片剂的性状与鉴别检验方法比较

【目的】

1. 掌握阿司匹林及其片剂性状检测方法的异同。

2. 熟悉阿司匹林及其片剂鉴别方法的异同。

3. 了解阿司匹林片剂与其他剂型在性状分析与鉴别试验方面的异同。

【原理】 参考本项目任务一的相关内容及 ChP2015（二部）。

【实验材料】 参考本项目任务一的相关内容及 ChP2015（二部）。

【实验步骤】 参考本项目任务一的相关内容及 ChP2015（二部）。

【注意事项】

1. 该片剂的性状检查，除依据 ChP2015（二部）正文外，还应依据 ChP2015（四部）制剂通则片剂项下的外观检查方法。

2. 该原料药在 ChP2015（二部）正文鉴别项下注明采用红外光谱法，具体操作方法列在 ChP2015（四部）。

【思考题】

1. 为什么阿司匹林及其片剂采用了同一种化学鉴别法？

2. 为什么阿司匹林采用 IR 鉴别，但其片剂没有采用此法？

3. 为什么阿司匹林性状分析中采用溶解度试验，但其片剂没有采用此法？

【任务考核】

1. 是否能够解析阿司匹林 IR 图谱。

2. 是否能够解析阿司匹林片剂的 HPLC 图谱。

3. 是否能够说明阿司匹林与阿司匹林片剂采用不同分析方法的理由。

实训 2 对乙酰氨基酚片溶出度的测定

【目的】

1. 掌握 ChP2015（四部）溶出度检查方法（篮法）与计算。

2. 熟悉 ChP2015（二部）对乙酰氨基酚片溶出度测定的目的、原理与结果判定。

3. 了解 ChP2015（四部）溶出度检查的桨法与小杯法。

【原理】参考本项目任务二的相关内容及 ChP2015（二部）。

【实验材料】参考本项目任务二的相关内容及 ChP2015（二部）。

【实验步骤】参考本项目任务二的相关内容及 ChP2015（二部）。

【注意事项】

1. 取用量为"约"若干时，是指取用量不得超过规定量的 ±10%。

2. 精密称定是指称取质量应准确至所取质量的千分之一。通常当取样量在 100～1000mg 时，选用精度为 0.1mg 的天平；在 10～100mg 时选用精度为 0.01mg 的天平。

3. 续滤液：在样品溶液过滤时，初始过滤的滤液为初滤液，弃去初滤液后继续过滤得到的滤液即续滤液。由于过滤使用的干燥滤纸具有吸附性，初滤液的浓度与样品溶液不一致，但是滤纸的吸附具有饱和性，当滤纸吸附达到动态平衡时，过滤得到的续滤液浓度与样品溶液相同，不会影响含量测定的结果。而且弃去初滤液可以去除滤纸、滤器等带来的杂质。

【思考题】

1. 为什么对乙酰氨基酚片需要测定溶出度？

2. 对乙酰氨基酚片溶出度限度要求是多少？

3. 对乙酰氨基酚片溶出度的计算公式及判定方法是什么？

【任务考核】

1. 是否能够提供溶出度测定过程的吸光度。

2. 是否能够提供溶出度测定检查及判定方法。

实训 3 盐酸多巴胺与盐酸多巴胺注射液含量测定的比较

【目的】

1. 掌握 ChP2015（二部）盐酸多巴胺注射液含量测定的方法、原理与计算。

2. 熟悉 ChP2015（二部）盐酸多巴胺含量测定的方法、原理与计算。

3. 了解制剂与原料药含量测定的异同。

【原理】参考本项目任务三的相关内容及 ChP2015（二部）。

【实验材料】参考本项目任务三的相关内容及 ChP2015（二部）。

【实验步骤】参考本项目任务三的相关内容及 ChP2015（二部）。

【注意事项】

1. 精密量取 1ml、2ml、5ml、10ml、15ml、20ml、25ml、50ml 时，通常采用相应体积的移液管量取。

2. 精密量取 3ml、4ml、6ml、7ml、8ml 时，通常采用精度为 0.05ml 的滴定管量取。

3. 精密量取 12ml、14ml、16ml、18ml、22ml、24ml 时，通常采用精度为 0.1ml 的滴定管量取。

【思考题】

1. 为什么盐酸多巴胺与盐酸多巴胺注射液含量测定采用不同的方法？

2. 解析本试验中盐酸多巴胺注射液色谱条件选择的原因。

3. 说明本试验中系统适用性试验的要求。

【任务考核】

1. 是否能够提供样品与对照品称量、检测的原始记录。

2. 是否能够提供样品含量测定的计算过程、结果及相对平均偏差。

3. 是否能够说明盐酸多巴胺与盐酸多巴胺注射液采用不同含量测定方法的理由。

参 考 文 献

国家药典委员会. 2015. 中华人民共和国药典（2015 年版）. 北京：中国医药科技出版社

杭太俊. 2011. 药物分析. 7 版. 北京：人民卫生出版社

刘文英. 2007. 药物分析. 6 版. 北京：人民卫生出版社

模块二　典型药物的质量分析训练

项目九　芳酸及其酯类药物的分析

【知识目标】

1. 了解水杨酸类、苯甲酸类和其他芳酸类药物的结构特征和理化性质。

2. 掌握芳酸及其酯类药物的化学鉴别方法及仪器鉴别方法，典型药物的特殊杂质检查。

3. 掌握芳酸及其酯类典型药物的含量测定方法（包括酸碱滴定法和高效液相色谱法等）。

【能力目标】

能够依据《中国药典》，独立完成本类药物的质量分析。

　知识拓展

阿司匹林的结构与质量分析

芳酸及其酯类代表性药物阿司匹林是临床使用率比较高的药物，其质量控制是保证其安全有效的重要措施。其结构式如下。

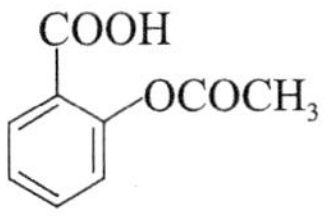

$$\text{COOH} \quad \text{OCOCH}_3$$

从其结构上看，阿司匹林具有苯环、羧基和酯键，应该具有酸性；从阿司匹林的合成过程看，可能会引入未完全反应的原料、中间体及副产物等。原料药和多种制剂中的阿司匹林含量如何控制，如何全面评价阿司匹林的质量，都是我们需要解决的问题。

问题：

1. 该药物结构中含有羧基，具有酸性，可以选择什么样的含量测定方法？

2. 从阿司匹林的合成过程，推测阿司匹林的杂质检查项目。

芳酸及其酯类药物是指结构中既具有苯环，又具有羧基的一类化合物，有些药物还有酯键、酚羟基、芳伯氨基等官能团。水杨酸类和苯甲酸类药物结构中羧基直接与苯环相连；而其他芳酸及其酯类药物结构中羧基为磺酸基或通过烃氧基等与苯环相连。

水杨酸及其酯类药物的典型代表有阿司匹林和对氨基水杨酸钠；苯甲酸及其酯类的典型药物如苯甲酸和丙磺舒；其他一些含有芳环的羧酸及其酯类药物如氯贝丁酯与布洛芬等。本项目以上述典型药物的分析为例，重点讨论上述三类药物的分析。

任务一 水杨酸类药物的分析

理论基础

典型药物结构与主要理化性质

本类药物的基本结构为邻羟基苯甲酸。《中国药典》（2015 年版）收载的水杨酸类药物有水杨酸、阿司匹林、对氨基水杨酸钠、双水杨酯、贝诺酯等。

它们的化学结构如下。

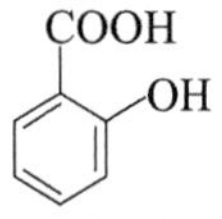

水杨酸

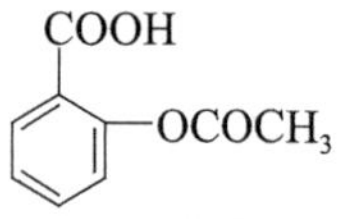

阿司匹林

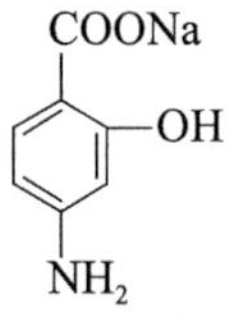

对氨基水杨酸钠

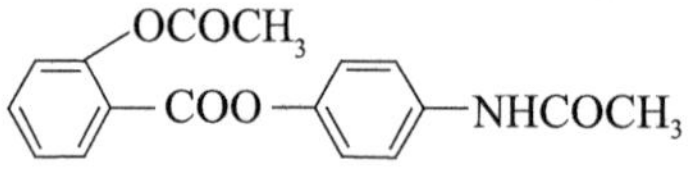

贝诺酯

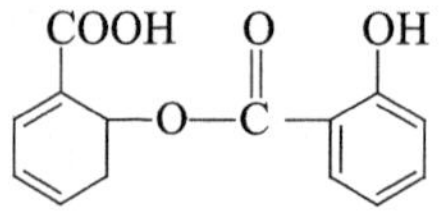

双水杨酯

1. 酸性 芳酸的 pK_a 为 3～6，属于中等强度酸或弱酸，其酸性比无机酸要弱，但比碳酸和一般酚类强。水杨酸类药物的酸性强弱受苯环、羟基或取代基的影响。当取代基为电负性大的取代基如羟基、卤素、硝基等时，能降低苯环电子云密度，使羟基中羟基氧原子的电子云密度降低，从而增加氧氢键的极性，质子较易离解，故酸性较苯甲酸强；反之，取代基为甲基、氨基时能增加苯环电子云密度，从而降低氧氢键的极性，使酸性较苯甲酸弱。水杨酸结构中的羟基位于苯甲酸的邻位，不仅对羧基有邻位效应，还由于羧基中的氢能与羧基中碳氧双键的氧形成分子内氢键，更增强了羧基中氧氢键的极性，使酸性增强，因此水杨酸的酸性（pK_a=2.95）比苯甲酸（pK_a=4.26）强得多。阿司匹林为水杨酸乙酰化物，酸性（pK_a=3.49）较水杨酸要弱些，但比苯甲酸的酸性强。

多数芳酸可溶于中性醇后，用标准氢氧化钠滴定液测定含量；芳酸酯可在过量碱液中水解后，用酸回滴；芳酸碱金属盐易溶于水，其游离酸不溶于水，可采用双相滴定法测定含量。

2. 芳香第一胺反应 对氨基水杨酸钠的结构中具有芳伯氨基，在酸性条件下，与亚硝酸钠试液进行重氮化反应，生成的重氮盐与碱性 β-萘酚偶合可生成橙红色沉淀。可用于鉴别和含量测定。贝诺酯具有潜在的芳伯氨基，加酸水解后产生游离芳伯氨基结构，同样可用该反应进行鉴别。

3. 三氯化铁反应 水杨酸和对氨基水杨酸钠的结构中具有酚羟基，可与三氯化铁试液作用显色；阿司匹林与贝诺酯水解后具有游离酚羟基，也可与三氯化铁试液作用显色。

4. 易水解和分解 阿司匹林和贝诺酯的结构中具有酯键，在碱性条件下易水解产生酚羟基和羧酸。利用水杨酸酯类药物水解后得到的酸和醇的性质可鉴别相应的芳酸酯。也可在水杨酸酯类药物供试品溶液中加入过量标准碱滴定液，加热回流，使酯完全水解后，用标准酸滴定剩余的碱，从而测得水杨酸酯类药物的含量。由于在生产和贮藏过程中容易引入水解产物，故对水杨酸类原料药和制剂应检查由水解而引入的杂质。例如，阿司匹林、贝诺酯、双水杨酯及其片剂应检查游离水杨酸；对氨基水杨酸钠和贝诺酯中应分别检查间氨基酚和对氨基酚。

技能基础

一、鉴别试验

（一）三氯化铁反应

此反应为苯环上酚羟基的反应。在中性或弱酸性条件下，具有酚羟基的水杨酸及其盐与三氯化铁试液反应，生成紫堇色铁配位化合物。反应适宜的 pH 为 4～6，在强酸性溶液中配位化合物分解。本反应极为灵敏，只需取稀溶液进行试验；如取样量大，产生颜色过深时，可加水稀释后观察。反应式如下。

若为芳酸酯类药物，需加热水解后生成水杨酸才显紫堇色。以阿司匹林的鉴别反应为例：取本品约 0.1g，加水 10ml，煮沸放冷后，加三氯化铁试液 1 滴，即显紫堇色。

（二）重氮化-偶合反应

对氨基水杨酸钠有芳伯氨基结构，贝诺酯具有潜在的芳伯氨基，加酸水解后产生芳伯氨基结构，在酸性溶液中，与亚硝酸钠试液进行重氮化反应，生成的重氮盐与碱性 β-萘酚偶合产生橙红色沉淀。以贝诺酯为例，鉴别方法为：取供试品约 0.1g，加稀盐酸 5ml，煮沸，放冷，滤过，滤液显芳香第一胺类的鉴别反应（ChP2015 通则 0301）。

（三）水解反应

此反应为阿司匹林酯基的反应，可利用其水解产物（酸和醇）特有的反应作为鉴别依据。

阿司匹林与碳酸钠试液加热水解，得水杨酸钠及乙酸钠，加过量稀硫酸酸化后，生成白色水杨酸沉淀，并产生乙酸的臭气；分离的沉淀物可溶于乙酸铵试液中，于 100～105℃干燥后，熔点为 156～161℃。

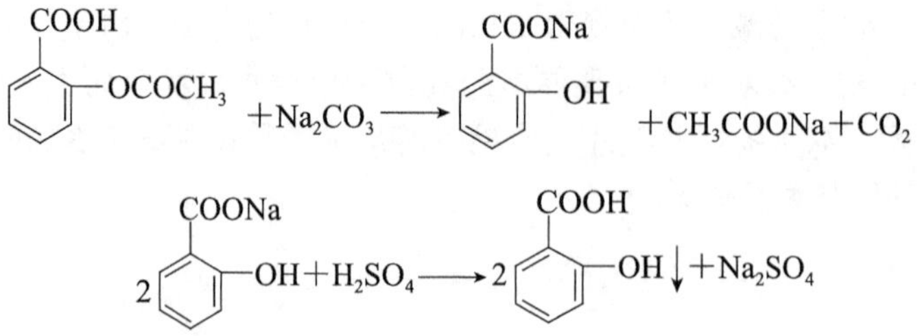

$$2CH_3COONa + H_2SO_4 \longrightarrow 2CH_3COOH + Na_2SO_4$$

《中国药典》（2015 年版）中阿司匹林具体鉴别方法如下：取本品 0.5g，加碳酸钠试液 10ml，煮沸 2min 后，放冷，加过量的稀硫酸，即析出白色沉淀，并发生乙酸的臭气。

双水杨酯与氢氧化钠试液煮沸，水解生成水杨酸盐，对水杨酸盐的鉴别反应呈阳性。

（四）红外吸收光谱法

《中国药典》（2015 年版）中，水杨酸、阿司匹林、贝诺酯、对氨基水杨酸钠均采用红外吸收光谱法鉴别，供试品的红外光吸收图谱应与对照的图谱一致。

二、杂质检查

（一）阿司匹林的特殊杂质检查

阿司匹林的合成工艺如下。

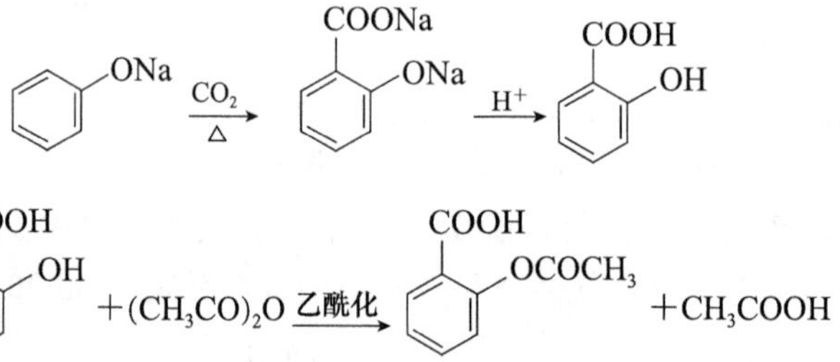

从其合成过程看，阿司匹林可能引入未完全反应的原料（苯酚）、中间体（水杨酸）及同时生成的副产物（乙酸苯酯、水杨酸苯酯及乙酰水杨酸苯酯等）。因此，阿司匹林除检查一般杂质炽灼残渣和重金属外，还有以下特殊杂质的检查项目。《中国药典》（2015 年版）中的具体检查方法如下。

1. 溶液的澄清度　　检查碳酸钠试液中的不溶物：本项检查是利用药物与杂质在溶解行为上的差异进行的，阿司匹林可溶于碳酸钠试液，而杂质则不溶。此类不溶性杂质包括苯酚及乙酸苯酯、水杨酸苯酯及乙酰水杨酸苯酯等。因此，可用溶液的澄清度来控制原料药中无羧基的特殊杂质含量限量。

具体方法为：取本品 0.50g，加约 45℃的碳酸钠试液 10ml 溶解后，溶液应澄清。

2. 游离水杨酸　　此项杂质的引入，主要来自水杨酸生产过程中乙酰化不完全或贮藏过程中水解产生的水杨酸，水杨酸对人体有毒性，而且分子中酚羟基在空气中被逐渐氧化成一系列醌型有色物质，如淡黄、红棕甚至深棕色，使阿司匹林成品变色，需加以控制。

游离水杨酸按照高效液相色谱法（ChP2015 通则 0512）测定。

取该品约 0.1g，精密称定，置 10ml 容量瓶中，加 1% 冰醋酸甲醇溶液适量，振摇使其溶解，并稀释至刻度，摇匀，即得供试品溶液（临用前新配）。取水杨酸对照品约 10mg，精密称定，置 100ml 容量瓶中，加 1% 冰醋酸甲醇溶液适量使溶解，并稀释至刻度，摇匀；精密量取 5ml，置 50ml 容量瓶中，用 1% 冰醋酸甲醇溶液稀释至刻度，摇匀，即得对照品溶液。

以十八烷基硅烷键合硅胶为填充剂；以乙腈-四氢呋喃-冰醋酸-水（20∶5∶5∶70）为流动相；检测波长为 303nm。理论板数按水杨酸峰计算不低于 5000，阿司匹林主峰与水杨酸主峰的分离度应符合要求。立即精密量取供试品溶液、对照品溶液各 10μl，分别注入液相色谱仪，记录色谱图。供试品溶液色谱图中如有与水杨酸峰保留时间一致的色谱峰，按外标法以峰面积计算，不得超过 0.1%。

《中国药典》（2015 年版）规定阿司匹林片游离水杨酸不得超过标示量的 0.3%，阿司匹林肠溶胶囊限量为 1.0%，阿司匹林肠溶片限量为 1.5%，阿司匹林泡腾片及栓剂限量均为 3.0%。

3. 易炭化物　检查被硫酸炭化呈色的低分子有机杂质。具体方法为：取本品 0.5g，依法检查（ChP2015 通则 0842），与对照液（比色用氯化钴液 0.25ml，比色用重铬酸钾液 0.25ml，比色用硫酸铜液 0.40ml，加水使其成 5ml）比较，不得更深。

4. 有关物质　《中国药典》（2015 年版）应用高效液相色谱法检查阿司匹林中的有关物质。

取本品约 0.1g，置 10ml 容量瓶中，加 1% 冰醋酸甲醇溶液适量，振摇使溶解并稀释至刻度，摇匀，作为供试品溶液；精密量取 1ml，置 200ml 容量瓶中，用 1% 冰醋酸甲醇溶液稀释至刻度，摇匀，作为对照溶液；精密量取对照溶液 1ml，置 10ml 容量瓶中，用 1% 冰醋酸甲醇溶液稀释至刻度，摇匀，作为灵敏度试验溶液。按照高效液相色谱法（ChP2015 通则 0512）试验。以十八烷基硅烷键合硅胶为填充剂；以乙腈-四氢呋喃-冰醋酸-水（20∶5∶5∶70）为流动相 A，乙腈为流动相 B，按表 9-1 进行梯度洗脱；检测波长为 276nm。阿司匹林峰的保留时间约为 8min，阿司匹林峰与水杨酸峰的分离度应符合要求。分别精密量取供试品溶液、对照溶液、灵敏度试验溶液及水杨酸检查项下的水杨酸对照品溶液各 10μl，注入液相色谱仪，记录色谱图。供试品溶液色谱图中如有杂质峰，除水杨酸峰外，其他各杂质峰面积的和不得大于对照溶液主峰面积（0.5%）。供试品溶液色谱图中任何小于灵敏度试验溶液主峰面积的峰均可忽略不计。

表 9-1　流动相梯度洗脱程序

时间 /min	流动相 A/%	流动相 B/%
0	100	0
60	20	80

（二）对氨基水杨酸钠中特殊杂质的检查

对氨基水杨酸钠的合成方法有多种，以间氨基酚为原料的生产路线较为普遍。因此，可能引入未反应完全的间氨基酚，同时对氨基水杨酸钠通热或日光照射脱羧也可生成间氨基酚，色渐变深，再被氧化成二苯醌型化合物。生成的二苯醌型化合物的氨基容易被羟基取代而生成 3, 5, 3′, 5′-四羟基联苯醌，呈明显的红棕色。间氨基酚的存在不仅导致变色，还有毒性，因此在检查项下进行限量控制。

《中国药典》（2015 年版）应用高效液相色谱法检查对氨基水杨酸钠中的有关物质。

避光操作；临用新制。取本品适量，精密称定，加流动相溶解并稀释成 1ml 中约含 1mg 的溶液，作为供试品溶液；精密量取供试品溶液适量，用流动相稀释制成每毫升中含 1μg 的溶液，作为对照溶液；另取间氨基酚对照品适量，精密称定，加流动相溶解并定量稀释制成每毫升中含 1μg 的溶液，作为对照品溶液。以十八烷基硅烷键合硅胶为填充剂；以乙腈-10% 四丁基氢氧化铵溶液-0.05mol/L 磷酸二氢钠（100∶2∶900）为流动相；检测波长为 220nm。分别取间氨基酚、5-氨基水杨酸（美沙拉嗪）和对氨基水杨酸钠对照品各适量，加流动相溶解制成每毫升中含间氨基酚和 5-氨基水杨酸各 5μg、对氨基水杨酸钠 10μg 的混合溶液作为系统适用性溶液，取系统适用性溶液 20μl，注入液相色谱仪，记录色谱图，出峰顺序依次为间氨基酚、5-氨基水杨酸与对氨基水杨酸钠，相邻各色谱峰之间的分离度均应符合要求。精密量取供试品溶液、对照溶液与对照品溶液各 20μl，分别注入液相色谱仪，记录色谱图至主成分峰保留时间的 3.5 倍。供试品溶液的色谱图中如有与对照品溶液主峰保留时间一致的峰，按外标法以峰面积计算，不得超过 0.1%，其他单个杂质峰面积不得大于对照溶液主峰面积（0.1%），各杂质峰面积的和不得大于对照溶液主峰面积的 5 倍（0.5%）。供试品溶液色谱图中任何小于对照溶液主峰面积 0.1 倍（0.01%）的峰均忽略不计。

三、含量测定

（一）酸碱滴定法

1. 直接滴定法　　水杨酸、阿司匹林、双水杨酯等具有一定的酸性，可采用标准碱滴定液直接滴定，进行含量测定。

《中国药典》（2015 年版）阿司匹林的含量测定方法为：取本品约 0.4g，精密称定，加中性乙醇（对酚酞指示液显中性）20ml 溶解后，加酚酞指示液 3 滴，用氢氧化钠滴定液（0.1mol/L）滴定。每毫升氢氧化钠滴定液（0.1mol/L）相当于 18.02mg 的 $C_9H_8O_4$。

为了使供试品易于溶解及防止酯键在滴定时水解而使结果偏高，应选在中性乙醇溶液中进行滴定。本品是弱酸，用强碱滴定时，化学计量点偏碱性，故选用在碱性区变色的指示剂。滴定应在不断搅拌下稍快进行，以防止局部碱度过大而促使其水解。本法操作简便，但供试品中所含水杨酸超过规定限度时，不宜采用直接滴定法。

2. 水解后剩余滴定法　　利用阿司匹林分子中酯结构在碱性溶液中易于水解的性质，加入定量过量的氢氧化钠滴定液，加热使酯水解，剩余的碱用酸溶液回滴。

测定方法（USP35 版）：取本品约 1.5g，精密称定，加氢氧化钠滴定液（0.5mol/L）50.0ml，混合，缓缓煮沸 10min，放冷，加酚酞指示液，用硫酸滴定液（0.25mol/L）滴定剩余的氢氧化钠，并将滴定结果用空白试验校正。1ml 氢氧化钠滴定液（0.5mol/L）相当于 45.04mg 的 $C_9H_8O_4$。

碱液在受热时易吸收二氧化碳，用酸反滴定时，酸滴定液的消耗将减少，使得测定结果偏高，放置在相同条件下用空白试验校正。

$$含量 = \frac{(V_0 - V) \times T \times F}{W} \times 100\%$$

式中，V_0 为空白试验所消耗的硫酸滴定液的体积（ml）；V 为样品测定时所消耗的硫酸滴定液的体积（ml）；T 为氢氧化钠滴定液的滴定度（mg/ml）；F 为硫酸滴定液的浓度校正因素；W 为供试品的取样量。

3. 两步滴定法 阿司匹林片剂中除加入了少量的酒石酸或枸橼酸作稳定剂外，制剂工艺中又有可能产生水杨酸与乙酸，它们的存在可使测定结果偏高。因此，不能直接采用氢氧化钠滴定法或水解后剩余滴定法测定，而需要首先中和供试品中共存的各种酸（同时中和了阿司匹林的游离羧基），然后再照水解后剩余滴定法测定。因本法分两步进行，所以称为两步滴定法，《中国药典》（2005 年版）阿司匹林片的含量测定方法如下。

（1）中和 取本品 10 片，精密称定，研细，精密称取片粉适量（约相当于阿司匹林 0.3g），加中性乙醇（对酚酞指示液显中性）20ml，振摇使阿司匹林溶解，加酚酞指示液 3 滴，滴加氢氧化钠滴定液（0.1mol/L）至溶液显粉红色。此时中和了存在的游离酸，阿司匹林也同时成为钠盐。消耗的氢氧化钠滴定液（0.1mol/L）可以不计。

（2）水解与测定 在中和后的供试品溶液中，加定量过量的氢氧化钠滴定液（0.1mol/L）40ml，置水浴上加热 15min 并时时振摇，使酯结构水解。迅速放冷至室温，用硫酸滴定液（0.05mol/L）滴定剩余的碱，并将滴定的结果用空白试验校正。每毫升氢氧化钠滴定液（0.1mol/L）相当于 18.02mg 的 $C_9H_8O_4$。

$$标示量（\%）=\frac{(V_0-V)\times T\times F\times 平均片重}{W\times 标示量}\times 100\%$$

式中，V_0 为空白试验所消耗的硫酸滴定液的体积（ml）；V 为剩余滴定时所消耗的硫酸滴定液的体积（ml）；T 为滴定度（mg/ml）；F 为硫酸滴定液的浓度校正因素；W 为供试品片粉的取样量。

（二）高效液相色谱法

为了分离原料药和制剂中的杂质、辅料及稳定剂等，《中国药典》（2015 年版）采用高效液相色谱法测定阿司匹林片、阿司匹林肠溶片、阿司匹林肠溶胶囊、阿司匹林泡腾片和阿司匹林栓剂，对氨基水杨酸钠及其肠溶片，贝诺酯及其片剂等。以下列举两例。

1. 阿司匹林栓剂的高效液相色谱法测定含量 参照高效液相色谱法（ChP2015 通则 0512）测定。

色谱条件与系统适用性试验：以十八烷基硅烷键合硅胶为填充剂，以乙腈-四氢呋喃-冰醋酸-水（20：5：5：70）为流动相；检测波长为 276nm。理论板数按阿司匹林峰计算不低于 3000，阿司匹林峰与水杨酸峰的分离度应符合要求。

测定法：取本品 5 粒，精密称定，置于小烧杯中，在 40～50℃水浴上微温熔融，在不断搅拌下放冷，精密称取适量（约相当于阿司匹林 0.1g），置于 50ml 容量瓶中，加 1% 冰醋酸的甲醇溶液适量，在 40～50℃水浴中充分振摇使阿司匹林溶解，放冷，用 1% 冰醋酸的甲醇溶液稀释至刻度，摇匀，置冰浴中冷却 1h，取出，迅速滤过，取续滤液作为供试品贮备液。精密量取供试品贮备液 5ml，置于 100ml 容量瓶中，用 1% 冰醋酸的甲醇溶液稀释至刻度，摇匀，精密量取 10μl 注入液相色谱仪，记录色谱图；另取阿司匹林对照品，精密称定，加 1% 冰醋酸的甲醇溶液振摇使溶解并定量稀释制成每毫升中约含 0.1mg 的溶液，同法测定。按外标法以峰面积计算，即得。

2. 贝诺酯的高效液相色谱法测定含量 按照高效液相色谱法（ChP2015 通则 0512）测定。

色谱条件与系统适用性试验：以十八烷基硅烷键合硅胶为填充剂；以水（用磷酸调节 pH 至 3.5）-甲醇（44∶56）为流动相；检测波长为 240nm。理论板数按贝诺酯峰计算不低于 3000，贝诺酯峰与相邻杂质峰之间的分离度应符合要求。

测定法：取本品，精密称定，加甲醇溶解并定量稀释制成每毫升中约含 0.4mg 的溶液，摇匀，精密量取 10μl 注入液相色谱仪，记录色谱图；另取贝诺酯对照品，同法测定。按外标法以峰面积计算，即得。

任务二 苯甲酸类药物的分析

▌理论基础

典型药物结构与主要理化性质介绍如下。

本类药物含有苯甲酸的基本结构。典型药物有苯甲酸、布美他尼、泛影酸、丙磺舒和甲芬那酸。

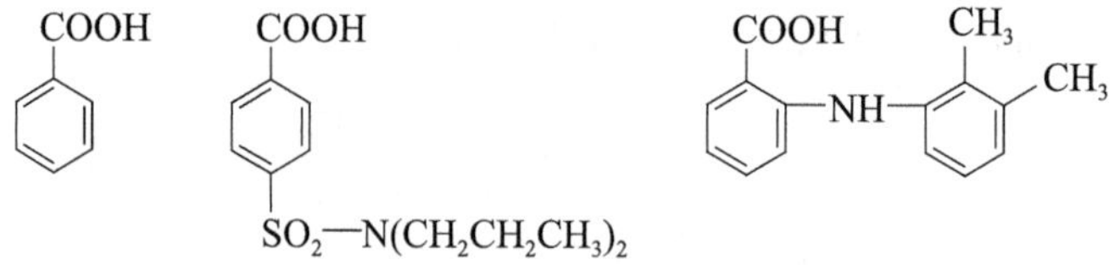

苯甲酸　　丙磺舒　　　　　　甲芬那酸

苯甲酸在乙醇、三氯甲烷或乙醚中易溶，在水中微溶，在沸水中溶解；布美他尼在乙醇中溶解，在水中不溶；丙磺舒溶解于稀氢氧化钠溶液，略溶于乙醇或三氯甲烷，在水中几乎不溶；泛影酸溶解于氨溶液或氢氧化钠溶液，不溶于水；甲芬那酸在乙醚中略溶，微溶于乙醇或三氯甲烷，在水中不溶。

本类药物因分子结构中羧基直接与苯环相连，因此具有较强的酸性，可用于含量测定。例如，《中国药典》（2015 年版）以中性乙醇为溶剂，用氢氧化钠直接滴定法测定苯甲酸和甲芬那酸的含量。

本类药物为芳酸结构，可与三氯化铁反应，呈色，可用于本类药物的鉴别。

泛影酸和丙磺舒在一定条件下可发生水解，其分解产物具有特殊的理化性质，可用于鉴别。泛影酸苯环间位取代碘，加热生产碘蒸气。丙磺舒受热分解，显硫酸盐鉴别反应。

本类药物结构中的苯环及特征官能团，具有紫外和红外吸收光谱，可用于鉴别和含量测定。例如，《中国药典》（2015 年版）采用紫外-可见分光光度法测定丙磺舒片剂的含量及丙磺舒片剂、甲芬那酸片剂、甲芬那酸胶囊剂的溶出度。

▌技能基础

一、鉴别试验

（一）三氯化铁反应

1）苯甲酸的碱性水溶液或苯甲酸的中性溶液，与三氯化铁试液生成碱式苯甲酸铁盐的赭色沉淀。

$$7 \underset{}{\overset{COONa}{\bigcirc}} + 3FeCl_3 + 2OH^- \longrightarrow \left[\left(\overset{}{\bigcirc} COO \right)_6 Fe_3(OH)_2 \right] OOC - \overset{}{\bigcirc} \downarrow + 7NaCl + 2Cl^-$$

方法：取苯甲酸约 0.2g，加 0.4% 氢氧化钠溶液 15ml，振摇，滤过，滤液中加三氯化铁试液 2 滴，即生成赭色沉淀。

2）丙磺舒加少量氢氧化钠试液生成钠盐溶解后，在 pH 为 5.0～6.0 水溶液中与三氯化铁试液反应，生成米黄色沉淀。

方法：取本品约 5mg，加 0.1mol/L 氢氧化钠溶液 0.2ml，用水稀释至 2ml（pH 为 5.0～6.0），加三氯化铁试液 1 滴，即生成米黄色沉淀。

（二）分解产物的反应

苯甲酸盐可分解成苯甲酸升华物，可用于鉴别。例如，苯甲酸钠固体加硫酸后，加热，不炭化，但析出苯甲酸，在试管内壁凝成白色升华物。以上是苯甲酸盐通用反应，收载于《中国药典》（2015 年版）通则 0301 中。

含有卤素或硫的药物，可分解后鉴别。例如，丙磺舒与氢氧化钠熔融，分解生成亚硫酸钠，经硝酸氧化成硫酸盐，显硫酸盐鉴别反应。方法：取本品约 0.1g，加氢氧化钠 1粒，小火加热熔融数分钟，放冷，残渣加硝酸数滴，再加盐酸溶解使成酸性，加水少许稀释，滤过，滤液显硫酸盐鉴别反应。

泛影酸结构中具有碘原子，受热分解，有紫色碘蒸气产生。方法：取本品约 10mg，置于坩埚中，小火加热，即产生紫色碘蒸气。

（三）氧化反应

甲芬那酸溶于硫酸后，与重铬酸钾反应显深蓝色，随即变为棕绿色。甲芬那酸的硫酸溶液加热后显黄色，并有绿色荧光。

（四）紫外吸收光谱法

苯甲酸类药物具有共轭体系，具有特征紫外吸收，可用紫外吸收光谱法鉴别。

丙磺舒的鉴别方法是：取丙磺舒，用含盐酸的乙醇［取盐酸溶液（9→1000）2ml，加乙醇制成 100ml］制成每毫升中含 20μg 的溶液，按照紫外分光光度法（ChP2015 通则 0401）测定，在 225nm 与 249nm 的波长处有最大吸收，在 249nm 波长处的吸光度为 0.67。

甲芬那酸的鉴别方法是：取丙磺舒，加 1mol/L 盐酸溶液-甲醇（1:99）混合液溶解制成每毫升中含 20μg 的溶液，按照紫外分光光度法（ChP2015 通则 0401）测定，在 279nm 与 350nm 的波长处有最大吸收，其吸光度分别为 0.69～0.74 与 0.56～0.60。

（五）红外吸收光谱法

《中国药典》（2015 年版）采用红外吸收光谱法对苯甲酸、泛影酸、丙磺舒与甲芬那酸进行鉴别。供试品红外光吸收图谱与对照的图谱比较应一致。

（六）薄层色谱法

在《中国药典》上除用薄层色谱法作为杂质检查方法外，还用于药物的鉴别。例如，《中国药典》（2015 年版）中泛影酸采用薄层色谱法鉴别。方法：取本品与泛影酸对照品，分别加甲醇-浓氨溶液（97:3）溶解并稀释制成每毫升中约含 5mg 的溶液。按照有关物质项下的色谱条件试验，供试品溶液所显主斑点的位置应与对照品的主斑点相同。

二、杂质检查

苯甲酸类药物杂质检查包括重金属、干燥失重、炽灼残渣等一般杂质检查和某些药物的特殊杂质检查。以甲芬那酸为例，检查如下。

甲芬那酸由于合成工艺中使用铜作催化剂，因此《中国药典》（2015年版）规定检查铜。

检查方法：取本品1.0g，置石英坩埚中，加硫酸湿润，炽灼至灰化完全后，残渣用0.1mol/L硝酸溶液溶解并定量转移至25ml容量瓶中，稀释至刻度，摇匀，作为供试品溶液；精密量取标准铜溶液（精密称取硫酸铜0.393g，置1000ml容量瓶中，加0.1mol/L硝酸溶液溶解并稀释至刻度，摇匀，精密量取10ml，置100ml容量瓶中，加0.1mol/L硝酸溶液稀释至刻度，摇匀）1.0ml，置25ml容量瓶中，加0.1mol/L硝酸溶液稀释至刻度，摇匀，作为对照品溶液。取上述两种溶液，按照原子吸收分光光度法（ChP2015通则0406），在波长324.8nm处分别测定。供试品溶液的吸光度不得大于对照品溶液的吸光度（0.001%）。

《中国药典》（2015年版）采用高效液相色谱法检查有关物质。测定方法：取本品适量，用流动相制成每毫升中含1mg的供试品溶液；精密量取适量，用流动相稀释制成每毫升中含5μg的对照品溶液。按照高效液相色谱法（ChP2015通则0512）测定。以十八烷基硅烷键合硅胶为填充剂；以0.05mol/L磷酸二氢铵溶液（用氨试液调节pH至5.0）-乙腈-四氢呋喃（40：46：14）为流动相；检测波长为254nm。理论板数按甲芬那酸峰计算不低于5000。取对照溶液10μl注入液相色谱仪，调节检测灵敏度。使主成分色谱峰的峰高约为满量程的15%；再精密量取供试品溶液与对照品溶液各10μl，分别注入液相色谱仪，记录色谱图至主成分峰保留时间的2.5倍。供试品溶液的色谱图中如有杂质峰，单个杂质峰面积不得大于对照溶液主峰面积的0.2倍（0.1%），各杂质峰面积的和不得大于对照品溶液的主峰面积（0.5%）。

三、含量测定

（一）酸碱滴定法

苯甲酸和甲芬那酸在中性乙醇中溶解，以酚酞为指示剂，用氢氧化钠滴定液（0.1mol/L）滴定。布美他尼以甲酚红为指示剂用直接滴定法进行测定。

《中国药典》（2015年版）苯甲酸的含量测定方法为：取本品约0.25g，精密称定，加中性稀乙醇（对酚酞指示液显中性）25ml溶解后，加酚酞指示液3滴，用氢氧化钠滴定液（0.1mol/L）滴定。每毫升氢氧化钠滴定液（0.1mol/L）相当于12.21mg的$C_7H_6O_2$。

苯甲酸的酸性较强，可用氢氧化钠滴定液直接滴定，但因其在水中的溶解度小，而形成的钠盐在水中的溶解度大，故以中性稀乙醇为溶剂。滴定终点产物为苯甲酸钠，偏碱性，可以用酚酞作指示剂。

（二）银量法

泛影酸含有碘原子，《中国药典》（2015年版）采用银量法进行含量测定。具体方法为：取本品约0.4g，精密称定，加氢氧化钠试液30ml与锌粉1.0g，加热回流30min，放冷，冷凝管用少量水洗涤，滤过，烧瓶与滤器用水洗涤3次，每次15ml，合并洗液与滤液，加冰醋酸5ml与曙红钠指示液5滴，用硝酸银滴定液（0.1mol/L）滴定。每毫升硝酸银滴定液（0.1mol/L）相当于20.46mg的$C_{11}H_9I_3N_2O_4$。

本法应用了吸附指示剂法来指定终点，因为在酸性条件下滴定，所以选用曙红钠作为指示剂。滴定应避免在强光照射下进行，因为吸附着指示剂的碘化银胶体对光极为敏感，遇光易分解析出金属银，溶液很快变成灰或黑色。

（三）紫外分光光度法

丙磺舒在盐酸乙醇溶液中，在249nm波长处有最大吸收，据此用于丙磺舒片剂的定量分析。《中国药典》（2015年版）中的具体方法是：取本品10片，精密称定，研细，精密称取片粉适量（约相当于丙磺舒60mg），置200ml容量瓶中，加乙醇150ml与盐酸溶液（9→1000）4ml，置70℃水浴上加热30min，放冷，用乙醇稀释至刻度，摇匀，按照紫外分光光度法（ChP2015通则0401），在249nm的波长测定吸光度，按丙磺舒的吸收系数（$E_{1cm}^{1\%}$）为338计算，即得。

（四）高效液相色谱法

《美国药典》（35版）采用高效液相色谱法测定丙磺舒原料药含量，具体方法如下。

色谱条件：填充剂为苯基键合硅胶，色谱柱为300mm×3.9mm；流动相为磷酸二氢钠的1%冰醋酸溶液（0.05mol/L）（用磷酸调节pH为3.0）-1%冰醋酸乙腈溶液（50:50）；检测波长为254nm，流速为1.0ml/min。

系统适用性试验：在上述色谱条件下，理论板数按丙磺舒计算应不低于3900，拖尾因子不大于2.3，对照品溶液重复进样5次，相对标准偏差不大于1.5%。

测定法：精密吸取用流动相配制的丙磺舒对照品溶液（0.50mg/ml）和供试品溶液（0.50mg/ml）各20μl，分别进样，记录色谱图，按下式计算丙磺舒含量。

$$\text{所取供试品中 } C_{13}H_{19}NO_4S \text{ 的质量（mg）} = 100C\left(r_u/r_s\right)$$

式中，C 为丙磺舒对照品溶液的浓度（mg/ml）；r_u 和 r_s 分别为供试品溶液和对照品溶液中丙磺舒的峰面积。

任务三 其他芳酸类药物的分析

理论基础

《中国药典》收载的本类药物有氯贝丁酯、布洛芬等，它们的结构式如下。

氯贝丁酯　　　　　　　　　布洛芬

典型药物的结构与主要的理化性质如下。

1. 氯贝丁酯　　本品为无色或黄色的澄清油状液体，有特臭，味初辛辣后变甜；在乙醇、丙酮、三氯甲烷、乙醚或石油醚等有机溶剂中易溶，在水中几乎不溶。相对密度为1.138～1.144；折光率为1.500～1.505。分子结构中的酯键易发生水解，可利用此性质进行鉴别和含量测定。

2. 布洛芬　　本品为白色结晶性粉末，稍有特异臭味，具有一定的熔点。在乙醇、乙醚、丙酮、三氯甲烷等有机溶剂中易溶，在水中几乎不溶；分子结构中具有羧基，显酸性，在氢氧化钠或碳酸钠溶液中易溶。溶于中性乙醇后，可用氢氧化钠滴定液直接滴定并测定含量。

技能基础

一、鉴别试验

（一）异羟肟酸铁盐反应

氯贝丁酯分子中具有酯结构，经碱水解后与盐酸羟胺生成异羟肟酸盐，在弱酸性条件下加三氯化铁即生成呈紫色的异羟肟酸铁。

《中国药典》（2015 年版）中的鉴别方法：取本品的乙醚溶液（1→10）数滴，加盐酸羟胺的饱和乙醇溶液与氢氧化钾的饱和乙醇溶液各 2～3 滴，置水浴上加热约 2min，冷却，加稀盐酸使呈酸性，加 1% 三氯化铁溶液 1～2 滴，即显紫色。

（二）紫外吸收光谱法

其他芳酸类药物在紫外光区有特定吸收，可用紫外吸收光谱法进行鉴别。

《英国药典》（2009 年版）对氯贝丁酯的鉴别方法：氯贝丁酯甲醇溶液（0.001%）在波长 220～250nm 时，226nm 处的百分吸收系数约为 460；氯贝丁酯甲醇溶液（0.01%）在波长 250～350nm 时，当浓度为 0.01% 时，280nm 和 288nm 处的百分吸收系数分别为 44 和 31。

《中国药典》（2015 年版）用该法对布洛芬进行鉴别。具体方法：取供试品，加 0.4% 氢氧化钠溶液制成每毫升中含 0.25mg 的溶液。按照紫外-可见分光光度法（ChP2015 通则 0401）测定，在 265nm 与 273nm 的波长处有最大吸收，在 245nm 与 271nm 的波长处有最小吸收，在 259nm 的波长处有一肩峰。

（三）红外吸收光谱法

《中国药典》（2015 年版）采用红外吸收光谱法对氯贝丁酯与布洛芬进行鉴别。供试品的红外吸收图谱与对照的图谱比较应一致。

二、杂质检查

（一）氯贝丁酯的杂质检查

氯贝丁酯的检查项目包括酸度、对氯酚和挥发性杂质等检查项目。

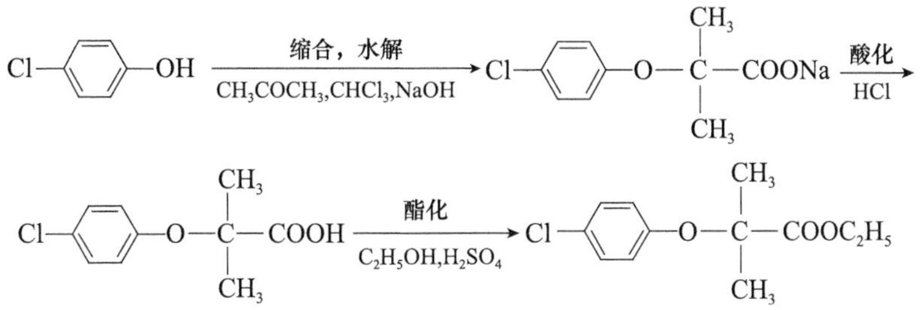

$$\text{Cl}-\text{C}_6\text{H}_4-\text{OH} \xrightarrow[\text{CH}_3\text{COCH}_3,\text{CHCl}_3,\text{NaOH}]{\text{缩合，水解}} \text{Cl}-\text{C}_6\text{H}_4-\text{O}-\overset{\text{CH}_3}{\underset{\text{CH}_3}{\text{C}}}-\text{COONa} \xrightarrow[\text{HCl}]{\text{酸化}}$$

$$\text{Cl}-\text{C}_6\text{H}_4-\text{O}-\overset{\text{CH}_3}{\underset{\text{CH}_3}{\text{C}}}-\text{COOH} \xrightarrow[\text{C}_2\text{H}_5\text{OH},\text{H}_2\text{SO}_4]{\text{酯化}} \text{Cl}-\text{C}_6\text{H}_4-\text{O}-\overset{\text{CH}_3}{\underset{\text{CH}_3}{\text{C}}}-\text{COOC}_2\text{H}_5$$

氯贝丁酯的合成工艺是以对氯酚为起始原料，同时氯贝丁酯分解也可能产生对氯酚，因此成品中常有微量对氯酚存在，因其毒性大，《中国药典》采用气相色谱法检查对氯酚。本品在生产过程中的中间体为对氯苯氧异丁酸，在放置过程中由于分解也可能产生对氯苯氧异丁酸；另外制备中加入的盐酸、硫酸，均可影响成品的酸度。因此，检查项下需控制其酸度。合成过程中试剂等挥发性杂质的检查也采用气相色谱法。《中国药典》（2015 年版）中各项检查方法分述如下。

1. 酸度 取供试品 2.0g，加中性乙醇（对酚酞指示液呈中性）10ml 溶解后，加酚酞指示液数滴与氢氧化钠滴定液（mol/L）0.15ml，应显粉红色。

2. 对氯酚 《中国药典》（2015 年版）采用气相色谱法检查氯贝丁酯中的对氯酚。

取本品 10.0g，加氢氧化钠试液 20ml，振摇提取，分取下层液，用水 5ml 振摇洗涤后，留作挥发性物质检查用。上述水洗液并入碱性提取液中，用三氯甲烷振摇洗涤 2 次，每次 5ml，弃去三氯甲烷液，加稀盐酸使呈酸性，用三氯甲烷提取 2 次，每次 5ml，合并三氯甲烷提取液，并加三氯甲烷稀释成 10ml，作为供试品溶液。

按照气相色谱法（ChP2015 通则 0521），用 2m 玻璃色谱柱，以甲基硅橡胶（SE-30）为固定液，涂布浓度为 5%，在柱温 160℃测定。含对氯酚不得超过 0.0025%。

对氯酚的分子结构中含有供电子原子 O 和活性原子 H，为极性化合物，而氯贝丁酯分子中仅有供电子原子，无活性氢原子，其极性较对氯酚小。采用非极性固定液 SE-30，能使药物在色谱柱内滞留较长时间，致使极性较大的杂质对氯酚先出峰，满足了分离和检测的要求。

3. 挥发性杂质 按照气相色谱法（ChP2015 通则 0521）和对氯酚检查项下的色谱条件。取对氯酚检查项下经碱液洗涤后的本品适量，经无水硫酸钠干燥，作为供试品；称取适量，用三氯甲烷稀释制成每毫升中约含 10mg 的溶液作为预试溶液，取预试溶液适量，注入气相色谱仪，调节检测灵敏度或进样量使仪器适合测定；取供试品溶液注入气相色谱仪，记录色谱图至主成分峰保留时间的 2 倍。供试品溶液的色谱图中如有杂质峰，各杂质峰面积的和不得大于总峰面积的千分之五。

（二）布洛芬的杂质检查

布洛芬检查包括氯化物、炽灼残渣、重金属、干燥失重等一般检查项目，还包括有关物质的检查。

《中国药典》（2015 年版）采用薄层色谱法以主成分自身对照法检查布洛芬中的有关物质。

方法：取供试品，加三氯甲烷制成每毫升中含 100mg 的溶液，为供试品溶液；精密量取适量，加三氯甲烷稀释成每毫升中含 1mg 的溶液，为对照溶液。按照薄层色谱法

（ChP2015 通则 0502）试验，吸取上述两种溶液各 5μl，分别点于同一硅胶 G 薄层板上，以正己烷-乙酸乙酯-冰醋酸（15：5：1）为展开剂，展开后，喷 1% 高锰酸钾的稀硫酸溶液，于 120℃加热 20min，置于紫外灯（365nm）下检视。供试品溶液如显杂质斑点，与对照溶液的主斑点比较，不得更深。

三、含量测定

（一）酸碱滴定法

1. 氯贝丁酯的含量测定　　氯贝丁酯具有酯结构，可采用加碱水解后剩余滴定法测定其含量。但在其合成过程中易引入酸性杂质而使测定结果偏高。为了消除供试品中共存的酸性杂质，在加热水解前，滴加氢氧化钠滴定液（0.1mol/L）中和溶液至中性（对酚酞指示液显中性），然后加入定量过量的氢氧化钠滴定液（0.5mol/L），加热回流水解，生成对氯苯氧异丁酸钠和乙醇，剩余的氢氧化钠用盐酸滴定液（0.5mol/L）滴定，并将滴定的结果用空白试验校正。

《中国药典》（2015 年版）氯贝丁酯的含量测定方法为：取氯贝丁酯 2g，精密称定，置于锥形瓶中，加中性乙醇（对酚酞指示液显中性）10ml 与酚酞指示液数滴，滴加氢氧化钠滴定液（0.1mol/L）至显粉红色，再精密加氢氧化钠滴定液（0.5mol/L）20ml，加热回流 1h 至油珠完全消失，放冷，用新沸过的冷水洗涤冷凝管，洗液并入锥形瓶中，加酚酞指示液数滴，用盐酸滴定液（0.5mol/L）滴定，并将滴定的结果用空白试验校正。每毫升氢氧化钠滴定液（0.5mol/L）相当于 121.4mg 的 $C_{12}H_{15}ClO_3$。

2. 布洛芬的含量测定　　布洛芬结构中含游离的羧基，与碱能发生中和反应，可采用直接滴定法测定布洛芬含量。

《中国药典》（2015 年版）布洛芬的含量测定方法为：取本品约 0.5g，精密称定，加中性稀乙醇（对酚酞指示液显中性）50ml 溶解后，加酚酞指示液 3 滴，用氢氧化钠滴定液（0.1mol/L）滴定。每毫升氢氧化钠滴定液（0.1mol/L）相当于 20.63mg 的 $C_{13}H_{18}O_2$。

（二）紫外分光光度法

USP35 采用强碱性阴离子交换树脂吸附酸性杂质后，用紫外分光光度法测定其含量。

氯贝丁酯和对氯酚等杂质均具有紫外吸收，因此需采用强碱性阴离子交换树脂吸附酸性杂质后，方可定量测定氯贝丁酯的含量。

离子交换树脂的预处理：在烧杯中加入氢氧化钠溶液（1mol/L）75ml 和强碱性苯乙烯系阴离子交换树脂 3g，混合物放置 15min（偶尔搅拌）。用水洗涤树脂，直至洗液对红色石蕊试纸不变蓝色，最后用甲醇 50ml 洗涤，备用。

离子交换柱的制备：在离子交换玻璃柱（1cm×15cm）下端填塞适量玻璃棉，用甲醇湿法装入足够量的离子交换树脂，使柱高度为 6～8cm。

测定法：取本品约 200mg，精密称定，置于 100ml 容量瓶中，加入甲醇至刻度，混匀；精密量取 10ml 移入离子交换柱上，将洗脱液收集于 100ml 容量瓶中，再用甲醇 25ml 冲洗柱子，洗脱液收集于同一容量瓶中，并用甲醇稀释至刻度，混匀。精密量取 5ml，置于 50ml 容量瓶中，用甲醇稀释至刻度，摇匀，备用。此供试品溶液和对照品甲醇溶液分置于 1cm 吸收池中，以甲醇为空白对照，在 226nm 波长处测定吸光度，用下式计算供试品中氯贝丁酯的测得量。

所取供试品中 $C_{12}H_{15}ClO_3$ 的质量（mg）$=10C\left(A_u/A_s\right)$

式中，C 为对照品溶液的浓度（μg/ml）；A_u 和 A_s 分别为供试品溶液和对照品溶液的吸光度。

（三）高效液相色谱法

《中国药典》（2015 年版）采用高效液相色谱法测定布洛芬片的含量。

按照高效液相色谱法（ChP2015 通则 0512）测定。

色谱条件与系统适用性试验：以十八烷基硅烷键合硅胶为填充剂；以乙酸钠缓冲液（取乙酸钠 6.13g，加水 750ml 使溶解，用冰醋酸调节 pH 至 2.5）-乙腈（40∶60）为流动相；检测波长为 263mn。理论板数按布洛芬峰计算不低于 2500。

测定法：取本品 20 片（糖衣片应除去包衣），精密称定，研细，精密称取适量（约相当于布洛芬 50mg），置 100ml 容量瓶中，加甲醇适量，振摇使布洛芬溶解，用甲醇稀释至刻度，摇匀，滤过，取续滤液作为供试品溶液，精密量取 20μl 注入液相色谱仪，记录色谱图；另取布洛芬对照品 25mg，精密称定，置 50ml 容量瓶中，加甲醇 2ml 使溶解，用甲醇稀释至刻度，摇匀，同法测定。按外标法以峰面积计算，即得。

◎ 学习小结

本类药物的结构共同点为同时具有羧基和苯环，有的还含有酯键，从结构上主要分为水杨酸类、苯甲酸类和其他芳酸及其酯类药物。这些官能团是药物的理化性质和相应的质量分析方法的基础。羧基的酸性特征可作为原料药的含量测定基础，可用氢氧化钠滴定液直接滴定；苯环的紫外吸收特征可被用于部分药物的鉴别及含量测定；酯类易于水解的特性决定了其特殊杂质检查的项目与方法。

阿司匹林是水杨酸类的代表药物，其结构中具有潜在酚羟基，水解后可与三氯化铁试液反应并生成紫堇色配合物；还可以根据水解产物的特性进行鉴别，水解反应有白色沉淀析出，并产生乙酸的臭气。根据合成工艺及稳定性进行杂质检查，包括溶液澄清度、游离水杨酸和易炭化物等。阿司匹林含羧基，可采用酸碱滴定法测定含量。采用两步滴定法测定片剂含量，目的是去除干扰；采用高效液相色谱法测定阿司匹林肠溶胶囊、泡腾片和栓剂的含量。

丙磺舒是苯甲酸类的典型药物，采用三氯化铁反应和分解产物的反应进行鉴别；还可依据苯环的紫外吸收进行鉴别。以紫外分光光度法测定丙磺舒片剂的含量、溶出度及进行鉴别，也可采用高效液相色谱法测定丙磺舒原料药的含量。

氯贝丁酯是其他芳酸类的代表药物，结构中含有酯键，水解后可发生异羟肟酸铁反应，还可用紫外吸收光谱法进行鉴别。氯贝丁酯的检查项目包括酸度、对氯酚和挥发性杂质等检查项目，其中对氯酚检查采用气相色谱法。氯贝丁酯含量测定采用加碱水解后剩余滴定法。

布洛芬也是其他芳酸类的代表药物，主要采用仪器分析法进行鉴别，采用薄层色谱法以主成分自身对照法检查布洛芬中的有关物质。结构中含有羧基，可采用直接滴定法测定含量。为去除片剂中辅料的干扰，采用高效液相色谱法测定布洛芬片的含量。

✎ 练习题

1. 芳酸及其酯类药物有哪些鉴别方法？

2. 阿司匹林、对氨基水杨酸钠中的特殊杂质各是什么？怎样检查？

3. 为何采用两步滴定法测定阿司匹林的含量？所谓两步指的是哪两个过程？

能力训练

实训 1　阿司匹林肠溶片的检查和含量测定

【实验目的】

1. 掌握高效液相色谱法用于阿司匹林肠溶片检查及含量测定的原理及方法。

2. 了解高效液相色谱仪的构成、原理及正确使用方法。掌握高效液相色谱仪分析软件的使用方法。

3. 掌握外标法计算药物含量的方法。

【实验原理】

高效液相色谱仪的系统由储液器、泵、进样器、色谱柱、检测器等几部分组成。高压泵将储液器中的流动相稳定输送至分析体系，样品溶液经进样器进入流动相，被流动相载入色谱柱（固定相）内，由于样品溶液中的各组分在两相中具有不同的分配系数，在两相中做相对运动时，经过反复多次的吸附-解吸的分配过程，各组分在移动速度上产生较大的差别，被分离成单个组分依次从柱内流出，通过检测器时，样品浓度被转换成电信号传送到记录仪，数据以图谱形式打印出来。

生产过程中乙酰化不完全或贮藏过程中水解产生的水杨酸对人体有毒性作用，是引起消化道刺激的主要因素，故含阿司匹林的各类制剂通常要进行游离水杨酸检查。采用HPLC测定阿司匹林肠溶片中游离水杨酸含量的方法操作简便，结果准确，重复性好。

【实验材料】

仪器：高效液相色谱仪（包括柱温箱、可变波长紫外-可见检测器、进样器等）、分析天平、超声波清洗器。

试药与试剂：阿司匹林对照品、水杨酸对照品、阿司匹林肠溶片；甲醇（分析纯）、四氢呋喃（色谱纯）、冰醋酸（色谱纯）、乙腈（色谱纯）、超纯水（实验室自制）。

【实验步骤】

一、供试品溶液的制备

取本品 20 片，精密称定，研细，备用，并计算平均片重。取本品细粉适量（约相当于阿司匹林 0.1g），精密称定，置 100ml 容量瓶中，用 1% 冰醋酸甲醇溶液振摇使溶解，并稀释至刻度，摇匀，作为溶液 1。取适量溶液 1 滤膜滤过，取续滤液作为游离水杨酸检查用供试品溶液（临用新制）。精密量取续滤液 5ml，置 50ml 容量瓶中，用 1% 冰醋酸甲醇溶液稀释至刻度，摇匀，取适量溶液滤膜滤过，取续滤液作为阿司匹林含量测定用供试品溶液。

二、对照品溶液的制备

取水杨酸对照品约 15mg，精密称定，置于 50ml 容量瓶中，用 1% 冰醋酸甲醇溶液溶解，并稀释至刻度，摇匀，精密量取 5ml，置于 100ml 容量瓶中，用 1% 冰醋酸甲醇溶液振摇溶解，并稀释至刻度，摇匀，作为水杨酸检查的对照品溶液。

取阿司匹林对照品，精密称定，用1%冰醋酸甲醇溶液溶解并定量稀释制成每毫升中含0.1mg的溶液作为含量测定对照品溶液。

三、游离水杨酸检查

以十八烷基硅烷键合硅胶为填充剂；以乙腈-四氢呋喃-冰醋酸-水（20：5：5：70）为流动相；检测波长为303nm。理论板数按水杨酸峰计算不低于5000，阿司匹林主峰与水杨酸主峰的分离度应符合要求。立即精密量取供试品溶液1、对照品溶液各10μl，分别注入液相色谱仪，记录色谱图。按外标法以峰面积计算，不得超过标示量的1.5%。

四、含量测定

以十八烷基硅烷键合硅胶为填充剂，以乙腈-四氢呋喃-冰醋酸-水（20：5：5：70）为流动相；检测波长为276nm。理论板数按阿司匹林峰计算不低于3000，阿司匹林峰与水杨酸峰的分离度应符合要求。

精密量取含量测定用供试品溶液10μl，注入液相色谱仪，记录色谱图；另取阿司匹林对照品，精密称定，用加1%冰醋酸的甲醇溶液溶解并定量稀释制成每毫升中含0.1mg的溶液，同法测定。按外标法以峰面积计算，即得。

【注意事项】

1. 为节约时间，游离水杨酸检查和阿司匹林含量测定用供试品溶液的制备一并进行，只是做适当的定量稀释。

2. 流动相配制好后，需要超声波脱气3～5min，以避免流动相中溶解的气体对实验的影响，同时流动相需要过0.45μm滤膜，以防止流动相中的颗粒对色谱柱的影响。

3. 开机后，需用流动相平衡30min后进样分析。

【思考题】

1. 供试品溶液制备中为什么要选用1%冰醋酸甲醇溶液作为溶剂？为什么供试品溶液需要临用新制？供试品溶液为什么需要滤过，取续滤液使用？除滤膜滤过外，还有什么方法可以达到同样的目的？

2. 流动相为什么需要过滤和超声波脱气？

3. 系统适用性试验的目的是什么？系统适用性试验通常包含哪些指标？

参 考 文 献

安登魁. 2000. 现代药物分析选论. 北京：中国医药科技出版社

国家药典委员会. 2015. 中华人民共和国药典（2015年版）. 北京：中国医药科技出版社

刘文英. 2007. 药物分析. 6版. 北京：人民卫生出版社

美国药典委员会. 2012. 美国药典（35版）. 北京：化学工业出版社

朱景申. 2003. 药物分析. 北京：中国医药科技出版社

苯胺类药物的分析

【知识目标】

1. 掌握芳胺类和苯乙胺类药物的化学结构、性质及含量测定的方法，对氨基苯甲酸酯类药物、芳胺类药物的化学鉴别反应，亚硝酸钠滴定法的测定条件、指示终点的方法及注意事项。

2. 熟悉两类药物特殊杂质的检查方法，含量测定的原理。

3. 了解两类药物的其他分析内容及国内外药典同类药物分析方法的差异。

【能力目标】

能够按照质量标准正确操作完成盐酸普鲁卡因的质量分析，并正确填写原始记录和开具检验报告单。

知识拓展

芳胺类药物的相关知识

凡是与芳香族化合物苯环与胺基的 N 相连的，都属于芳香胺，它的分子比较活跃。芳香胺为高沸点的液体或者低熔点的固体，具有特殊的气味，其毒性很大，如苯胺可以吸入、食入或透过皮肤吸收而致中毒，食入 0.25ml 就严重中毒。β-萘胺与联苯胺是引致恶性肿瘤的物质。

拟肾上腺素类药物大多具有苯乙胺类的结构，具有收缩血管、升高血压、散大瞳孔、舒张支气管、迟缓胃肠肌、加速心率、加强心肌收缩力等药理作用。临床上主要用作升压、平喘、充血治疗等，应用广泛。这类药物结构中的苯环常被活泼的酚羟基取代，并具有碱性的脂肪乙胺侧链，易被氧化变质，原料药及其制剂处方工艺的控制要求均较高。

任务一 芳胺类药物的分析

理论基础

芳胺类药物的基本结构有两类：一类为芳伯氨基未被取代，而在芳环对位有取代的对氨基苯甲酸酯类，代表药物有苯佐卡因、盐酸普鲁卡因、盐酸丁卡因等局部麻醉药；另一类则为苯胺的酰基衍生物，结构均具有芳酰胺基，并在芳环对位有取代的酰胺类药物，代表药物有对乙酰氨基酚、盐酸利多卡因、盐酸布比卡因和醋氨苯砜等。

一、对氨基苯甲酸酯类药物的基本结构与主要性质

（一）基本结构与典型药物

1）基本结构：本类药物分子中都具有对氨基苯甲酸酯的母体，结构通式如下。

2）典型药物苯佐卡因、盐酸普鲁卡因、盐酸氯普鲁卡因和盐酸丁卡因等局部麻醉药的化学结构如下。

苯佐卡因（benzocaine）

盐酸普鲁卡因（procaine hydrochloride）

盐酸氯普鲁卡因（chloroprocaine hydrochloride）

盐酸丁卡因（tetracaine hydrochloride）

由于盐酸普鲁卡因胺（抗心律失常药）的化学结构与盐酸普鲁卡因的不同之处仅为酯键改为酰胺键，化学性质与本类药物很相似，故也在此一并列入讨论。其化学结构如下。

盐酸普鲁卡因胺（procainamide hydrochloride）

（二）主要性质

1. 性状 本类药物的游离碱多为油状液体或低熔点固体，难溶于水，可溶于有机溶剂。其盐酸盐均为白色结晶性粉末，具有一定的熔点，易溶于水和乙醇，难溶于有机溶剂。

2. 芳伯氨基特性 本类药物的结构中具有芳伯氨基（除盐酸丁卡因外），故显重氮化-偶合反应；与芳醛缩合成 Schiff 碱反应；对日光或空气中的氧较敏感，易氧化变色等。

3. 水解特性 因分子结构中含有酯腱（或酰胺键），故易水解。药物水解反应的快慢受光、热或碱性条件的影响。苯佐卡因、盐酸普鲁卡因的水解产物为对氨基苯甲酸（PABA），盐酸氯普鲁卡因的水解产物为 4-氨基-2-氯苯甲酸，盐酸丁卡因的水解产物为对丁氨基苯甲酸（BABA）。

4. 弱碱性 分子结构中的脂烃胺侧链为叔胺氮原子（除苯佐卡因外），故具有弱碱性，能与生物碱沉淀剂发生沉淀反应；在水溶液中不能用标准酸直接滴定，只能在非水溶剂体系中滴定。

5. 其他特性 此类药物因苯环上具有芳伯氨基或同时具有脂烃胺侧链，其游离碱多为碱性油状液体或低熔点固体，难溶于水，可溶于有机溶剂。其盐酸盐均为白色结晶性粉末，具有一定的熔点，易溶于水和乙醇，难溶于有机溶剂。

二、酰胺类药物的基本结构与主要性质

（一）基本结构与典型药物

1）基本结构：本类药物均为苯胺的酰基衍生物，其结构共性是具有芳酰氨基，结构通式如下。

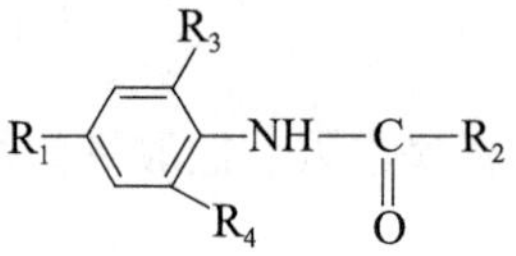

基本结构（R_1、R_2、R_3、R_4 为取代基）

2）典型药物包括对乙酰氨基酚等解热镇痛药，盐酸利多卡因、盐酸布比卡因和盐酸罗哌卡因等局部麻解药，醋氨苯砜抗麻风药和盐酸妥卡因抗心律失常药等。各典型药物的结构如下。

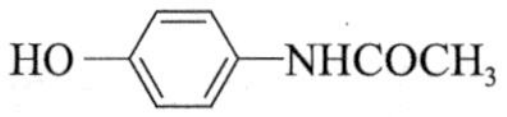

对乙酰氨基酚（paracetamol）

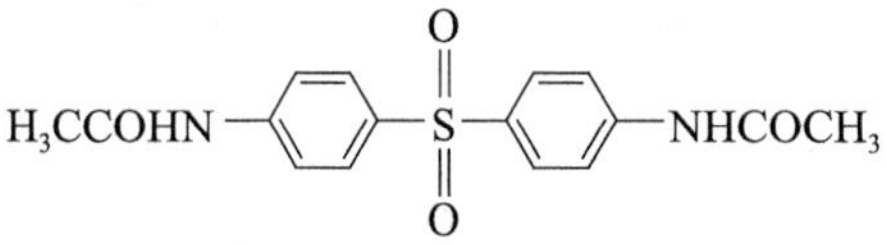

醋氨苯砜（acedapsone）

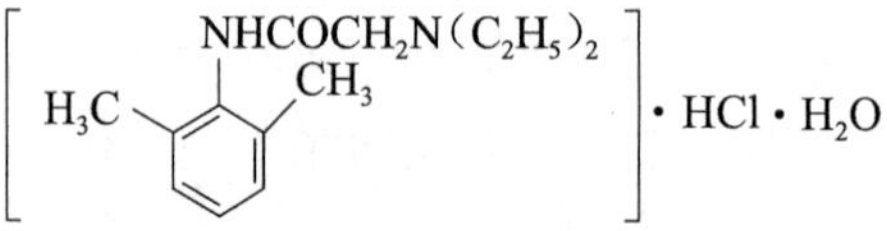

盐酸利多卡因（lidocaine hydrochloride）

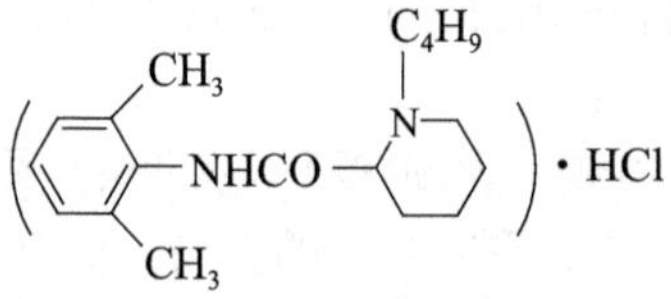

盐酸布比卡因（bupivacaine hydrochloride）

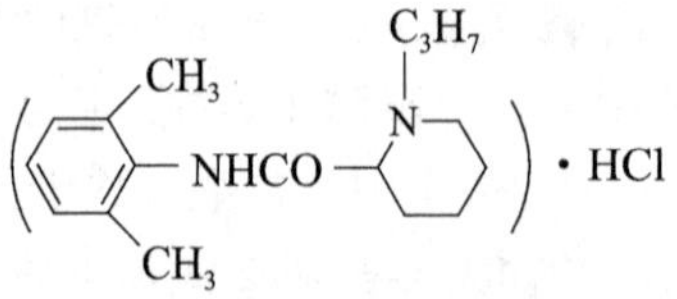

盐酸罗哌卡因（USP）
（ropivacaine hydrochloride）

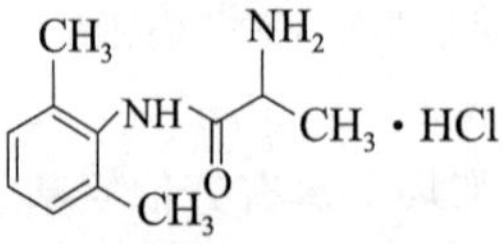

盐酸妥卡因（tocainide hydrochloride）

（二）主要性质

1. 水解后显芳伯氨基特性　　本类药物的分子结构中均含有芳酰氨基，在酸性溶液中易水解为芳伯氨基化合物，并显芳伯氨基特性反应，其水解反应的速度，与乙酰氨基酚、醋氨苯砜的水解速度相比较快。盐酸利多卡因、盐酸布比卡因、盐酸罗哌卡因和盐酸妥卡因在酰氨基邻位存在两个甲基，由于空间位阻影响，较难水解，所以其盐的水溶液比较稳定。

2. 弱碱性　　利多卡因、布比卡因和罗哌卡因的脂烃胺侧链有叔胺氮原子，妥卡尼结构中有伯胺氮原子，显碱性，可以成盐；盐酸利多卡因、盐酸布比卡因、盐酸罗哌卡因和盐酸妥卡因能与生物碱沉淀剂发生沉淀反应；在冰醋酸等非水溶剂中可与高氯酸发生定量反应。

3. 酚羟基特性　　对乙酰氨基酚具有酚羟基，与三氯化铁发生呈色反应，此反应可用于与分子结构中无酚羟基的本类药物的鉴别。

4. 水解产物易酯化　　对乙酰氨基酚和醋氨苯砜水解后产生乙酸，可在硫酸介质中与乙醇反应，发出乙酸乙酯的香味。

5. 与重金属离子发生沉淀反应　　盐酸利多卡因、盐酸布比卡因、盐酸罗哌卡因和盐酸妥卡因分子结构中的酰氨基可在水溶液中与铜离子或钴离子配位，生成有色的配位化合物沉淀。此沉淀可溶于三氯甲烷等有机溶剂后呈色。

▌技能基础

一、鉴别试验

（一）芳香第一胺反应

该反应称为重氮化偶合反应，分子结构中具有芳伯氨基或潜在芳伯氨基的药物，均可发生此反应，生成的重氮盐可与碱性 β-萘酚偶合生成颜色鲜艳的偶氮染料。

苯佐卡因、盐酸普鲁卡因、盐酸氯普鲁卡因和盐酸普鲁卡因胺在盐酸溶液中，可直接与亚硝酸钠进行重氮化反应；对乙酰氨基酚和醋氨苯砜在盐酸或硫酸中加热水解后，也可与亚硝酸钠进行重氮化反应。

盐酸丁卡因分子结构中不具有芳伯氨基，无此反应，但其分子结构中的芳香仲胺在酸性溶液中与亚硝酸钠反应，生成 N-亚硝基化合物的乳白色沉淀，可与具有芳伯氨基的同类药物区别。

对乙酰氨基酚和醋氨苯砜具有潜在芳伯氨基，在盐酸或硫酸中加热水解后，也可与亚硝酸钠进行重氮化反应，如对乙酰氨基酚的鉴别即采用此方法。

1）盐酸苯佐卡因和盐酸普鲁卡因的鉴别方法：取供试品约 50mg，加稀盐酸 1ml，必要时缓缓煮沸使溶解，放冷，加 0.1mol/L 亚硝酸钠溶液数滴，滴加碱性 β-萘酚试液数滴，视供试品不同，生成由橙黄到猩红色沉淀。

2）对乙酰氨基酚的鉴别方法：取本品约 0.1g，加稀盐酸 5ml，置水浴中加热 40min，放冷；取 0.5ml，滴加亚硝酸钠试液 5 滴，摇匀，用水 3ml 稀释后，加碱性 β-萘酚试液 2ml，振摇，即显砖红色。

（二）与三氯化铁反应

对乙酰氨基酚分子结构中具有酚羟基，可直接与三氯化铁试液反应生成蓝紫色，用于鉴别。反应式如下。

（三）与重金属离子反应

1. 盐酸利多卡因　盐酸利多卡因分子结构中具有芳酰胺，在碳酸钠试液中与硫酸铜反应生成蓝紫色配位化合物，此有色化合物转溶于三氯甲烷中显黄色，《中国药典》（2015 年版）二部选择此反应作为盐酸利多卡因的鉴别方法。苯佐卡因、盐酸普鲁卡因、盐酸氯普鲁卡因和盐酸丁卡因等在同样条件下，不发生此反应。

其中一种方法为取本品 2g，加水 20ml 溶解后，取溶液 2ml，加硫酸铜试液 0.2ml 与碳酸钠试液 1ml，即显蓝紫色；加三氯甲烷 2ml，振摇后放置，三氯甲烷层显黄色。反应式如下。

盐酸利多卡因在酸性溶液中与氯化钴试液反应，生成亮绿色细小钴盐沉淀。反应式如下。

盐酸利多卡因的水溶液加硝酸酸化后，再加硝酸汞试液，煮沸，显黄色；对氨基苯甲酸酯类药物显红色或橙黄色，可与之区别。

2. 盐酸普鲁卡因胺的鉴别方法 盐酸普鲁卡因胺分子结构中具有芳酰胺结构，可被浓过氧化氢氧化成羟肟酸，再与三氯化铁作用形成配位化合物羟肟酸铁。该反应称为羟肟酸铁反应，《中国药典》（2015 年版）二部选择此反应作为盐酸普鲁卡因胺的鉴别方法之一，即取本品 0.1g，加水 5ml，加三氯化铁试液与浓过氧化氢溶液各 1 滴，缓缓加热至沸，溶液呈紫红色，随即变为暗棕色至棕黑色。反应式如下。

$$H_2N-\text{〈〉}-CONHCH_2CH_2N(C_2H_5)_2 + H_2O_2 \longrightarrow H_2N-\text{〈〉}-CON(OH)CH_2CH_2N(C_2H_5)_2 + H_2O$$

$$3H_2N-\text{〈〉}-CON(OH)CH_2CH_2N(C_2H_5)_2 + FeCl_3 \longrightarrow$$

$$\left[H_2N-\text{〈〉}-\underset{\underset{O^-}{|}}{CONCH_2CH_2N(C_2H_5)_2} \right]_3 Fe + 3HCl$$

（四）水解产物反应

盐酸普鲁卡因与苯佐卡因结构中具有酯键，在碱性条件下可水解。利用其水解产物的特性或与某些试剂的反应可进行鉴别。《中国药典》（2015 年版）二部采用此法鉴别盐酸普鲁卡因和苯佐卡因。

1. 盐酸普鲁卡因的鉴别方法 取本品约 0.1g，加水 2ml 溶解后，加 10% 氢氧化钠溶液 1ml，即生成白色沉淀（普鲁卡因）；加热，变为油状物（普鲁卡因）；继续加热，产生的蒸气（二乙氨基乙醇）能使湿润的红色石蕊试纸变为蓝色；加热至油状物消失（生成可溶于水的对氨基苯甲酸钠）后，放冷，加盐酸酸化，即析出白色沉淀（对氨基苯甲酸）。此沉淀能溶于过量的盐酸。

$$H_2N-\text{〈〉}-COOCH_2CH_2N(C_2H_5)_2 \cdot HCl \xrightarrow{NaOH} H_2N-\text{〈〉}-COOCH_2CH_2N(C_2H_5)_2\downarrow$$

$$\xrightarrow{NaOH} H_2N-\text{〈〉}-COONa + HOCH_2CH_2N(C_2H_5)_2\uparrow$$

$$H_2N - \langle\text{benzene}\rangle - COONa \xrightarrow{HCl} H_2N - \langle\text{benzene}\rangle - COOH \downarrow HCl$$

$$HCl \cdot H_2N - \langle\text{benzene}\rangle - COOH$$

2. 苯佐卡因的鉴别方法 取本品约 0.1g，加氢氧化钠试液 5ml，煮沸，即有乙醇生成。加碘试剂，加热，即生成黄色沉淀，并产生碘仿的臭气。反应如下。

$$NH_2 - \langle\text{benzene}\rangle - COOC_2H_5 + NaOH \longrightarrow NH_2 - \langle\text{benzene}\rangle - COONa + C_2H_5OH$$

$$C_2H_5OH + 4I_2 + 6NaOH \longrightarrow CHI_3 \downarrow + 5NaI + HCOONa + 5H_2O$$

（五）制备衍生物测定熔点

本类药物常见的衍生物有三硝基苯酚衍生物、硫氰酸盐衍生物等。其衍生物具有一定的熔点，可用于鉴别，《中国药典》（2015 年版）采用此法鉴别盐酸丁卡因。

盐酸丁卡因的鉴别：取本品约 0.1g，加 5% 乙酸钠溶液 10ml 溶解后，加 25% 硫氰酸铵溶液 1ml，即析出白色结晶；滤过，结晶用水洗涤，在 80℃ 干燥后，熔点约为 131℃。

（六）紫外分光光度法

本类药物分子结构中均含有苯环，具有紫外吸收光谱特征，因此此法是国内外药典常采用的鉴别方法之一。《中国药典》（2015 年版）二部采用此法鉴别盐酸布比卡因、醋氨苯砜、对乙酰氨基酚凝胶、盐酸普鲁卡因胺片及其注射液。

1. 盐酸布比卡因的鉴别 取本品，精密称定，按干燥品计算，加 0.01mol/L 盐酸溶液溶解并定量稀释成每毫升中约含 0.40mg 药品的溶液，按照紫外-可见分光光度法测定，在 263nm 与 271nm 的波长处有最大吸收，其吸光度分别为 0.53～0.58 与 0.43～0.48。

2. 醋氨苯砜的鉴别 取本品，加无水乙醇制成 5μg/ml 的溶液，按照紫外-可见分光光度法测定，在 256nm 与 284nm 的波长处有最大吸收。

（七）红外分光光度法

红外吸收光谱具有特征性强、专属性好的特点。该法特别适用于化学结构比较复杂、化学结构相互之间差别较小的药物的区别与鉴别，因为这些药物采用其他理化方法难以进行区别，而利用红外吸收光谱法就比较容易区别。因此，国内外药典均把红外吸收光谱作为一种鉴别方法，《中国药典》（2015 年版）对此类药物的鉴别几乎都用到红外吸收光谱法，规定供试品的红外吸收光谱与对照图谱一致。

二、特殊杂质检查

（一）对乙酰氨基酚的特殊杂质检查

对乙酰氨基酚原料药的合成工艺是：以对硝基氯苯为原料，水解后制得对硝基酚，经还原生成对氨基酚，再经乙酰化后制得；也可以以酚为原料，经亚硝化及还原反应制得对氨基酚。

在生产过程中除可能引入一般杂质外，还可能引入特殊杂质。因此，《中国药典》（2015 年版）规定本品除了检查酸度、氯化物、硫酸盐、水分（干燥失重）、炽灼残渣和重金属等一般杂质外，还需检查以下项目。

1. 乙醇溶液的澄清度与颜色 对乙酰氨基酚原料药的生产工艺中使用铁粉作为还

原剂，可能带入成品中，致使乙醇溶液产生浑浊。中间体对氨基酚的有色氧化产物在乙醇中显橙红色或棕色。

检查方法：取本品 1.0g，加乙醇 10ml 溶解后，溶液应澄清无色；如显浑浊，与 1 号浊度标准液比较，不得更浓；如显色，与棕红色 2 号或橙红色 2 号标准液比较，不得更深。

2. 有关物质　　由于对乙酰氨基酚的生产工艺路线较多，不同生产工艺路线所带入的杂质也有所不同，这些杂质主要包括中间体、副产物及分解产物，如对氯苯酚、对氯苯乙酰胺、邻乙酰基对乙酰氨基酚、偶氮苯、氧化偶氮苯、苯醌和醌亚胺等。《中国药典》在本品"有关物质"项下检查，以对氯苯乙酰胺为对照品，采用薄层色谱法进行限度检查。

检查方法：取本品的细粉 1.0g，置于具塞离心管或试管中，加乙醚 5ml，立即密塞，振摇 30min，离心或放置澄清，取上清液作为供试品溶液；另取每毫升中含对氯苯乙酰胺 1.0mg 的乙醇溶液适量，用乙醚稀释成每毫升中含 50μg 的溶液作为对照溶液。按照薄层色谱法试验，吸取供试品溶液 200μl 与对照溶液 40μl，分别点于同一硅胶 GF 薄层板上。以三氯甲烷-丙酮-甲苯（13:5:2）为展开剂，展开，晾干，置紫外线灯（254nm）下检视。供试品溶液如显杂质斑点，与对照溶液的主斑点比较，不得更深。

3. 对氨基酚　　对乙酰氨基酚在合成过程中，由于乙酰化不完全或贮藏不当发生水解，均可引入对氨基酚，使本品产生色泽并对人体有毒性，因此严格控制其含量。检查原理是利用对氨基酚在碱性条件下可与亚硝基铁氰化钠反应，生成蓝色配位化合物，而对乙酰氨基酚无此反应的特点，与对照品比较，进行限量检查。反应式如下。

$$Na_2Fe(CN)_5NO + H_2N-\langle\ \rangle-OH \longrightarrow Na_2Fe(CN)_5N=N-\langle\ \rangle-OH + H_2O$$
蓝色

检查方法：取本品 1.0g，加甲醇溶液（1→2）20ml 溶解后，加碱性亚硝基铁氰化钠试液 1ml 摇匀，放置 30min，如显色，与对乙酰氨基酚对照品 1.0g 加对氨基酚 50μg 用同一方法制成的对照液（临用配制）比较，不得更深（0.005%）。

对于对乙酰氯基酚制剂中对氨基酚的检查，由于药物制剂除含主药外，往往还含有附加剂，而附加剂有时会干扰主药的测定，因此在检查方法上多数与原料药不同，《中国药典》（2015 年版）二部收载的对乙酰氨基酚咀嚼片、泡腾片、颗粒，滴剂中对氨基酚的检查，均采用高效液相色谱法进行限度检查。举例如下。

对乙酰氨基酚咀嚼片中对氨基酚的检查：称取本品细粉适量（约相当于对乙酰氨基酚 100mg），置 10ml 容量瓶中，加流动相适量，振摇使对乙酰氨基酚溶解，加流动相稀释至刻度，摇匀，滤过。取滤液作为供试品溶液（临用新制）。另精密称取对氨基酚对照品适量，加流动相溶解并稀释制成每毫升中含 10μg 的溶液，作为对照品溶液。按照高效液相色谱法测定，以十八烷基硅烷键合硅胶为填充剂，0.05mol/L 乙酸铵溶液-甲醇（85:15）为流动相，检测波长为 257nm，理论塔板数按对乙酰氨基酚计算不低于 5000，对乙酰氨基酚峰与对氨基酚峰的分离度应符合要求。精密量取对照品溶液 10μl 注入液相色谱仪，调节检测灵敏度，使对氨基酚色谱峰的峰高约为满量程的 10%，再精密量取供试品溶液与对照品溶液各 10μl，分别注入液相色谱仪，记录色谱图；按外标法以峰面积计算，含对氨基酚不得超过对乙酰氨基酚标示量的 0.1%。

（二）盐酸普鲁卡因注射液中对氨基苯甲酸的检查

盐酸普鲁卡因分子结构中有酯键，易发生水解反应。其注射液制备过程中受灭菌温度、时间、溶液 pH、贮藏时间及光线和金属离子等因素的影响，可发生水解反应生成对氨基苯甲酸和二乙氨基乙醇。

$$H_2N-\!\!\!\diagup\!\!\!\diagdown\!\!\!-COOH \xrightarrow{-CO_2} H_2N-\!\!\!\diagup\!\!\!\diagdown \xrightarrow{+[O]} O=\!\!\!\diagup\!\!\!\diagdown\!\!\!=O$$

其中对氨基苯甲酸随贮藏时间的延长或高温加热，可进一步脱羧转化为苯胺，而苯胺又可被氧化为有色物，使注射液变黄、疗效下降、毒性增加。

三、含量测定

（一）亚硝酸钠滴定法

药物分子结构中具有芳伯氨基或水解后具有芳伯氨基，在酸性溶液中可与亚硝酸钠反应，均可用亚硝酸钠滴定法测定含量。本法适用范围广，常被国内外药典所采用。《中国药典》（2015 年版）收载的苯佐卡因、盐酸普鲁卡因及其注射液、注射用盐酸普鲁卡因、盐酸普鲁卡因胺及其片剂与注射液，可直接用本法测定其含量；醋氨苯砜及其注射液，经水解后可用本法测定其含量。

1. 基本原理 分子结构中具有芳伯氨基或水解后生成芳伯氨基的药物在酸性溶液中与亚硝酸钠定量发生重氮化反应，生成重氮盐，可用永停滴定法指示反应终点。反应式为

$$Ar\text{-}NHCOR + H_2O \xrightarrow{H^+} Ar\text{-}NH_2 + RCOOH$$
$$Ar\text{-}NH_2 + NaNO_2 + 2HCl \longrightarrow Ar\text{-}N_2^+Cl^- + NaCl + 2H_2O$$

2. 测定的主要条件 重氮化反应的速度受多种因素的影响，亚硝酸钠滴定液及反应生成的重氮盐也不够稳定，因此在测定中应注意以下主要条件。

1）加入适量溴化钾加快反应速度：在不同矿酸体系中，重氮化反应速度不同。即氢溴酸＞盐酸＞硝酸、硫酸，由于氢溴酸昂贵，多用盐酸，但为了加快反应速度，往往加入适量的溴化钾，使体系中的溴化钾和盐酸起到氢溴酸的加速作用。重氮化的反应历程如下。

$$NaNO_2 + HCl \longrightarrow HNO_2 + NaCl$$
$$HNO_2 + HCl \longrightarrow NOCl + H_2O$$
$$Ar\text{-}NH_2 \xrightarrow[慢]{NO^+Cl^-} Ar\text{-}NH\text{-}NO \xrightarrow{快} Ar\text{-}N=N\text{-}OH \xrightarrow{快} Ar\text{-}N_2^+Cl^-$$

第一步反应速度较慢，后两步反应速度较快，整个反应的速度取决于第一步，而第一步反应的快慢与含芳伯氨基化合物中芳伯氨基的游离程度有密切关系，如芳伯氨基的碱性较弱，则在一定强度酸性溶液中成盐的比例较小，即游离芳伯胺基较多，重氮化反应速度就快；反之，则游离芳伯胺基较少，重氮化反应速度就慢。所以，在测定中一般向供试品溶液中加入适量溴化钾（《中国药典》规定加入 2g），使重氮化反应速度加快。

溴化钾与盐酸作用产生溴化氢，后者与亚硝酸作用生成 NOBr。

$$HNO_2 + HBr \longrightarrow NOBr + H_2O \qquad\qquad （10\text{-}1）$$

若供试品溶液中仅有盐酸，则生成 NOCl。

$$HNO_2 + HCl \longrightarrow NOCl + H_2O \qquad (10\text{-}2)$$

由于式（10-1）的平衡常数比式（10-2）的约大 300 倍，即生成的 NOBr 量大得多，也就是在供试品溶液中 NO$^+$的浓度大得多，从而加速了重氮化反应。

2）加过量盐酸加速反应：胺类药物的盐酸盐较其硫酸盐的溶解度大，反应速度也较快，所以多采用盐酸。按照重氮化反应的计量关系式，芳伯胺与盐酸的摩尔比为 1∶2，实际测定时盐酸的用量要大得多，尤其是某些在酸中较难溶解的药物，往往要多加一些，因为加过量的盐酸有利于：①重氮化反应速度加快；②重氮盐在酸性溶液中稳定；③防止生成偶氮氨基化合物从而影响测定结果。

$$Ar\text{-}N_2^+Cl^- + H_2N\text{-}Ar \rightleftharpoons Ar\text{-}N = N\text{-}NH\text{-}Ar + HCl$$

加大酸度，反应向左进行，故可防止偶氮氨基化合物的生成。但酸度过大，又可阻碍芳伯氨基的游离，反而影响重氮化反应速度，且在太浓的盐酸中还可使亚硝酸分解。所以，加入盐酸的量一般按芳胺类药物与酸的摩尔比为 1∶（2.5～6）。

3）反应温度：温度升高，重氮化反应速度加快，但是温度升高时，亚硝酸逸失，生成的重氮盐分解。

$$Ar\text{-}N_2^+Cl^- + H_2O \longrightarrow Ar\text{-}OH + N_2 \downarrow + HCl$$

一般温度每升高 10℃，重氮化反应速度加快 2.5 倍，同时重氮盐分解的速度也相应地加速 2 倍，所以滴定一般在低温下进行。由于低温时反应太慢，经试验，可在室温（10～30℃）条件下进行，其中在 5℃以下结果较准确。

4）滴定速度：重氮化反应为分子反应，速度相对较慢，故滴定速度不宜太快。为了避免滴定过程中亚硝酸挥发和分解，滴定时宜将滴定管尖端插入液面下约 2/3 处，一次将大部分亚硝酸钠滴定液在搅拌条件下迅速加入，使其尽快反应，然后将滴定管尖端提出液面，用少量水淋洗尖端，再缓缓滴定。尤其是在近终点时，由于此时尚未反应的芳伯氨基药物的浓度极稀，必须在最后一滴加入后，搅拌 1～5min，再确定终点是否真正到达，这样可以缩短滴定时间，也不影响结果。

3. 指示终点的方法　　指示终点的方法有电位法、永停滴定法、外指示剂法和内指示剂法等，《中国药典》收载的芳胺类药物亚硝酸钠滴定法均采用永停滴定法指示终点。

（二）非水溶液滴定法

本类药物中的盐酸丁卡因、盐酸利多卡因、盐酸布比卡因的分子结构均含有弱碱性氮原子，故《中国药典》采用非水溶液滴定法测定其含量。

测定时，将供试品溶解在冰醋酸中，用高氯酸（0.1mol/L）滴定至终点。由于本类药物均为盐酸盐，故滴定前应加入乙酸汞溶液，生成氯化高汞以消除氢卤酸的干扰。盐酸丁卡因和盐酸利多卡因以结晶紫为指示剂，而盐酸布比卡因则以萘酚苯甲醇为指示剂。

在滴定盐酸丁卡因时，由于其在冰醋酸中显较弱的碱性，因此加入适量醋酐。醋酐解离生成的醋酐乙酰阳离子比乙酸合质子的酸性还强，有利于丁卡因碱性的增强，使滴定突跃敏锐滴定至终点时，溶液显蓝色。

$$2(CH_3CO)_2O \longrightarrow (CH_3CO)_3O^+ + CH_3COO^-$$

而盐酸利多卡因、盐酸妥卡因和盐酸布比卡因在滴定时不必加入醋酐，按盐酸丁卡因、盐酸利多卡因、盐酸妥卡因和盐酸布比卡因的顺序，滴定终点的颜色依次为蓝、绿、蓝绿和绿色。《中国药典》示例如下。

盐酸利多卡因的含量测定：取本品 0.2g，精密称定，加冰醋酸 10ml 溶解后，加乙酸汞试液 5ml 与结晶紫指示液 1 滴，用高氯酸滴定液（0.1mol/L）滴定至溶液显绿色，并将滴定的结果用空白试验校正。每毫升高氯酸滴定液（0.1mol/L）相当于 27.08mg 的 $C_{14}H_{22}N_20$。

盐酸利多卡因非水溶液滴定法反应过程如下。

（三）分光光度法

对乙酰氨基酚在 0.4% 氢氧化钠溶液中，于 257nm 波长处有最大吸收，其紫外吸收光谱特征可用于其原料及其制剂的含量测定。该法较亚硝酸钠滴定法的灵敏度高，操作简单，因此被国内外药典所收载。例如，USP30-NF25 采用甲醇-水混合溶剂，于 244nm 波长处测定吸光度，与对照品溶液进行对照测定其含量；《中国药典》（2015 年版）则采用百分吸收系数法，测定对乙酰氨基酚原料、片剂、咀嚼片、栓剂及胶囊剂的含量，举例如下。

1. 对乙酰氨基酚的测定　　取本品约 40mg，置 250ml 容量瓶中，加 0.4% 氢氧化钠溶液 50ml 溶解后，加水至刻度，摇匀，精密量取 5ml，置 100ml 容量瓶中，加 0.4% 氢氧化钠溶液 10ml，加水至刻度，摇匀，按照紫外-可见分光光度法，在 257nm 的波长处测定吸光度，按 $C_8H_9NO_2$ 的吸收系数（$E_{1cm}^{1\%}$）为 715 计算，即得。本品按干燥品计算，含 $C_8H_9NO_2$ 应为标示量的 98.0%～102.0%。

2. 对乙酰氨基酚片的溶出度测定　　由于对乙酰氨基酚在水中的溶解度较小，《中国药典》（2015 年版）规定对其片剂要进行溶出度的检查。测定方法如下。

取本品，按照《中国药典》（2015 年版）溶出度测定第一法（转篮法），以稀盐酸 24ml 加水至 1000ml 为溶出介质，转速为 100r/min，依法操作，经 30min，取溶液 5ml，滤过，精密量取续滤液 1ml，加 0.04% 氢氧化钠溶液稀释至 50ml，摇匀，按照紫外-可见分光光度法，在波长 257nm 处测定吸光度，按 $C_8H_9NO_2$ 的吸收系数（$E_{1cm}^{1\%}$）为 715 计算每片的溶出量。限度为标示量的 80%，应符合规定。

（四）高效液相色谱法

高效液相色谱法是一种具有高分离能力、高灵敏度的测定方法。故目前国内外药典越来越广泛地采用此法进行本类药物及其制剂的含量测定。例如，《中国药典》（2015 年版）收载的对乙酰氨基酚泡腾片的含量测定按照高效液相色谱法测定如下。

色谱条件与系统适用性试验：以十八烷基硅烷键合硅胶为填充剂；磷酸盐缓冲液（取磷酸二氢钠二水合物 15.04g，磷酸氢二钠 0.0627g，加水溶解并稀释至 1000ml，调节 pH 至 4.5）-甲醇（80∶20）为流动相；检测波长为 254nm。理论板数按对乙酰氨基酚峰计算不低于 5000，对乙酰氨基酚峰与对氨基酚峰的分离度应符合要求。

测定方法：取本品 10 片，精密称定，研细。精密称取适量（约相当于对乙酰氨基酚

25mg），置 50ml 容量瓶中，加流动相稀释至刻度，摇匀，滤过，精密量取续滤液 10ml，置 50ml 容量瓶中，用流动相稀释至刻度，摇匀。作为供试品溶液，精密量取供试品溶液 10μl，注入液相色谱仪，记录色谱图；另取对乙酰氨基酚对照品适量，精密称定，加流动相溶解并定量稀释制成每毫升中含 0.1mg 的溶液，同法测定。按外标法以峰面积计算，即得。

任务二　苯乙胺类药物的分析

▋理论基础

苯乙胺类药物的基本结构与主要性质如下。

一、基本结构与典型药物

本类药物为拟肾上腺素类药物，基本结构为苯乙胺，多数在苯环上有 1～2 个酚羟基取代（除盐酸克伦特罗以外）（表 10-1）。其中肾上腺素、盐酸异丙肾上腺素、重酒石酸去甲肾上腺素、盐酸多巴胺和硫酸特布他林分子结构中苯环的 3,4-位上都有 2 个邻位酚羟基，与儿茶酚类似，都属于儿茶酚胺类药物。本类药物的基本结构为

$$R_1-\underset{OH}{\overset{H}{\underset{|}{C}}}-\underset{R_3}{\overset{H}{\underset{|}{C}}}-\overset{H}{\underset{|}{N}}-R_2\cdot HX$$

表 10-1　苯乙胺类典型药

药物名称	R_1	R_2	R_3	HX
盐酸多巴胺 （dopamine hydrochloride）	HO—⟨⟩— HO	H	H	HCl
硫酸特布他林 （terbutaline sulfate）	HO—⟨⟩— HO	C（CH₃）₃	H	H₂SO₄
盐酸去氧肾上腺素 （phenylephrine hydrochloride）	HO—⟨⟩—	CH₃	H	HCl
重酒石酸间羟胺 （metaraminol bitartrate）	HO—⟨⟩—	H	CH₃	CH(OH)COOH | CH(OH)COOH
盐酸克伦特罗 （clenbuterol hydrochloride）	H₂N—⟨Cl⟩— Cl	C（CH₃）₃	H	HCl
硫酸苯丙胺 （amfetamine sulfate）	⟨⟩—	H	CH₃	H₂SO₄
盐酸麻黄碱 （ephedrine hydrochloride）	⟨⟩—	CH₃	CH₃	HCl
盐酸伪麻黄碱 （pseudoephedrine hydrochloride）	⟨⟩—	CH₃	CH₃	HCl
盐酸氨溴索 （ambroxol hydrochloride）	Br—⟨NH₂⟩— Br	—⟨⟩—OH	H	HCl

二、主要性质

1. 溶解性 多数本类药物的游离体难溶于水，易溶于有机溶剂，其盐可溶于水。

2. 弱碱性 本类药物分子结构中具有烃氨基侧链，其中氮为仲胺氮，故显弱碱性，可采用非水溶液滴定法测定含量。

3. 酚羟基特性 本类药物某些分子结构中具有邻苯二酚（或酚羟基）结构，可与三氯化铁或重金属离子配位呈色，露置空气中或遇光、热易氧化，色泽变深，在碱性溶液中更易变色；酚羟基邻对位上的氢易被溴取代，可用溴量法测定含量。

4. 光谱特征 大多数药物的分子结构中具有手性碳原子，具有旋光性，性状项下收载比旋度的测定，可利用此特性进行药物分析。

此外，药物分子结构中苯环上的其他取代基，如盐酸克仑特罗和盐酸氨溴索的芳伯氨基也各具特性，均可供分析用。还可利用其紫外吸收与红外吸收光谱进行定性或定量分析。

▌技能基础

一、鉴别试验

（一）与三氯化铁反应

本类药物的分子结构中含有酚羟基，可与铁离子配位显色，加入碱性溶液，随即被高铁离子氧化而显紫色或紫红色等。《中国药典》（2015 年版）收载本类药物的显色反应定性鉴别方法见表 10-2。

表 10-2　苯乙胺类药物与三氯化铁的显色反应

药物	鉴别方法
肾上腺素	加盐酸溶液（9→1000）2～3 滴溶解后，加水 2ml 与三氯化铁 1 滴即显翠绿色；再滴加氨试液 1 滴，即变紫色，最后变成紫红色
盐酸异丙肾上腺素	加三氧化铁试液 2 滴，即显深绿色；滴加新制的 5% 碳酸氢钠溶液，即变蓝色，然后变成红色
重酒石酸去甲肾上腺素	加三氯化铁试液 1 滴，振摇，即显翠绿色；再缓慢加碳酸氢钠试液即显蓝色，最后变成红色
盐酸去氧肾上腺素	加三氯化铁试液 1 滴，即显紫色
盐酸多巴胺	加三氯化铁试液 1 滴，溶液显墨绿色；滴加 1% 氨溶解，即转变成紫红色
硫酸沙丁胺醇	加三氯化铁试液 2 滴，振摇，溶液显紫色；加碳酸氢钠试液，即成橙黄色浑浊液
盐酸多巴酚丁胺	加三氯化铁试液 1 滴，溶液显绿色，再加碘试液 1 滴即变为蓝紫色、紫色，最后呈紫红色

（二）与甲醛-硫酸反应

本类药物可与甲醛在硫酸中反应，形成具有醌式结构的有色化合物。例如，肾上腺素显红色，盐酸异丙肾上腺素显棕色至暗紫色，重酒石酸去甲肾上腺素显淡红色，盐酸去氧肾上腺素呈玫瑰红→橙红→深棕红的变化过程。

（三）氧化反应

本类药物的分子结构中多数具有酚羟基，易被碘、过氧化氢、铁氰化钾等氧化剂氧化而呈现不同的颜色。《中国药典》收载的本类药物肾上腺素、盐酸去甲肾上腺素和重酒石酸去甲肾上腺素选择氧化反应作为一种定性鉴别方法。

肾上腺素在酸性条件下，被过氧化氢氧化后，生成肾上腺素红显血红色，放置可变为棕色多聚体；盐酸异丙肾上腺素在偏酸性条件下被碘迅速氧化，生成异丙肾上腺素红，加硫代硫酸钠使碘的棕色消退，溶液显淡红色。

重酒石酸去甲肾上腺素在酸性条件下比较稳定，几乎不被碘氧化。为了与肾上腺素和盐酸异丙肾上腺素相区别，《中国药典》规定本品加酒石酸氢钾饱和溶液（pH3.56）溶解，加碘试液放置 5min 后，加硫代硫酸钠试液，溶液为无色或仅显微红色或淡紫色，可与肾上腺素或盐酸异丙肾上腺素相区别。肾上腺素和盐酸异丙肾上腺素在此实验条件下，可被氧化产生明显的红棕色或紫色。而在 pH6.5 的缓冲液条件下，三种药物均可被碘氧化产生红色，在 pH6.5 条件下加碘试液的氧化反应，无法区别这三种药物。

（四）吸收光谱特征

《中国药典》（2015 年版）收载的利用紫外吸收光谱进行鉴别的苯乙胺类药物见表 10-3。

苯乙胺类药物均可采用红外吸收光谱进行鉴别。《中国药典》（2015 年版）收载的大多数苯乙胺类药物均采用紫外吸收光谱法作为鉴别方法之一。

表 10-3　苯乙胺类药物的紫外特征吸收

药物	溶剂	浓度	最大吸收	吸光度
盐酸异丙肾上腺素	水	0.05	280	0.50
盐酸多巴胺	0.5% 硫酸	0.03	280	
盐酸特布他林	0.1mol/L 盐酸	0.1	276	
重酒石酸间羟胺	水	0.1	272	
硫酸沙丁胺醇	水	0.08	274	
盐酸苯乙双胍	水	0.01	234	0.60
盐酸克伦特罗	0.1mol/L 盐酸	0.03	243、296	
盐酸伪麻黄碱	水	0.5	251、257、263	
盐酸多巴酚丁胺	盐酸溶液（9→1000）	0.04	220、278	

（五）Rimini 试验

分子结构中具有脂肪伯胺基的化合物，显脂肪族伯胺专属的 Rimini 反应，可用于鉴别。

重酒石酸间羟胺分子中具有脂肪伯氨基，采用脂肪族伯胺的专属反应——与亚硝基铁氰化钠反应（Rimini 试验）进行鉴别，即取本品 5mg，加水 0.5ml 使溶解，加亚硝基铁氰化钠试液 2 滴、丙酮 2 滴与碳酸氢钠 0.2g，在 60℃的水浴中加热 1min，即显红紫色。注意，试验中所用的丙酮必须不含甲醛。

（六）双缩脲反应

本类药物盐酸麻黄碱、盐酸伪麻黄碱和盐酸去氧肾上腺素等药物分子结构中，芳环侧链具有氨基醇结构，可显双缩脲特征反应。《中国药典》收载的盐酸麻黄碱和盐酸去氧肾上腺素的鉴别方法之一即双缩脲反应。

盐酸麻黄碱的鉴别：取本品约 10mg，加水 1ml 溶解后，加硫酸铜试液 2 滴与 20%

氢氧化钠溶液 1ml，即显蓝紫色；加乙醚 1ml，振摇后，放置，乙醚层即显紫红色，水层变成蓝色。

二、特殊杂质检查

（一）酮体检查

肾上腺素、盐酸异丙肾上腺素、重酒石酸去甲肾上腺素、盐酸去氧肾上腺素和盐酸甲氧明等均需检查酮体。这些药物在生产中均可由其酮体氢化还原制得，若氢化不完全，易引入酮体杂质，所以《中国药典》规定检查酮体。

（二）有关物质检查

盐酸去氧肾上腺素、盐酸苯乙双胍、盐酸沙丁胺醇和盐酸氨溴索等药物要求进行有关物质检查，其中盐酸氨溴索采用高效液相色谱法，盐酸苯乙双胍用纸色谱法，而其他药物均采用薄层色谱法检查有关物质。举例如下。

1. 盐酸氨溴索的检查方法 取本品，用流动相溶解并制成每毫升中含 1mg 的溶液作为供试品溶液，精密量取 1ml，置 100ml 容量瓶中，用流动相稀释至刻度，摇匀，作为对照溶液；另取本品约 5mg，加甲醇 0.2ml 溶解，再加甲醛溶液（1→100）40ml，摇匀，置 60℃加热 5min，氮气吹干，残渣用水 5ml 溶解，再加流动相稀释至 20ml，取 20ml 注入液相色谱仪，用高效液相色谱法测定，以十八烷基硅烷键合硅胶为填充剂；以 0.011mol/L 磷酸二氢铵溶液（用磷酸调节 pH 至 7.0）-乙腈（50：50）为流动相，检测波长为 248nm。盐酸氨溴索与杂质 B（相对保留时间约为 0.8）的分离度应大于 4.0，取对照溶液 20μl 注入液相色谱仪，调节检测灵敏度，使主成分色谱峰峰高为满量程的 20%～25%；再精密量取供试品溶液与对照溶液各 20μl，分别注入液相色谱仪，记录色谱图至主成分峰保留时间的 2 倍，在供试品溶液色谱图中，如有杂质峰，各杂质峰面积的和不得大于对照溶液主峰面积的 1/3。

2. 盐酸苯乙双胍中有关双胍的检查 取本品 1.0g，置 10ml 容量瓶中，加甲醇溶解并稀释至刻度，摇匀，按照纸色谱法试验，精密吸取上述溶液 0.2ml，分别点于两张色谱滤纸条（7.5cm×50cm）上，并以甲醇作空白点于另一色谱滤纸条上，样点直径均为 0.5～1cm，照下行法，将上述色谱滤纸条同置展开室内，以乙酸乙酯-乙醇-水（6：3：1）为展开剂，展开至前沿距下端约 7cm 处，取出，晾干，用显色剂（取 10% 铁氰化钾溶液 1 滴，加 10% 亚硝基铁氰化钠溶液与 10% 氢氧化钠溶液各 1ml，摇匀，放置 15min，加水 10ml 与丙酮 12ml，混匀）喷其中一张点样纸条（有关双胍显红色带，R 值约为 0.1），参照此色谱带，在另一张点样及空白纸条上，剪取其相应部分并向外延伸 1cm，并分剪成碎条，精密量取甲醇各 20ml 分别进行萃取后，按照紫外-可见分光光度法，在 232nm 的波长处测定吸光度，不得超过 0.48。

3. 硫酸特布他林中有关物质的检查方法 避光操作。取本品 0.25g，加水 1ml 溶解后，加乙醇制成每毫升中约含 25mg 的溶液，作为供试品溶液；精密量取适量，加乙醇稀释成每毫升中约含 0.125mg 的溶液，作为对照溶液，按照薄层色谱法试验，吸取上述两种溶液各 20μl，分别点于同一硅胶 G 薄层板上，以无醛甲醇-水-浓氨溶液（90：10：1.5）为展开剂，展开，晾干，喷以高锰酸钾试液使显色，供试品溶液如显杂质斑点，与对照溶液的主斑点比较，不得更深（0.5%）。

三、含量测定

本类药物的原料多采用非水溶液滴定法测定含量，有的用溴量法、亚硝酸钠法和提取酸碱滴定法等；其制剂的测定方法较多，包括提取酸碱滴定法、紫外分光光度法、比色法、高效液相色谱法等。

（一）非水溶液滴定法

采用非水溶液滴定法测定原料药含量的药物很多，如肾上腺素、盐酸异丙肾上腺素、重酒石酸去甲肾上腺素、盐酸多巴胺、硫酸特布他林、硫酸沙丁胺醇、盐酸甲氧明、盐酸苯乙双胍、盐酸氯丙那林、盐酸麻黄碱、盐酸伪麻黄碱、盐酸多巴酚丁胺和盐酸氨溴索等。

利用此类药物分子结构中的芳伯胺基或侧链烃氨基的弱碱性进行含量测定。常用的测定条件：以冰醋酸为溶剂，加入乙酸汞试液以消除氢卤酸的干扰，用高氯酸滴定液（0.1mol/L）滴定，多以结晶紫指示液指示终点；在盐酸甲氧明测定中以萘酚苯甲醇指示终点；由于相应的游离碱碱性较弱，终点突跃不明显，难以判断，故硫酸特布他林和盐酸克伦特罗等由于相应的游离碱碱性较弱，终点突跃不明显，采用电位法指示终点。非水溶液滴定法测定苯乙胺类药物的条件见表 10-4。

表 10-4 非水溶液滴定法测定苯乙胺类药物的条件

药物	取样量 /g	加冰醋酸量 /ml	指示终点	终点颜色
肾上腺素	0.15	10	结晶紫	蓝绿色
盐酸异丙肾上腺素	0.15	30	结晶紫	蓝色
重酒石酸去甲肾上腺素	0.2	10	结晶紫	蓝绿色
盐酸多巴胺	0.15	25	结晶紫	蓝绿色
硫酸特布他林	0.3	30	电位法	
硫酸沙丁胺醇	0.4	10	结晶紫	蓝绿色
盐酸甲氧明	0.2	10	萘酚苯甲醇	黄绿色
盐酸苯乙双胍	0.1	30	电位法	
盐酸氯丙那林	0.15	20	结晶紫	蓝绿色
盐酸麻黄碱	0.15	10	结晶紫	翠绿色
盐酸伪麻黄碱	0.3	10	结晶紫	蓝绿色
盐酸多巴酚丁胺	0.2	20	结晶紫	蓝绿色
盐酸氨溴索	0.3	20	结晶紫	蓝色

如果测定药物的碱性较弱，终点不够明显，可加入醋酐，以提高其碱性，使终点突跃明显，如《中国药典》（2015 年版）收载的硫酸沙丁胺醇的测定如下。

方法：取本品 0.4g，精密称定，加冰醋酸 10ml，微热使溶解，放冷，加醋酐 15ml 和结晶紫指示液 1 滴，用高氯酸滴定液（0.1mol/L）滴定至溶液显蓝绿色，并将滴定结果用空白试验校正。每毫升高氯酸滴定液（0.1mol/L）相等于 57.67mg 的（$C_{13}H_{21}NO$）$_2$·H_2SO_4。

$$\left[\begin{array}{c} \text{OH} \\ \text{CH}_2\text{OH} \\ \text{CH(OH)CH}_2\text{N}^+\text{CH(CH}_3) \end{array}\right]_2 \cdot \text{SO}_4^{2-} + \text{HClO}_4 \longrightarrow \left[\begin{array}{c} \text{OH} \\ \text{CH}_2\text{OH} \\ \text{CH(OH)CH}_2\text{N}^+\text{CH(CH}_3) \end{array}\right] \cdot \text{ClO}_4^-$$

$$+ \left[\begin{array}{c} \text{OH} \\ \text{CH}_2\text{OH} \\ \text{CH(OH)CH}_2\text{N}^+\text{CH(CH}_3) \end{array}\right] \cdot \text{HSO}_4^-$$

（二）溴量法

盐酸去氧肾上腺素和重酒石酸间羟胺原料药采用溴量法测定含量。其测定原理是药物分子中的苯酚结构在酸性溶液中，酚羟基的邻、对位活泼氢能与过量的溴定量地发生溴代反应，再以碘量法测定剩余的溴，根据消耗的硫代硫酸钠滴定液的量，即可计算供试品的含量，以盐酸去氧肾上腺素的含量测定为例。

1. 基本原理

$$\text{HO}-\text{C}_6\text{H}_4-\text{CHCH}_2\text{NHCH}_3 + 3\text{Br}_2 \xrightarrow{\text{Br}_2} \text{Br}-\text{C}_6\text{HBr}_2(\text{OH})-\text{CHCH}_2\text{NHCH}_3 + 3\text{HBr}$$

$$\text{Br}_2 + 2\text{KI} \longrightarrow 2\text{KBr} + \text{I}_2$$

$$\text{I}_2 + 2\text{Na}_2\text{S}_2\text{O}_3 \longrightarrow 2\text{NaI} + \text{Na}_2\text{S}_4\text{O}_6$$

2. 测定方法

取本品 0.1g，精密称定，置碘瓶中，加水 20ml 使溶解，精密加溴滴定液（0.05mol/L）50ml，再加盐酸 5ml，立即密塞，放置 15min 并时时振摇，注意微压瓶塞，加碘化钾试液 10ml，立即密塞，振摇后，用硫代硫酸钠滴定液（0.1mol/L）滴定，至近终点时，加淀粉指示液，继续滴定至蓝色消失，并将滴定的结果用空白试验校正。每毫升溴滴定液（0.05mol/L）相当于 3.395mg 的 $\text{C}_9\text{H}_{13}\text{NO}_2 \cdot \text{HCl}$。

（三）提取酸碱滴定法

一些碱性较强（$\text{p}K_a 6\sim9$）的本类药物的盐类，经碱化、有机溶剂提取后，可直接用酸碱滴定法测定含量。

常用的测定方法：将供试品溶于水或矿酸溶液中，加入适量的碱性试剂使药物游离后，用适当的有机溶剂提取。蒸干提取液，残渣加中性乙醇溶解，用标准酸滴定液直接滴定；或在提取液中加过量的标准酸滴定液，蒸干有机溶剂后，再用标准碱滴定液回滴。

（四）紫外分光光度法与比色法

基于苯乙胺的基本结构，《中国药典》（2015 年版）采用紫外分光光度法测定本类一些药物制剂的含量，如重酒石酸间羟胺注射液、盐酸甲氧明注射液等。

利用本类药物分子结构中的芳伯氨基进行重氮化偶合反应显色，以及利用分子结构中的酚羟基可与亚铁离子配位显色。

（五）高效液相色谱法

《中国药典》（2015 年版）采用高效液相色谱法作为硫酸沙丁胺醇注射液、缓释片与缓释胶囊，盐酸氨溴索口服溶液、片剂、胶囊与缓释胶囊等的含量测定方法。例如，硫酸沙丁胺醇片的测定按照高效液相色谱法测定如下。

色谱条件与系统适用性试验：以十八烷基硅烷键合硅胶为填充剂；以磷酸二氢钠溶液（取磷酸二氢钠 11.04g，加水溶解并稀释至 1000ml，用磷酸调节 pH 至 3.10±0.05）- 甲醇（85∶15）为流动相；检测波长为 276nm。理论板数按硫酸沙丁胺醇计算不低于 3000。

测定方法：取本品 10 片，精密称定，研细，精密称取适量（约相当于硫酸沙丁胺醇 4.8mg），置 50ml 容量瓶中，用流动相适量振摇使硫酸沙丁胺醇溶解，用流动相稀释至刻度，摇匀，滤过，精密量取续滤液 20μl 注入液相色谱仪，记录色谱图。另取硫酸沙丁胺醇对照品约适量，加流动相制成每毫升中约含 0.096mg 的溶液，同法测定。按外标法以峰面积计算，即得。

◎ 学习小结

见表 10-5。

表 10-5　学习小结

典型药物	化学鉴别	特殊杂质检查	含量测定
盐酸普鲁卡因	水解反应（白色↓），氯化物反应（白色↓），重氮化反应（橙黄-猩红↓），氯化物反应（与硝酸银生成白色↓，与二氧化锰生成氯气）	对氨基苯甲酸	亚硝酸钠滴定法
盐酸利多卡因	硫酸铜的反应（紫色）氯化物反应（同上）		非水溶液滴定法
对乙酰氨基酚	三氯化铁反应（蓝紫色）重氮化反应（水解后）	对氨基酚对氯苯乙酰胺	紫外分光光度法
肾上腺素	三氯化铁反应（翠绿色→碱化后紫色→红色）过氧化氢反应（血红色）	酮体	非水溶液滴定法

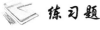 练习题

★ 经典试题

一、选择题

1. 亚硝酸钠滴定法测定盐酸普鲁卡因含量的原理与哪项无关（　　　）

A. 氧化还原反应　　　B. 中和反应　　　C. 重氮化反应

D. 芳香第一胺的反应　　E. 重氮化-偶合反应

2. 《中国药典》直接用芳香第一胺反应进行鉴别的药物是（　　　）

A. 维生素 E　　　　　B. 对乙酰胺基酚　　　C. 肾上腺素

D. 盐酸普鲁卡因　　　E. 盐酸利多卡因

3. 盐酸利多卡因含量测定，《中国药典》采用的方法是（　　　）

A. 非水溶液滴定法　　B. 酸碱滴定法

C. 紫外-可见分光光度法　　D. 高效液相色谱法　　E. 红外光谱法

4. 《中国药典》采用水解后重氮化-偶合反应进行鉴别的药物是（　　　）

A. 盐酸普鲁卡因　　　　　B. 盐酸利多卡因　　　　C. 肾上腺素

D. 对乙酰氨基酚　　　　　E. 头孢羟氨苄

5. 某药物的水溶液加三氯化铁试液即显蓝紫色，该药物应为（　　　）

A. 盐酸普鲁卡因　　　　　B. 苯佐卡因　　　　　C. 对乙酰氨基酚

D. 水杨酸　　　　　　　　E. 对氨基水杨酸钠

6. 肾上腺素及其盐类药物中应检查的特殊杂质为（　　　）

A. 游离水杨酸　　　　　　B. 酮体　　　　　　　C. 对氨基苯甲酸

D. 对氨基酚　　　　　　　E. 对氯乙酰苯胺

7～10 题共用选项

A. 在酸性条件下，和亚硝酸钠与 β-萘酚反应，显橙红色

B. 在碳酸钠试液中，与硫酸铜反应，生成蓝紫色配合物

C. 加入三氯化铁试液，显蓝紫色

D. 加入三氯化铁试液，显翠绿色，最终成紫红色

E. 加入三氯化铁试液，形成米黄色沉淀

以下药物的鉴别反应是什么？

7. 盐酸普鲁卡因（　　　）

8. 盐酸利多卡因（　　　）

9. 肾上腺素（　　　）

10. 对乙酰氨基酚（　　　）

二、填空题

1. 芳胺类药物根据基本结构不同，可分为_____和_____。

2. 对氨基苯甲酸酯类药物因分子结构中有_____结构，能发生重氮化-偶合反应；有_____结构，易发生水解。

3. 对乙酰氨基酚含有_____基，与三氯化铁发生呈色反应，可与利多卡因和醋氨苯砜区别。

4. 亚硝酸钠滴定法应用外指示剂时，其灵敏度与反应的体积_____（有，无）关系。

5. 肾上腺素中肾上腺酮的检查是采用_____法。

6. 肾上腺素中的特殊杂质是_____。

7. 盐酸普鲁卡因注射液易水解产生_____。

三、计算题

非水碱量法测定重酒石酸去甲肾上腺素含量：测定时室温 20℃，精密称取本品 0.2160g，加冰醋酸 10ml 溶解后，加结晶紫指示液 1 滴，用高氯酸滴定液（0.1mol/L）滴定，至溶液显蓝色，并将滴定结果用空白试验校正。已知，高氯酸滴定液（0.1mol/L）的浓度校正系数为 1.027（23℃），冰醋酸体积膨胀系数为 $1.1×10^{-3}$/℃。1ml 高氯酸滴定液（0.1mol/L）相当于 31.93mg $C_8H_{11}NO·C_4H_4O_6$ 样品，消耗高氯酸滴定液体积为 6.5ml，空白消耗 0.02ml。

1）样品测定时高氯酸滴定液（0.1mol/L）的 F 是 1.027 吗？为什么？

2）求重酒石酸去甲肾上腺素的百分含量。

能力训练

实训 盐酸普鲁卡因原料药及注射剂的质量分析

【实验目的】

1. 掌握用薄层色谱法检查盐酸普鲁卡因注射液中对氨基苯甲酸限量的原理及方法。
2. 熟悉永停滴定法测定药物含量的原理和操作。
3. 了解盐酸普鲁卡因原料药及其制剂的检查方法。

【实验原理】

盐酸普鲁卡因为4-氨基苯甲酸-2-（二乙氨基）乙酯盐酸盐。白色结晶或结晶性粉末；无臭，味微苦，随后有麻痹感。本品在水中易溶，在乙醇中略溶，在三氯甲烷中微溶，在乙醚中几乎不溶。本品的熔点［《中国药典》（2010年版）二部附录WC］为154~157℃。盐酸普鲁卡因注射液为盐酸普鲁卡因加氯化钠适量使成等渗的灭菌水溶液。本品为无色的澄明液体。含盐酸普鲁卡因（$C_{13}H_{20}N_2O_2 \cdot HCl$）应为标示量的95.0%~105.0%。

$$C_{13}H_{20}N_2O_2 \cdot HCl \quad 272.77$$

1. 盐酸普鲁卡因的鉴别反应

1）盐酸普鲁卡因分子中具有芳伯氨基，在酸性溶液中与亚硝酸钠试液进行重氮化反应，生成的重氮盐与碱性β-萘酚耦合生成橙红色的沉淀。

2）盐酸普鲁卡因的水溶液应显氯化物的鉴别反应。

2. 盐酸普鲁卡因的杂质检查方法 盐酸普鲁卡因分子结构中有酯键，易发生水解反应。其注射液在制备过程中受灭菌温度、时间、溶液pH、贮藏时间等的影响，水解生成对氨基苯甲酸，对氨基苯甲酸随贮藏时间的延长或高温加热，可进一步脱羧转化为苯胺，而苯胺又可被氧化为有色物，使注射液变黄，不但疗效下降，而且毒性增加，故《中国药典》中规定检查水解产物对氨基苯甲酸。采用薄层色谱法中的杂质对照法。

3. 盐酸普鲁卡因的含量测定方法 盐酸普鲁卡因具有芳伯氨基，在盐酸存在下与亚硝酸钠定量发生重氮化发应，生成重氮盐，用永停滴定法指示终点。

永停滴定法采用铂-铂电极系统。测定时，先将电极插入供试品的盐酸溶液中，当在电极间加一低电压（约为50mV）时，电极在溶液中极化。在滴定终点前，溶液中无亚硝酸，线路仅有很小或无电流通过，电流计指针不发生偏转或偏转后即回复到初始位置，当到达滴定终点时，溶液中有微量亚硝酸存在，使电极去极化，发生氧化还原反应。

$$\text{阳极} \quad NO + H_2O \longrightarrow HNO_2 + H^+ + e$$
$$\text{阴极} \quad HNO_2 + H^+ + e \longrightarrow NO + H_2O$$

此时线路中即有电流通过，电流计指针突然偏转，并不再回零，即滴定终点。

【实验材料】

永停滴定仪（电磁搅拌仪）、酸度计、滴定管、移液管；盐酸普鲁卡因注射剂、对氨基苯甲酸对照品、溴化钾、碱性 β-萘酚试液、对二甲氨基苯甲醛溶液、亚硝酸钠滴定液（0.1mol/L）、溴化钾（淀粉-碘化钾试纸）、稀盐酸、稀硝酸、硝酸银试液、氨试液、乙醇、冰醋酸、丙酮、甲醇。

【实验步骤】

1. 盐酸普鲁卡因原料药的质量分析　　按干燥品计算，含 $C_{13}H_{20}N_2O_2 \cdot HCl$ 不得少于 99.0%。

（1）鉴别　　取本品约 0.1g，加水 2ml 溶解后，用 10% 氢氧化钠溶液 1ml，即生成白色沉淀；加热，变为油状物，继续加热，发生的蒸气能使湿润的红色石蕊试纸变为蓝色；热至油状物消失后，放冷，加盐酸酸化，即析出白色沉淀。观察并记录实验现象。

（2）检查

1）酸度：取本品 0.4g，加水 10ml 溶解后，加甲基红指示液 1 滴，如显红色，加氢氧化钠滴定液（0.02mol/L）0.20ml，应变为橙色。观察并记录实验现象。

2）溶液的澄清度：取本品 2.0g，加水 10ml 溶解后，溶液应澄清。观察并记录实验现象。

3）对氨基苯甲酸：取本品，精密称定，加水溶解并定量稀释制成每毫升中含 0.2mg 的溶液，作为供试品溶液；另取对氨基苯甲酸对照品，精密称定，加水溶解并定量制成每毫升中含 1μg 的溶液，作为对照品溶液；取供试品溶液 1ml 与对照品溶液 9ml 混合均匀，作为系统适用性试验溶液。按照高效液相色谱法［《中国药典》（2010 年版）二部附录ⅤD］试验，以十八烷基硅烷键合硅胶为填充剂；以含 0.1% 庚烷磺酸钠的 0.05mol/L 磷酸二氢钾溶液（用磷酸调节 pH 至 3.0）-甲醇（68：32）为流动相；检测波长为 279nm。取系统适用性试验溶液 10μl，注入液相色谱仪，理论板数按对氨基苯甲酸峰计算不低于 2000，盐酸普鲁卡因峰和对氨基苯甲酸峰的分离度应大于 2.0。取对照品溶液 10μl，注入液相色谱仪，调节检测灵敏度，使主成分峰高约为满量程的 20%。精密量取供试品溶液与对照品溶液各 10μl，分别注入液相色谱仪，记录色谱图。供试品溶液色谱图中如有与对氨基苯甲酸峰保留时间一致的色谱峰，按外标法以峰面积计算，不得超过 0.5%。

（3）含量测定　　按照永停滴定法［《中国药典》（2010 年版）二部附录ⅦA］，调节永停仪上电阻 R_1，使加于电极上的电压约为 50mV。取本品适量（约相当于盐酸普鲁卡因 0.6g），精密称定，置烧杯中，加水 40ml 与盐酸溶液（1→2）15ml，然后置电磁搅拌器上，搅拌使溶解，再加溴化钾 2g，插入铂-铂电极后，在 15～25℃，将滴定管的尖端插入液面下约 2/3 处，用亚硝酸钠滴定液（0.1mol/L）迅速滴定。随滴随搅拌，至近终点时，将滴定管的尖端提出液面，用少量水淋洗尖端，洗液并入溶液中，继续缓慢滴定，至电流计指针突然偏转，并不再回复，即滴定终点。每毫升亚硝酸钠滴定液（0.1mol/L）相当于 27.28mg 的 $C_{13}H_{20}N_2O_2 \cdot HCl$。

2. 盐酸普鲁卡因注射液的质量分析　　本品含盐酸普鲁卡因（$C_{13}H_{20}N_2O_2 \cdot HCl$）应为标示量的 95.0%～105.0%。

（1）鉴别

1）取本品适量（约相当于盐酸普鲁卡因 50mg），加稀盐酸 1ml，必要时缓缓煮沸使溶解，放冷，加 0.1mol/L 亚硝酸钠溶液数滴，滴加碱性 β-萘酚试液数滴，观察并记录实验现象。

2）取本品，加稀硝酸使成酸性后，滴加硝酸银试液，即生成白色凝乳状沉淀；分离，沉淀加氨试液即溶解，再加稀硝酸酸化后，沉淀复生成。观察并记录实验现象。

（2）检查　对氨基苯甲酸：精密量取本品适量，用水定量稀释制成每毫升中含盐酸普鲁卡因 0.2mg 的溶液，作为供试品溶液；取对氨基苯甲酸对照品，精密称定，加水溶解并定量制成每毫升中含 2.4μg 的溶液，作为对照品溶液。按照盐酸普鲁卡因中对氨基苯甲酸项下的方法测定，供试品溶液色谱图中如有与对氨基苯甲酸保留时间一致的色谱峰，按外标法以峰面积计算，不得超过标示量的 1.2%。

（3）含量测定　按照高效液相色谱法［《中国药典》（2015 年版）二部附录ⅤD］测定。

色谱条件与系统适用性试验：以十八烷基硅烷键合硅胶为填充剂；以含 0.1% 庚烷磺酸钠的 0.05mol/L 磷酸二氢钾溶液（用磷酸调节 pH 至 3.0）-甲醇（68∶32）为流动相；检测波长为 290nm，理论板数按盐酸普鲁卡因峰计算不低于 2000。盐酸普鲁卡因峰与相邻杂质峰的分离度应符合要求。

测定法：精密量取本品适量，用水定量稀释制成每毫升中含盐酸普鲁卡因 0.02mg 的溶液，作为供试品溶液，精密量取 10μl，注入液相色谱仪，记录色谱图；另取盐酸普鲁卡因对照品，精密称定，加水溶解并定量稀释制成每毫升中含盐酸普鲁卡因 0.02mg 的溶液，同法测定。按外标法以峰面积计算，即得。

【注意事项】

1. 滴定过程中应注意控制温度不能过高。
2. 酸度计及永停滴定仪的使用应严格按照其操作规范进行。
3. 若不具备永停滴定仪，则可用外指示剂法指示终点。

【思考题】

1. 简述盐酸普鲁卡因的鉴别方法有哪些。
2. 永停滴定过程有哪些注意事项？

【任务考核】

1. 是否能够正确准备实验仪器和试液、试药。
2. 是否能够按照质量标准正确操作并完成各项目的检测。
3. 是否能够正确填写原始记录和开具检验报告单。
4. 实验结束后，是否能够按要求清场。

参 考 文 献

国家药典委员会. 2015. 中华人民共和国药典. 北京：中国医药科技出版社
杭太俊. 2012. 药物分析. 7 版. 北京：人民卫生出版社
李美发. 2011. 分析化学 7 版. 北京：人民卫生出版社
宋粉云，傅强. 2012. 药物分析. 7 版. 北京：科学出版社
孙立新. 2014. 药物分析. 北京：人民卫生出版社
姚彤炜. 2011. 药物分析习题与考试指南. 7 版. 杭州：浙江大学出版社

项目十一 维生素类药物的分析

【知识目标】
1. 熟悉维生素A、维生素E、维生素C的结构和主要性质。
2. 掌握代表性维生素的鉴别试验和杂质检查方法。
3. 掌握代表性维生素的含量测定方法及应用。

【能力目标】
1. 能够根据维生素的化学结构，选择相应的鉴别、检查和含量测定方法。
2. 能够根据《中国药典》标准对其他维生素类药物进行质量分析。

知识拓展

维生素的结构与质量分析

　　从化学结构上看，不同的维生素之间差异很大，并非是同一类化合物。例如，维生素A的结构包括环己烯部分和共轭多烯醇。维生素B₁为季铵类化合物。维生素C的化学结构和糖十分类似。如何根据维生素的结构特点，选择相应的分析方法，掌握理化性质与分析方法之间的关系，是我们需要解决的问题。某维生素的结构式如下。

$$\left(\begin{array}{c} H_3C \overset{3}{\underset{1}{\overset{2}{N}}} \overset{NH_2}{\underset{6}{\overset{4}{C}}} CH_2 \overset{+}{\underset{3}{N}} \overset{S}{\underset{4}{\overset{5}{C}}} CH_2CH_2OH \\ CH_3 \end{array} \right) Cl^- \cdot HCl$$

问题：

　　该维生素的结构中含有碱性基团和共轭双键，分别可以选择什么样的含量测定方法？

　　维生素是维持人类机体正常代谢功能不可缺少的一类活性物质，主要用于机体的能量转移和代谢调节，体内不能自行合成，必须从食物中摄取。从化学结构上看，维生素类都是有机化合物，但并非同属一类化合物，而是分属于醇、酯、酸、胺、酚、醛等，它们各具不同的理化性质和生理作用。《中国药典》收载了维生素的原料及制剂共40多个品种。关于维生素的分类，仍沿用其在油脂和水中的溶解度不同而分为脂溶性和水溶性两大类。其中，属于脂溶性的有维生素A、维生素D、维生素E和维生素K等；水溶性的有维生素B₁、维生素B₂、维生素C、烟酸及叶酸等。

　　维生素类药物的分析方法很多，有生物法、微生物法、化学法和物理化学法，都是依据药物的生物特性及理化性质进行的，但目前常用的分析方法是化学法或物理化学法。本项目以典型的维生素类药物为例（维生素A、维生素B₁、维生素C、维生素E），分别讨论它们的结构、理化性质及质量控制方法。

任务一 脂溶性维生素类药物的分析

《中国药典》（2015 年版）收载的本类药物主要有维生素 A、维生素 D、维生素 E、维生素 K 等，本节重点介绍维生素 A、维生素 E 的质量分析。

一、维生素 A 的分析

理论基础

维生素 A 包括维生素 A_1、维生素 A_2、维生素 A_3 等，其中效价最高的为维生素 A_1（全反式共轭多烯醇侧链的环己烯），维生素 A_2 的生物活性是维生素 A_1 的 30%～40%，维生素 A_3 的生物活性是维生素 A_1 的 0.4%，故通常所说的维生素 A 是指维生素 A_1。维生素 A 是不饱和脂肪醇，在自然界中主要来自鲛类无毒海鱼肝脏中提取的脂肪油（通称为鱼肝油），目前主要采用人工合成方法制取。在鱼肝油中维生素 A 多以各种酯类混合物的形式存在，其中主要为乙酸酯和棕榈酸酯。《中国药典》收载的维生素 A 是指人工合成的维生素 A 乙酸酯结晶加精制植物油制成的油溶液，其制剂有维生素 A 软胶囊、维生素 AD 软胶囊和维生素 AD 滴剂三个品种。《美国药典》收载的是维生素 A 及其乙酸酯、棕榈酸酯混合物的食用油溶液。《英国药典》收载的人工合成浓缩维生素 A 油是维生素 A 乙酸酯、丙酸酯和棕榈酸酯混合物的植物油溶液。

维生素 A 的结构与性质如下。

1. 结构 维生素 A 的结构为具有一个共轭多烯醇侧链的环己烯，因而具有多个立体异构体。天然维生素 A 主要是全反式维生素 A，尚有多种其他异构体。其他异构体具有相似的化学性质，但各具不同的光谱特性和生物效价。R 的不同决定了维生素 A 的醇式或酯式状态（表 11-1）。

表 11-1 维生素 A 醇及其酯

名称	R	分子式	分子质量	晶型及熔点
维生素 A 醇	—H	$C_{20}H_{30}O$	286.44	黄色棱形结晶 62～64℃
维生素 A 乙酸酯	—$COCH_3$	$C_{22}H_{32}O_2$	328.48	淡黄色棱形结晶 57～58℃
维生素 A 棕榈酸酯	—$COC_{15}H_{31}$	$C_{36}H_{60}O_2$	524.84	无定形或结晶 28～29℃

此外，鱼肝油中尚含有去氢维生素 A（维生素 A_2）、去水维生素 A（维生素 A_3），这些物质也有紫外吸收，并能与显色剂产生相近的颜色。所以，在测定维生素 A 含量时必须考虑这些干扰因素。

维生素 A₂   维生素 A₃

2. 性质

（1）溶解性　　维生素 A 与三氯甲烷、乙醚、环己烷或石油醚能任意混合，在乙醇中微溶，在水中不溶。

（2）不稳定性　　维生素 A 中有多个不饱和键，性质不稳定，易被空气中氧或氧化剂氧化，易被紫外光裂解，特别在加热和金属离子存在时，更易被氧化变质，生成无生物活性的环氧化合物、维生素 A 醛或维生素 A 酸。酸也是导致维生素 A 分解的因素之一。维生素 A 遇 Lewis 酸或无水氯化氢乙醇液，可发生脱水反应，生成脱水维生素 A。维生素 A 乙酸酯较维生素 A 稳定，一般将本品或棕榈酸酯溶于植物油中供临床使用。因此，维生素 A 及其制剂除需密封在阴暗处保存外，还需充氮气或加入合适的抗氧剂以提高药物的稳定性。

（3）紫外吸收特性　　维生素 A 分子中具有共轭多烯醇侧链结构，在 325～328nm 处有最大吸收，可用于鉴别和含量测定。

（4）与三氯化锑呈色　　维生素 A 在三氯甲烷中能与三氯化锑试剂作用，产生不稳定的蓝色。可以此进行鉴别或用比色法测定含量。

▌技能基础

（一）鉴别试验

1. 三氯化锑反应（Carr-Price 反应）　　维生素 A 在饱和无水三氯化锑的无醇三氯甲烷溶液中即显蓝色，渐变为紫红色。《中国药典》（2015 年版）、《美国药典》（35 版）对收载的维生素 A 油溶液均采用三氯化锑反应鉴别。其机制为维生素 A 和氯化锑（Ⅲ）中存在的亲电试剂氯化高锑（Ⅴ）作用形成不稳定的蓝色碳正离子。反应式如下。

方法：取供试品 1 滴，加三氯甲烷 10ml 振摇使溶解；取出 2 滴，加三氯甲烷 2ml 与含 25% 三氯化锑的三氯甲烷溶液 0.5ml，即显蓝色，渐变成紫红色。

注意事项：反应需在无水、无醇条件下进行。因为水可使三氯化锑水解成氯化氧锑，而乙醇可以和碳正离子作用使其正电荷消失。要求仪器和试剂必须干燥无水，三氯甲烷中必须无醇。

2. 紫外分光光度法 维生素 A 分子中含有 5 个共轭双键，其无水乙醇溶液在 326nm 的波长处有最大吸收峰，当在盐酸催化下加热时，则发生脱水反应而生成去水维生素 A。去水维生素 A 比维生素 A 多一个共轭双键，故其最大吸收峰波长红移，同时在 350～390nm 处出现 3 个吸收峰。

方法：取约相当于 10IU 的维生素 A 供试品，加无水乙醇-盐酸（100∶1）溶液溶解，立即用紫外分光光度计在波长 300～400nm 处进行扫描，在 326nm 的波长处有单一的最大吸收峰。将此溶液置水浴上加热 30s，迅速冷却，按照上法进行扫描，在 332nm 的波长处有较低的吸收峰或拐点，且在 348nm、367nm、389nm 的波长处有三个尖锐的吸收峰。

3. 薄层色谱法 《英国药典》（2009 年版）收载的浓缩合成品维生素 A 各种酯类药物的鉴别采用此法。

鉴别方法：以硅胶 G 为吸附剂，环己烷-乙醚（80∶20）为展开剂。分别取供试品与对照品（不同维生素 A 酯类）的环己烷溶液（5IU/μl）各 2μl，点于薄层板上，不必挥散溶剂，立即展开。取出薄层板后，置空气中挥干，喷以三氯化锑溶液，比较供试品和对照品溶液所显蓝色斑点的位置，即可鉴别。维生素 A 醇及其乙酸酯、棕榈酸酯均显蓝绿色，其 R_f 值分别为 0.1、0.45 和 0.7。

《美国药典》（35 版）采用硅胶为吸附剂，以环己烷-乙醚（4∶1）为展开剂，以维生素 A 的三氯甲烷溶液（约 1500IU/ml）点样 10μl，展开 10cm，在空气中挥干，以磷钼酸为显色剂显色。

（二）检查

《中国药典》（2015 年版）规定维生素 A 需检查酸值及过氧化值。

1. 酸值 维生素 A 制备和贮藏过程中，酯化不完全或水解，均可生成乙酸。酸度大不利于维生素 A 的稳定，故应控制酸度。

检查方法：取乙醇与乙醚各 15ml，置锥形瓶中，加酚酞指示液 5 滴，滴加氢氧化钠滴定液（0.1mol/L）至微显粉红色，再加本品 2.0g，振摇使完全溶解，用氢氧化钠滴定液（0.1mol/L）滴定，酸值不得超过 2.0（ChP2015 通则 0713）。

2. 过氧化值 维生素 A 结构中的共轭双键易被氧化成过氧化物，故应控制此类杂质。

检查方法：取本品 1.0g，加冰醋酸-三氯甲烷（6∶4）30ml。振摇使溶解，加碘化钾的饱和溶液 1ml，振摇 1min，加水 100ml 与淀粉指示液 1ml，用硫代硫酸钠滴定液（0.1mol/L）滴定至紫蓝色消失，并将滴定的结果用空白试验校正。消耗硫代硫酸钠滴定液（0.1mol/L）不得超过 1.5ml。

（三）含量测定

1. 紫外分光光度法 维生素 A 在波长 325～328nm 具有最大吸收，可用于含量测定。由于维生素 A 原料中常混有其他杂质，包括其多种异构体、氧化降解产物（维生素 A_2、维生素 A_3、环氧化物、维生素 A 醛、维生素 A 酸等）、合成中间体、反应副产物等，且制剂中常含稀释用油，以致在维生素 A 的最大吸收波长处测得的吸光度并不是维生素 A 所独有的。为了得到准确的测定结果，消除非维生素 A 物质的无关吸收所引起的误差，采用"三点校正法"测定，即在三个波长处测得吸光度后，在规定的条件下以校正公式进行校正，再进行计算，这样可消除无关吸收的干扰，求得维生素 A 的真实含量。

用该法基于两点：①在波长 310～340nm 处，杂质吸收呈一直线，且随波长的增大吸光度下降；②物质对光吸收呈加和性。

三点校正法又包括两种方法：直接测定法与皂化法。两种方法的使用范围、波长选择、测定方法及计算方法等均有所不同，现介绍如下。

第一法即直接测定法，是一种等波长差法，适用于纯度高的维生素 A 乙酸酯的含量测定。

（1）测定方法　　取供试品适量，精密称定，加环己烷溶解并定量稀释制成每毫升中含 9～15U 的溶液，按照紫外-可见分光光度法（ChP2015 通则 0401），测定其吸收峰的波长，并在表 11-2 所列波长处测定吸光度，计算各吸光度与波长 328nm 处吸光度的比值和波长 328nm 处的 $E_{1cm}^{1\%}$ 值。

表 11-2　各波长处的吸光度与 328nm 波长处的吸光度比值

波长 /nm	吸光度比值	波长 /nm	吸光度比值
300	0.555	340	0.811
316	0.907	360	0.299
328	1.000		

（2）计算

1）求 $E_{1cm}^{1\%}$。

$$E_{1cm}^{1\%}=\frac{A}{C\times L}$$

式中，A 为吸光度；C 为吸光物质浓度；L 为吸收层厚度。A 值有两种可能，一是直接采用 328nm 的波长下测得的吸光度值，即 A_{328}；二是如果最大吸收波长为 326～329nm，且所测得各波长吸光度比值超过规定值 ±0.02 时，采用校正值，即 $A_{328（校正）}$，校正式如下。

$$A_{328（校正）}=3.52\left(2A_{328}-A_{316}-A_{340}\right)$$

若校正吸光度与 328nm 实测吸光度相差不超过 ±3%，则仍用 $A_{328（实测）}$ 计算含量；若校正吸光度与 328nm 实测吸光度相差为 −15%～−3%，则用 $A_{328（校正）}$ 计算含量；若校正吸光度超过 328nm 实测吸光度的 −15%～+3%，或者最大吸收波长不为 326～329nm，则供试品应按皂化法测定。

2）求效价。

$$1g供试品中含有的维生素A的单位=E_{1cm}^{1\%}\times F$$

式中，F 为换算因素，当测定对象是维生素 A 乙酸酯时，其值为 1900；当测定对象是维生素 A 醇时，其值为 1830。

3）求维生素 A 乙酸酯占标示量的百分含量如下。

$$标示量=\frac{A\times D\times 1900\times \overline{W}}{W\times 100\times L\times 标示量}\times 100\%$$

式中，D 为供试品的稀释倍数；1900 为维生素 A 乙酸酯在环己烷溶液中测定的换算因子；$\overline{W}$ 为平均内容物质量；W 为称取的内容物质量（即供试品取用量）；L 为比色池的厚度（cm）；标示量为处方中规定的每粒软胶囊中含有维生素 A 乙酸酯的国际单位数。

第二法即皂化法，是一种等吸收比法，适用于纯度较低，或无法用第一法测定的维生素的含量测定。本法测定对象是维生素A醇。

测定方法：精密称取供试品适量（约相当于维生素A总量500U，质量不多于2g），置皂化瓶中，加乙醇30ml与50%氢氧化钾溶液3ml，置水浴中煮沸回流30min，冷却后，自冷凝管顶端加水10ml冲洗冷凝管内部，将皂化液移至分液漏斗中（分液漏斗活塞涂以甘油淀粉润滑剂），皂化瓶用水60~100ml分数次洗涤，洗液并入分液漏斗中，用不含过氧化物的乙醚振摇提取4次，每次振摇约5min，第一次60ml，以后每次40ml，合并乙醚液，用水洗涤数次，每次约100ml，洗涤应缓缓旋动，避免乳化，直至水层遇酚酞指示液不再显红色，乙醚液用铺有脱脂棉与无水硫酸钠的滤器滤过，滤器用乙醚洗涤，洗液与乙醚液合并，置250ml容量瓶中，用乙醚稀释至刻度，摇匀；精密量取适量，置蒸发皿内，在水浴上低温蒸发至5ml后，置减压干燥器中，抽干，迅速加异丙醇溶解并定量稀释制成每毫升中含维生素A 9~15U，按照紫外-可见分光光度法（ChP2015通则0401），在300nm、310nm、325nm与334nm四个波长处测定吸光度，并测定吸收峰的波长。吸收峰的波长应为323~327nm，且300nm波长处的吸光度与325nm波长处的吸光度的比值应不超过0.73，按下式计算校正吸光度。

$$A_{325（校正）}=6.815A_{325}-2.555A_{310}-4.260A_{334}$$

每克供试品中含有的维生素A的单位 $=E_{1cm}^{1\%}$（325nm，校正）$\times 1830$

如果校正吸光度为未校正吸光度的97%~103%，则仍以未经校正的吸光度计算含量。

如果吸收峰的波长不为323~327nm，或300nm波长处的吸光度与325nm波长处的吸光度的比值超过0.73，则应自上述皂化后的乙醚提取液250ml中，另精密量取适量（相当于维生素A 300~400U），减压蒸去乙醚至约剩5ml，再在氮气流下吹干，立即精密加入甲醇3ml，溶解后，采用维生素D测定法（ChP2015通则0722）第二法项下的净化用色谱柱系统，精密量取500μl，注入液相色谱仪，分离并准确收集含有维生素A的流出液，在氮气流下吹干，而后照上述方法自"迅速加异丙醇溶解"起，依法操作并计算含量。

2.高效液相色谱法 高效液相色谱法测定维生素A的含量是《中国药典》（2015年版）新增的分析方法，适用于维生素A乙酸酯原料及其制剂中维生素A的含量测定。

色谱条件与系统适用性试验：以十八烷基硅烷键合硅胶为填充剂，以正己烷-异丙醇（997:3）为流动相，检测波长为325nm。取系统适用性试验溶液10μl，注入液相色谱仪，维生素A乙酸酯主峰与其顺式异构体峰的分离度应大于3.0。精密量取对照品溶液10μl，注入液相色谱仪，连续进样5次，主成分峰面积的相对标准偏差不得超过3.0%。

系统适用性试验溶液的制备：取维生素A对照品适量（约相当于维生素A乙酸酯300mg），置烧杯中，加入碘试液0.2ml，混匀，放置约10min，定量转移至200ml容量瓶中，用正己烷稀释至刻度，摇匀，精密量取1ml，置100ml容量瓶中，用正己烷稀释至刻度，摇匀。

测定法：精密称取供试品适量（约相当于15mg维生素A乙酸酯），置100ml容量瓶中，用正己烷稀释至刻度，摇匀，精密量取5ml，置50ml容量瓶中，用正己烷稀释至刻度，摇匀，作为供试品溶液。另精密称取维生素A对照品适量（约相当于15mg维生素A乙酸酯），同法制成对照品溶液。精密量取供试品溶液与对照品溶液各10μl，分别注入液相色谱仪，记录色谱图，按外标法以峰面积计算，含量应符合规定。

讨论：系统适用性试验中加入碘试液 0.2ml，目的是将对照品各部分维生素 A 乙酸酯转化成其顺式异构体，进行分离度的考察。若维生素 A 对照品中含有维生素 A 乙酸酯顺式异构体，则可直接用作系统适用性分离度考察，不必再做破坏性试验。

3. 三氯化锑比色法 利用维生素 A 与三氯化锑的无水三氯甲烷溶液作用，产生不稳定的蓝色，在波长 618～620nm 处有最大吸收，该方法采用标准工作曲线法。

测定方法：取维生素 A 对照品，制成系列浓度的三氯甲烷标准溶液，分别加入一定量的三氯化锑三氯甲烷溶液，在 5～10s，于波长 620nm 处测定吸光度，绘制标准曲线。同法测定供试品溶液的吸光度，根据标准工作曲线计算供试品含量。

测定时应注意：①本法产生的蓝色不稳定，要求操作迅速，一般规定加入三氯化锑后在 5～10s 测定；②反应介质需无水，否则使三氯化锑水解产生 SbOCl 而使溶液浑浊，影响比色；③温度对呈色强度的影响很大，样品测定时的温度与绘制标准工作曲线时的温度差值应在 ±1℃以内，否则需重新绘制标准工作曲线；④三氯化锑比色并非维生素 A 的专属性反应，在相同条件下，某些有关物质均与三氯化锑显蓝色，干扰测定，常使测定结果偏高；⑤三氯化锑试剂有强腐蚀性，易损坏皮肤和仪器，使用时应严加注意。

早期应用的三氯化锑比色法反应因存在上述缺点，被紫外分光光度法所替代，但由于三氯化锑比色法操作简便、快速，目前仍为食品或饲料中维生素 A 含量测定的常用方法。

二、维生素 E 的分析

理论基础

维生素 E 为 α-生育酚及其各种酯类。生育酚主要有 α、β、γ、δ 四种异构体，其中以 α 异构体的生理活性最强。维生素 E 有天然品和合成品之分。天然品为右旋体（d-α），合成品为消旋体（dl-α），右旋体与消旋体的效价比为 1.4 : 10。《中国药典》（2015 年版）收载了合成型或天然型维生素 E 和维生素 E 片剂、软胶囊、粉剂与注射液。《美国药典》（35 版）收载了右旋或外消旋 α-生育酚及其乙酸酯和琥珀酸酯。

维生素 E 的结构与性质如下。

1. 结构 维生素 E 为苯并二氢吡喃醇衍生物，苯环上有一个乙酰化的酚羟基，故又称为生育酚乙酸酯。合成型为（±）-2, 5, 7, 8-四甲基 -2-（4, 8, 12-三甲基十三烷基）-6-苯并二氢吡喃醇乙酸酯或 dl-α-生育酚乙酸酯；天然型为（＋）-2, 5, 7, 8-四甲基 -2-（4, 8, 12-三甲基十三烷基）-6-苯并二氢吡喃醇乙酸酯或 d-α-生育酚乙酸酯。结构式如下。

合成型

天然型

2. 性质

（1）性状　维生素 E 为微黄色至黄色或黄绿色澄清较稠的液体；几乎无臭；遇光色渐深。天然型放置会固化，25℃会熔化。

（2）溶解性　在无水乙醇、丙酮、乙醚、植物油中易溶，在水中不溶。

（3）水解性　维生素 E 为乙酸酯，在酸性或碱性溶液中加热可水解生成游离生育酚，故常作为特殊杂质进行检查。

（4）氧化性　维生素 E 在无氧条件下对热稳定，加热 200℃也不破坏，但对氧十分敏感，遇光、空气可被氧化。维生素 E 的水解产物游离生育酚，在有氧或其他氧化剂存在时，则进一步氧化生成有色的醌型化合物，故应避光保存。

（5）紫外吸收特性　维生素 E 结构中苯环上有酚羟基，故有紫外吸收，其无水乙醇溶液在波长 284nm 处有最大吸收，其吸收系数（$E_{1cm}^{1\%}$）为 41.0～45.0。

技能基础

（一）鉴别试验

1. 硝酸反应　维生素 E 在硝酸酸性条件下，水解生成生育酚，生育酚被硝酸氧化为邻醌结构的生育红而显橙红色。反应方程式如下。

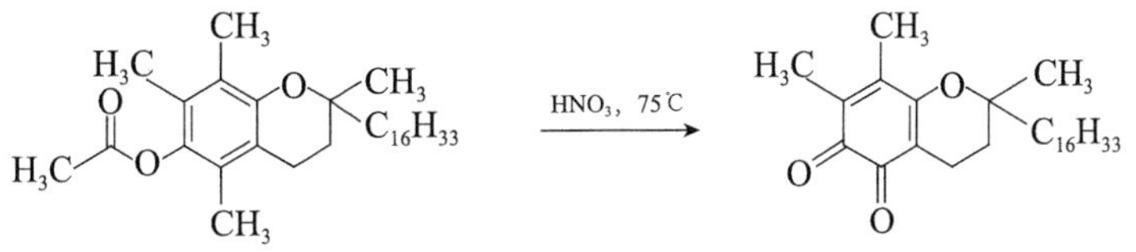

维生素 E　　　　　　　　　生育红（橙红色）

方法：取本品约 30mg，加无水乙醇 10ml 溶解后，加硝酸 2ml，摇匀。在 75℃条件下加热约 15min，溶液应显橙红色。本法简便、快速，呈色反应明显。《中国药典》（2015年版）、《美国药典》（35 版）均采用本法进行鉴别。

2. 三氯化铁反应　维生素 E 在碱性条件下，加热水解生成游离的生育酚，生育酚经乙醚提取后，可被三氯化铁氧化成对-生育醌，同时 Fe^{3+} 被还原为 Fe^{2+}，Fe^{2+} 与 2, 2′-联吡啶生成红色的配位离子。

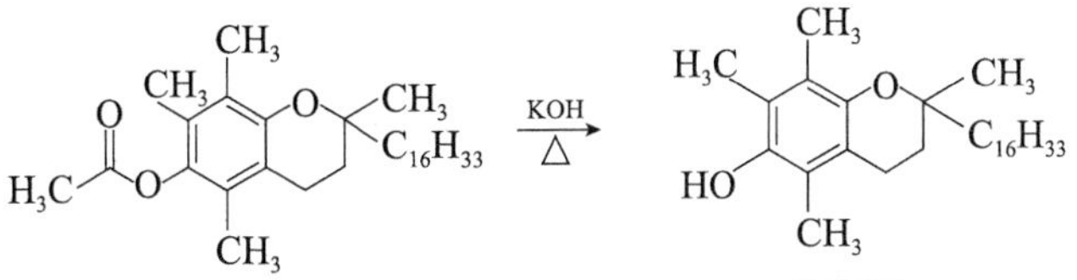

α-生育酚

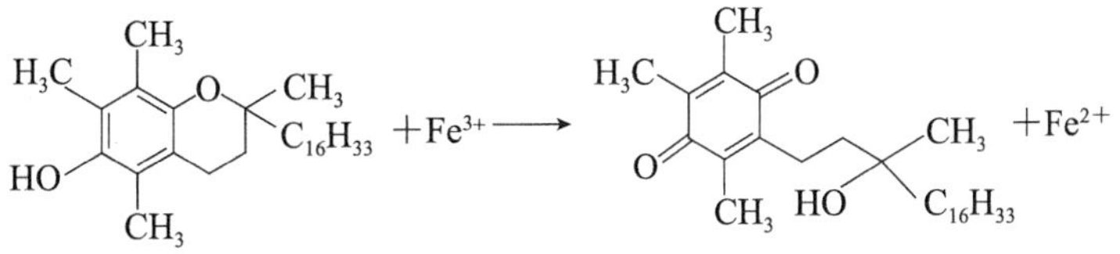

α-生育酚　　　　　　　　　对-生育醌

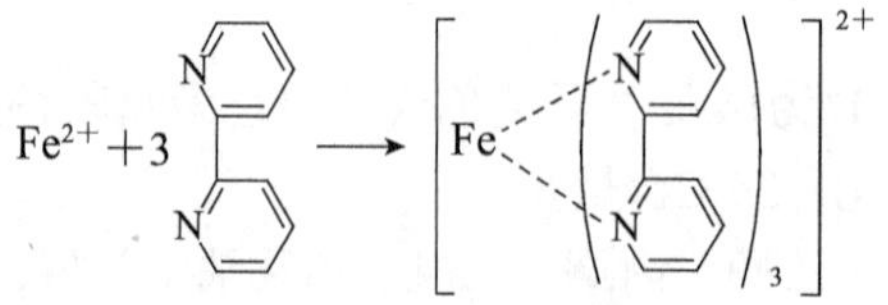

方法：取本品约 10mg，加乙醇制氢氧化钾试液 2ml，煮沸 5min，放冷，加水 4ml 与乙醚 10ml，振摇，静置使分层；取乙醚液 2ml，加 2, 2′- 联吡啶的乙醇溶液（0.5→100）数滴和三氯化铁的乙醇液（0.2→100）数滴，应显血红色。《美国药典》曾用作维生素 E 的比色测定，但由于测定前需将维生素 E 水解成 α-生育酚，操作麻烦且专属性也不高，复方维生素中维生素 A 对测定有干扰，故现已被气相色谱法所取代。

3. 其他鉴别方法 《中国药典》（2015 年版）采用红外光谱法鉴别维生素 E，其红外吸收图谱应与对照的光谱图一致；采用气相色谱法鉴别维生素 E 和其制剂，按含量测定项下的方法试验，供试品主峰的保留时间应与维生素 E 对照品峰的保留时间一致。

（二）杂质检查

《中国药典》（2015 年版）规定本品须检查酸度、游离生育酚、有关物质和残留溶剂。

1. 酸度 检查维生素 E 制备过程中引入的游离乙酸。

方法：取乙醇与乙醚各 15ml，置锥形瓶中，加酚酞指示液 0.5ml，滴加氢氧化钠滴定液（0.1mol/L）至微显粉红色，加本品 1.0g，溶解后，用氢氧化钠滴定液（0.1mol/L）滴定，不得超过 0.5ml。

2. 游离生育酚 《中国药典》（2015 年版）采用硫酸铈滴定法检查（天然型）维生素 E 的游离生育酚。利用游离生育酚的还原性，可被硫酸铈定量氧化。故在一定条件下以消耗硫酸铈滴定液（0.01mol/L）的体积来控制游离生育酚的限量。游离生育酚被氧化成生育醌后失去 2 个电子，滴定反应的摩尔比为 1∶2，生育酚的相对分子质量为 430.7，即 1mol 的硫酸铈相当于 1/2mol 的生育酚。

方法：取本品 0.10g，加无水乙醇 5ml 溶解后，加二苯胺试液 1 滴，用硫酸铈滴定液（0.01mol/L）滴定，消耗硫酸铈滴定液（0.01mol/L）不得超过 1.0ml。

3. 有关物质 维生素 E（合成型）的有关物质检查：取本品，用正己烷稀释制成每毫升中约含 2.5mg 的溶液，作为供试品溶液；精密量取适量，用正己烷定量稀释制成每毫升中含 25μg 的溶液，作为对照溶液。按照含量测定项下的色谱条件，取对照溶液 1μl，注入气相色谱仪，调节检测灵敏度，使主成分色谱峰的峰高约为满量程的 30%，再精密量取供试品溶液与对照溶液各 1μl，分别注入气相色谱仪，记录色谱图至主成分峰保留时间的 2 倍，供试品溶液的色谱图中如有杂质峰，α-生育酚（相对保留时间约为 0.87）的峰面积不得大于对照溶液主峰面积（1.0%），其他单个杂质峰面积不得大于对照溶液主峰面积的 1.5 倍（1.5%），各杂质峰面积的和不得大于对照溶液主峰面积的 2.5 倍（2.5%）。

4. 残留溶剂 维生素 E（天然型）的残留溶剂（正己烷）检查：取本品，精密称定，加 N, N-二甲基甲酰胺溶解并定量稀释制成每毫升中约含 50mg 的溶液，作为供试品溶液；另取正己烷，加 N, N-二甲基甲酰胺定量稀释制成每毫升中约含 10μg 的溶液，作为对照品溶液。照残留溶剂测定法（ChP2015 通则 0861 第一法）试验，以 5% 苯基甲基聚硅氧烷为固定液（或极性相近的固定液），起始柱温为 50℃，维持 8min，然后以每分钟 45℃ 的速率升温至 260℃，维持 15min。正己烷的残留量应符合规定（天然型）。

（三）含量测定

近年来，《中国药典》（2015 年版）和其他国家药典多采用气相色谱法。该法专属性强，简便快速，适合于维生素 E 制剂的分析。

1. 气相色谱法　气相色谱法是集分离与测定于一体的分析方法，适用于多组分混合物的定性、定量分析。该法具有高度选择性，可分离维生素 E 及其异构体，选择性地测定维生素 E。维生素 E 的沸点虽高达 350℃，但仍可不经衍生化直接用气相色谱法测定含量，测定时均采用正三十二烷的内标法。

测定方法如下。

色谱条件：以硅酮（OV-17）为固定液，涂布浓度为 2% 的填充柱，或用 100% 二甲基聚硅氧烷为固定液的毛细管柱，柱温为 265℃。

系统适用性试验：理论板数按维生素 E 峰计算不低于 500（填充柱）或 5000（毛细管柱），维生素 E 峰与内标物质峰的分离度应符合要求。

校正因子测定：取正三十二烷适量，加正己烷溶解并稀释成每毫升中含 1.0mg 的溶液，作为内标溶液。另取维生素 E 对照品约 20mg，精密称定，置棕色具塞瓶中，精密加内标溶液 10ml，密塞，振摇使溶解，取 1～3µl 注入气相色谱仪，计算校正因子。

样品测定：取本品约 20mg，精密称定，置棕色具塞瓶中，精密加内标溶液 10ml，密塞，振摇使溶解，取 1～3µl 注入气相色谱仪，测定，按内标法计算，即得。

维生素 E 片、维生素 E 软胶囊、维生素 E 粉和维生素 E 注射剂均采用气相色谱法测定含量。

2. 高效液相色谱法　日本药局方采用高效液相色谱法测定维生素 E（指 dl-α-生育酚）的含量，以外标法定量。

色谱条件：色谱柱为内径 4mm、长 15～30cm 的不锈钢柱，填充粒径 5～10µm 的十八烷基硅烷键合硅胶为固定相，流动相为甲醇-水（49∶1），用紫外检测器，检测波长为 292nm。生育酚与乙酸生育酚两峰的分离度应大于 2.6，生育酚先出峰。峰高的 RSD 应小于 0.8%。

方法：取维生素 E 供试品和生育酚对照品各约 0.05g，精密称定，分别溶于无水乙醇中，并准确稀释至 50.0ml，即得供试品溶液和对照品溶液；精密吸取两种溶液各 20µl，注入高效液相色谱仪，记录色谱图，分别测量生育酚的峰高 H_x 和 H_r，按下式计算含量。

$$供试品中生育酚的质量（mg）= m_r \times \frac{H_x}{H_r}$$

式中，m_r 为生育酚对照品的质量（mg）；H_x 和 H_r 分别为供试品和对照品中生育酚的峰高。

任务二　水溶性维生素类药物的分析

一、维生素 B_1 的分析

理论基础

维生素 B_1 广泛存在于米糠、麦麸和酵母中，此外还来源于人工合成。本品具有维持糖代谢及神经传导与消化的正常功能，主要用于治疗脚气病、多发性神经炎和胃肠道疾病。《中国药典》（2015 年版）收载有维生素 B_1 及其片剂和注射液。

维生素 B_1 的结构与性质如下。

1. 结构 维生素 B_1 也称为盐酸硫胺，它是由氨基嘧啶环和噻唑环通过亚甲基连接而成的季铵类化合物。噻唑环上的季铵及嘧啶环上的氨基为两个碱性基团，可与酸成盐。

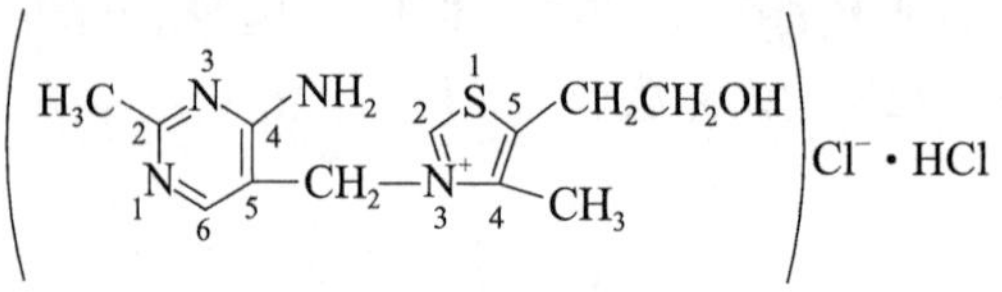

2. 性质

（1）溶解性 维生素 B_1 为白色结晶或结晶性粉末。有微弱的臭味，味苦；干燥品在空气中可迅速吸收 4% 的水分。本品在水中易溶，在乙醇中微溶，在乙醚中不溶。

（2）显酸性 本品的水溶液显酸性，且在酸性溶液中较稳定。

（3）硫色素反应 噻唑环在碱性介质中可开环，再与嘧啶环上的氨基环合，经铁氰化钾等氧化剂氧化成具有荧光的硫色素，后者溶于正丁醇中呈蓝色荧光。

（4）紫外吸收 本品的 $12.5\mu g/ml$ 盐酸溶液（$9\rightarrow1000$），在波长 246nm 处有最大吸光度，吸收系数（$E_{1cm}^{1\%}$）为 406～436。

（5）与生物碱沉淀试剂反应 本品分子中含有两个杂环（噻唑环和嘧啶环），故可与某些生物碱沉淀试剂（如碘化汞钾、三硝基苯酚、碘溶液和硅钨酸等）反应生成组成恒定的沉淀，可用于鉴别和含量测定。

（6）氯化物的特性 维生素 B_1 为盐酸盐，故本品的水溶液显氯化物的鉴别反应。

技能基础

（一）鉴别试验

1. 硫色素反应 维生素 B_1 在碱性溶液中，可被铁氰化钾氧化生成硫色素。硫色素溶于正丁醇（或异丁醇等）中，显蓝色荧光。反应式如下。

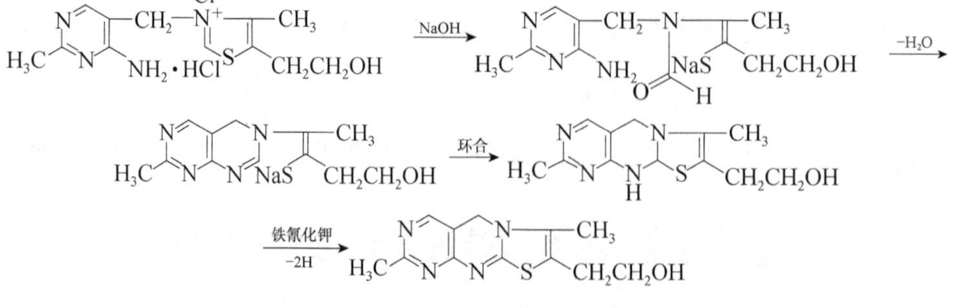

方法：取本品约 5mg，加氢氧化钠试液 2.5ml 溶解后，加铁氰化钾试液 0.5ml 与正丁醇 5ml，强力振摇 2min，放置使分层，上面的醇层显强烈的蓝色荧光；加酸使呈酸性，荧光即消失；再加碱使成碱性，荧光又显出。

硫色素反应为维生素 B_1 所特有的专属性反应，各国药典均以此法用于本品及其制剂的鉴别。

2. 沉淀反应

1）维生素 B_1 与碘化汞钾生成淡黄色沉淀（B）· H_2HgI_4。

2）维生素 B_1 与碘生成红色沉淀（B）· $HI·I_2$。

3）维生素 B_1 与硅钨酸生成白色沉淀（B）$_2$· $SiO_2(OH)_2$· $12WO_3$· $4H_2O$。

4）维生素 B_1 与苦酮酸生成扇形白色结晶。

3. 硫元素反应　　维生素 B_1 与 NaOH 共热，分解产生硫化钠，可与硝酸铅反应生成黑色沉淀。

4. 氯化物反应　　本品是盐酸盐，水溶液显氯化物的鉴别反应。

5. 红外分光光度法　　《中国药典》（2015 年版）的方法为：取本品适量，加水溶解，水浴蒸干，在 105℃干燥 2h 测定。本品的红外光吸收图谱应与对照的图谱一致。

（二）杂质检查

1. 硝酸盐　　取本品 1.0g，加水溶解并稀释至 100ml，取 1.0ml，加水 4.0ml 与 10% 氯化钠溶液 0.5ml，摇匀，精密加稀靛胭脂试液（取靛胭脂试液，加等量的水稀释）。临用前，量取本液 1.0ml，用水稀释至 50ml，按照紫外-可见分光光度法（ChP2015 通则 0401），在 610nm 的波长处测定，吸光度应为 0.3～0.4，摇匀，沿管壁缓缓加硫酸 5.0ml，立即缓缓振摇 1min，放置 10min，与标准硝酸钾溶液（精密称取在 105℃干燥至恒重的硝酸钾 81.5mg，置 50ml 容量瓶中，加水溶解并稀释至刻度，摇匀，精密量取 5ml，置 100ml 容量瓶中，用水稀释至刻度，摇匀，每毫升相当于 50μg 的 NO_3^-）0.50ml 用同法制成的对照液比较，不得更浅（0.25%）。

2. 有关物质　　维生素 B_1 在生产和储藏过程中较易降解，故《中国药典》（2015 年版）规定本品及其制剂均须采用高效液相色谱法检查有关物质。

以维生素 B_1 原料药的有关物质检查方法为例：取本品，精密称定，用流动相溶解并稀释制成每毫升中约含 1mg 的溶液，作为供试品溶液；精密量取 1ml，置 100ml 容量瓶中，用流动相稀释至刻度，摇匀，作为对照溶液。按照高效液相色谱法（ChP2015 通则 0512）试验，以十八烷基硅烷键合硅胶为填充剂，以甲醇-乙腈 -0.02mol/L 庚烷磺酸钠溶液（含 1% 三乙胺，用磷酸调节 pH 至 5.5）（9：9：82）为流动相，检测波长为 254nm，理论板数按维生素 B_1 峰计算不低于 2000，维生素 B_1 峰与前后峰的分离度均应符合要求。精密量取供试品溶液与对照溶液各 20μl，分别注入液相色谱仪，记录色谱图至主峰保留时间的 3 倍。供试品溶液色谱图中如有杂质峰，各杂质峰面积的和不得大于对照溶液主峰面积的 0.5 倍（0.5%）。

3. 总氯量　　取本品约 0.2g，精密称定，加水 20ml 溶解后，加稀乙酸 2ml 与溴酚蓝指示液 8～10 滴，用硝酸银滴定液（0.1mol/L）滴定至显蓝紫色。每毫升硝酸银滴定液（0.1mol/L）相当于 3.54mg 的氯（Cl）。按干燥品计算，含总氯量应为 20.6%～21.2%。

（三）含量测定

维生素 B_1 及其制剂常用的含量测定方法有非水溶液滴定法、紫外分光光度法和硫色素荧光法。《中国药典》（2015 年版）用非水溶液滴定法测定原料药，片剂和注射液均采用紫外分光光度法。

1. 非水溶液滴定法　　维生素 B_1 分子中含有两个碱性的已成盐的伯胺和季铵基团，在非水溶液中，均可与高氯酸作用，以电位滴定法指示终点。根据消耗高氯酸的量即可

计算维生素 B_1 的含量。

取本品约 0.12g，精密称定，加冰醋酸 20ml 微热使溶解，放冷，加醋酐 30ml，按照电位滴定法（ChP2015 通则 0701），用高氯酸滴定液（0.1mol/L）滴定，并将滴定的结果用空白试验校正。每毫升高氯酸滴定液（0.1mol/L）相当于 16.86mg 的 $C_{12}H_{17}ClN_4OS \cdot HCl$。

本法可用于弱碱性药物及其盐类的含量测定。有机碱的氢卤酸盐在用高氯酸滴定前，须加入乙酸汞溶液，以消除氢卤酸盐对非水溶液滴定法的干扰。维生素 B_1 具有两个碱性基团，故与高氯酸反应的摩尔比为 1：2。维生素 B_1 的相对分子质量为 337.27，所以滴定度为 16.86mg/ml。

2. 紫外分光光度法 维生素 B_1 分子中具有共轭双键结构，因而具有紫外吸收，根据其最大吸收波长处（246nm）的吸光度即可计算含量。《中国药典》收载的维生素 B_1 片剂和注射剂均采用本法测定。

维生素 B_1 片的含量测定：取本品 20 片，精密称定，研细，精密称取适量（约相当于维生素 B_1 25mg），置 100ml 容量瓶中，加盐酸溶液（9→1000）约 70ml，振摇 15min 使维生素 B_1 溶解，用上述溶剂稀释至刻度，摇匀，用干燥滤纸滤过，精密量取续滤液 5ml，置另一 100ml 容量瓶中，再加上述溶剂稀释至刻度，摇匀，按照紫外-可见分光光度法（ChP2015 通则 0401），在 246nm 的波长处测定吸光度，按 $C_{12}H_{17}ClN_4OS \cdot HCl$ 的吸收系数（$E_{1cm}^{1\%}$）为 421 计算，即得。

维生素 B_1 注射液的含量测定：精密量取本品适量（约相当于维生素 B_1 50mg），置 200ml 容量瓶中，用水稀释至刻度，摇匀，精密量取 5ml，置 100ml 容量瓶中，用盐酸溶液（9→1000）稀释至刻度，按照紫外-可见分光光度法（ChP2015 通则 0401），在 246nm 的波长处测定吸光度，按 $C_{12}H_{17}ClN_4OS \cdot HCl$ 的吸收系数（$E_{1cm}^{1\%}$）为 421 计算，即得。

维生素 B_1 的紫外吸收峰随溶液 pH 的变化而变化，pH=2（0.1mol/L HCl）时，最大吸收波长在 246nm 处，吸收系数为 421；pH=7（磷酸盐缓冲液）时，有两个吸收峰，在 232~233nm 处的吸收系数为 345，在 266nm 处的吸收系数为 255。因此也可采用差示分光光度法测定其含量，消除背景和辅料的干扰。

3. 硫色素荧光法 维生素 B_1 在碱性溶液中被铁氰化钾氧化成硫色素，用异丁醇提取后，在紫外光（λ_{ex}=365nm）照射下呈现蓝色荧光（λ_{em}=435nm），通过与对照品比较荧光强度，即可测得供试品含量。硫色素反应为维生素 B_1 的专属性反应，虽非定量完成，但在一定条件下形成的硫色素与维生素 B_1 的浓度成正比，因此可用于维生素 B_1 及其制剂的含量测定。

《美国药典》（29 版）测定方法如下。

1）氧化试剂的制备：取新鲜配制的 1.0% 铁氰化钾溶液 4.0ml，加 3.5mol/L 氢氧化钠溶液制成 100ml，于 4h 内使用。

2）对照品溶液的制备：取维生素 B_1 对照品约 25mg，精密称定，溶于 300ml 的稀醇溶液（1→5），用 3mol/L 盐酸溶液调节至 pH=4.0，加稀醇稀释成 1000ml，作为贮备液，避光冷藏，每月配制一次。取贮备液适量，用 0.2mol/L 盐酸溶液逐步定量稀释至 0.2μg/ml 的溶液。

3）供试品溶液的制备：取供试品适量，用 0.2mol/L 盐酸溶液溶解制成 100μg/ml 的溶液（若供试品难溶，可在水浴上加热使溶解），精密量取 5ml，逐步定量稀释至 0.2μg/ml 的溶液。

4）测定方法：取 40ml 具塞试管 3 支或 3 支以上，各精密加入对照品溶液 5ml，于其中 2 支（或 2 支以上）试管中迅速（1～2s）加入氧化试剂各 3.0ml，在 30s 内再加入异丁醇 20.0ml，密塞，剧烈振摇 90s。于另 1 支试管中加 3.5mol/L 氢氧化钠溶液 3.0ml 以代替氧化试剂，并照上述方法操作，作为空白。

另取 3 支或 3 支以上的相同试管，各精密加入供试品溶液 5ml，同法处理。于上述 6 支或 6 支以上试管中，各加入无水乙醇 2ml，旋摇数秒，待分层后，取上层澄清的异丁醇溶液约 10ml，置荧光计测定池内，测定其荧光强度（激发和发射的最大波长分别为 365nm 和 435nm）。

$$5ml\ 供试品溶液中维生素\ B_1\ 的质量（μg）=\frac{A-b}{S-d}\times0.2\times5$$

式中，A 和 S 分别为供试品溶液和对照品溶液测得的平均荧光读数；b 和 d 则分别为其相应的空白读数；0.2 为对照品溶液的浓度（μg/ml）；5 为测定时对照品溶液的取样体积（ml）。

本法以维生素 B_1 特有的硫色素反应为原理，故不受氧化破坏产物的干扰，测定结果较为准确。但操作烦琐，且荧光测定受干扰因素较多。本法中使用的氧化剂，除铁氰化钾外，尚可用氯化汞或溴化氰。溴化氰能将维生素 B_1 完全定量地氧化为硫色素，在一定浓度范围内与荧光强度成正比。在体内药物分析中，尿素中的某些代谢产物不干扰测定，适用于临床体液分析。

二、维生素 C 的分析

▌理论基础

维生素 C 又称 L-抗坏血酸，在化学结构上和糖类十分相似，有 4 种光学异构体，其中以 L-构型右旋体的生物活性最强。《中国药典》（2015 年版）收载有维生素 C 原料及其片剂、泡腾片、泡腾颗粒、注射液和颗粒剂。

维生素 C 的结构与性质如下。

1. 结构　　维生素 C 分子结构中具有烯二醇结构和内酯环，且有 2 个手性碳原子（C_4、C_5），不但使维生素 C 性质极为活泼，且具旋光性。结构式如下。

2. 性质

（1）溶解性　　维生素 C 在水中易溶，水溶液呈酸性；在乙醇中略溶，在三氯甲烷或乙醚中不溶。

（2）酸性　　维生素 C 分子结构中的烯二醇基，尤其是 C3 位—OH 由于受共轭效应的影响，酸性较强（pK_1＝4.17）；C2 位—OH 酸性极弱（pK_2＝11.57）。故维生素 C 一般表现为一元酸，可与碳酸氢钠作用生成钠盐。

（3）旋光性 维生素 C 分子中有 2 个手性碳原子，故有 4 个光学异构体，其中 L（＋）- 抗坏血酸的活性最强。维生素 C 的比旋度为＋20.5°～＋21.5°。

（4）还原性 维生素 C 分子中的烯二醇基具极强的还原性，易被氧化为二酮基而成为去氢抗坏血酸，加氢又可还原为维生素 C。在碱性溶液或强酸性溶液中能进一步水解为二酮古洛糖酸而失去活性，此反应为不可逆反应。

L- 抗坏血酸   L- 去氢抗坏血酸   L- 二酮古洛糖酸
（有生物活性）   （有生物活性）   （无生物活性）

（5）水解性 维生素 C 因双键使内酯环变得较稳定，和碳酸钠作用可生成单钠盐，不致发生水解。但在强碱中，内酯环可水解，生成酮酸盐。反应式如下。

（6）糖类的性质 维生素 C 的化学结构与糖类相似，具有糖类的性质和反应。

（7）紫外吸收特性 维生素 C 具有共轭双键，其稀盐酸溶液在 243nm 波长处有最大吸收，$E_{1cm}^{1\%}$ 为 560，可用于鉴别和含量测定。若在中性或碱性条件下，则最大吸收红移至 265nm 处。

技能基础

（一）鉴别试验

1. 与硝酸银反应 维生素 C 分子中有烯二醇基，具有强还原性，可被硝酸银氧化为去氢抗坏血酸，同时产生黑色金属银沉淀。反应式如下。

鉴别方法：取本品 0.2g，加水 10ml 溶解。取该溶液 5ml，加硝酸银试液 0.5ml，即生成金属银的黑色沉淀。

2. 与 2,6-二氯靛酚反应　2,6-二氯靛酚为一种氧化性染料，其氧化型在酸性介质中为玫瑰红色，在碱性介质中为蓝色。2,6-二氯靛酚与维生素 C 作用后，生成还原型无色的酚亚胺，反应式为

鉴别方法：取本品 0.2g，加水 10ml 溶解。取该溶液 5ml，加二氯靛酚钠试液 1～2滴，试液的颜色即消失。

3. 与其他氧化剂反应　维生素 C 还可被高锰酸钾、碱性酒石酸铜试液、磷钼酸、亚甲蓝等氧化剂氧化为去氢抗坏血酸，同时维生素 C 可使这些试剂褪色，产生沉淀或呈现颜色，反应可用于鉴别维生素 C。

4. 红外分光光度法　利用维生素 C 分子有红外吸收，《中国药典》（2015 年版）用此法进行鉴别。要求本品的红外光吸收谱图与对照谱图一致。

5. 薄层色谱法　《中国药典》（2015 年版）维生素 C 片、泡腾片、泡腾颗粒、注射液和颗粒剂均采用该法进行鉴别。

以维生素 C 颗粒为例，具体方法：取本品细粉适量（约相当于维生素 C 10mg），加水10ml，振摇使维生素 C 溶解，滤过，取滤液作为供试品溶液；另取维生素 C 对照品，加水溶解并稀释制成 1ml 中约含 1mg 的溶液，作为对照品溶液。按照薄层色谱法（ChP2015 通则 0502）试验，吸取上述两种溶液各 2μl，分别点于同一硅胶 GF254 薄层板上，以乙酸乙酯-乙醇-水（5∶4∶1）为展开剂，展开，晾干，立即（1h 内）置紫外线灯（254nm）下检视。供试品溶液所显主斑点的位置和颜色应与对照品溶液的主斑点相同。

（二）杂质检查

《中国药典》（2015 年版）规定应检查维生素 C 及其片剂、注射剂的澄清度与颜色，对维生素 C 原料中铁、铜离子进行检查，对维生素 C 及其注射液进行草酸检查。

1. 溶液的澄清度与颜色检查 维生素 C 及其制剂在贮存期间易变色，且颜色随贮存时间的延长而逐渐加深。因为维生素 C 水溶液的 pH 在 5～6 以外时，受空气、光线和温度的影响，分子中的内酯环可发生水解，并进一步发生脱羧反应生成糠醛聚合呈色。为保证产品质量，须控制有色杂质的量。《中国药典》（2015 年版）采用控制吸光度法进行检查。

维生素 C 溶液的澄清度与颜色检查：取维生素 C 供试品 3.0g，加水 15ml，振摇使溶解，溶液应澄清无色；如显色，将溶液经 4 号垂熔玻璃漏斗滤过，取滤液，按照紫外-可见分光光度法（ChP2015 通则 0401），在 420nm 的波长处测定吸光度，不得超过 0.03。

维生素 C 片溶液的颜色检查：取本品的细粉适量（约相当于维生素 C 1.0g），加水 20ml，振摇使维生素 C 溶解，滤过，滤液按照紫外-可见分光光度法（ChP2015 通则 0401），在 440nm 的波长处测定吸光度，不得超过 0.07。

维生素 C 注射液的颜色检查：取本品适量，用水稀释制成每毫升中含维生素 C 50mg 的溶液，按照紫外-可见分光光度法（ChP2015 通则 0401），在 420nm 的波长处测定吸光度，不得超过 0.06。

维生素 C 制剂加工过程中有色杂质增加，故限量比原料药宽一些。片剂和注射剂中所含有色杂质的吸收峰略有不同，故测定限量时，所用波长也不同。

2. 铁、铜离子的检查 维生素 C 中可能存在一定限量的铁离子和铜离子，所以应该采用标准添加的对照法进行检查。

铁离子的检查：取本品 5.0g 两份，分别置 25ml 容量瓶中，一份中加 0.1mol/L 硝酸溶液溶解并稀释至刻度，摇匀，作为供试品溶液（B）；另一份中加标准铁溶液（精密称取硫酸铁铵 863mg，置 1000ml 容量瓶中，加 1mol/L 硫酸溶液 25ml，用水稀释至刻度，摇匀，精密取 10ml，置 100ml 容量瓶中，用水稀释至刻度，摇匀）1.0ml，加 0.1mol/L 硝酸溶液溶解并稀释至刻度，摇匀，作为对照溶液（A）。按照原子吸收分光光度法（ChP2015 通则 0406），在 248.3nm 的波长处分别测定，应符合规定。

铜离子的检查：取本品 2.0g 两份，分别置 25ml 容量瓶中，一份中加 0.1mol/L 硝酸溶液溶解并稀释至刻度，摇匀，作为供试品溶液（B）；另一份中加标准铜溶液（精密称取硫酸铜 393mg，置 1000ml 容量瓶中，加水稀释至刻度，摇匀，精密量取 10ml，置 100ml 容量瓶中，加水稀释至刻度，摇匀）1.0ml，加 0.1mol/L 硝酸溶液溶解并稀释至刻度，摇匀，作为对照溶液（A）。照原子吸收分光光度法（ChP2015 通则 0406），在 324.8nm 的波长处分别测定，应符合规定。

3. 草酸的检查 草酸与钙等金属离子作用易形成沉淀，所以维生素 C 原料特别是其注射液，应该对草酸进行检查和控制。

维生素 C 注射液中草酸的检查：取本品，用水稀释制成每毫升中含维生素 C 50mg 的溶液，精密量取 5ml，加稀乙酸 1ml 与氯化钙试液 0.5ml，摇匀，放置 1h，作为供试品溶液；精密称取草酸 75mg，置 500ml 容量瓶中，加水溶解并稀释至刻度，摇匀，精密量取 5ml，加稀乙酸 1ml 与氯化钙试液 0.5ml，摇匀，放置 1h，作为对照溶液。供试品溶液产生的浑浊不得浓于对照溶液（0.3%）。

（三）含量测定

维生素 C 的含量测定大多是基于其具有较强的还原性，可被不同氧化剂定量氧化的性质。由于滴定分析法简便快速、结果准确，被各国药典所采用，如碘量法、2,6-二氯靛酚滴定法等。为适用于复方制剂和体液中微量维生素C的测定，又相继发展了比色法、紫外分光光度法和高效液相色谱法等。下面介绍碘量法和2,6-二氯靛酚滴定法。

1. 碘量法 维生素C在乙酸酸性条件下，可被碘定量氧化。随着滴定过程中维生素C全被氧化，过量的碘将以碘分子形式出现。碘分子可以使含指示剂（淀粉）的溶液产生蓝色，即滴定终点。根据消耗碘滴定液的体积，即可计算维生素C的含量。反应式如下。

方法：取本品约0.2g，精密称定。加新沸过的冷水100ml与稀乙酸10ml使溶解，加淀粉指示液1ml，立即用碘滴定液（0.05mol/L）滴定，至溶液显蓝色并在30s内不褪。每毫升碘滴定液（0.05mol/L）相当于8.806mg的$C_6H_8O_6$。

注意事项： 因在酸性介质中维生素C受空气中氧的氧化速度减慢，所以滴定时，须加入稀乙酸10ml使滴定在酸性溶液中进行。但样品溶于稀酸后仍需立即进行滴定。加新沸过的冷水，目的是为减少水中溶解的氧对测定的影响。《中国药典》（2010年版）采用本法对维生素C原料、片剂、泡腾片、颗粒剂和注射剂进行含量测定。为消除制剂中辅料对测定的干扰，滴定前要进行必要的处理。例如，片剂溶解后应滤过，取续滤液测定；注射剂测定前加丙酮2ml，以消除注射剂中抗氧剂亚硫酸氢钠对测定的影响。

2. 2,6-二氯靛酚滴定法 维生素C在酸性溶液中可定量地将玫瑰红色的2,6-二氯靛酚还原为无色的酚亚胺。当滴定至化学计量点时，稍过量的2,6-二氯靛酚滴定液就可使溶液至玫瑰红色，即指示终点，无需另加指示剂。本法多用于维生素C制剂及食品的含量分析。

测定方法：精密量取本品适量（约相当于维生素C 50mg），置100ml容量瓶中，加偏磷酸-乙酸试液20ml，用水稀释至刻度，摇匀；精密量取稀释液适量（约相当于维生素C 2mg）置50ml锥形瓶中，加偏磷酸-乙酸试液5ml，用2,6-二氯靛酚滴定液滴定至溶液显玫瑰红色，并持续5s不褪色；另取偏磷酸-乙酸试液5.5ml，加水15ml，用2,6-二氯靛酚滴定液滴定，做空白试验校正。以消耗2,6-二氯靛酚滴定液的浓度和体积及相应维生素C的滴定度计算，即可。

注意事项：①本法并非维生素C的专一反应，其他还原性物质对测定也有干扰。但由于维生素C的氧化速率远比干扰物质的快，故快速滴定可减少干扰物质的影响。②也可用2,6-二氯靛酚进行剩余比色测定，即在加入维生素C后，在很短的时间内，测定剩余染料的吸收强度，或利用乙酸乙酯或乙酸丁酯提取剩余染料后进行比色测定。③由于2,6-二氯靛酚滴定液不太稳定，贮存时易缓缓分解，故需要经常标定，贮备液不宜超过一周。

知识拓展

复合维生素制剂的分析

复合维生素药物大多同时含有维生素 A、维生素 D、维生素 E、维生素 K 等成分，近年来，随着多种复合维生素药物的广泛应用，建立对这些维生素及其他成分的简单、快速、准确的分析方法是非常必要的。大量文献报道，高效液相色谱法是目前使用最普遍的测定维生素类的方法，通过适当的样品前处理及色谱条件的选择优化，能同时测定多组分维生素。

对于水溶性维生素的测定，可采用梯度洗脱、离子对色谱法或是在测定过程中变换检测波长等进行测定，可以解决维生素 B 族、泛酸、烟酰胺、维生素 C 等的同时分析。

脂溶性维生素的分析方法根据其特点和样品基质情况，试样一般采用固相萃取法对脂溶性维生素进行提取分离后，再进行专属测定；成分相对简单的片剂和胶囊样品可采用溶剂提取直接测定。

◎ 学习小结

本项目以典型的维生素类药物（维生素 A、维生素 B$_1$、维生素 C、维生素 E）为例，分别讨论它们的结构、性质及含量测定方法。

本项目介绍了两种脂溶性维生素代表性药物，即维生素 A 和维生素 E。维生素 A 的分子结构中具有共轭多烯醇侧链，具有特征的吸收光谱，可用于鉴别和含量测定。在《中国药典》标准中，维生素 A 原料药及其软胶囊、维生素 AD 滴剂及其软胶囊均采用三氯化锑反应作为鉴别方法。采用三点校正紫外分光光度法测定维生素 A 的真实含量，可以消除杂质无关吸收所带来的干扰。近些年，高效液相色谱法已逐渐广泛应用于测定维生素 A 的含量，特别是复合维生素制剂、营养品、食品中维生素 A 等的测定。

维生素 E 为 α-生育酚乙酸酯，具有易水解、紫外吸收及易被氧化的性质。鉴别反应主要是利用其水解产物生育酚易被氧化的性质。维生素 E 的检查主要包括酸度、游离生育酚、正己烷等检查项目。采用硫酸铈滴定法检查生育酚；检查残留正己烷和含量测定均采用气相色谱法。

本项目介绍了两种水溶性维生素代表性药物，即维生素 B$_1$ 和维生素 C。维生素 B$_1$ 为季铵类化合物，其特征鉴别是硫色素反应，可用于维生素 B$_1$ 及其制剂的鉴别。检查项目包括硝酸盐、有关物质和总氯量。其原料药和制剂的含量测定分别采用非水溶液滴定法和紫外分光光度法。

维生素 C 的主要性质是具还原性，化学结构及其性质和糖十分类似，具 4 种光学异构体；它具有还原性、弱酸性和紫外吸收特性等。主要依据其还原性进行鉴别，可被多种氧化剂氧化。《中国药典》（2015 年版）采用碘量法对维生素 C 及其制剂进行含量测定。需要注意的是：为了防止制剂中的辅料干扰测定，制剂分析要进行必要的前处理。

练习题

一、问答题

1. 三点校正法测定维生素 A 的原理是什么？

2. 维生素 E 中游离生育酚的检查原理是什么？

3. 简述碘量法测定维生素 C 的原理。为什么要采用酸性介质和新煮沸的蒸馏水？如何消除维生素 C 注射液中稳定剂的影响？

二、计算题

硫色素荧光法测定维生素 B_1 溶液，测得对照液的荧光强度为 45%（浓度为 2.0μg/ml），空白液的荧光强度为 5%；样品液的荧光强度为 55%，空白液的荧光强度为 5%。请计算维生素 B_1 溶液的含量为多少？

能力训练

实训 1 维生素 C 泡腾片的综合设计性实验

【实验目的】

1. 掌握维生素 C 的鉴别方法。

2. 掌握碘量法的原理和操作方法。

3. 掌握制剂的含量计算方法。

【实验原理】

一、与硝酸银反应的原理

维生素 C 分子中有二烯醇的结构，具有极强的还原性，可被硝酸银氧化为去氢维生素 C，同时产生黑色金属沉淀。

二、与 2,6-二氯靛酚反应的原理

2,6-二氯靛酚是一种染料，其氧化型在酸性介质呈玫瑰红色，在碱性介质中显蓝色，与维生素 C 反应后生成还原型无色的酚亚胺。

三、薄层色谱法的鉴别原理

利用各成分对同一吸附剂的吸附能力不同，使在移动相（溶剂）流过固定相（吸附剂）的过程中，连续地产生吸附、解吸附、再吸附、再解吸附，从而达到各成分互相分离的目的。

四、碘量法的原理

维生素 C 分子中的烯二醇基具有还原性，能被碘定量地氧化成二酮基，因而可用标准碘溶液直接测定。使用淀粉作为指示剂，用直接碘量法可测定药片、注射液、饮料、蔬菜、水果中维生素 C 的含量。

由于维生素 C 的还原性很强，较容易被溶液和空气中的氧氧化，在碱性介质中这种

氧化作用更强，因此滴定宜在酸性介质中进行，以减少副反应的发生。考虑到碘在强酸性中也易被氧化，故一般选在弱酸性溶液中进行滴定。

【实验材料】

仪器：分析天平、酸式滴定管（50ml）、3 个锥形瓶（250ml）、移液管、洗耳球、烧杯、展开槽、玻璃棒、试管、毛细管、玻璃板、紫外灯、研钵。

药品：标准碘溶液（0.05mol/L）、稀乙酸、淀粉指示剂溶液（10g/L）、样品维生素 C 泡腾片、硝酸银、二氯靛酚钠、乙酸乙酯、乙醇、水、硅胶 GF254。

【实验步骤】

一、试液的配制

1）稀乙酸：取冰醋酸 60ml，加水稀释至 1000ml，即得。

2）碘滴定液（0.05mol/L）：取碘 13.0g，加碘化钾 36g 与水 50ml 溶解后，加盐酸 3 滴与水适量使成 1000ml，摇匀，用垂熔玻璃滤器滤过。

3）二氯靛酚钠试液：取 2,6-二氯靛酚钠 0.1g，加水 100ml 溶解后，滤过，即得。

4）硝酸银试液：取硝酸银 17.5g，加水适量使溶解成 1000ml，摇匀。

二、鉴别试验

1. 与硝酸银的反应　取本品细粉适量（约相当于维生素 C 0.5g），加无水乙醇 25ml，振摇约 5min 使维生素 C 溶解，滤过，用移液管取续滤液 5ml，放入试管中，加硝酸银试液 0.5ml，即生成金属银的黑色沉淀。

2. 与 2,6-二氯靛酚反应　取本品细粉适量（约相当于维生素 C 0.5g），加无水乙醇 25ml，振摇约 5min 使维生素 C 溶解，滤过，用移液管取续滤液 5ml，放入试管中，加二氯靛酚钠试液 1～2 滴后，试液变为无色。

3. 薄层色谱法鉴别维生素 C　取本品细粉适量（约相当于维生素 C 10mg），加水 10ml，振摇使维生素 C 溶解，滤过，取滤液作为供试品溶液；另取维生素 C 对照品，加水溶解并稀释制成 1ml 中约含 1mg 的溶液，作为对照品溶液。按照薄层色谱法试验，吸取上述两种溶液各 2μl，分别点于同一硅胶 GF254 薄层板上，以乙酸乙酯-乙醇-水（5：4：1）为展开剂，展开，晾干，立即（1h 内）置紫外线灯（254nm）下检视。供试品溶液所显主斑点的位置和颜色应与对照品溶液的主斑点相同。

具体内容及步骤如下。

1）自制薄层色谱板：将一份固定相和三份水在研钵中按同一方向研磨混合，去除表面气泡后，倒入涂布器中，在玻璃板上平稳地移动涂布器进行涂布（厚度为 0.2～0.3mm），取下涂好的薄层放入玻璃板，置于水平台上室温下晾干后，在 110℃活化 30min，置有干燥剂的干燥箱中备用。

2）点样：用点样器吸取上述两种溶液各 2μl，分别点于同一硅胶 GF254 薄层板上，一般为圆点。点样基线距底边 2.0cm，点样直径为 2～4mm，点间距离可视斑点扩展情况以不影响检出为宜，一般为 1.0～2.0cm，点样时必须勿损伤薄层板表面。

3）展开：以乙酸乙酯-乙醇-水（5：4：1）为展开剂，预先放入展开缸中，进行饱和。

4）显色与检视：晾干，立即（1h 内）置紫外线灯下（254nm）下检视。供试品溶液所显主斑点的位置和颜色应与对照品溶液的主斑点相同。计算比移值（R_f）鉴别时用供试品和对照品的比移值进行比较。

三、含量测定

取本品 10 片，精密称定，研细，精密称取适量（约相当于维生素 C 0.2g），置 100ml 容量瓶中，加新沸过的冷水 100ml 与稀乙酸 10ml 的混合液适量使溶解。精密量取 50ml 置碘量瓶中，加淀粉指示液 1ml，立即用碘滴定液（0.05mol/L）滴定，至溶液显蓝色并在 30s 中内不褪色为止。每毫升碘滴定液（0.05mol/L）相当于 8.806mg 的 $C_6H_8O_6$。平行测定三次。

四、数据处理

$$标示量（\%）= \frac{\dfrac{V \times T \times F \times 10^{-3}}{50ml} \times 100ml \times \dfrac{平均片重（g）}{取样量（g）}}{标示量} \times 100\%$$

式中，V 为供试品消耗滴定液的体积；$T = 80\ 806$；F 为碘滴定液的浓度校正因数，M 为碘滴定液的实际浓度，$F = M$（实际）$/0.05$。

【注意事项】

1. 维生素 C 在空气中易被氧化，称样前才将泡腾片研细，称样后应立即溶解测定，过滤、滴定等操作应迅速，以免被空气中的氧氧化而损失。

2. 必须用新沸过并冷却的蒸馏水溶解样品，目的是减少蒸馏水中的溶解氧。

3. 接近终点时则应减慢滴定速度，以免滴定液过量，造成误差。

4. 碘滴定液（0.05mol/L）为理论浓度，实验室配制好后需用硫代硫酸钠滴定液（0.1mol/L）进行标定以获知其实际浓度。

【思考题】

1. 测定维生素 C 含量的原理是什么？

2. 2,6-二氯靛酚的氧化型在酸性介质呈玫瑰红色，在碱性介质中显蓝色，请问维生素 C 与 2,6-二氯靛酚试液反应的初始颜色是什么颜色？

3. 薄层色谱法点样应注意些什么？

参 考 文 献

安登魁. 2000. 现代药物分析选论. 北京：中国医药科技出版社

国家药典委员会. 2015. 中国药典（2015 年版）. 北京：中国医药科技出版社

杭太俊. 2011. 药物分析. 北京：人民卫生出版社

刘文英. 2007. 药物分析. 6 版. 北京：人民卫生出版社

美国药典委员会. 2012. 美国药典（35 版）. 北京：化学工业出版社

张振秋. 2016. 药物分析. 北京：中国医药科技出版社

抗生素类药物的分析

知识拓展

抗生素在质量控制上的特殊性

　　抗生素是目前临床上常用的一类重要药物。与化学合成药物相比，其结构、组成更复杂，表现为：①化学纯度较低，有三多，即同系物多、异构体多、降解物多；②活性组分易发生变异，微生物菌株的变化、发酵条件改变等均可导致产品质量发生变化，如组分的组成或比例的改变；③稳定性差，抗生素分子结构中通常含有活泼基团，而这些基团往往是抗生素的活性中心，如青霉素、头孢菌素类结构中的 β-内酰胺环，链霉素结构中的醛基等均具有稳定性差的特点。

　　抗生素药品因制备工艺、化学结构及组分等方面的特殊性，决定了抗生素杂质控制和含量测定具有明显不同于化学合成药的特点。例如，β-内酰胺抗生素是临床上最常用的基本药物，同时也是较易发生不良反应的药物之一。引发过敏反应的过敏原并不是 β-内酰胺抗生素本身，而是其中存在的高分子杂质。氨基糖苷类、大环内酯类抗生素大多为多组分抗生素，各组分的效价、毒性各不相同，为保证药品的质量，必须控制各组分的相对含量。四环素类抗生素在生产和贮存过程中易形成异构体、降解杂质等。

　　正是由于抗生素具有的上述特点，抗生素类药物的分析和质量控制对于保证抗生素的安全和有效有非常重要的意义。

　　问题：

　　1. 如何控制抗生素类药物中的高分子杂质？

　　2. 抗生素类药物与一般化学药品相比主要增加哪些检查指标？

任务一　β-内酰胺类抗生素的分析

▌理论基础

　　β-内酰胺类抗生素是指化学结构中具有 β-内酰胺环的一大类抗生素，包括临床最常用的青霉素与头孢菌素，以及新发展的头霉素类、硫霉素类、单环β-内酰胺类等其他非典型β-内酰胺类抗生素。

β-内酰胺类抗生素的结构与性质如下。

一、化学结构

青霉素和头孢菌素分子中都有一个四元β-内酰胺环和游离羧基。青霉素类分子中的母核称为6-氨基青霉烷酸（6-APA），含氢化噻唑环和3个手性碳原子；头孢菌素类分子中的母核称为7-氨基头孢菌烷酸（7-ACA），含共轭结构、氢化噻嗪环和2个手性碳原子。

青霉素　　　　　头孢菌素

二、性质

1. 酸性　青霉素和头孢菌素类结构中有游离的羧基，具有较强的酸性，多数药物的pK_a为2.5～2.8，能与无机碱或某些有机碱成盐，它们的碱金属盐易溶于水，而有机碱盐则易溶于甲醇等有机溶剂，难溶于水。

2. 旋光性　青霉素和头孢菌素结构中都有手性碳原子（青霉素类有C_2、C_5、C_6，头孢菌素类有C_6、C_7），都具有旋光性。依据这一特性可进行定性和定量分析。

3. 紫外吸收　青霉素类母核没有共轭系统，没有紫外吸收，但青霉素类药物侧链中有苯环等取代基的药物，在紫外光区也有吸收，如苄青霉素。头孢菌素类分子中有共轭体系，在波长260nm处有最大吸收。

4. β-内酰胺环的不稳定性　干燥、纯净的青霉素类抗生素稳定，而其水溶液很不稳定，不稳定的部分是β-内酰胺环。β-内酰胺环在酸、碱、青霉素酶、某些金属离子的作用下，可发生开环或分子重排，失去抗菌作用，形成一系列降解产物，如青霉噻唑酸、青霉酸、青霉醛、青霉胺、α-青霉噻唑酰基羟胺酸和青霉烯酸等。与青霉素类相比，头孢菌素类较不易发生开环反应，对青霉素酶和稀酸比较稳定。

▌技能基础

一、鉴别试验

（一）呈色反应

1. 羟肟酸铁反应　青霉素和头孢菌素在碱性介质中与羟胺作用，β-内酰胺环破裂，生成羟肟酸；调节溶液为酸性，加入高铁离子与羟肟酸络合，不同的青霉素和头孢菌素的络合产物显示不同的颜色。例如，《中国药典》（2015年版）中头孢哌酮的鉴别：取本品约10mg，加水2ml与盐酸羟胺溶液〔取34.8%盐酸羟胺溶液1份，乙酸钠-氢氧化钠溶液（取乙酸钠10.3g与氢氧化钠86.5g，加水溶解使成1000ml）1份，乙醇4份，混匀〕3ml，振摇溶解后，放置5min，加酸性硫酸铁铵试液1ml，摇匀，显红棕色。

2. 其他呈色反应　侧链含有酚羟基时，可发生与重氮苯磺酸试液的耦合反应，显橙黄色；多数青霉素和头孢菌素类化合物可发生甲醛-硫酸反应；头孢类抗生素可与铜盐络合，显特征橄榄绿色等，均可进行鉴别。

（二）紫外分光光度法

β-内酰胺类药物母核结构无共轭双键系统，但侧链部分有苯环或其他不饱和共轭杂环，在紫外光波长处有吸收；弱酸下的水解产物在紫外光波长处有吸收。例如，《中国药典》（2015 年版）中头孢唑林钠的鉴别：取本品适量，加水溶解并稀释制成每毫升中约含16μg 的溶液，照紫外-可见分光光度法测定，在 272nm 的波长处有最大吸收。

（三）红外吸收光谱

《中国药典》对收载的 β-内酰胺类抗生素大多数均规定有红外吸收光谱鉴别项目。β-内酰胺环上羰基的伸缩振动（1750～1800cm^{-1}），仲酰胺的氨基和羰基的伸缩振动（3300cm^{-1}、1525cm^{-1}、1680cm^{-1}）、羧基离子的伸缩振动（1600cm^{-1}、1410cm^{-1}）是本类药物的特征峰。鉴别方法是：将供试品的红外光谱与相应的标准对照图谱（参见《药品红外光谱集》）进行对照，应一致。

（四）色谱方法

薄层色谱法和高效液相色谱法是目前广泛应用于本类药物的鉴别方法。其原理是比较供试品与对照品主斑点颜色、位置（R_f）或主峰保留时间（t_R），要求一致。《中国药典》（2015 年版）收载的头孢菌素类和多数青霉素均采用 HPLC 进行鉴别，有多个品种采用 TLC 与 HPLC 两法并列，可选作其一。

例如，头孢拉定的鉴别：①取本品与头孢拉定对照品适量，分别加水溶解并稀释制成每毫升中约含6mg 的溶液，作为供试品溶液与对照品溶液。按照薄层色谱法（ChP2015 通则 0502）试验，吸取上述两种溶液各 5μl，分别点于同一硅胶 G 薄层板［经105℃活化后，置5%（ml/ml）正十四烷的正己烷溶液中，展开至薄层板的顶部，晾干］上，以 0.1mol/L 枸橼酸溶液-0.2mol/L 磷酸氢二钠溶液-丙酮（60：40：1.5）为展开剂，展开，取出，于105℃加热 5min，立即喷以用展开剂制成的 0.1% 茚三酮溶液，在 105℃加热 15min 后，检视。供试品溶液所显主斑点的位置和颜色应与对照品溶液所显主斑点的位置和颜色相同。②在含量测定项下记录的色谱图中，供试品溶液主峰的保留时间应与对照品溶液主峰的保留时间一致。以上①、②两项可选做一项。

（五）钠、钾离子火焰反应

本类药物多制成钾盐或钠盐供注射使用，也可利用钾离子或钠离子的特征焰色反应来鉴别。例如，头孢哌酮钠鉴别钠离子，青霉素 V 钾鉴别钾离子。

二、杂质检查

本类抗生素药物中的特殊杂质主要有高分子聚合物、有关物质、异构体等，一般采用 HPLC 控制其限量，也有的通过测定杂质的吸光度来控制杂质量。

（一）高分子聚合物

β-内酰胺抗生素是临床上最常用的基本药物，同时也是较易发生不良反应的药物之一。在临床上最常见的不良反应是速发型过敏反应。引发速发型过敏反应的过敏原并不是 β-内酰胺抗生素本身，而是其中存在的高分子聚合物，高分子聚合物是对药品中相对分子质量大于药物本身的杂质的总称，它可能是聚合度不同的多组分混合物。高分子杂质通常分为外源性杂质和内源性杂质。外源性杂质包括发酵液中的蛋白质、多肽、多糖等，或抗生素和蛋白质、多肽、多糖等的结合物。外源性杂质一般来源于发酵工艺，是发酵液中的杂质被纯化去除后在最终产品中的残留。

对 β-内酰胺抗生素药物中高分子聚合物的主要分析方法有凝胶过滤色谱法、离子交换色谱法、反相色谱法等。

例如，《中国药典》（2015 年版）中头孢拉定的聚合物检查按照分子排阻色谱法测定如下。

色谱条件与系统适用性试验：以葡聚糖凝胶 G-10（40～120μm）为填充剂，玻璃柱内径为 1.0～1.4cm，柱长 30～45cm。以 pH8.0 的 0.2mol/L 磷酸盐缓冲液［0.2mol/L 磷酸氢二钠溶液 -0.2mol/L 磷酸二氢钠溶液（95：5）］为流动相 A，以水为流动相 B，流速为 1.0～1.5ml/min，检测波长为 254nm。量取 0.2mg/ml 蓝色葡聚糖 2000 溶液 100～200μl，注入液相色谱仪，分别以流动相 A、B 进行测定，记录色谱图。按蓝色葡聚糖 2000 峰计算理论板数均不低于 400，拖尾因子均应小于 2.0。在两种流动相系统中蓝色葡聚糖 2000 峰的保留时间比值应为 0.93～1.07，对照溶液主峰和供试品溶液中聚合物峰与相应色谱系统中蓝色葡聚糖 2000 峰的保留时间的比值均应为 0.93～1.07。称取头孢拉定约 0.2g，置 10ml 容量瓶中，加 2% 无水碳酸钠溶液 4ml 使溶解后，加 0.6mg/ml 的蓝色葡聚糖 2000 溶液 5ml，用水稀释至刻度，摇匀。量取 100～200μl 注入液相色谱仪，用流动相 A 进行测定，记录色谱图。高聚体的峰高与单体与高聚体之间的谷高比应大于 2.0。另以流动相 B 为流动相，精密量取对照溶液 100～200μl，连续进样 5 次，峰面积的相对标准偏差应不大于 5.0%。（对照溶液进行测定前，先用含 0.2mol/L 氢氧化钠与 0.5mol/L 氯化钠的混合溶液 200～400ml 冲洗凝胶柱，再用水冲洗至中性。）

对照溶液的制备：取头孢拉定对照品适量，精密称定，加水溶解并定量稀释制成每毫升中约含头孢拉定 10μg 的溶液。

测定法：取本品约 0.2g，精密称定，置 10ml 容量瓶中，加 2% 无水碳酸钠溶液 4ml，使溶解后，用水稀释至刻度，摇匀。立即精密量取 100～200μl 注入液相色谱仪，以流动相 A 为流动相进行测定，记录色谱图。另精密量取对照溶液 100～200μl 注入液相色谱仪，以流动相 B 为流动相进行测定，记录色谱图。按外标法以峰面积计算，含头孢拉定聚合物以头孢拉定计不得超过 0.05%。

知识拓展

聚合物的定量方法有：①主成分自身对照法，同高效液相色谱法项下规定。一般用于高分子杂质含量较低的品种。②面积归一化法，同高效液相色谱法项下规定。③限量法，除另有规定外，规定不得检出保留时间小于对照品保留时间的组分，用于混合物中高分子物质的控制。④自身对照外标法，一般用于 Sephadex G-10 凝胶色谱系统中 β-内酰胺类抗生素中高分子杂质的检查。在该分离系统中，除部分寡聚物外，β-内酰胺类抗生素中高分子杂质在色谱过程中均不保留，即所有的高分子杂质表现为单一的色谱峰，以药物自身为对照品，按外标法计算药品中高分子杂质的相对百分含量。

（二）有关物质和异构体的检查

β-内酰胺类药物多采用半合成方法制备，由 6-APA、7-ACA 与相应侧链取代基结合而成，在制备中易引入原料及有关物质，并可能生成异构体。《中国药典》（2015 年版）对有关物质和异构体的检查均采用色谱法。由于 HPLC 在本类药物含量测定中的广泛应用，有关物质和异构体的检查多采用此法。

例如，《中国药典》（2015 年版）头孢拉定中有关物质的检查：精密称取本品适量，加流动相溶解并定量稀释制成每毫升中含 1mg 的溶液，作为供试品溶液；精密量取适量，用流动相定量稀释制成每毫升中含 5μg 的溶液，作为对照溶液；另精密称取头孢氨苄、双氢苯甘氨酸和 7-氨基去乙酰氧基头孢烷酸对照品各适量，置同一容量瓶中，先加 7.3% 盐酸溶液 4ml，超声使溶解，再用对照溶液定量稀释制成每毫升中含上述 3 种杂质对照品各 10μg 的混合溶液，作为杂质对照品溶液。按照含量测定项下的色谱条件，取杂质对照品溶液 20μl，注入液相色谱仪，以 220nm 为检测波长，洗脱顺序依次为 7-氨基去乙酰氧基头孢烷酸、双氢苯甘氨酸、头孢氨苄和头孢拉定，各峰之间的分离度均应符合要求。精密量取对照溶液 20μl 注入液相色谱仪，以 254nm 为检测波长，调节检测灵敏度，使主成分色谱峰的峰高约为满量程的25%。再分别精密量取供试品溶液、杂质对照品溶液和对照溶液各 20μl，分别注入液相色谱仪，先以 254nm 为检测波长测定，再以 220nm 为检测波长重新进样，分别记录色谱图至主成分峰保留时间的 2.5 倍，供试品溶液色谱图中如有杂质峰，除头孢氨苄外，双氢苯甘氨酸（220nm 检测）和 7-氨基去乙酰氧基头孢烷酸（254nm 检测）按外标法以峰面积计算，不得超过 1.0%；其他单个杂质（254nm 检测）峰面积不得大于对照溶液主峰面积的 4 倍（2.0%），其他各杂质（254nm 检测）峰面积的和不得大于对照溶液主峰面积的 5 倍（2.5%）。

（三）吸光度

可以通过测定杂质的吸光度来控制本类抗生素杂质的含量。例如，《中国药典》（2015 年版）中青霉素钠的吸光度检查：取本品，精密称定，加水溶解并定量稀释制成每毫升中约含 1.80mg 的溶液，按照紫外-可见分光光度法（ChP2015 通则 0401），在 280nm 与 325nm 波长处测定，吸光度均不得大于 0.10；在 264nm 波长处有最大吸收，吸光度应为 0.80～0.88。

三、含量测定

《中国药典》（2015 年版）对 β-内酰胺类药物的含量测定大多采用高效液相色谱法。因 β-内酰胺类药物含有异构体、有关物质等杂质，采用 HPLC 不但可以快速、高效地测定药物含量，而且能够将供试品中可能存在的降解产物、原料等杂质分离及定量，可同时用于鉴别试验、杂质检查及含量测定，适用于本类药物的原料、各种制剂及生物样本的分析测定。

1.《中国药典》（2015 年版）中哌拉西林的含量测定　　以十八烷基硅烷键合硅胶为填充剂；以甲醇-水-0.2mol/L 磷酸二氢钠溶液 -0.4mol/L 氢氧化四丁基铵溶液（450：447：100：3）（用磷酸调节 pH 至 5.50±0.02）为流动相，检测波长为 254nm。另取氨苄西林与哌拉西林对照品适量，加流动相溶解并稀释制成每毫升中含氨苄西林0.2mg、哌拉西林 0.4mg 的混合溶液，取 10μl 注入液相色谱仪，记录色谱图，氨苄西林峰相对保留时间约为 0.31，杂质 A 峰相对保留时间约为 0.62，哌拉西林峰与氨苄西林峰的分离度应大于 16，哌拉西林峰的拖尾因子不得大于 1.2。

取本品约 40mg，精密称定，置 100ml 容量瓶中，加适量甲醇溶解后，用流动相稀释至刻度，摇匀，精密量取 10μl 注入液相色谱仪；另取哌拉西林对照品适量，同法测定。按外标法以峰面积计算，即得。

2.《美国药典》(35版)中头孢克洛的含量测定　　流动相的制备：1g 1-戊烷磺酸钠溶于 780ml 水与 10ml 三乙胺的混合溶液中，用磷酸调 pH 至 2.5±0.1，再加 220ml 甲醇，混匀。

标准溶液的制备：取头孢克洛对照品约 15mg，精密称定，置 50ml 容量瓶中，加流动相溶解并稀释至刻度（注：如标准溶液在室温保存，储存期则为 8h；如标准溶液在冷藏保存，储存期则为 20h）。

供试品溶液的制备：取头孢克洛约 15mg，精密称定，置 50ml 容量瓶中，加流动相溶解并稀释至刻度（注：如样品溶液在室温保存，储存期则为 8h；如样品溶液在冷藏保存，储存期则为 20h）。

分离度溶液的制备：取头孢克洛对照品及头孢克洛 δ-3-异构体对照品适量，加流动相溶解并稀释制成每毫升中分别含头孢克洛及头孢克洛 δ-3-异构体约 0.3mg 的混合溶液。

色谱条件与系统适用性试验：以十八烷基硅烷键合硅胶为填充剂（4.6mm×25cm，5μm），流速为 1.5ml/min，检测波长为 265nm，头孢克洛及头孢克洛 δ-3-异构体的相对保留时间约为 0.8 和 1.0，头孢克洛及头孢克洛 δ-3-异构体的分离度不小于 2.5，拖尾因子不大于 1.5，重复进样的相对标准偏差小于 2.0%。

测定法：分别精密量取对照品溶液和供试品溶液 20μl，注入液相色谱仪，记录色谱图。按外标法以峰面积计算出供试品的含量。

任务二　氨基糖苷类抗生素的分析

▌理论基础

本类抗生素是由碱性环己多元醇与氨基糖缩合而成的苷，故称为氨基糖苷类抗生素。氨基糖苷类抗生素主要有链霉素、庆大霉素、卡那霉素、新霉素、阿米卡星、西索米星等。它们在抗菌谱和化学性质上都有共同之处。本节仅以链霉素和庆大霉素为例进行讨论。其结构与性质如下。

一、化学结构

链霉素的结构为一分子链霉胍和一分子链霉双糖胺结合而成的碱性苷。其中链霉双糖胺是由链霉糖与 *N*-甲基 -L-葡萄糖胺所组成。链霉胍与链霉双糖胺间的苷键结合较弱，链霉糖与 *N*-甲基 -L-葡萄糖胺的苷键结合较牢。

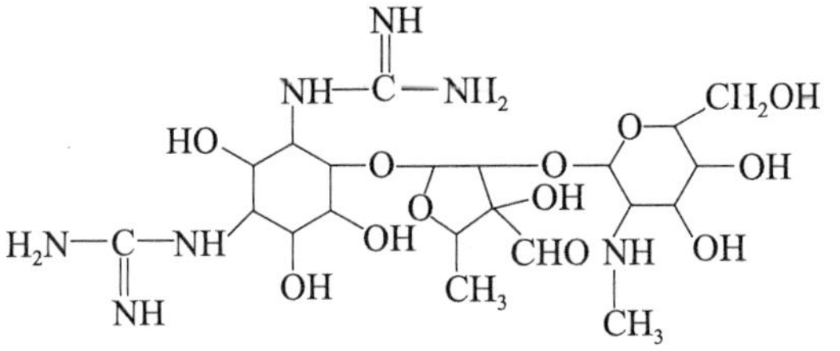

链霉胍　　　链霉糖　　*N*-甲基-L-葡萄糖胺

链霉双糖胺

二、性质

1. 溶解度与碱性　　该类抗生素的分子中含有多个羟基和碱性基团，同属碱性、水溶性抗生素，能与矿酸或有机酸成盐，临床上应用的主要为硫酸盐。它们的硫酸盐易溶于水，不溶于乙醇、三氯甲烷、乙醚等有机溶剂。

2. 旋光性　　本类抗生素分子结构中含有多个氨基糖，具有旋光性。例如，硫酸庆大霉素的比旋度为＋107°～＋121°。

3. 苷的水解与稳定性　　链霉素的硫酸盐水溶液一般以 pH5.0～7.5 最为稳定，过酸或过碱条件下易水解失效。在酸性条件下，链霉素水解为链霉胍和链霉双糖胺，进一步水解则得 N-甲基 -L-葡萄糖胺；碱性也能使链霉素水解，并使链霉糖部分发生分子重排，生成麦芽酚，这一性质为链霉素所特有，可用于鉴别和定量。

硫酸庆大霉素、硫酸奈替米星等对光、热、空气均较稳定，水溶液也稳定，在 pH2.0～12.0 时，100℃加热 30min 活性无明显变化。

4. 紫外吸收光谱　　链霉素在 230nm 处有紫外吸收。庆大霉素、奈替米星等无紫外吸收。

■ 技能基础

一、鉴别试验

（一）显色反应

1. 麦芽酚反应　　此为链霉素特有的反应。链霉素在碱性溶液中，链霉糖经分子重排使环扩大形成六元环，然后消除 N-甲基葡萄糖胺和链霉胍，生成麦芽酚。麦芽酚在弱酸性溶液中与铁离子（Fe^{3+}）生成紫红色配位化合物。各国药典均采用此反应鉴别链霉素。

《中国药典》（2015 年版）中的鉴别方法：取本品约 20mg，加水 5ml 溶解后，加氢氧化钠试液 0.3ml，置水浴上加热 5min，加硫酸铁铵溶液（取硫酸铁铵 0.1g，加 0.5mol/L 硫酸溶液 5ml 使溶解）0.5ml，即显紫红色。

2. 茚三酮反应　　由于氨基糖苷结构水解后具有羟基胺衍生物或 α-氨基酸的性质，可与茚三酮缩合为蓝紫色缩合物。此反应为本类药物的共同反应，广为各国药典所采用。

《中国药典》（2015 年版）中硫酸小诺霉素的鉴别方法如下：取本品约 5mg，加水溶解后，加 0.1% 茚三酮的水饱和正丁醇溶液 1ml 与吡啶 0.5ml，在水浴中加热 5min，即显紫蓝色。

3. Molisch 试验　　具有五碳糖或六碳糖结构的氨基糖苷类抗生素经酸水解后，在盐酸（或硫酸）的作用下脱水生成糠醛（五碳糖）或羟甲基糠醛（六碳糖）。这些产物遇 α-萘酚或蒽酮呈色。

《中国药典》（2015 年版）中阿米卡星的鉴别方法如下：取本品约 10mg，加水 1ml 溶解后，加 0.1% 蒽酮的硫酸溶液 4ml，即显蓝紫色。

4. N-甲基葡萄糖胺反应　　本类药物在水解时，均会产生葡萄糖胺衍生物，如庆大霉素产生 N-甲基葡萄糖胺，硫酸新霉素产生 D-葡萄糖胺。此类衍生物会在碱性条件下与乙酰丙酮缩合生成吡咯衍生物，进而与对二甲氨基苯甲醛的酸性醇试剂反应，生成特征樱桃红色产物。

《中国药典》（2015 年版）中硫酸新霉素的鉴别：取本品约 10mg，加水 1ml 溶解后，加盐酸溶液（9→100）2ml，在水浴中加热 10min，加 8% 氢氧化钠溶液 2ml 与 2% 乙酰丙酮水溶液 1ml，置水浴中加热 5min，冷却后，加对二甲氨基苯甲醛试液 1ml，即显樱桃红色。

5. 坂口反应　此反应为链霉素水解产物链霉胍的特有反应。链霉胍和 8-羟基喹啉醇溶液在碱性溶液中，与次溴酸钠作用，即显橙红色。

《中国药典》（2015 年版）中硫酸链霉素的鉴别：取本品约 0.5mg，加水 4ml 溶解后，加氢氧化钠试液 2.5ml 与 0.1% 8-羟基喹啉的乙醇溶液 1ml，放冷至约 15℃，加次溴酸钠试液 3 滴，即显橙红色。

（二）硫酸盐反应

本类药物多为硫酸盐，因此各国药典都将硫酸根的鉴定作为鉴别这类抗生素的一种方法。鉴别方法：①取供试品溶液，滴加氯化钡试液，即生成白色沉淀；分离，沉淀在盐酸或硝酸中均不溶解。②取供试品溶液，滴加乙酸铅试液，即生成白色沉淀；分离，沉淀在乙酸铵试液或氢氧化钠试液中溶解。③取供试品溶液，加盐酸，不生成白色沉淀（与硫代硫酸盐区别）。

（三）色谱法

1. 薄层色谱法　各国药典均曾采用 TLC 对本类抗生素进行鉴别。多以硅胶为薄层板，三氯甲烷-甲醇-浓氨水为展开剂（其中加入氨水是为了调节 pH 以减少拖尾现象），茚三酮或碘蒸气为显色剂。

《中国药典》（2015 年版）中庆大霉素的鉴别：取本品与庆大霉素标准品，分别加水制成每毫升中含 2.5mg 的溶液，按照薄层色谱法（ChP2015 通则 0502）试验，吸取上述两种溶液各 2µl，分别点于同一硅胶 G 薄层板（临用前于 105℃活化 2h）上；另取三氯甲烷-甲醇-氨溶液（1∶1∶1）混合振摇，放置 1h，分取下层混合液为展开剂，展开，取出于 20～25℃晾干，置碘蒸气中显色，供试品溶液所显主斑点数、位置和颜色应与标准品溶液斑点数、位置和颜色相同。

2. 高效液相色谱法　本类药物也可根据组分检查或含量测定项下 HPLC，通过比较供试品溶液和对照品溶液的色谱图进行鉴别。例如，鉴别庆大霉素，在庆大霉素 C 组分测定项下记录的色谱图中，供试品溶液各主峰的保留时间应与标准品溶液各主峰的保留时间一致。一般高效液相色谱法与薄层色谱法两项可选做一项。

二、杂质检查

氨基糖苷类抗生素常存在衍生物、异构体及取代基不同的相关组分，如庆大霉素即 C 组分的混合物，链霉素中含有链霉素 B 组分，卡那霉素中含有卡那霉素 B 等。此类药物的检查项下，多收载对有关组分的检查及分析。另外，氨基糖苷类抗生素多为硫酸盐，需检查硫酸盐。

（一）硫酸奈替米星的杂质检查

1. 硫酸盐　《中国药典》（2015 年版）中的检查方法：精密量取硫酸滴定液适量，用水定量稀释制成每毫升中约含硫酸盐（SO_4^{2-}）0.075mg、0.15mg、0.30mg 的溶液作为对照品溶液①～③。按照有关物质项下的色谱条件，精密量取对照品溶液①～③各 20µl，分别注入液相色谱仪，记录色谱图，以对照品溶液浓度的对数值与相应的峰面积的对数值计算线性回归方程，相关系数（r）应不小于 0.99；另精密称取本品适量，加水溶解并定量稀释制成每毫升中约含 0.5mg 的溶液，作为供试品溶液，同法测定，用线性回归方程计算供试品中硫酸盐的含量。按无水物计算，应为 31.5%～35.0%。

2. 有关物质 《中国药典》（2015 年版）中的检查方法：取本品适量，精密称定，加水溶解并定量稀释制成每毫升中含奈替米星 2.0mg 的溶液，作为供试品溶液；取供试品溶液适量，用水定量稀释制成每毫升中含奈替米星各 25μg、50μg、100μg 的溶液作为对照溶液①～③。按照高效液相色谱法（ChP2015 通则 0512）测定，用十八烷基硅烷键合硅胶为填充剂（pH 为 0.8～8.0）；以 0.2mol/L 三氟乙酸-甲醇（84∶16）为流动相，流速为 0.5ml/min；用蒸发光散射检测器检测（参考条件：漂移管温度为 100℃，载气流速为 2.6L/min）。取奈替米星标准品和依替米星对照品各适量，加水溶解并稀释制成每毫升中各含 0.2mg 的混合溶液，取 20μl 注入液相色谱仪，记录色谱图，奈替米星峰和依替米星峰的分离度应大于 1.2，连续 5 次进样，奈替米星峰面积的相对标准偏差应不大于 2.0%。取对照溶液① 20μl 注入液相色谱仪，记录色谱图，调节检测灵敏度，使主成分色谱峰的峰高约为满量程的 25%，立即取对照溶液①～③各 20μl，分别注入液相色谱仪，记录色谱图，以对照溶液浓度的对数值与相应的峰面积对数值计算线性回归方程，相关系数（r）应不小于 0.99；另取供试品溶液 20μl 注入液相色谱仪，记录色谱图至主成分峰保留时间的 2 倍，供试品溶液色谱图中如有杂质峰（除硫酸峰外），用线性回归方程计算，单个杂质不得超过 1.0%，杂质总量不得超过 2.0%，供试品溶液色谱图中任何小于对照溶液①主峰面积 0.02 倍的峰可忽略不计。

（二）庆大霉素 C 组分的检查

庆大霉素是 C 组分的复合物，不同的 C 组分活性无明显差异，但其毒副作用不同，所以需控制 C 组分的相对含量。

《中国药典》（2015 年版）中的检查方法按照高效液相色谱法（ChP2015 通则 0512）测定。

色谱条件与系统适用性试验：以十八烷基硅烷键合硅胶为填充剂（适宜 pH 为 0.8～8.0）；以 0.2mol/L 三氟乙酸-甲醇（96∶4）为流动相；流速为 0.6～0.8ml/min；蒸发光散射检测器（高温型不分流模式的漂移管温度为 105～110℃，载气流量为 2.5L/min；低温型分流模式的漂移管温度为 45～55℃，载气压力为 350kPa）测定。取庆大霉素标准品、小诺霉素标准品和西索米星对照品各适量，加流动相溶解并稀释制成每毫升中约含庆大霉素 C 组分 2.5mg、小诺霉素 0.1mg 和西索米星 25μg 的溶液，分别量取 20μl 注入液相色谱仪，庆大霉素标准品色谱图应与标准图谱一致，西索米星峰和庆大霉素 C_{1a} 峰之间，庆大霉素 C_2 峰、小诺霉素峰和庆大霉素 C_{2a} 峰之间的分离度均应符合规定；西索米星对照品溶液色谱图中主成分峰峰高的信噪比应大于 20；精密量取小诺霉素标准品溶液 20μl，连续进样 5 次，峰面积的相对标准偏差应符合要求。

测定法：精密称取庆大霉素标准品适量，精密称定，加流动相溶解并定量稀释制成每毫升中约含庆大霉素 C 组分 1.0mg、2.5mg 和 5.0mg 的溶液作为标准品溶液①～③。精密量取上述三种溶液各 20μl，分别注入液相色谱仪，记录色谱图，计算标准品溶液各组分浓度的对数值与相应的峰面积对数值的线性回归方程，相关系数（r）应不小于 0.99；另精密称取本品适量，加流动相溶解并定量稀释制成每毫升中约含庆大霉素 2.5mg 的溶液，同法测定，用庆大霉素各组分的线性回归方程分别计算供试品中对应组分的量（C_{tCx}），并按下面公式计算出各组分的含量（%，mg/mg）。C_1 应为 14%～22%，C_{1a} 应为 10%～23%，$C_{2a}+C_2$ 应为 17%～36%，4 个组分总含量不得低于 50%。

$$C_x=\frac{C_{tCx}}{m_t/V_t}\times100\%$$

式中，C_x 为庆大霉素各组分的含量（%，mg/mg）；C_{tCx} 为由回归方程计算出的各组分的含量（mg/ml）；m_t 为供试品的质量（mg）；V_t 为供试品的体积（ml）。

根据所得组分的含量，按下面公式计算出庆大霉素各组分的相对比例。C_1 应为 25%～50%，C_{1a} 应为 15%～40%，$C_{2a}+C_2$ 应为 20%～50%。

$$C_x'(\%)=\frac{C_x}{C_1+C_{1a}+C_2+C_{2a}}\times100\%$$

式中，C_x' 为庆大霉素各组分的含量。

三、含量测定

目前各国药典主要采用微生物检定法测定本类药物的效价。本法是利用抗生素在琼脂培养基内的扩散作用量反应平行线原理，比较标准品与供试品两者对接种的试验菌产生抑菌团的大小，以测定供试品效价的一种方法。色谱分析方法已逐渐开始应用于本类药物的含量测定，由于本类抗生素多数无紫外吸收，不能直接用紫外或荧光检测器，需进行柱前或柱后衍生化，或采用电化学检测器、蒸发光检测器检测。

硫酸依替米星的含量测定按照《中国药典》（2015 年版）中的高效液相色谱法（通则 0512）测定。

色谱条件与系统适用性试验：以十八烷基硅烷键合硅胶为填充剂（pH 为 0.8～8.0）；以 0.2mol/L 三氟乙酸-甲醇（84 : 16）为流动相；流速为 0.5ml/min；用蒸发光散射检测器检测（参考条件：漂移管温度为 100℃，载气流速为 2.6L/min）。取依替米星对照品和奈替米星对照品各适量，加水溶解并稀释制成每毫升中各含 0.2mg 的混合溶液，取 20μl 注入液相色谱仪，记录色谱图，依替米星峰和奈替米星峰的分离度应大于 1.2。

测定法：取依替米星对照品适量，精密称定，分别加水溶解并定量稀释制成每毫升中约含依替米星 1.0mg、0.5mg 和 0.25mg 的溶液作为对照品溶液①～③。精密量取上述三种溶液各 20μl，分别注入液相色谱仪，记录色谱图，以对照品溶液浓度的对数值对相应的峰面积的对数值计算线性回归方程，相关系数（r）应不小于 0.99；另取本品适量，精密称定，加水溶解并定量稀释制成每毫升中约含依替米星 0.5mg 的溶液，同法测定，用线性回归方程计算供试品中 $C_{21}H_{43}N_5O_7$ 的含量。

任务三　四环素类抗生素的分析

理论基础

本类抗生素的分子结构都由 4 个环组成，故总称为四环素类抗生素，包括四环素、金霉素、土霉素、多西环素、美他环素和米诺环素等。其结构与性质如下。

一、化学结构

本类抗生素可以看作四并苯或萘并萘的衍生物，具有以下基本结构。

由于结构中各取代基 R、R_1、R_2 及 R_3 的不同而构成不同的四环素类抗生素。常见的四环素类药物及其取代基如表 12-1 所示。

表 12-1 常见的四环素类药物及其取代基

药物	R	R_1	R_2	R_3
四环素	H	OH	CH$_3$	H
金霉素	Cl	OH	CH$_3$	H
土霉素	H	OH	CH$_3$	OH
多西环素	H	H	CH$_3$	OH
美他环素	H	CH$_3$	CH$_3$	OH
米诺环素	N(CH$_3$)$_2$	H	H	H

二、性质

1. 酸碱性　四环素类分子中的酚羟基和烯醇型羟基显弱酸性；二甲胺基显弱碱性。因此，四环素类抗生素是两性化合物。遇酸及碱均能生成相应的盐。临床上多应用它们的盐酸盐，其盐酸盐易溶于水。它们的游离碱在水中溶解度很小。

2. 旋光性　四环素类抗生素分子中具有不对称碳原子，因此有旋光性，可用于定性、定量分析。各国药典均测定该类抗生素的比旋度。例如，中国药典规定盐酸土霉素在盐酸（9→1000）溶液中的比旋度为 −200°～−188°；盐酸多西环素的比旋度为 −120°～−105°［盐酸溶液（9→1000）的甲醇溶液（1→100）］。

3. 紫外吸收和荧光性质　本类抗生素分子内含有共轭双键系统，在紫外光区有吸收。例如，《中国药典》中盐酸多西环素的甲醇溶液在 269nm 和 353nm 的波长处有最大吸收，在 234nm 和 296nm 的波长处有最小吸收。盐酸美他环素的水溶液在 345nm、282nm 和 353nm 的波长处有最大吸收，在 264nm 和 222nm 的波长处有最小吸收。这些抗生素在紫外光照射下产生荧光，它们的降解产物也具有荧光。利用这一性质，在 TLC 中常用于斑点检出。

4. 稳定性　四环素类抗生素对各种氧化剂（包括空气中氧在内）、酸、碱都是不稳定的。干燥的四环素类游离碱和它们的盐类在避光条件下保存均较稳定，但其水溶液随 pH 的不同会发生差向异构化、降解等反应，尤其是碱性水溶液特别容易氧化，颜色很快变深。

（1）差向异构化性质　　四环素类抗生素在弱酸性（pH2.0～6.0）溶液中会发生差向异构化。这个反应是由于 A 环上手性碳原子 C4 构型易发生差向异构化，形成差向四环素类。此反应是可逆的，达到平行时溶液中差向化合物的含量可达 40%～60%。四环素、金霉素很容易发生差向异构化，产生差向四环素和差向金霉素，其抗菌性能极弱或完全消失。而土霉素由于 C5 上的羟基和 C4 上的二甲氨基形成氢键，因而较稳定，C4 不易发生差向异构化。

（2）降解性质

1）酸性条件下的降解反应：四环素在较酸的溶液中（pH<2），特别是在加热的情况下，极易产生脱水四环素，脱水产物中的共轭双键增加，色泽变深。

2）碱性条件下的降解反应：四环素类在碱性溶液中，C 环打开，生成无活性的具有内酯结构的异四环素。异四环素在紫外光照射下，具有强烈荧光。

技能基础

一、鉴别试验

1. 浓硫酸反应　　四环素类抗生素遇硫酸立即产生颜色，以此可鉴别及区别各种四环素类抗生素。例如，盐酸金霉素遇硫酸显蓝色，加水后显金黄色或棕色。此为浓硫酸与四环素类抗生素氧化作用显色结果。

2. 三氯化铁反应　　由于分子结构中具有酚羟基，遇三氯化铁溶液立即产生颜色。例如，四环素显红棕色；金霉素显深褐色。浓硫酸反应和三氯化铁反应常联用于鉴别。例如，《中国药典》（2015 年版）中盐酸四环素的鉴别：取本品约 0.5mg，加硫酸 2ml，即显深紫色，再加三氯化铁试液 1 滴，溶液变为红棕色。

3. 氯化物反应　　四环素类抗生素多为盐酸盐，各国药典均采用氯化物反应作为鉴别方法之一。

4. 高效液相色谱法　　利用高效液相色谱图中药物的保留时间，可以对四环素类药物进行鉴别。《中国药典》（2015 年版）对盐酸四环素、盐酸土霉素、盐酸金霉素、盐酸美他环素等药物均采用 HPLC 作为鉴别。方法：四环素类药物含量测定项下的供试品主峰应与相应对照品主峰的保留时间一致。

5. 红外光谱法　　中国药典收载的四环素类抗生素中，除土霉素外均采用了红外光谱法鉴别。

6. 紫外光谱法　　本类药物的紫外光谱法鉴别多以甲醇或水溶液为溶剂，《中国药典》规定了最大吸收波长和最小吸收波长。例如，盐酸美他环素和盐酸多西环素的紫外光谱法鉴别：盐酸美他环素 10μg/ml 的水溶液在 345nm、282nm 和 241nm 的波长处有最大吸收，在 264nm 和 222nm 的波长处有最小吸收。20μg/ml 盐酸多西环素的甲醇溶液在 269nm 和 353nm 的波长处有最大吸收，在 234nm 和 296nm 的波长处有最小吸收。

二、杂质检查

本类抗生素检查项下主要是有关物质检查和杂质吸光度检查。

1. 有关物质检查　　四环素类抗生素中的有关物质主要是指在生产和贮存过程中易形

成的异构杂质、降解杂质等。各国药典均采用 HPLC 控制四环素类抗生素中的有关物质。

《中国药典》（2015 年版）中多西环素的有关物质检查：取本品，加 0.01mol/L 盐酸溶液溶解并稀释制成每毫升中含多西环素 0.2mg 的溶液，作为供试品溶液；精密量取适量，用 0.01mol/L 盐酸溶液定量稀释制成每毫升中含多西环素 4μg 的溶液，作为对照溶液。按照含量测定项下的色谱条件，精密量取供试品溶液与对照溶液各 20μl，分别注入液相色谱仪，记录色谱图至主成分峰保留时间的 2 倍。供试品溶液色谱图中如有杂质峰，美他环素与 β-多西环素峰面积分别不得大于对照溶液主峰面积（2.0%），其他单个杂质峰面积不得大于对照溶液主峰面积的 0.5 倍（1.0%），各杂质峰面积之和不得大于对照溶液主峰面积的 2 倍（4.0%）。

多西环素、土霉素和米诺环素用已知杂质对照品定位，用不加校正因子的自身对照法计算，金霉素则用杂质对照品外标法计算已知杂质的含量。

2. 杂质吸光度检查 杂质吸光度越大，四环素类抗生素的异构体和降解产物越多。《中国药典》（2015 年版）通过规定特定波长处杂质的吸光度来限量杂质。

多西环素的杂质吸光度检查：取本品，精密称定，加盐酸溶液（9→100）的甲醇溶液（1→100）溶解并定量稀释制成每毫升中含 10mg 的溶液，按照紫外-可见分光光度法（ChP2015 通则 0401），在 490nm 波长处测定，吸光度不得超过 0.12。

三、含量测定

各国药典中对四环素类抗生素的含量测定一般采用 HPLC。《中国药典》（2015 年版）中对金霉素、多西环素、土霉素和米诺环素等均采用 HPLC 进行含量测定。

盐酸多西环素按照《中国药典》（2015 年版）中的高效液相色谱法（通则 0512）测定。

色谱条件与系统适用性试验：以十八烷基硅烷键合硅胶为填充剂（pH 适用范围应大于 9）；以乙酸盐缓冲液［0.25mol/L 乙酸铵 -0.1mol/L 乙二胺四乙酸二钠-三乙胺（100∶10∶1），用冰醋酸或氨水调节 pH 至 8.8］-乙腈（85∶15）为流动相；柱温为 35℃；检测波长为 280nm。称取土霉素对照品、美他环素对照品、β-多西环素对照品及多西环素对照品适量，加 0.01mol/L 盐酸溶液溶解并稀释制成每毫升中分别约含土霉素、美他环素、β-多西环素各 0.1mg 与多西环素 0.2mg 的混合溶液，取 20μl 注入液相色谱仪，记录色谱图，多西环素峰与 β-多西环素峰的分离度应大于 4.0，多西环素峰与杂质 F 峰的分离度应符合要求。

取本品适量，精密称定，加 0.01mol/L 盐酸溶液溶解并定量稀释制成每毫升中含多西环素 0.1mg 的溶液，精密量取 20μl 注入液相色谱仪，记录色谱图；另取多西环素对照品适量，同法测定。按外标法以峰面积计算供试品中 $C_{22}H_{24}N_2O_8$ 的含量。

任务四 大环内酯类抗生素的分析

理论基础

这类抗生素的结构特点是分子内含有一个 14 元、15 元或 16 元的大内酯环，故称为大环内酯类抗生素。这类抗生素是由链霉菌产生的一类大分子抗生素，其中大环内酯基团和糖衍生物以苷键相连形成。其结构与性质如下。

一、化学结构

属于 14 元环的有红霉素及半合成的罗红霉素、克拉霉素等；属于 16 元环的有吉他霉素、麦迪霉素、交沙霉素、螺旋霉素等。此外，尚有 15 元环化合物阿奇霉素。

大环内酯类抗生素的结构相似，均由两部分组成：一为非糖部分，即具有 14~16 元骨架的大环内酯部分；二为糖基部分，一般含有 1~3 个糖或氨基糖，两部分以苷键结合。大环内酯类抗生素均为无色碱性化合物。以红霉素、阿奇霉素为例，结构式如下。

红霉素　　　　　　　　　　　　阿奇霉素

二、性质

本类抗生素在甲醇、乙醇、丙酮等有机溶剂中易溶，在水中几乎不溶。可与酸成盐而溶于水。

1. 碱性　具有氨基结构而显碱性，能与酸作用生成水溶性较大的盐。

2. 降解反应　由于具有内酯结构和苷键，在酸碱性条件下，内酯环皆易水解破坏而致药物失效。

3. 旋光性　内酯环上有多个手性碳原子，糖基上也具有多个手性碳原子，因此大环内酯类抗生素都具有一定的光学活性，可用于鉴别及含量测定。

技能基础

一、鉴别试验

（一）呈色反应

本类抗生素具有大环内酯结构，在酸性条件下，易发生分子内的环合及水解反应，生成有颜色的物质。例如，《中国药典》（2015 年版）中其他霉素的鉴别：取本品约 10mg，加硫酸 5ml，缓缓摇匀，溶液显红褐色。

（二）色谱法

《中国药典》标准中凡是用 HPLC 进行有关物质测定或含量测定的药品均同时采用 HPLC 进行鉴别。利用高效液相色谱图主峰的保留时间，可以对大环内酯类药物进行鉴别。部分品种采用 TLC 进行鉴别，一般 HPLC 和 TLC 两项可选做一项。

例如，《中国药典》（2015 年版）中罗红霉素干混悬剂的鉴别如下。

1）取本品的细粉适量，加无水乙醇溶解并稀释制成每毫升中约含罗红霉素 5mg 的溶液，滤过，取续滤液作为供试品溶液；另取罗红霉素对照品适量，加无水乙醇溶解并稀释制成每毫升中约含 5mg 的溶液，作为对照品溶液。取上述两种溶液等量混合，作为混合溶液。按照薄层色谱法（通则 0502）试验，吸取上述三种溶液各 10μl，分别点于同一硅胶 G 薄层板上，以甲苯-三氯甲烷-二乙胺（50∶40∶7）为展开剂，展开，晾干，喷以显色剂（取磷钼酸 2.5g，加冰醋酸 50ml、硫酸 2.5ml 使溶解，摇匀），再置 105℃加热数分钟。混合溶液所显主斑点应为单一斑点，供试品溶液所显主斑点的位置和颜色应与对照品溶液或混合溶液主斑点的位置和颜色相同。

2）在含量测定项下记录的色谱图中，供试品溶液主峰的保留时间应与对照品溶液主峰的保留时间一致。以上两项可选做一项。

（三）红外光谱

比较供试品和对照品红外光谱的一致性来进行鉴别。《中国药典》（2015 年版）采用此法鉴别罗红霉素：本品的红外吸收图谱应与对照的图谱（《药品红外光谱集》786 图）一致。如不一致时，可取本品 1g，置 10ml 具塞试管中，加 80% 丙酮溶液 2ml，加热振摇使溶解，自然或冰浴降温结晶，如结晶为糊状或絮状，重新加热溶解后再结晶，抽滤，取残渣置 60℃条件下减压干燥后测定。

二、杂质检查

本类抗生素检查项下主要有组分测定和有关物质检查，也包括水分、炽灼残渣、重金属等一般检查，少数品种进行结晶性检查。

（一）乙酰螺旋霉素组分测定

按照《中国药典》（2015 年版）高效液相色谱法（通则 0512）测定。

色谱条件与系统适用性试验：以十八烷基硅烷键合硅胶为填充剂；以乙腈 -0.1mol/L 乙酸铵溶液（60∶40）（用乙酸调节 pH 至 7.2±0.1）为流动相；检测波长为 232nm。取标准品溶液 10μl，注入液相色谱仪，记录的色谱图应与标准图谱一致。

测定法：取本品适量，精密称定，加流动相溶解并定量稀释制成每毫升中约含 1mg 的溶液，精密量取 10μl 注入液相色谱仪，记录色谱图，乙酰螺旋霉素各组分的出峰顺序依次为：单乙酰螺旋霉素Ⅱ、单乙酰螺旋霉素Ⅲ、双乙酰螺旋霉素Ⅱ和双乙酰螺旋霉素Ⅲ。量取峰面积，按下式计算，含单、双乙酰螺旋霉素（Ⅱ＋Ⅲ）均应不得少于 35%。

$$单乙酰螺旋霉素（Ⅱ＋Ⅲ）含量 = \frac{A_{单Ⅱ}+A_{单Ⅲ}}{A_{单Ⅱ}+A_{单Ⅲ}+A_{双Ⅱ}+A_{双Ⅲ}} \times 100\%$$

$$双乙酰螺旋霉素（Ⅱ＋Ⅲ）含量 = \frac{A_{双Ⅱ}+A_{双Ⅲ}}{A_{单Ⅱ}+A_{单Ⅲ}+A_{双Ⅱ}+A_{双Ⅲ}} \times 100\%$$

式中，$A_{单Ⅱ}$ 为单乙酰螺旋霉素Ⅱ的峰面积；$A_{单Ⅲ}$ 为单乙酰螺旋霉素Ⅲ的峰面积；$A_{双Ⅱ}$ 为双乙酰螺旋霉素Ⅱ的峰面积；$A_{双Ⅲ}$ 为双乙酰螺旋霉素Ⅲ的峰面积。

另取乙酰螺旋霉素标准品适量，同法测定，按外标法以峰面积计算出乙酰螺旋霉素 4

个组分的总含量，应不得少于 75%。

$$乙酰螺旋霉素 4 个组分总含量 = \frac{A_\mathrm{T} W_\mathrm{S} P}{A_\mathrm{S} W_\mathrm{T}} \times 100\%$$

式中，A_T 为供试品色谱图中乙酰螺旋霉素 4 个组分峰的总面积；A_S 为标准品色谱图中乙酰螺旋霉素 4 个组分峰的总面积；W_T 为供试品的质量；W_S 为标准品的质量；P 为标准品 4 个组分的百分含量总和。

（二）克拉霉素有关物质检查

《中国药典》（2015 年版）中的检查方法：取本品适量，加流动相溶解并稀释制成每毫升中含 1.0mg 的溶液，作为供试品溶液；精密量取 5ml，置 100ml 容量瓶中，用流动相稀释至刻度，摇匀，作为对照溶液。按照含量测定项下的色谱条件 [以十八烷基硅烷键合硅胶为填充剂；以磷酸盐缓冲液（取磷酸二氢钾 9.11g，加水溶解并稀释至 1000ml，加三乙胺 2ml，用磷酸调节 pH 至 5.5）- 乙腈（600：400）为流动相；检测波长为 210nm；柱温 45℃]，精密量取供试品溶液与对照溶液各 20μl，分别注入液相色谱仪，记录色谱图至主成分峰保留时间的 4 倍。供试品溶液色谱图中如有杂质峰，单个杂质峰面积不得大于对照溶液主峰面积的 0.5 倍（2.5%）；各杂质峰面积的和不得大于对照溶液主峰面积的 1.2 倍（6.0%）。

三、含量测定

各国药典中对大环内酯类抗生素的含量测定一般采用微生物法或 HPLC。HPLC 由于具有分离效果好、分析速度快、灵敏度高等特点，应用越来越多；《中国药典》（2015 年版）中对红霉素、罗红霉素、克拉霉素等均采用 HPLC 进行含量测定。

阿奇霉素的含量测定如下：按照高效液相色谱法（ChP2015 通则 0512）测定。

色谱条件与系统适用性试验：以十八烷基硅烷键合硅胶为填充剂；以磷酸盐缓冲液（取 0.05mol/L 磷酸氢二钾溶液，用 20% 的磷酸溶液调节 pH 至 8.2）- 乙腈（45：55）为流动相；检测波长为 210nm。取阿奇霉素系统适用性对照品适量，加乙腈溶解并稀释制成每毫升中含 10mg 的溶液，取 50μl 注入液相色谱仪，记录的色谱图应与标准图谱一致。

测定法：取本品适量，精密称定，加乙腈溶解并定量稀释制成每毫升中约含 1mg 的溶液，精密量取 50μl 注入液相色谱仪，记录色谱图；另取阿奇霉素对照品适量，同法测定。按外标法以峰面积计算，即得。

◎ 学习小结

1. β- 内酰胺类抗生素结构中具有 β- 内酰胺环，包括青霉素类和头孢菌素类。结构上有羧基、手性碳原子，有些还具有共轭系统等。不稳定性、酸性、旋光性、紫外吸收为该类药物的主要性质；鉴别多根据其化学性质进行，如羟肟酸铁反应等；由于其生产工艺及化学性质的特殊性，在制备中易引入高分子杂质、有关物质，并可能生成异构体，需通过检查项目限制杂质，保证安全性。本类抗生素药物中的杂质检查多采用 HPLC。含量测定方法中，因 β- 内酰胺类药物含有异构体、有关物质等杂质，多采用 HPLC 测定有效组分的量，保证药物的有效性。

2. 氨基糖苷类抗生素分子中含有氨基糖苷结构。具有碱性，能与矿酸或有机酸成盐。苷键具有水解性,一般根据其水解产物性质进行鉴别;氨基糖苷类抗生素常存在取代基不同的相关组分,组分不同,毒副作用差异明显,故此类药物的检查项下,多收载对有关组分的检查。本类抗生素的效价测定,主要采用微生物检定法,HPLC 也逐渐应用于本类药物的含量测定。

3. 四环素类抗生素为四并苯衍生物,分子中存在酚羟基、烯醇基、氨基等,具有酸碱两性;本类抗生素在弱酸性溶液中发生差向异构化反应;在强碱或碱性溶液中,均能发生降解反应;本类药物鉴别试验根据以上性质进行;主要通过有关物质检查和杂质吸光度检查来控制杂质限量;由于四环素类药物的杂质多,共存成分的结构相近,含量测定现多采用 HPLC。

4. 大环内酯类抗生素结构具有大内酯环,以苷键与其他氨基糖结合,具有碱性、水解性、旋光性等;鉴别试验常用 HPLC 和 TLC,两项可选做一项,含量测定多采用 HPLC。

练习题

1. β-内酰胺类抗生素的结构特点和化学性质是什么?
2. β-内酰胺抗生素药物中高分子聚合物的分析原理是什么?包括哪些分析方法?
3. 链霉素、庆大霉素的结构特点是什么?如何用化学方法鉴别这两个药物?
4. 简述检查庆大霉素 C 组分的方法及意义。
5. 四环素中有关物质包括哪些,怎么进行杂质吸光度检查?
6. 阿奇霉素的结构特点是什么?

能力训练

实训　注射用阿莫西林钠的质量分析

【实验目的】

1. 掌握高效液相色谱仪的操作方法及外标法测定药物含量的计算方法。
2. 掌握抗生素类药物制剂的检查和含量测定方法。

【实验原理】

以对照品的量对比求算试样含量的方法称为外标法,只要待测组分出峰、无干扰、保留时间适宜,即可用外标法进行定量分析。在 HPLC 中,因进样量较小,故用六通阀定量进样误差相对较小。外标法定量计算公式如下。

$$含量 C_X = \frac{A_X}{A_R} \times C_R$$

式中,A_X 为供试品的峰面积;A_R 为对照品的峰面积;C_R 为对照品的浓度。

【实验材料】

仪器:高效液相色谱仪、C$_{18}$ 色谱柱、超声波振荡器、微孔滤膜、分析天平、容量瓶、移液管。

试剂:注射用阿莫西林钠、磷酸二氢钾、氢氧化钾、乙腈(色谱纯)、超纯水。

【实验步骤】

本品为白色或类白色粉末或结晶。

一、鉴别

在含量测定项下记录的色谱图中，供试品溶液主峰的保留时间应与对照品溶液主峰的保留时间一致。

二、有关物质检查

取本品适量，精密称定，临用前加流动相 A 溶解并定量稀释制成每毫升中含 2.0mg 的溶液，作为供试品溶液；精密量取 1ml，置 100ml 容量瓶中，用流动相 A 稀释至刻度，摇匀，作为对照溶液。按照高效液相色谱法［《中国药典》（2010 年版）二部附录ⅤD］测定，以十八烷基硅烷键合硅胶为填充剂；以 0.05mol/L 磷酸盐缓冲液（取 0.05mol/L 磷酸二氢钾溶液，以 2mol/L 氢氧化钾溶液调节 pH 至 5.0）- 乙腈（99：1）为流动相 A；以 0.05mol/L 磷酸盐缓冲液（pH5.0）- 乙腈（80：20）为流动相 B；检测波长为 254nm。先以流动相 A-流动相 B（92：8）等度洗脱，待阿莫西林峰洗脱完毕后立即按表 12-2 线性梯度洗脱。供试品溶液色谱图中如有杂质峰，阿莫西林二聚体（相对保留时间约为 4.1）峰面积不得大于对照溶液主峰面积的 3 倍（3.0%）；其他单个杂质峰面积不得大于对照溶液主峰面积的 2 倍（2.0%）；各杂质峰面积的和不得大于对照溶液主峰面积的 9 倍（9.0%）。

表 12-2 流动相梯度洗脱程序

时间 /min	流动相 A/%	流动相 B/%
0	92	8
25	0	100
40	0	100
41	92	8
55	92	8

三、含量测定

以十八烷基硅烷键合硅胶为填充剂；以 0.05mol/L 磷酸二氢钾溶液（用 2mol/L 氢氧化钾溶液调节 pH 至 5.0）- 乙腈（97.5：2.5）为流动相；检测波长为 254nm。取阿莫西林系统适用性对照品约 25mg，置 50ml 容量瓶中，用流动相溶解并稀释至刻度，摇匀，取 20μl 注入液相色谱仪，记录的色谱图应与标准图谱一致。

取装量差异项下内容物，精密称定，加流动相溶解并定量稀释制成每毫升中约含 0.5mg 的溶液，摇匀，精密量取 20μl 注入液相色谱仪，记录色谱图；另取阿莫西林对照品适量，同法测定。按外标法以峰面积计算，即得。按平均装量计算，含阿莫西林应为标示量的 90.0%～110.0%。

【注意事项】

1. 流动相及试液均应脱气和过滤。
2. 注意系统评价：理论板数（达到标准要求）、分离度（大于 1.5）、拖尾因子

（0.95～1.05）。

【思考题】

1. 外标法定量的原理、方法及特点分别是什么?

2. 怎样选择流动相? 怎么建立梯度洗脱程序?

参 考 文 献

安登魁. 1992. 药物分析. 3 版. 北京: 人民卫生出版社

国家药典委员会. 2015. 中华人民共和国药典（2015 年版）. 北京: 中国医药科技出版社

杭太俊. 2011. 药物分析. 北京: 人民卫生出版社

刘文英. 2003. 药物分析. 5 版. 北京: 人民卫生出版社

马廷升. 2011. 药物分析. 西安: 第四军医大学出版社

张振秋. 2016. 药物分析. 北京: 中国医药科技出版社

模块三　生化药物与生物制品分析

【知识目标】

1. 掌握生化药物与生物制品分析的特点，生物制品的分类、质量特点和要求。
2. 熟悉生物制品鉴别的方法、质量检查的主要内容。
3. 了解生化药物与生物制品分析的现状和发展趋势。

【能力目标】

能够依据《中国药典》标准对该类药物进行质量分析。

 知识拓展

生物药物的发展

生物药物按照其发展过程大致可分为三代。

第一代生物药物是利用生物材料加工制成的含有某些天然活性物质与混合成分的粗提物制剂，如《中国药典》（2015 年版）二部收载的垂体后叶粉及其注射液、甲状腺粉及其片剂、鱼肝油与鱼肝油酸钠注射液、胰酶及其肠溶片、肠溶胶囊等；第二代生物药物是根据生物化学和免疫学原理，应用近现代生化分离纯化技术从生物体制取的具有针对性治疗作用的特异生化成分，如《中国药典》（2015 年版）二部收载的溶栓药物尿激酶、抗凝血药物肝素钠、蛋白酶抑制药物抑肽酶、降血糖药胰岛素等和《中国药典》（2015 年版）三部收载的人血白蛋白、人免疫球蛋白、人凝血因子Ⅷ、人纤维蛋白原、狂犬病人免疫球蛋白等；第三代生物药物是应用生物工程技术生产的天然生理活性物质，以及通过蛋白质工程原理设计制造的具有比天然物质更高活性的类似物，或与天然物质结构不同的全新的药理活性成分，如《中国药典》（2015 年版）二部收载的重组人生长激素、重组人胰岛素和《中国药典》（2015 年版）三部收载的重组人干扰素 α1b、重组人白介素-2 注射液、重组人促红素注射液（CHO 细胞）等。

问题：

1. 生物药物按照其发展过程可以分为哪三代?
2. 查阅《中国药典》（2015 年版），简述生物药物分析项目及其与中药、化学药物分析方法的异同点。

生物药物分析概论

任务一　生物药物简介

生物药物（biopharmaceutics，biopharmaceuticals）是与化学药物、中药并驾齐驱的三大类药物之一，是指利用生物体、生物组织或组成生物体的各种成分，综合运用生物学、生物化学、微生物学、免疫学、物理化学和药学的原理与方法制得的一大类药物。广义的生物药物应包括从动物、植物和微生物等生物体中直接制取的各种天然生物活性物质，以及人工合成或半合成的天然物质类似物。由于抗生素已成为独立的一大类，因此除抗生素之外，生物药物按其来源和生产方法分类，主要包括生化药物（biochemical drug）、生物合成药物（biosynthetic drug）和生物制品（biological product）。

任务二　生物药物的特点

生物药物十分接近于人体的正常生理物质，具有更高的生化机制合理性和特异治疗有效性，具有药理活性高、用药剂量小、靶向性强、毒副作用小等优点；但生物药物的有效成分含量低、稳定性差，其原料及产品均为营养高的物质，极易染菌、腐败等，因此生物药物分析具有以下特点。

一、分子质量的特点

生物药物中除氨基酸、核苷酸、辅酶等小分子化合物的化学结构明确，相对分子质量确定外，其他如蛋白质、多肽、核酸、多糖类等均为大分子的生命物质，其相对分子质量大（一般几千至几十万），不是定值，且具有复杂的化学结构与空间构象，以维持其特定的生理功能。例如，ChP2015 三部收载的注射用重组人促红素（CHO 细胞）通常为 165 个氨基酸，但是由于糖基化程度不同，分子质量有个范围，为 $36\sim45$kDa。对大分子的化合物而言，即使组分相同，往往由于相对分子质量不同而产生不同的生理活性。例如，肝素是由不同分子质量的糖链组成的混合物，是由 α-D-氨基葡萄糖和 O-硫酸化糖醛酸交替连接形成的聚合物，具有延长血凝时间的作用，而低分子质量肝素的抗凝活性低于肝素。所以，生物药物常常需要进行相对分子质量的测定。

二、生化法结构确证

在大分子生物药物中，由于有效结构或分子质量不确定，其结构的确证很难沿用化学药物或结构已知的生化药物所常用的元素分析、红外光谱、紫外光谱、核磁共振谱、质谱等方法加以证实，往往还需要选择生物化学分析如氨基酸组成、N 端氨基酸序列、肽图等方法加以证实。例如，ChP2015 三部收载的注射用重组人干扰素 α1b 在原液的检定中，不仅进行蛋白质含量、纯度、分子质量、等电点、紫外光谱扫描等理化分析，还要求按规定进行肽图检查，同时至少每年测定一次产品 N 端氨基酸序列，用氨基酸序列分析仪测定，其 N 端序列应为：（Met）-Cys-Asp-Leu-Pro-Glu-Thr-His-Ser-Leu-Asp-Asn-Arg-Arg-Thr-Leu。

三、需检查生物活性

生物药物对热、酸、碱、重金属及 pH 变化都较敏感，各种理化因素的变化易对生物活性产生影响。特别是在制备多肽或蛋白质类药物时，有时生产工艺条件的变化会导致活性多肽或蛋白质失活。因此，对这些生物药物，除了用通常采用的理化分析检验外，尚需用生物检定法进行检定，以证实其生物活性。例如，ChP2015 三部收载的注射用重组人干扰素 α2a 的原液检定要进行生物学活性的检查，采用干扰素生物学活性测定法（细胞病变抑制法），依据干扰素可以保护人羊膜细胞（WISH）免受水泡性口炎病毒（VSV）破坏的作用，用结晶紫对存活的 WISH 细胞染色，于波长 570nm 处测定其吸光度，可得到干扰素对 WISH 细胞的保护效应曲线，以此测定干扰素的生物学活性。

四、要求安全性检查

由于生物药物大多组分复杂，有效成分在生物材料中浓度都很低，杂质特别是生物大分子杂质的含量相对比较高；同时，此类药物的性质特殊，生产工艺复杂，易引入特殊杂质和污染物，故生物药物常常要求做安全性方面的全面检查，以保证生物药物用于人体时不至于引起严重不良反应或意外事故。例如，ChP2015 三部收载的注射用人重组干扰素 α2a 涉及的安全性检查项目包括原液中外源性 DNA 残留量、鼠 IgG 残留量、宿主菌蛋白残留量、残余抗生素活性及半成品、成品检定中有关无菌、细菌内毒素检查和异常毒性试验等。

五、需做效价测定

生化药物和生物制品定量分析和含量的表示方式也有所不同。此类药物来源于生物体，是生物体的基本生命物质，与化学药物和中药相比，具有更高的生化机制合理性和特异治疗有效性。因此，对于此类药物有效成分的检测，除应用一般化学方法或理化分析进行有效成分含量测定外，更应根据产品的特异生理效应或专一生化反应拟定其专属性的生物效价测定方法，以表征其所含生物活性成分的含量。例如，对酶类等药物需进行效价测定或酶活力测定，以表明其有效成分的生物活性。ChP2015 三部收载的人凝血酶原复合物的效价测定，包括了其组成的主要活性成分人凝血因子Ⅸ、人凝血因子Ⅱ、人凝血因子Ⅶ和人凝血因子Ⅹ效价的依法测定，合格的产品结果均应符合规定。

生物药物的质量控制与化学药物基本一致，包括性状、鉴别、检查和含量测定，但也不尽相同，特别是生物制品，在均一性、有效性、安全性和稳定性等方面有严格要求，必须对其进行原材料、生产过程（包括培养和纯化工艺过程）和最终产品的全过程质量控制。

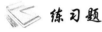 学习小结

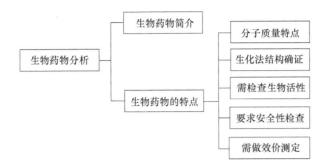

练习题

1. 生物药物如何分类?
2. 试述生物药物的特点有哪些。

参考文献

国家药典委员会. 2015. 中华人民共和国药典（2015 年版）. 北京：中国医药科技出版社

赵春杰. 2012. 药物分析. 北京：清华大学出版社

项目十四　生化药物分析

生化药物是从生物体分离纯化或用化学合成、微生物合成或现代生物技术制得的生化基本物质。生化药物有两个基本特点：一是它是生物体中的基本生化成分；二是它来自生物体，来源复杂，有些化学结构不明确，相对分子质量不是定值，多属高分子物质。生化药物收载在 ChP2015 二部。

任务一　生化药物分类

ChP2015 二部收载的生化药物有以下几类。

一、氨基酸及其衍生物类药物

包括单氨基酸、氨基酸衍生物和复合氨基酸类。ChP2015 收载的有天冬氨酸、丙氨酸、甲硫氨酸、丝氨酸等氨基酸及其盐类或衍生物 20 多种。

二、多肽和蛋白质类药物

药用活性多肽包括消化道多肽、下丘脑多肽、脑多肽、激肽、催产素、加压素、胰高血糖素、降钙素等。

药用蛋白质包括猪或牛的纤维蛋白原、纤维蛋白、水蛭素、胰岛素、鱼精蛋白等；属蛋白质类的激素有生长素、甲状旁腺素、催乳素；属植物来源的蛋白质类药物有植物凝集素、天花粉蛋白等。

三、酶类与辅酶类药物

按其功能可分为助消化酶类、蛋白水解酶类、凝血酶及抗栓酶、抗肿瘤酶类和其他酶类等，还包括部分辅酶类（辅酶 Q）等，如胃蛋白酶、胰蛋白酶、玻璃酸酶、尿激酶、凝血酶、辅酶 Q10 等。

四、多糖类药物

包括肝素、硫酸软骨素 A 和 C、硫酸角质素、透明质酸、类肝素（酸性黏多糖）、壳聚多糖、灵芝多糖、黄芪多糖、人参多糖、海藻多糖、螺旋藻黏多糖等。ChP2015 收载有肝素钠、硫酸软骨素钠等。

五、脂质类药物

包括多价不饱和脂肪酸（PUFA）、磷脂类、固醇类、胆酸类和卟啉类，如亚油酸、卵磷脂、脑磷脂、胆固醇、血红素、胆红素等。

六、核酸及其降解物和衍生物类药物

包括碱基及其衍生物、核苷及其衍生物、核苷酸及其衍生物和多核苷酸类。ChP2015

收载有氟尿嘧啶、硫鸟嘌呤、硫唑嘌呤、腺苷三磷酸二钠、肌苷、环磷腺苷、胞磷胆碱钠、碘苷等药物。

任务二 生化药物的鉴别

生化药物所涉及的鉴别方法比化学药物多，除理化方法外，还常采用生化鉴别法、生物鉴别法、肽图检查法等。

一、理化鉴别法

理化鉴别法包括化学鉴别法、光谱鉴别法和色谱鉴别法。

化学鉴别法是在一定条件下，利用药物与某些试剂发生化学反应而呈色或生成沉淀或产生气体来进行鉴别的。例如，氨基酸类药物与茚三酮反应而呈色。

光谱鉴别法利用药物的 UV 或 IR 特征吸收进行鉴别，如 ChP2015 碘苷的鉴别如下。

【鉴别】1）取本品约 2mg，加热熔融，放出紫色蒸气。

2）取本品约 2mg，加水 0.2ml 与 5% 盐酸半胱氨酸溶液 2 滴，缓缓加硫酸溶液（7→10）2ml，初显粉红色，渐显棕红色。

3）取本品适量，精密称定，加 0.01mol/L 氢氧化钠溶液溶解并定量稀释制成每毫升中约含 30μg 的溶液，按照紫外-可见分光光度法（通则 0401）测定，在 279nm 的波长处有最大吸收，在 253nm 的波长处有最小吸收。

4）本品的红外吸收图谱应与对照的图谱（光谱集 520 图）一致。

色谱鉴别法多采用 TLC 或 HPLC，利用对照品溶液和供试品溶液色谱图保留时间的一致性进行鉴别。例如，ChP2015 胰岛素的肽图谱鉴别采用 HPLC；而盐酸组氨酸的鉴别采用 TLC，方法如下。

1）胰岛素肽图谱的鉴别：取本品适量，用 0.1% 三氟乙酸溶液制成每毫升中含 10mg 的溶液，取 20μl，加 0.2mol/L 三羟甲基氨基甲烷-盐酸缓冲液（pH7.3）20μl、0.1% V8 酶溶液 20μl 与水 140μl，混匀，置 37℃水浴中 2h 后，加磷酸 3μl，作为供试品溶液；另取猪胰岛素对照品适量，同法制备，作为对照品溶液。按照含量测定项下的色谱条件，以 0.2mol/L 硫酸盐缓冲液（pH2.3）-乙腈（90：10）为流动相 A，乙腈-水（50：50）为流动相 B，按表 14-1 进行梯度洗脱。取对照品溶液和供试品溶液各 25μl，分别注入液相色谱仪，记录色谱图，供试品溶液的肽图谱应与对照品溶液的肽图谱一致。

表 14-1 胰岛素液相梯度洗脱程序

时间 /min	流动相 A/%	流动相 B/%
0	90	10
60	55	45
70	55	45

2）盐酸组氨酸的鉴别：取本品与盐酸组氨酸对照品各适量，分别加水溶解并稀释制成每毫升中约含 0.4mg 的溶液，作为供试品溶液与对照品溶液。吸取上述两种溶液各 2μl，分别点于同一硅胶 G 薄层板上，以正丁醇-冰醋酸-水（0.95：1：1）为展开剂，展

开，晾干，喷以茚三酮的丙酮溶液（1→50），在80℃加热至斑点出现，立即检视。供试品溶液所显主斑点的位置和颜色应与对照品溶液主斑点的相同。

二、生化鉴别法

（一）酶法

ChP2015采用酶法鉴别尿激酶。尿激酶是专属性较强的蛋白水解酶，根据尿激酶能激活牛纤维蛋白溶酶原，使其转化成纤维蛋白溶酶，纤维蛋白溶酶具有较强的蛋白水解酶能力，而纤维蛋白原在凝血酶的作用下，转变成纤维蛋白凝块，此凝块在纤维蛋白溶酶作用下，水解为可溶性的小分子多肽，直接观察溶解纤维蛋白作用的气泡上升法作为判断指标。

（二）电泳法

ChP2015采用琼脂糖凝胶电泳法鉴别肝素钠乳膏，肝素是由硫酸氨基葡萄糖和葡萄糖醛酸分子组成的酸性黏多糖，其水溶液带强负电荷，于琼脂凝胶板上，在电场作用下，向正极方向移动，与肝素标准品进行对照，其移动位置应一致。方法如下。

取本品适量（约相当于肝素钠700U），加60%乙醇溶液10ml，水浴加热使溶解，于4℃的冰箱中放置约5h，取出，滤过，取滤液作为供试品溶液。另取肝素钠标准品，加水溶解并制成每毫升中含200U的标准品溶液。取标准品溶液与供试品溶液各2μl，按照电泳法（ChP2015通则0541）试验，供试品溶液与对照品溶液所显斑点的迁移距离的比值应为0.9～1.1。

三、生物鉴别法

生物鉴别法是利用生物体进行试验来鉴别药物。鉴别通常需用标准品或对照品在同一条件下进行对照试验加以确证。例如，ChP2015采用小鼠血糖法鉴别胰岛素，该法利用胰岛素的降血糖作用进行鉴别。当大剂量给药时，小鼠血糖降低至一定水平即发生惊厥，迅速静注10%葡萄糖注射液，补充血糖，惊厥停止，说明是胰岛素所致低血糖而引起的惊厥。其方法如下。

【鉴别】取本品适量，加用酸调节pH至2.5～3.0的水制成每毫升中含5U的溶液。在20～30℃条件下，取体重为20～24g的小鼠5只，按每20g体重皮下注射上述溶液0.25ml，注射2h后，至少应有4只小鼠发生惊厥。立即给惊厥的小鼠腹腔注射10%葡萄糖液1ml，应能使惊厥停止。

四、肽图检查法

肽图检查法是通过蛋白酶或化学物质裂解蛋白质后，采用适宜的分析方法鉴定蛋白质一级结构的完整性和准确性。根据蛋白质相对分子质量的大小及氨基酸组成特点，使用专一性较强的蛋白水解酶，一般为肽链内切酶（endopeptidase），作用于特殊的肽链位点，将蛋白质裂解成较小的片段，经分离检测形成特征性指纹图谱，肽图谱对每一种蛋白质来说都是特征和专一的，也可根据同种产品不同批次肽图的一致性，考察工艺的稳定性。常用的消化试剂有胰蛋白酶、胰凝乳蛋白酶、溴化氰等，常用的检测技术有HPLC、CE和MS。ChP2015三部通则3405共收载两法，第一法为胰蛋白酶裂解-反相高效液相色谱法，第二法为溴化氰裂解-SDS-聚丙烯酰胺凝胶电泳法。ChP2015 二部收载的重组人生长激素、注射用重组人生长激素、重组人胰岛素、胰岛素均采用肽图检查第一法进行鉴别。

任务三 生化药物的检查

由于生化药物的组分复杂，有效成分在生物材料中浓度都很低，杂质特别是生物大分子杂质的含量相对比较高，同时，此类药物的性质特殊，所用的原料比较复杂，如制备脏器生化药物是从动物的组织、器官、腺体、体液、分泌物及胎盘、毛、皮、角和蹄甲等提取的药物，胰岛素来自于胰腺，尿激酶来自于尿，组氨酸、赖氨酸、精氨酸和水解蛋白来自于血，人工牛黄来自于胆汁等。而且生产工艺复杂，易引入特殊杂质和污染物。因此，杂质检查和安全性检查就显得非常重要。生化药物应保证符合无毒、无菌、无热原、无致敏原和降压物质等一般安全性要求。

一、杂质检查

生化药物的杂质检查包括一般杂质检查和特殊杂质检查。一般杂质检查主要有氯化物、硫酸盐、磷酸盐、铵盐、铁盐、重金属、酸度、溶液的澄清度或溶液的颜色、水分及干燥失重、炽灼残渣等检查。其检查的原理及方法与化学药物中的一般杂质检查相同。特殊杂质检查主要检查从原料中带入或生产工艺中引入的杂质、污染物或其他成分。

（一）氨基酸类药物中其他氨基酸的检查

氨基酸类药物可以通过化学合成法、发酵法和酶生物合成法制备，制备中有可能引入其他氨基酸，常采用 TLC 进行检查。例如，ChP2015 对甲硫氨酸中其他氨基酸进行检查。

（二）多肽类药物中特殊杂质的检查

多肽类药物由多个氨基酸组成，在制备过程中可能引入氨基酸和其他肽类，合成多肽中可能有残余乙酸，需加以控制。例如，乙酸奥曲肽为化学合成的由 8 个氨基酸组成的合成多肽，ChP2015 规定进行氨基酸比值、乙酸、有关物质的检查。

（三）蛋白类药物中有关蛋白质的检查

蛋白类药物在制备过程中易引入有关蛋白质和大分子蛋白质，需加以控制，除了检查相关蛋白质、高分子蛋白质外，有些蛋白类药物还应控制菌体蛋白残留量、外源性 DNA 残留量。例如，重组人生长激素为用重组技术生产的由 191 个氨基酸残基组成的蛋白质，ChP2015 规定进行总蛋白、相关蛋白质、高分子蛋白质、菌体蛋白残留量、外源性 DNA 残留量的检查。

（四）酶类药物中其他酶的检查

胰蛋白酶是自猪、羊或牛胰中提取的蛋白分解酶，糜蛋白酶是自牛或猪胰中提取的一种蛋白分解酶，胰蛋白酶也存在于胰脏中，在提取糜蛋白酶时易带入，同理，制备胰蛋白酶时也易引入糜蛋白酶。所以，糜蛋白酶中要检查胰蛋白酶，胰蛋白酶中要检查糜蛋白酶。

（五）多糖类药物中分子质量与分子质量分布的检查

多糖类分子中单糖组成的不同，糖苷键的连接方式和位置的不同及相对分子质量的不同等形成了不同生理功能和生理活性。因此，多糖类药物应检查分子质量与分子质量分布。例如，右旋糖酐 20、40、70 均为高分子葡萄糖聚合物，具有分子大小不均一的特点，控制其分子质量与分子质量分布是质量控制的关键指标。

二、安全性检查

由于生化药物的来源特殊，性质特殊，生产工艺复杂，易引入特殊杂质，因此生化药物需做安全性检查，如热原检查、过敏试验、异常毒性试验等。

（一）热原与细菌内毒素检查法

热原采用家兔法，是将一定剂量的供试品静脉注入家兔体内，在规定时间内观察家兔体温升高的情况，以判定供试品中所含热原的限度是否符合规定。其是一种限度试验法，如 ChP2015 盐酸半胱氨酸中热原的检查。

细菌内毒素主要来自革兰氏阴性细菌，主要成分为脂多糖，对人有致热反应，甚至导致死亡。细菌内毒素检查采用鲎试剂法，利用鲎试剂来检测或量化由革兰氏阴性菌产生的细菌内毒素，判断供试品中细菌内毒素的限量是否符合规定。例如，ChP2015 丙氨酸的细菌内毒素检查规定每克丙氨酸中含内毒素的量应小于 20EU（供注射用）。

（二）异常毒性检查法

异常毒性试验是给予小鼠一定剂量的供试品溶液，在规定的时间内观察小鼠出现的死亡情况，以判定供试品是否符合规定的一种方法。

（三）过敏反应检查法

过敏反应是由药物中夹杂的异性蛋白质所引起，过敏反应严重者可出现窒息、发结、血管神经性水肿、血压下降，甚至休克和死亡。因此，有可能存在异性蛋白的药物应做过敏试验。过敏反应检查法是观测供试品对豚鼠腹腔注射（或皮下注射）和静脉给药后的过敏反应。是将一定量的供试品溶液注入豚鼠体内，间隔一定时间后静脉注射供试品进行激发，观察动物出现过敏反应的情况，以判定供试品是否引起动物全身过敏反应。

（四）降压物质检查法

降压物质是指某些药物中含有的能导致血压降低的杂质，包括组胺、类组胺或其他导致血压降低的物质。在生化药物的制备过程中，以动物脏器或组织为原料的，常引入组胺、酪胺等胺类物质。临床上注射染有此类降压物质的注射液后，将引起面部潮红、脉搏加速和血压下降等不良反应。因此，除了从生产工艺上采取有效措施以减少可能的污染外，对有关药品中的降压物质进行检查并控制其限度是十分必要的。《中国药典》采用猫血压法检查，是比较组胺对照品与供试品引起麻醉猫血压下降的程度，以判定供试品中所含降压物质的限度是否符合规定，如 ChP2015 抑肽酶的降压物质检查。

（五）无菌检查法

无菌检查法是指用于检查《中国药典》要求无菌的药品、医疗器具、原料、辅料及其他品种是否无菌的一种方法。由于许多生化药物是在无菌条件下制备的，且不能高温灭菌，因此无菌检查就更有必要。

任务四 生化药物的含量测定

生化药物常用的含量（效价）测定方法包括理化分析法、生化测定法（酶法和电泳法）和生物检定法等。定量表征此类药物的方法通常有两种，一种用百分含量表示，适用于化学结构明确的小分子药物或经水解后变成小分子药物的测定；另一种用生物效价或酶活力单位表示，适用于大多数酶类和蛋白质类等药物的测定，多用生物效价或酶活力单位表示测定结果。

一、理化分析法

理化分析法主要包括化学分析法、分光光度法和色谱法。

（一）容量分析法

利用氨基酸类药物分子结构中氨基的碱性，大多数氨基酸类药物采用非水碱量法测定含量；谷氨酸利用羧基的酸性采用直接酸碱滴定法测定含量；盐酸组氨酸则采用缩合后酸碱滴定法测定含量；盐酸半胱氨酸利用分子结构中—SH 的还原性，采用剩余碘量法测定含量；胱氨酸利用分子结构中的—S—S—，采用溴量法测定含量。

（二）紫外-可见分光光度法

ChP2015 收载的五肽胃泌素、注射用亚锡聚合白蛋白、腺苷三磷酸二钠中总核苷、巯嘌呤、碘苷、细胞色素 c 等生化药物采用紫外-可见分光光度法测定含量。例如，五肽胃泌素分子结构中具有较多的羧酰基和酰胺基，在 280nm 波长处有最大吸收，ChP2015 采用吸收系数法定量。

（三）高效液相色谱法

HPLC 适用于相对分子质量大、热稳定性差的生物活性物质的分析，常以具有一定 pH 的缓冲液作为流动相，常温操作，分析环境与生理环境相似，因而具有温和的分析条件与良好的生物兼容性，有利于保持生物大分子的构象和生理活性，广泛用于生化药物的含量测定。

1. 离子抑制色谱法 一些生化药物在水溶液体系中可解离为带电荷离子，如氨基酸、多肽和蛋白质等，可采用反相色谱法中的离子抑制色谱法测定含量。离子抑制色谱法常在流动相中加入少量弱酸、弱碱或缓冲溶液以调节流动相的 pH，在非极性固定相中分离药物时可抑制带电荷离子的离解、增加疏水缔合作用、增加药物的分配系数、改善药物的分离效能。

2. 离子对色谱法 一些生化药物在水溶液体系中可解离为带电荷离子，如氨基酸、多肽、蛋白质和核酸类等，若向其中加入相反电荷的离子，使其形成中性离子对，会增大其在非极性固定相中的溶解度，从而改善分离效能。

3. 离子色谱法 离子色谱法适用于离子化合物和能够解离的化合物，如氨基酸、多肽、蛋白质、多糖类药物的分析。常用的固定相为以苯乙烯-二乙烯苯共聚物或亲水性高聚物凝胶为基质的离子交换树脂，流动相多为水溶液，有时可加入少量的有机溶剂，如乙醇、四氢呋喃、乙腈等，以增加某些组分的溶解度，改变分离的选择性。例如，硫酸软骨素钠为硫酸化链状黏多糖钠盐，ChP2015 的含量测定方法如下。

色谱条件与系统适用性试验：用强阴离子交换硅胶为填充剂（如 Hypersil SAX 柱，250mm×4.6mm，5μm）；以水（用稀盐酸调节 pH 至 3.5）为流动相 A；以 2mol/L 氯化钠溶液（用稀盐酸调节 pH 至 3.5）为流动相 B；流速为每分钟 1.0ml；检测波长为 232nm。按表 14-2 进行线性梯度洗脱。取对照品溶液，注入液相色谱仪，组分流出顺序为硫酸软骨素 B、硫酸软骨素 C 和硫酸软骨素 A，硫酸软骨素 B 峰、硫酸软骨素 C 峰与硫酸软骨素 A 峰的分离度均应符合要求。

表 14-2　硫酸软骨素钠液相梯度洗脱条件

时间 /min	流动相 A/%	流动相 B/%
0	100	0
4	100	0
45	50	50

测定法：取本品约 0.1g，精密称定，置 10ml 容量瓶中，加水溶解并稀释至刻度，摇匀，用 0.45μm 的滤膜滤过，精密量取 100μl，置具塞试管中，加入三羟甲基氨基甲烷缓冲液（取三羟甲基氨基甲烷 6.06g 与三水乙酸钠 8.17g，加水 900ml 溶解，用稀盐酸试液调节 pH 至 8.0，加水稀释至 1000ml）800μl，充分混匀，再加入硫酸软骨素 ABC 酶液（称取硫酸软骨素 ABC 酶适量，按标示单位用上述缓冲液稀释成每 100μl 含 0.1U 的溶液）100μl，摇匀，置于 37℃水浴中反应 1h，取出，在 100℃加热 5min，用冷水冷却。以 10 000r/min 离心 20min，取上清液，用 0.45μm 的滤膜滤过，作为供试品溶液。精密量取 20μl 注入液相色谱仪，记录色谱图。另取硫酸软骨素钠对照品适量，精密称定，同法测定，按外标法以硫酸软骨素 A、硫酸软骨素 B 和硫酸软骨素 C 的峰面积之和计算，即得。

4. 分子排阻色谱法　　分子排阻色谱法是快速分离不同分子质量混合物的色谱方法，广泛应用于多肽、蛋白质、多糖、生物酶、寡聚或多聚核苷酸等药物的分离分析及其分子质量测定。流动相应对组分具有良好的溶解度及较低的黏度。在蛋白质和多肽的分析中，通常选用交联丙烯酸甲酯凝胶或二醇键合硅胶，根据样品的相对分子质量范围，选择色谱柱的级分范围，流动相的选择应与蛋白质样品匹配，一般用 0.1～0.2mol/L 的缓冲液，pH 为 6～8。由于不同排阻范围的葡聚糖凝胶有一特定的蛋白质相对分子质量范围，在此范围内，相对分子质量的对数和洗脱体积之间呈线性关系。因此用几种已知相对分子质量的蛋白质为标准，进行凝胶层析，以每种蛋白质的洗脱体积对它们的相对分子质量的对数作图，绘制出标准洗脱曲线。未知蛋白质在同样的条件下进行凝胶层析，根据其所用的洗脱体积，从标准洗脱曲线上可求出此未知蛋白质对应的相对分子质量。分子排阻色谱法具有如下特点。

1）生物活性蛋白可以回收制备。样品组分与固定相之间理论上不存在相互作用的现象。因此，活性蛋白几乎可以全部回收，除非流动相中含有变性剂，如尿素、十二烷基硫酸钠等。

2）色谱分离是在固定比例的水溶液体系中进行的，流动相通常为缓冲溶液。为了提高分离能力或消除不希望存在的吸附作用与基体的疏水作用，可加入少量的能与水互溶的有机改性剂或钠、钾、铵的硫酸盐、磷酸盐。

3）色谱分离是根据蛋白质或多肽在溶液中相应的有效粒径而进行的。当蛋白质具有相同的形状（如球状或纤维状）时，通常可根据分子质量来预示组分的洗脱顺序，故可用来测定蛋白类药物的分子质量。

4）分子排阻色谱法峰容量有限，在整个色谱图上一般只能容纳 10～12 个色谱峰，分离度低。对于生物大分子蛋白类药物的分离，由于样品的分子质量大、扩散系数小、传质阻力大，因而呈现色谱峰谱带展宽的趋向，分离柱效降低。

ChP2015 四部通则收载的测定方法有 3 种，即分子质量测定法、生物大分子聚合物分子质量与分子质量分布的测定法、高分子杂质测定法。

二、酶分析法

在生化药物的分析中，酶分析法主要包括酶活力测定法和酶法分析两种类型。酶活力测定法是以酶为分析对象，目的在于测定样品中某种酶的含量或活性；酶法分析则是以酶为分析工具或分析试剂的分析，主要用酶作试剂测定样品中酶以外的其他物质的含量。二者检测的对象虽有所不同，但原理和方法都是以酶能专一而高效地催化某化学反应为基础，通过对酶反应速率的测定或对底物、生成物等浓度变化速率的测定而检测相应物质的含量。ChP2015 酶类药物的测定大多采用酶活力测定法。

三、生物检定法

生物检定法是利用生物体包括整体动物、离体组织、器官、细胞和微生物评价药物生物活性的一种方法。它以药物的药理作用为基础，以生物统计为工具，运用特定的实验设计在一定条件下比较供试品和相应的标准品或对照品所产生的特定反应，通过等反应剂量间比例的运算或限值剂量引起的生物反应程度，从而测定供试品的效价、生物活性或杂质引起的毒性。ChP2015 四部收载了升压素生物测定法、肝素生物测定法、绒促性素生物测定法、缩宫素生物测定法、胰岛素生物测定法、硫酸鱼精蛋白生物测定法、洋地黄生物测定法、卵泡刺激素生物测定法、黄体生成素生物测定法、降钙素生物测定法和生长激素生物测定法等。

◎ 学习小结

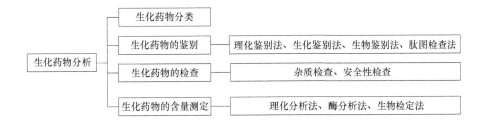

练习题

1. 什么是生化药物？生化药物分为哪几种？
2. ChP2015 中生化药物的含量测定常采用哪些方法？
3. 生化药物的安全性检查包括哪些方面？

参 考 文 献

国家药典委员会. 2015. 中华人民共和国药典（2015 年版）. 北京：中国医药科技出版社

孙莹，吕洁. 2013. 药物分析. 北京：人民卫生出版社

郑一美. 2014. 药物分析与质量控制. 2 版. 北京：化学工业出版社

生物制品分析

生物制品是以微生物、细胞及各种动物和人源的组织和体液等为原料，应用传统技术或现代生物技术制成，用于人类疾病的预防、治疗和诊断的药品。

《中国生物制品规程》是我国生物制品的国家标准和技术法规。其包括生产规程和检定规程，2005年国家药典委员会首次将《中国生物制品规程》并入《中国药典》，设为《中国药典》三部，ChP2015三部收载了生物制品137种。

任务一 生物制品的分类

人用生物制品包括细菌类疫苗（含类毒素）、病毒类疫苗、抗毒素及抗血清、血液制品、细胞因子、生长因子、酶、体内及体外诊断制品，以及其他生物活性制剂如毒素、抗原、变态反应原、单克隆抗体、抗原抗体复合物、免疫调节剂及微生态制剂等。ChP2015各论收载的生物制品包括以下几种。

一、疫苗

疫苗（vaccine）类药物是指用病毒或立克次体接种于动物、鸡胚，或经组织培养后加以处理制造而成。其分为细菌类疫苗、病毒类疫苗、联合疫苗、双价疫苗及多价疫苗等。

（一）细菌类疫苗

细菌类疫苗（bacterial vaccine）由有关细菌、螺旋体或其衍生物制成的减毒活疫苗、灭活疫苗、重组DNA疫苗、亚单位疫苗等，如皮内注射用卡介苗、伤寒Vi多糖疫苗、吸附破伤风疫苗（类毒素）、乙型脑炎减毒活疫苗、人用狂犬病疫苗（Vero细胞）等。

（二）病毒类疫苗

病毒类疫苗（viral vaccine）由病毒、衣原体、立克次体或其衍生物制成的减毒活疫苗、灭活疫苗、重组DNA疫苗、亚单位疫苗等，如口服脊髓灰质炎减毒活疫苗（猴肾细胞）、麻疹减毒活疫苗、风疹减毒活疫苗（人二倍体疫苗）、腮腺炎减毒活疫苗、重组乙型肝炎疫苗（CHO细胞）、冻干甲型肝炎减毒活疫苗、流感全病毒灭活疫苗等。

（三）联合疫苗

联合疫苗（combined vaccine）是指两种或两种以上疫苗原液按特定比例配合制成的具有多种免疫原性的灭活疫苗或活疫苗，如伤寒甲型乙型副伤寒联合疫苗、吸附百白破联合疫苗、麻疹腮腺炎联合减毒活疫苗等。

（四）双价疫苗及多价疫苗

由单一型（或群）抗原成分组成的疫苗通称单价疫苗。由两个或两个以上同一种但不同型（或群）抗原合并组成的含有双价或多价抗原成分的一种疫苗，则分别称为双价疫苗（divalent vaccine）或多价疫苗（polyvalent vaccine），如双价肾综合征出血热灭活疫苗等。

二、抗毒素及抗血清

凡用细菌类毒素或毒素免疫马或其他大动物所取得的免疫血清称为抗毒素

（antitoxin）或抗血清（antisera），如破伤风抗毒素、白喉抗毒素、多价气性坏疽抗毒素、肉毒抗毒素等。凡用细菌或病毒本身免疫马或其他大动物所取得的免疫血清称为抗菌或抗病毒血清，如抗蝮蛇毒血清、抗五步蛇毒血清、抗银环蛇毒血清、抗眼镜蛇毒血清、抗炭疽血清、抗狂犬病血清等。抗毒素及抗血清类药物中含有大量抗体，注入人体后，人体不用自身制造抗体，就可以获得免疫力，这种免疫方法称为人工被动免疫法，这类制品称为被动免疫制剂。目前广泛使用的主要是抗毒素制品。破伤风抗毒素、白喉抗毒素等虽然也能用于预防，但一般只限于受伤而又未经破伤风类毒素免疫过的人，或和白喉患者密切接触又未经白喉类毒素免疫的人，只能作为一种临时应急措施，因为这类制品注入人体后，很快会被排泄掉，预防时间短（1～3 周）。

三、血液制品

由健康人血浆或经特异免疫的人血浆，经分离、提纯或由重组 DNA 技术制成的血浆蛋白组分，以及血液细胞有形成分统称为血液制品（blood product）。血液制品主要用于临床治疗和被动免疫预防，如人血白蛋白、人免疫球蛋白、人凝血因子（天然或重组的）。

四、重组 DNA 制品

重组 DNA 制品（recombinant DNA product，rDNA product）是采用遗传修饰，将所需制品的编码 DNA 通过一种质粒或病毒载体，引入适宜的微生物或细胞系，DNA 经过表达和翻译后成为蛋白质，再经提取和纯化而回收所需制品制得。转染载体前的细胞或微生物称为宿主细胞，用于生产过程中两者的稳定结合称为宿主-载体系统。重组 DNA制品包括细胞因子、生长因子、激素、酶、重组疫苗及单克隆抗体等，如重组人表皮生长因子、注射用重组链激酶、重组乙型肝炎疫苗（汉逊酵母）、注射用抗人 T 细胞 CD3鼠单抗等品种。

五、微生态活菌制品

微生态活菌制品是由人体内正常菌群成员或具有促进正常菌群生长和活性作用的无害外籍细菌，经培养、收集菌体、干燥成菌粉后，加入适宜辅料混合制成。例如，双歧杆菌乳杆菌三联活菌片、枯草杆菌活菌胶囊、酪酸梭菌活菌散和阴道用乳杆菌活菌胶囊等品种，可用于预防和治疗因菌群失调引起的相关症状和疾病。

六、诊断制品

（一）体内诊断制品
体内诊断制品是由变态反应原或有关抗原材料制成的免疫诊断试剂，如结核菌素纯蛋白衍生物、卡介菌纯蛋白衍生物、布氏菌纯蛋白衍生物和锡克试验毒素，用于体内免疫诊断。

（二）体外诊断制品
体外诊断制品是由特定抗原、抗体或有关生物物质制成的免疫诊断试剂或诊断试剂盒，如乙型肝炎病毒表面抗原诊断试剂盒（酶联免疫法）、人类免疫缺陷病毒抗体诊断试剂盒（酶联免疫法）、梅毒快速血浆反应素诊断试剂和丙型肝炎病毒抗体诊断试剂盒（酶联免疫法）等品种。

任务二　生物制品的质量控制

生物制品是由活生物体（细菌或细胞）制备的，具有复杂的分子结构。其生产涉及生物材料和生物学过程，如发酵、细胞培养、目的产物的分离纯化等，在这些生产过程中，目标产品容易受到各种生物或理化条件等的影响，因此质量控制标准与检测方法在此类药物研发中占有举足轻重的位置。此类药物从原料到产品及制备的全过程都必须严格控制实验条件和鉴定质量，以确保产品符合质量标准的要求。

原液（bulk）是指用于制造最终配制物（final formulation）或半成品（final bulk）的均一物质。对于多价制品，其原液是由单价原液配制而成的。同一细胞批制备的多个单次病毒收获液检定合格后合并为一批原液。起始材料的质量控制包括疫苗菌种库或细胞库、种子批系统、生产用培养基、外源因子和原料血浆。生产过程的控制包括生产培养物的检定和原液检定，原液检定项目主要有细菌/细胞纯度检查、安全性检查和浓度测定。半成品检定包括稳定剂检测、无菌试验、活性或病毒含量。最终产品的质量控制要根据纯化工艺过程，产品理化性质、生物学性质、用途等来确定质量控制项目，一般要从物理化学性质、生物学活性（比活性）、纯度、杂质检测、安全试验方面进行检定。

一、物理化学检定

生物制品的物理化学检定包括鉴别、物理性状检查、相对分子质量测定法、蛋白质含量测定、防腐剂含量测定、纯度检查等。

（一）生物制品的鉴别

鉴别方法有理化法和生物学方法。理化法有 HPLC、UV 等；生物学方法鉴别生物制品时，利用蛋白质的抗原性，根据抗原抗体特异反应建立方法对特定产品进行鉴别，包括免疫印迹、免疫斑点、免疫电泳、免疫扩散等方法。免疫印迹法或免疫斑点法均是以供试品与特异性抗体结合后，抗体与酶标抗体特异性结合，通过酶学反应的显色，对供试品的抗原特异性进行鉴别。两者的区别在于，免疫印迹法首先需要进行供试品的 SDS-聚丙烯酰胺凝胶电泳和相应斑点从电泳凝胶至硝酸纤维素膜的电转移，而免疫斑点法则直接在硝酸纤维素膜上进行酶学反应。按免疫印迹法或免疫斑点法测定，供试品应为阳性。例如，注射用重组人干扰素 α2a 的成品检定中的鉴别试验，按免疫印迹法或免疫斑点法测定，应为阳性。

（二）相对分子质量的测定

生物制品的相对分子质量测定通常采用 SDS-聚丙烯酰胺凝胶电泳法（SDS-PAGE）测定。多数蛋白质与阴离子表面活性剂十二烷基硫酸钠（SDS）按质量比结合成复合物，使蛋白质分子所带的负电荷远远超过天然蛋白质分子的净电荷，消除了不同蛋白质分子的电荷效应，使蛋白质按分子大小分离。有些蛋白质如电荷异常的蛋白质，用 SDS-聚丙烯酰胺凝胶电泳法测出的相对分子质量不可靠，则可采用 ESI-MS，该法是生物大分子精确相对分子质量测定的重要工具，可以确证蛋白质氨基酸序列是否正确，并由此推断 DNA 序列是否正确。

例如，注射用重组人干扰素 α2a 的分子质量测定采用 SDS-聚丙烯酰胺凝胶电泳法，用考马斯亮蓝 R250 染色，分离胶浓度为 15%，加样量应不低于 1.0μg，测得的分子质量应为（19.2±1.92）kDa。

（三）蛋白质纯度分析

重组蛋白质纯度分析一般采用 HPLC 和 SDS-PAGE。进行 SDS-PAGE 分析时，结果应显示单一条带，经扫描产品纯度一般应至少大于 95%。HPLC 应根据不同的纯化工艺选择不同的分析方法，一般尽量采用与 SDS-PAGE 原理不同的反相柱或其他离子交换柱进行分析。进行 HPLC 分析时结果应呈单一峰，经积分计算产品纯度应至少大于 95%，对某些高剂量重组药物的纯度则高达 99.0% 以上。如出现主峰以外其他相关物质峰，则应对杂质的性质进行分析。必要时，还需要研究采用适宜的方法测定相关蛋白质（如异构或缺失体）的含量，并制定相应的限量标准。例如，注射用重组人干扰素 α2a 的纯度分析采用非还原型 SDS-聚丙烯酰胺凝胶电泳法，纯度应不低于 95.0%。

（四）等电点

重组蛋白质药物的等电点往往是不均一的，但重要的是在生产过程中批与批之间的电泳结果应一致，以反映其生产工艺的稳定性。一般采用等电聚焦电泳或毛细管电泳法，并与标准品或理论值比较。等电点呈现多区带往往是产品结构不均一的表现，如二硫键配对错误、构型改变、C 端降解等。等电聚焦电泳常用于检测蛋白质类生物制品的等电点。例如，ChP2015 三部收载的重组人干扰素 α1b、α2a、α2b 和 γ 等电点，主区带应分别为 4.0～6.5、5.5～6.8、4.0～6.7 和 8.1～9.1。

（五）氨基酸序列分析

N 端氨基酸测序作为重组蛋白质和肽的重要鉴别指标，一般要求至少测 15 个氨基酸。有的蛋白质以单链和从中间断裂后形成双链形式存在，这种情况就会测出两个不同的 N 端，所以在质量标准中根据理论值可分别设定 N 端为标准。N 端测序的基本原理为 Edman 化学降解法，目前已用蛋白质全自动测序仪进行 N 端氨基酸序列的测定，灵敏度可达到 pmol 水平。例如，ChP2015 三部收载的注射用重组人干扰素 α2a 在其生产过程产品——重组干扰素 α2a 原液的检定中，至少每年测定一次产品 N 端氨基酸序列。

（六）蛋白质的含量测定

蛋白质的含量测定是生物药物质量控制中的重要指标之一，准确的蛋白质含量测定结果不仅对相应产品规格、分装量具有指导意义，还是比活性计算、残留杂质的限量控制及其他理化特性测定的基础。特别是在临床前安全、有效性评价研究中，在体现量效关系、毒性剂量和未来临床方案的制订方面，蛋白质含量测定都具有不可替代的重要作用。ChP2015 采用的测定方法有凯氏定氮法、Lowry 法和双缩脲法。

第一法为凯氏定氮法。本法通过测定供试品的总氮含量及经钨酸沉淀去除蛋白质的供试品滤液中的非蛋白氮含量，计算出蛋白质的含量。或将供试品经三氟乙酸沉淀，通过测定该沉淀中的蛋白氮含量，计算出蛋白质的含量。

第二法为 Lowry 法。本法用于微量蛋白质的含量测定。蛋白质在碱性溶液中可形成铜-蛋白质复合物，此复合物加入酚试剂后，产生蓝色化合物，该蓝色化合物在波长 650nm 处的吸光度与蛋白质含量成正比，根据供试品的吸光度计算供试品的蛋白质含量。

酚试剂组成：酚试剂由甲试剂和乙试剂组成。甲试剂由碳酸钠、氢氧化钠、硫酸铜及酒石酸钾钠组成。乙试剂由钨酸钠（$Na_2WO_4 \cdot 2H_2O$）、钼酸钠（$Na_2MoO_4 \cdot 2H_2O$）、磷酸、盐酸、硫酸锂、溴液组成。

反应原理：Lowry 法是双缩脲法和福林酚法相结合的方法。蛋白质在碱性溶液中，其肽键与 Cu^{2+} 螯合，形成蛋白质-铜络合物，蛋白质中的酪氨酸具有酚羟基，在碱性条件下能还原磷钼酸和磷钨酸使之生成磷钨蓝和磷钼蓝的混合物而呈蓝色反应。该法因显色效果是双缩脲法的 100 倍，适于微量蛋白的测定。

第三法为双缩脲法。本法根据蛋白质肽键在碱性溶液中与 Cu^{2+} 形成紫红色络合物，其颜色深浅与蛋白质含量成正比，利用标准蛋白质溶液作对照，在 540nm 波长处测定供试品蛋白质的含量。

二、安全性检定与杂质检查

生物制品的安全性检定有一般安全检查，杀菌、灭活和脱毒情况的检查，外源性污染物检查和过敏性物质检查。

一般安全检查包括无菌试验、热原试验等。外源性污染物检查主要有野毒检查、支原体检查、乙肝表面抗原和丙肝抗体检查、外源 DNA 测定和残余宿主细胞蛋白测定。抗毒素是采用异种蛋白为原料所制成，因此需要检查过敏源是否符合限度要求。

由于基因工程药物的制备是通过对核酸分子的插入、拼接和重组而实现遗传物质的重新组合，再借助病毒、细菌、质粒或其他载体，将目的基因转移到新的宿主细胞系统，并使目的基因在新的宿主细胞系统内进行复制和表达而获得的。因此，基因工程药物需要进行药物外源性 DNA 残留量测定和宿主细胞（菌）蛋白残留量测定。

（一）残余抗生素的检查

对于生物制品的制造工艺，原则上不主张使用抗生素。如果生物制品在生产过程中使用了抗生素，则不仅要在纯化工艺中去除，还要在原液检定中增加残余抗生素活性的检测项目。ChP2015 三部收载的大肠杆菌表达系统生产的重组生物制品如注射用重组人干扰素 α1b、注射用重组人干扰素 α2a、注射用重组人干扰素 α2b、注射用重组人干扰素 γ 和注射用重组人白介素 -2 等，在原液制造的种子液制备过程中使用了含适量抗生素的培养基，需进行检查。常用的抗生素是氨苄西林或四环素，目前抗生素残留测定常用方法为抑菌圈法。

（二）宿主细胞（菌）蛋白残留量的检查

宿主细胞（菌）的残留蛋白是与生物制品生产用细胞、工程菌相关的特殊杂质。所有的重组药物很难做到绝对无宿主细胞（菌）的残留蛋白的污染，该检查主要是控制异源蛋白的含量，以防超量后引起机体免疫反应。特别对于在临床使用中需要反复多次注射（肌注）的重组制品，必须进行宿主细胞（菌）蛋白残留量的测定，并符合 ChP2015 的规定。宿主细胞（菌）蛋白残留量的测定收载于 ChP2015 四部通则，大肠杆菌菌体蛋白残留量测定法是采用酶联免疫法测定大肠杆菌表达系统生产的重组制品中菌体蛋白残留量；假单胞菌菌体蛋白残留量测定法是采用酶联免疫法测定假单胞菌表达系统生产的重组制品残留菌体蛋白含量；酵母工程菌菌体蛋白残留量测定法是采用酶联免疫法测定酵母表达系统生产的重组制品残留菌体蛋白含量。

（三）外源性 DNA 残留量的检查

外源 DNA 是生物制品中残存的杂质，许多生物制品中要进行外源性 DNA 残留量的检查。

外源性 DNA 残留量测定法收载于 ChP2015 通则 3407，共收载两法，即 DNA 探针杂交法和荧光染色法。在进行外源性 DNA 残留量测定时，可根据供试品具体情况选择下列任何一种方法进行测定。

1）第一法为 DNA 探针杂交法。供试品中的外源性 DNA 经变性为单链后吸附于固相膜上，在一定温度下可与相匹配的单链 DNA 复性而重新结合成为双链 DNA，称为杂交。将特异性单链 DNA 探针标记后，与吸附在固相膜上的供试品单链 DNA 杂交，并使用与标记物相应的显示系统显示杂交结果，与已知含量的阳性 DNA 对照比对后，可测定供试品中外源性 DNA 残留量。

2）第二法为荧光染色法。应用双链 DNA 荧光染料与双链 DNA 特异结合形成复合物，在波长 480nm 激发下产生超强荧光信号，可用荧光酶标仪在波长 520nm 处进行检测，在一定的 DNA 浓度范围内及在该荧光染料过量的情况下，荧光强度与 DNA 浓度成正比，根据供试品的荧光强度，计算供试品中的 DNA 残留量。

任务三　生物学活性检定

生物制品是具有生物活性的制剂，单独用理化方法不能完全反映其质量，必须进行生物活性测定。生物活性测定是利用生物体来测定检品的生物活性或效价的方法，它以生物体对检品的生物活性反应为基础，以生物统计为工具，运用特定的实验设计，通过比较检品与相应的标准品在一定条件下所产生的特定生物反应剂量间的差异，来测定检品的效价。根据产品的性质、药效学特点，生物学活性测定可分为体外测定法、体内测定法、酶促反应测定法和免疫学活性方法等。活性测定必须采用国际上通用的惯例或方法，对测定结果进行校正，以国际单位或指定单位表示。常用的检测定量方法有酶法、电泳法、理化测定法和生物检定法。

一、体外细胞培养测定法

体外细胞培养测定法是主要通过重组生物技术药物特异的对细胞增殖、抑制或杀伤、间接保护作用等生物学功能进行分析的方法。其包括利用大多数细胞因子能特异促进某种细胞生长的功能特点（G-CSF，NFS-60 细胞；GM-CSF，TF1 细胞等），利用制品对敏感细胞的毒性、促凋亡等不同功能特点（TNF，L929 细胞；TRAIL，H460 细胞等），以及制品对攻击敏感细胞的病毒、毒素、杀伤因子等具有的特异中和保护作用，通过梯度稀释获得量效关系进行活性测定的方法。

二、离体动物器官测定法

基于生理学功能的测定方法，如采用家兔主动脉条测定重组脑利钠肽生物学活性等。

三、体内测定法

利用动物体内某些指标的变化确定产品的生物学活性单位，如 ChP2015 三部收载的注射用重组人促红素（CHO 细胞）活性测定为在小鼠皮下注射供试品后，采用网织红细胞法，计算网织红细胞增加的数量与标准品比较，确定其活性单位。

四、生化酶促反应测定法

这类测定方法不依赖活的生物系统，主要基于产品与底物或某种物质结合后，发生物理化学反应后再对结果进行分析。例如，重组链激酶等溶栓药物生物学活性测定，即利用其与纤维蛋白溶酶原结合后可激活纤维蛋白溶酶，并可在纤维蛋白琼脂平板中形成溶圈的方法。

五、免疫学活性测定法

免疫学活性测定法是指采取酶联免疫吸附测定（ELISA）等方法测定产品活性。由于蛋白质的生物学活性与其免疫学活性不一定平行，如果蛋白肽键的抗原决定簇和生物活性中心相一致，ELISA 的测定结果和生物学活性测定结果一致；如果不一致，两者的结果也不平行。由于两种测定法所代表的意义不同，因此免疫学活性测定法不能替代生物学活性的检测。

比活性是每毫克蛋白质的生物学活性单位，这是重组蛋白质药物不同于化学药品的一项重要指标，也是进行成品分装的重要定量依据。由于蛋白质的空间结构不能常规测定，而蛋白质空间结构的改变特别是二硫键的错误配对可影响蛋白质的生物学活性，从而影响蛋白质药物的药效，比活性可间接地反映这一情况。通过对原料药比活性的检测，不仅可以反映产品生产工艺的稳定情况，还可以比较不同表达体系、不同生产厂家生产同一产品时的质量情况。一般比活性的标准可根据中试工艺优化后的多次检定结果统计后定出标准。

一般生物学活性方法往往与产品的临床药效密切相关，同时也是与产品直接相关的毒性反应评价的基础之一。

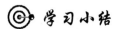 学习小结

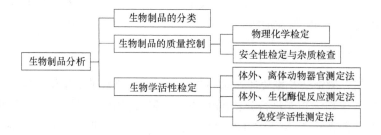

 练习题

1. 生物制品质量控制的主要内容是什么？
2. 生物制品的热原检查有哪两种方法？
3. 生物制品的效力测定包括哪 4 个方面？

参 考 文 献

白秀峰. 2002. 生物药物分析. 北京：中国医药科技出版社

国家药典委员会. 2015. 中华人民共和国药典（2015 年版）. 北京：中国医药科技出版社

杭太俊. 2011. 药物分析. 7 版. 北京：人民卫生出版社

何华. 2003. 生物药物分析. 北京：化学工业出版社

模块四　体内药物分析与现代分析技术

体内药物分析概论

【知识目标】
1. 掌握体内药物分析的特点、方法、前处理及生物样品的种类。
2. 熟悉体内药物分析方法学验证的内容、方法及要求。
3. 了解体内药物分析的性质与意义。

【能力目标】
能够依据相关理论对药物的体内分析方法进行设计。

 知识拓展

体内药物分析与用药安全有效

沙利度胺最早由德国格仑南苏制药厂开发，未经临床试验（包括药物动力学参数测定等体内药物分析），1957年首次作为处方药，用于妇女妊娠期控制精神紧张、防止恶心、安眠等，因此，此药又被叫作"反应停"。自1959年，世界各地先后出生数千例手脚异常的畸形婴儿，经调查是"反应停"所致。这一惨痛教训提醒人们，药物的体外分析结果与其体内作用并非完全相关，必须高度重视体内药物分析的研究与实践。目前，体内药物分析主要用于三个方面：一是用于新药研发过程药物动力学（包括药代动力学与药效动力学）研究，保证药物的安全性与有效性。二是用于治疗药物监测（TDM），提供药学情报与信息，参与指导临床合理用药。三是药物滥用监测，在当前社会中，药物滥用成为危害社会稳定的严重隐患。例如，不法分子利用巴比妥类、苯并二氮杂草类药物使受害者中毒后作案；运动员服用多巴胺、蛋白同化激素等违禁药品提高成绩；水产品抗生素与磺胺类药物残留超标；牲畜使用拟肾上腺素类违禁药品，改善食用肉类蛋白质的结构等，这些现象均对人体健康构成严重危害。以体内药物分析为监测手段，可为处罚上述违法事件提供科学依据，从而保证公众利益与身心健康。

问题：
1. 体内药物分析的特点及常用生物样品是什么？
2. 体内药物分析常用的前处理方法有哪些？
3. 体内药物分析通常采用哪些方法？

任务一 体内药物分析简介

一、体内药物分析的性质与意义

体内药物分析是指体内样品（生物体液、器官或组织）中药物及其代谢物或内源性生物活性物质的定量分析。

体内药物分析与体内药物动力学研究和临床药物监测密切相关，它直接关系到药物的体内作用机制探讨、质量评价和药物临床使用的安全、有效与合理。此外，体内药物分析还与药物滥用或中毒现象的监测有关，可协助执法机关破案。

二、体内药物分析的特点

（一）待测物质

1. 药物　药物产生药理作用的强度与其在体内作用部位（受体组织）的浓度直接相关，而药物在体内主要依靠血液输送至作用部位，因此血药浓度可作为药物在作用部位浓度的表现指标。即血液是体内药物分析的主要样品。另外，尿液、唾液、头发和脏器组织等也可作为体内样品。

2. 药物代谢产物　药物在体内的某些代谢产物常具有一定的生理活性，它们在体内的变化规律对母体药物的药理学与毒理学评价极为重要。所以，体内特定药物的代谢物质也是体内药物分析监测的目标。

3. 内源性生物活性物质　机体内源性生物活性物质通常参与机体重要的生理过程，其变化规律的异常改变也与某些疾病的发病机制密切相关。所以，机体内源性生物活性物质也是体内药物分析监测的目标。

（二）试验对象

从药物的研究到临床应用，需根据药物在体内的表现对药物质量做出正确评价，即是否具备有效性与安全性。新药进入临床之前，首先在试验动物体内进行药代动力学和毒代动力学研究。所以，体内药物分析的对象不仅是人体，也包括试验动物。

（三）试验特点

1. 样品　体内样品大都具有以下性质特点。

1）采样量少，体内样本采样量一般为数十微升至数毫升，且多数在特定条件下采集，不易重新获得。

2）待测物浓度低。体内样本中待测药物及其代谢物和内源性生物活性物质浓度通常在 $10^{-9} \sim 10^{-6}$ g/ml 级，甚至低至 10^{-12} g/ml。

3）干扰物质多。生物样本，尤其是血样中含有蛋白质、脂肪、尿素等有机物和 Na^+、K^+ 等大量内源性物质，通常对测定构成干扰；且体内的内源性物质可与药物结合，也能干扰测定；即使是药物的代谢产物也往往干扰原形药物的分析。

2. 方法　根据体内分析样品的特点，体内药物分析方法的特点如下。

1）体内样品需经分离与浓集，或经化学衍生化处理后才能进行分析。

2）对分析方法的灵敏度及专属性要求较高。

3）分析工作量大，测定数据的处理和结果的阐明较为复杂。

（四）试验方法

1. 前处理　药物进入体内后，其化学结构与存在状态均可能发生显著变化。在体液中，药物的存在形式多样化，除游离型的原形药物或其代谢物，也有原形药物或其代谢物与葡萄糖醛酸等内源性小分子经共价结合的缀合物（conjugate）；还有与蛋白质分子经氢键及其他分子间力结合的结合型药物；而且药物及其代谢物的浓度通常很低、干扰物质多。在测定体内药物及其特定代谢物和内源性生物活性物质时，除少数情况将体液做简单处理后可直接测定外，如采用顶空毛细管进样法测定血样中乙醇或甲醇的含量，通常在测定之前要对体内样品进行分离净化与浓集等样品前处理，从而为体内样品中药物的测定提供良好的环境与条件。常用的样品前处理方法包括去除蛋白质、缀合物水解、化学衍生化、分离、纯化、浓集等方法。

2. 测定方法　　体内药物分析方法中常用的测定方法主要有色谱分析法、免疫分析法和生物学方法。根据待测物质的结构、性质、状态不同，选择不同的分析方法。

1）小分子物质的测定：可用于药代动力学研究（PK）与临床治疗药物监测（TDM）时体内样品中大多数是小分子药物及其特定代谢产物的测定，主要采用色谱法，如 GC、RP-HPLC、NP-HPLC、HPCE、LC-MS、LC-MS/MS、GC-MS、GC-MS/MS 等。体内样品中抗生素类药物的测定，也可采用生物学和微生物学方法。

2）大分子物质的测定：蛋白质、多肽等生物大分子类药物或内源性生物活性物质的测定与分析多数采用液相色谱-飞行时间质谱联用法（LC-TOF-MS）。

3）生物大分子类药物的测定：主要采用免疫分析法（IA），包括放射免疫分析法（RIA）、酶免疫分析法（EIA）、荧光免疫分析法（FIA）。

三、体内药物分析的方法学验证

建立可靠的和可重复的定量分析方法是进行体内样品分析的基础。为了保证分析方法的可行性与可靠性，体内样品分析方法在用于实际样品的分析之前，必须对方法进行充分的方法学验证。体内样品分析方法的验证分为全面验证和部分验证两种情况。对于首次建立的体内样品分析方法、新的药物或新增代谢物定量分析，应进行全面的方法验证：一是验证分析方法的效能指标，即专属性、标准曲线和定量范围、定量下限、精密度与准确度；二是验证体内样品、制备样品、标准贮备液的稳定性及提取回收率。

四、体内药物分析的任务

1. 建立有效的分析方法　　对体内药物进行研究时，要求分析方法的灵敏度、专属性和可靠性的程度均较高，建立有效的分析方法是体内药物分析的首要任务。

2. 提供药物动力学参数　　在新药研究过程中，按照国家新药注册审批有关规定，要提供药物在动物和人体内的药物动力学参数、生物利用度及血浆蛋白结合率等基本数据，这些研究工作要靠体内药物分析来完成。

3. 提供临床药学信息　　为保证临床用药安全有效，体内药物分析也应为治疗药物监测（therapeutic drug monitoring，TDM）提供准确的血药浓度测定值，并对血药浓度进行具体分析和合理解释，提供药学情报和信息，参与指导临床合理用药、确定最佳剂量、制订治疗方案。

4. 内源性物质监测　　监测和研究体内内源性物质的浓度变化对于某些疾病的诊断及治疗具有重要意义。

5. 药物滥用监测　　麻醉药品和精神药品滥用是吸毒的重要方式之一；运动员使用违禁药物提高成绩是严重违规现象之一；镇静催眠药品中毒是不法分子作案的惯用伎俩之一；在肉类食品中添加拟肾上腺素类违禁药物是不法分子牟取暴利的重要手段之一；

水产品中抗生素与磺胺类残留是人体产生耐药性的主要原因之一。这些"之一"中的药物监测，也必须提供体内药物分析手段和技术才能完成。

任务二　体内样品的制备与贮藏

一、体内样品的种类

体内药物分析采用的体内样品包括血液、尿液、唾液、头发、脏器组织、乳汁、精液、脑脊液、泪液、胆汁、胃液、胰液、淋巴液、粪便等样品。但其中最常用的是血浆和血清，因为它们可以较好地体现药物浓度和治疗作用之间的关系。当药物在体内被迅速代谢，且其代谢物大量排泄至尿中时，也采用尿液样品，使血样中不易检出的药物以代谢物形式在尿液中被检测。尿液可用于生物利用度、尿药排泄量等的测定。某些药物如苯妥英等的唾液浓度被认为可以代表血浆中游离药物的浓度，所以唾液也可用于某些药物的临床治疗监测；如果怀疑药物可损伤血脑屏障，脑脊液的药物浓度偶尔也进行测定；头发作为体内样品可用于药物滥用的监测和微量元素的测定。在进行动物试验研究药物体内吸收、分布状态及药物过量中毒死亡患者的解剖检验时，常采用胃、肠、肝、肾、肺、脑、肌肉、组织等作为体内样品。在特殊情况下也有的采用乳汁、精液、泪液等生物体液。

二、体内样品的采集与制备

（一）血样

血药浓度通常是指血浆（plasma）或血清（serum）中的药物浓度，而不是指全血药物的浓度。因为当药物在体内达到稳态血药浓度时，血浆中药物浓度被认为与药物在作用部位（靶器官）的浓度紧密相关，即血浆中的药物浓度可以反映药物在体内作用部位的状况。所以，血浆和血清是体内药物分析最常用的样本，其中选用最多的是血浆。

1. 血样的采集　供测定的血样应代表整个药物浓度，所以应待药物在血液中分布均匀后取样。通常从静脉采集血样，并根据血中药物浓度和分析方法灵敏度的要求，一般每次采血 1～5ml；动物实验时采血量不宜超过动物总血量的 1/10。血样通常从肘静脉采集，有时从毛细血管采血用于临床化验，如成人多从手指或耳垂取血，小儿多从脚趾取血。

2. 血样的制备　供体内药物分析的血样有 3 种，分别为血浆、血清、全血。

1）血浆的制备：将采集的静脉血液置含有抗凝剂的试管中，混合后，以约 $1000 \times g$ 离心力，离心 5～10min，使与血细胞分离，所得淡黄色上清液即血浆。

最常用的抗凝剂是肝素（heparin）。肝素是体内正常生理成分，因此不致改变血样的化学组成或引起药物的变化，一般不会干扰药物的测定。其他抗凝剂是一些能与血液中 Ca^{2+} 结合的试剂，如乙二胺四乙酸二钠、枸橼酸盐、氟化钠、草酸等。目前，采血常用的负压式采血管通常预加有抗凝剂。

2）血清的制备：将采集的静脉血液置离心试管中，放置 30min～1h，然后以约 $1000 \times g$ 离心力，离心 5～10min，上层澄清的淡黄色液体即血清。

因药物与纤维蛋白几乎不结合，所以血浆与血清中的药物浓度通常是相同的。作为血药浓度测定的样品，血浆和血清可任意选用。但无论是采用血浆还是血清，现有的文献、资料所列的血药浓度，均是指血浆或血清中药物的总浓度，即游离的和与血浆蛋白结合的药物总浓度。

血浆比血清分离得快，而且前者制取的量为全血的 50%~60%；后者制取的量仅为全血的 20%~40%，故多数研究者使用血浆样品。若血浆中含有的抗凝剂对药物浓度测定有影响时，则应使用血清样品。

3）全血的制备：将采集的血液置含有抗凝剂的试管中，但不经离心操作，保持血浆和血细胞处于均相，则称为全血（whole blood）。全血样品放置或自贮存处取出恢复至室温之后，可明显分为上、下两层，上层为血浆，下层为血细胞，但轻微摇动即可混匀。

若需专门测定平均分布于血细胞内、外的药物浓度，则应使用全血样品；某些情况下由于血浆内药物浓度波动太大，且又难以控制，或因血浆药物浓度很低而影响测定，也应考虑使用全血样品。例如，氯噻酮可与红细胞结合，在血细胞中的药物浓度比血浆中药物浓度大 50~100 倍，且其动力学行为也与在血浆中不同，因此宜用全血样品测定。三环降压药物对个别患者来说，在血浆和红细胞的分配比不是一个常数，故宜采用全血样品进行药物动力学的研究。

血样主要用于药物动力学、生物利用度、临床治疗药物监测等研究与实际工作中，其测定方法大都采用测定原形药物总量的方法。

（二）尿样

采用尿样测定药物浓度的目的与血液、唾液样品不同。尿药测定主要用于药物的剂量回收、尿清除率研究。同时，当药物在血中浓度过低难以准确测定时，尿药测定也用于药物制剂的生物利用度研究，以及根据药物剂量回收研究可以预测药物的代谢过程及测定药物的代谢类型或代谢速率（metabolic rate，MR）等。

1. 尿样的特点　体内药物的清除主要是通过尿液排出体外，药物可以原形（母体药物）或代谢物及其缀合物等形式排出。尿液中药物浓度较高，收集量可以很大（成人一日排尿量为 1~5L）。但由于易受食物种类、饮水多少、排汗情况等影响，常使尿药浓度变化较大，一般以某一时间段或单位时间内尿中药物的总量（排泄量或排泄率）表示。

2. 尿样的采集　采集的尿是自然排尿。尿包括随时尿、晨尿、白天尿、夜间尿及时间尿几种。因尿液浓度变化较大，所以应测定一定时间内排入尿中的药物总量，即应测定在规定的时间内采集的尿液（时间尿）体积和尿药浓度。采集一定时间段尿液时，如服药后 1~0.25h、0.25~1h、1~2h、2~3h、3~4h、4~6h、6~8h、8~10h、10~12h、12~16h、16~24h、24~36h、36~48h 的尿液，应用量筒测量每一时间段内尿液的总体积后，留取适量（如 10ml）置于试管中，以供分析用，其余弃去，并做好记录。

3. 尿样的贮藏　健康人排出的尿液是淡黄色或黄褐色的，pH 为 4.8~8.0，放置后会析出盐类，并有细菌繁殖、固体成分的崩解，因而使尿液变得混浊。因此，尿液必须加入适当防腐剂后保存。

（三）唾液

一些药物的唾液浓度与血浆游离浓度呈现密切相关，因此在 TDM 工作中有可能利用测定药物的唾液浓度代替血浆游离浓度进行临床监测。另外，唾液样品也可用于药物动力学的研究。

1. 唾液的特点 唾液是由腮腺、舌下腺与颌下腺三个主要的唾液腺分泌汇集而成的混合液体。在静息时，腮腺和颌下腺分泌的唾液占唾液总量的90%。腮腺分泌水和一种催化淀粉分解的唾液淀粉酶；舌下腺与颌下腺分泌黏液质和浆液质的混合液。不同唾液腺分泌液的组成受时间、饮食、年龄、性别及分泌速度变化等因素的影响，正常成年人唾液分泌量每天大约为1200ml，含有钠、钾、氯化物、碳酸氢盐、蛋白质和少量其他物质（与细胞外液所含电解质相同），其中蛋白质的总量接近血浆蛋白质含量的十分之一。唾液的pH为6.2～7.4，当分泌增加时，pH会更高。

2. 唾液的采集 唾液的采集一般在漱口后约15min进行，应尽可能在刺激少的安静状态下，收集口腔内自然流出的唾液。若需要在短时间内得到较大量的唾液，也可采用物理的（如嚼石蜡片、聚四氟乙烯或橡胶块等）或化学的（如将枸橼酸或维生素C放于舌尖上）方法进行刺激。用化学方法刺激时，若化学物质对药物测定有干扰，应弃去开始时的唾液后再取样。

3. 唾液样品的制备 唾液样品采集后，应立即测量其除去泡沫部分的体积。放置后分成泡沫部分、透明部分及乳白色沉淀部分三层。分层后，以3000r/min离心10min，取上清液作为药物浓度测定的样品，可以供直接测定或冷冻保存。

（四）组织

当药物的动物试验及临床上由于过量服用药物而引起中毒死亡时，药物在脏器组织中的分布情况，可为药物的体内动力学过程提供重要信息。常用的脏器组织有胃、肝、肾、肺、心、脑等脏器及其他组织。

1. 组织样品的制备 体内各种脏器组织样品在测定之前，首先需均匀化制成水性基质匀浆溶液，然后再用适当方法萃取药物。匀浆化操作是在组织样品中加入一定量的水或缓冲液，在刀片式匀浆机中匀浆，使待测药物释放、溶解，分取上清液备用。

对于某些水中难溶解的药物，也可直接使用甲醇或水（或缓冲液）-甲醇混合溶液进行组织匀浆，以提高回收率。

2. 组织样品的前处理

（1）方法 常用如下3种方法对组织样品进行前处理。

1）沉淀蛋白法：在组织匀浆液中加入蛋白沉淀剂，如甲醇、乙腈、高氯酸、三氯乙酸等，蛋白质沉淀后取上清液供萃取用。该法操作简单，但有些药物（或毒物）的回收率低。

2）酸碱水解法：组织匀浆液中加入一定量的酸或碱，置水浴中加热，待组织液化后，过滤或离心，取上清液供萃取用。酸或碱水解只分别适合用于在热酸或热碱条件下稳定的少数药物（或毒物）的测定。

3）酶水解法：最常用的酶是蛋白水解酶中的枯草菌溶素，它不仅可使组织溶解，还可使药物释出。枯草菌溶素是一种细菌性碱性蛋白分解酶，可在较宽的pH范围内（7.0～11.0）使蛋白质的肽键降解，在50～60℃具有最大活力。

（2）操作 取组织匀浆液，加Tris缓冲液（pH为10.5）及酶，60℃培育1h，待组织液化后，用玻璃棉过滤或离心。取澄清溶液或上清液供药物萃取用。

（3）特点 可避免某些药物在酸及高温下降解；对与蛋白质结合紧密的药物，如保泰松、苯妥英钠等，可显著改善回收率；可用有机溶剂直接提取酶解液而无乳化现象生成；当采用 HPLC 检测时，无需再进行过多的净化操作。酶水解法的主要问题是不适用于在碱性下易水解的药物。

（五）头发

头发样品可用于体内微量元素的含量测定；也可用于用药史的估计、临床用药物和非法滥用药物的甄别、毒性药物的检测等。其缺点是分析对象的含量低、分析样品的预处理繁杂、干扰因素多等。

1. 头发样品的采集　头发样品的采集要有代表性和同一性。微量元素在前额部位的头发中含量最低，枕部含量最高。为达到较好的准确度，应以从枕部取样为佳。采集时从发根部（靠近头皮约 1cm 处）剪取 0.5～1g 的头发，也有的将理发后随机收集的短发作为分析样品。

2. 头发样品的前处理　主要包括洗涤与提取两部分。

1）洗涤：头发表面会被汗液、洗发剂、染发剂、香水、发油、发蜡及环境尘垢等物质污染，测定前应洗净。常用的洗涤方式为丙酮-水- 丙酮：丙酮浸泡、搅拌 10min，用自来水漂洗 3 次，再用丙酮浸泡、搅拌 10min，再用自来水、蒸馏水各洗 3 次；或在丙酮预洗后，用表面活性剂（洗洁精、洗衣粉、0.05%～0.1% 的十二烷基硫酸钠等）浸泡后，再用自来水、蒸馏水各漂洗 2～3 次。

2）提取：通常采用甲醇直接提取；酸（通常用 0.1mol/L 盐酸）水解后提取；碱（通常用 1mol/L 氢氧化钠）水解后提取；酶（通常用 β-葡萄糖苷酸酶、芳基硫酸酯酶）水解后提取等。其中酸水解是最常用的方法。甲醇提取的方法简单、省时、省力，但由于甲醇的强溶解能力，会引入许多干扰物质，使检测的背景增加；碱水解可使头发全部溶解，在形成均一溶液后提取，但对于一些碱性条件下不稳定的药物不适合。

三、体内样品的贮存与处理

（一）冷藏与冷冻

由于试验设计的要求，如药代动力学研究时要做 C-t 曲线，在有限的时间（如 24h）内必须采集大量的血液样品，受分析速度的限制，往往不能做到边采样边测定，需要将部分样品适当贮藏。冷藏或冷冻保存是最常用的方法。冷冻（贮藏温度低于 −20℃）既可以终止样品中酶的活性，又可以贮藏样品。

1. 血样　血浆和血清都需要在采血后及时分离，一般最迟不超过 2h，分离后再置冰箱或冷冻柜中保存。若不预先分离，则可因冷冻引起细胞溶解，阻碍血浆或血清的分离。血浆或血清样品应置硬质玻璃或聚乙烯塑料离心管（EP）中密塞保存。短期保存时，可置冰箱（4℃）中；长期保存时，须置冷冻柜中（−20℃或 −80～−70℃）。

2. 尿样　采集的尿样若不能立即测定时，应加入防腐剂置冰箱中保存，常用的防腐剂有甲苯、二甲苯、三氯甲烷、乙酸、盐酸等。利用甲苯等可以在尿液的表面形成薄膜，乙酸等可以改变尿液的酸碱性来抑制细菌的生长。保存时间为 24～36h，可置冰箱（4℃）中；长时间保存时，应冷冻（−20℃或 −80～−70℃）。

3. 唾液　唾液应在 4℃以下保存，冷冻保存唾液时，解冻后有必要将容器内唾液充分搅匀后再用，否则测定结果会产生误差。

冷冻的样品测定时，需临时解冻。解冻后的样品应一次性测定完毕，而不要反复冻融（冷冻—解冻—冷冻—解冻），以防药物浓度下降，如果采集的样品不能一次性地测定完毕，应以小体积分装贮存，每次按计划取一定数量进行测定。

（二）去活性

为防止含酶样品在采样后对待测组分进一步代谢，采样后必须立即终止酶的活性。常采用的方法有液氮中快速冷冻、微波照射、匀浆及沉淀、加入酶活性阻断剂（如氟化钠、四氢尿苷、三氯乙酸等）或抗氧化剂（如维生素 C 等）、将样品煮沸等。

任务三 体内药物分析的前处理

在测定体内药物及其代谢物时，除少数情况将体液做简单处理后直接测定外，一般在最后一步测定之前要对样品进行适当的预处理，即实施分离、浓集或改性等，为药物的测定创造良好条件。

样品的预处理是体内药物分析中极为重要的环节，也是分析中最困难、最繁复的工作，由于药物自身的理化特性和在体内的存在形式及生物介质的差异，对于体内样品的预处理很难规定统一方法和固定的程序，而必须结合后续的测定方法对分析样品的要求，采取恰当的分离、净化、浓集或化学衍生化等样品处理步骤。图 16-1 大致反映了测定方法与样品前处理要求的相互关系。

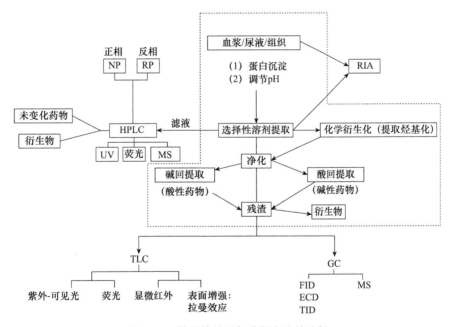

图 16-1 样品前处理与分析方法的选择

一、体内样品前处理的目的

（一）使待测药物游离

药物进入体内后，即与血浆蛋白结合，同时部分经生物转化生成代谢物及缀合物。即体内样品中的药物通常以多种形式存在，必须先进行前处理，使待测药物或代谢物从结合物或缀合物中释放出来，以便测定药物或代谢物的总浓度。

（二）满足测定方法的要求

体内样品介质组成复杂、干扰因素多，而待测药物组分浓度低，必须经前处理，使其分离及浓集。例如，血清中既含有高分子的蛋白质和低分子的糖、脂肪、尿素等有机物，也含有 Na^+、K^+、Cl^- 等无机物，而其药物含量很低，一般为 μg/ml 或 ng/ml 水平。因此，需将样品进行适当处理，使组分得到净化和富集，以满足测定方法对分析样品的要求。

（三）改善分析环境

1. 保护色谱柱 为了防止分析仪器的污染、劣化，应提高测定灵敏度和选择性等。体内样品的前处理法，因各种分析仪器的耐受程度不同而不同，如高效液相色谱仪，为防止蛋白质在色谱柱上的沉积、堵塞，至少需要进行除去血浆蛋白质的前处理工作。可以说，体内样品的前处理是色谱分析中必不可少的操作步骤。

2. 提高分离度 体内样品的前处理不仅可以延长色谱柱的寿命；也可以通过排除生物介质的干扰，改善方法的选择性；通过待测组分的化学衍生化，提高组分的可测性或组分的色谱行为。

二、常用的体内样品前处理方法

不管分析目的是什么，其选择性分离是相当重要的。这是因为内源性物质、代谢产物或其他共存药物的干扰能影响分析结果。

体内样品的分析通常由两步组成，即样品的前处理和对最终提取物的测定。前处理是为了除去生物介质中含有的大量内源性及外源性干扰物质，提取出低浓度的待测药物或代谢产物，然后浓集或进行化学衍生化处理，使其在所用分析技术的检测范围之内；测定方法的专属性，依赖于分析方法的特点，更取决于分析样品的前处理与制备技术。

常用的体内样品前处理方法大致分为去除蛋白质法、分离与浓集法、缀合物的水解、化学衍生化法、微波萃取及微透析技术等。

（一）去除蛋白质法

在测定血样时，首先应去除蛋白质。去除蛋白质可使结合型的药物释放出来，以便测定药物的总浓度。去除蛋白质有以下几种方法。

1. 溶剂沉淀法 加入与水相混溶的有机溶剂（亲水性有机溶剂），溶液的介电常数下降，蛋白质分子间的静电引力增加而聚集；同时亲水性有机溶剂的水合作用使蛋白质水化膜脱水而析出沉降，并使与蛋白质以氢键及其他分子间力结合的药物释放出来。常用的水溶性有机溶剂有乙腈、甲醇、丙酮、四氢呋喃等。当含药物的血浆或血清与水溶性有机溶剂的体积比为 1：（2～3）时，可以将 90% 以上的蛋白质除去。如上清液偏碱性，pH 为 8.5～9.5，操作时，将水溶性有机溶剂与血浆或血清混合后离心分离，取上清液作为供试溶液。通常用于分离血浆或血清的离心力（约 $1000 \times g$）不能将蛋白质沉淀完全，而采用高速离心（离心力约 $15\,000 \times g$）1～5min 便可将析出的蛋白质沉淀完全。高速离心最好采用控温离心机，否则由于摩擦温度升高，一方面蛋白质的溶解度增加，另一方面可能导致药物分解。

2. 强酸沉淀法 当溶液的 pH 低于蛋白质的等电点时，蛋白质以阳离子形式存在，可与酸根阴离子形成不溶性盐而沉淀。常用的强酸有 10% 三氯乙酸、6% 高氯酸溶液。含药物血清与强酸的比例以 1∶0.6 混合,高速离心 1~2min,就可以除去 90% 以上的蛋白质,因加入了强酸,上清液呈强酸性(pH0~4),在酸性下分解的药物不宜用本法除蛋白质。

3. 中性盐析法 加入中性盐,溶液的离子强度发生变化,部分蛋白质的电性被中和,蛋白质因分子间电排斥作用减弱而凝聚;同时中性盐的亲水性使蛋白质水化膜脱水而析出沉降。常用的中性盐有饱和硫酸铵、硫酸钠、硫酸镁、氯化钠、磷酸钠等。操作时,如按血清与饱和硫酸铵溶液的比例以 1∶2 混合,高速离心 1~2min,即可除去 90% 以上的蛋白质,所得上清液近中性,pH 为 7.0~7.7。

4. 热凝固法 当待测物质热稳定性较好时,可采用加热的方法将一些热变性蛋白质沉淀。加热温度视待测组分的热稳定性而定,通常可加热至 90℃,蛋白质沉淀后可用离心或过滤法除去,这种方法最简单,但只能除去热变性蛋白。

(二)缀合物的水解法

药物或其代谢物与体内的内源性物质结合生成的产物称为缀合物(conjugate)。内源性物质有葡萄糖醛酸(glucuronic acid)、硫酸、甘氨酸、谷胱甘肽和乙酸等,特别是前两种为最重要的内源性物质。一些含羟基、羧基、氨基和巯基的药物,可与内源性物质葡萄糖醛酸形成葡萄糖醛酸苷缀合物;还有一些含酚羟基、芳胺及醇类药物与内源性物质硫酸形成硫酸酯缀合物。尿中药物多数呈缀合状态。由于缀合物较原形药物具有较大的极性,不易被有机溶剂提取。为了测定尿液中药物总量,需对缀合物进行水解,将缀合物中的药物释出。常用的方法如下。

1. 酸水解法 酸水解时,可加入适量的盐酸溶液。至于酸的用量和浓度、反应时间及温度等条件,随药物的不同而异。这些条件应通过实验来确定。

该法比较简便、快速,但有些药物在水解过程中会发生分解;与酶水解法相比,其专一性较差。

2. 酶水解法 对于遇酸及受热不稳定的药物,可以采用酶水解法。常用的酶有葡萄糖醛酸苷酶(glucuronidase)或硫酸酯酶(sulfatase)。前者可专一地水解药物的葡萄糖醛酸苷缀合物,后者水解药物的硫酸酯缀合物。而实际应用中最常用的是葡萄糖醛酸苷酶与硫酸酯酶的混合酶。一般控制 pH 为 4.5~5.5,37℃培育数小时进行水解。

酶水解比酸水解温和,一般不会引起待测物分解,且酶水解专属性强。其缺点是酶水解时间稍长及酶制剂可能带入的黏蛋白导致乳化或色谱柱阻塞。尽管如此,酶水解仍被优先选用。在尿液中采用酶水解,应事先除去尿中能抑制酶活性的阳离子。

3. 溶剂解法 缀合物(主要是硫酸酯)往往可通过加入的溶剂在萃取过程中被分解,称作溶剂解(solvolysis)。例如,尿中的甾体硫酸酯在 pH 为 1 时加乙酸乙酯提取,产生溶剂解,这时的条件也比较温和。

值得注意的是,目前对缀合物的分析逐渐趋向于直接测定缀合物的含量,如采用 HPLC 和 RIA,以获得在体内以缀合物形式存在的量,以及当排出体外时,缀合物占所有排出药物总量的比率,从而为了解药物代谢情况提供更多的信息。

(三)分离与浓集法

液-液萃取法是传统的分离、浓集方法。样品在提取过程中,虽然待测组分得到了净化，但因微量的组分分布在较大体积（数毫升）的提取溶剂中，提取液往往还不能直接供分析用。一些分析方法，如 GC 和 HPLC 等都受进样量的限制，若将提取液直接注入仪器，待测组分的量可能达不到检测灵敏度的要求。因此，常需要使待测组分浓集后再进行测定。其方法是挥去提取溶剂，残渣复溶于小体积的溶剂。挥去提取溶剂的常用方法是直接通入氮气流吹干；对于易随气流挥发或遇热不稳定的药物，可采用减压法挥去溶剂。

溶剂蒸发所用的试管，底部应为尖锥形，这样可使最后数微升溶剂集中在管尖，便于待测组分的复溶与分取。

随着药物分析技术的不断提高，体内样品的前处理技术得到迅速发展，在液相萃取的基础上出现了许多分离与浓集的新方法和新技术，如液相微萃取、固相萃取、自动化固相萃取、固相微萃取、超滤及微透析技术等。现分别就其基本原理、特点、适用性等叙述如下。

1. 液相萃取法　　也称液-液提取法（liquid-liquid extraction，LLE），是利用待测药物与内源性干扰物的分配系数不同而进行的液相分离技术。多数药物是亲脂性的，在适当的有机溶剂中的溶解度大于在水相的溶解度，而血样或尿样中含有的大多数内源性干扰物质是强极性的水溶性物质，因而可用有机溶剂提取法除去大部分内源性干扰物质。

液-液提取法的优点是具有较好的选择性、运行成本低廉、可对样品进行净化和浓集。所以本法在体内药物分析中，尤其是采用 LC-MS 测定时被广泛应用。应用本法时要考虑如下因素。

（1）溶剂的选择原则　　选择合适的溶剂是使提取获得成功的主要条件，它一方面涉及提取效率和选择性，另一方面也涉及操作是否方便。

溶剂的选择应根据相似相溶的原则进行，选择溶剂时应注意以下几点：①对药物分子的未电离形式可溶，而对电离形式不溶；②沸点低、易挥发；③与水不相混溶；④无毒、不易燃烧；⑤具有较高的化学稳定性和惰性；⑥不影响紫外检测。

某些溶剂，如乙醚萃取能力强，又易于挥发、浓集，为常用萃取溶剂。但乙醚萃取后可混入约 1.2% 的水分，在提取前于样品（水相）中加入适量固体氯化钠（中性盐，提高溶液离子强度），可减少乙醚中水的溶解度，以减少混入的水溶性干扰物质。

（2）溶剂的用量　　提取时所用的有机溶剂量要适当，一般有机相与水相（体内样品）体积比为（1～5）∶1，根据待测药物的提取回收率及前处理过程确定提取溶剂的最佳用量。

（3）水相的 pH　　采用 LLE 时，体内样品溶液（水相）pH 的选择主要由待测药物的 pK_a 确定。当 pH 与 pK_a 相等时，50% 的药物以非电离形式存在。碱性待测药物的最佳 pH 为高于 pK_a 1～2 个单位；酸性待测药物的最佳 pH 则要低于 pK_a 1～2 个单位。这样就可使得 90% 的药物以非电离形式存在，而更易溶于有机溶剂中。

作为一般规则，碱性药物在碱性 pH、酸性药物在酸性 pH 介质中提取；但一般多在碱性下提取，以减少内源性物质（多是酸性的）的干扰。一些碱性药物在碱性 pH 不稳定时，则可在近中性 pH 用三氯甲烷和异丙醇提取。

（4）提取操作　　一般只提取一次。若提取回收率较低（如低于 50%）时，可提取2～3 次；若干扰物质为脂溶性，且不易除去，则可将提取分离出的含药有机相再用一定pH 的小体积水溶液反提取（back extraction）后测定，或将反提取液再用有机溶剂提取，如此反复提取可将药物与干扰物质有效分离。

2. 固相萃取法　　由于高效液相色谱，尤其是反相高效液相色谱的成功应用，人们利用色谱理论，采用装有不同填料的小柱进行体内样品处理的固相萃取（solid-phase extraction，SPE）技术日益受到重视。SPE技术也称液-固萃取技术，它的应用大大缩短了样品处理时间，同时可避免乳化现象，而且便于自动化操作。

（1）SPE法的原理　　将不同填料作为固定相装入微型小柱，当含有药物的体内样品溶液通过小柱时，由于受到吸附、分配、离子交换或其他亲和力作用，药物及内源性干扰物质同时被保留在固定相（填料）上，用适当溶剂洗脱干扰物质，再用适当溶剂洗脱药物。其保留或洗脱的机制取决于药物与固定相表面的活性基团，以及药物与溶剂之间的分子间作用力。药物的洗脱方式有两种：一种是药物比干扰物质与固定相之间的亲和力更强，因而在用冲洗溶剂洗去干扰物质时药物被保留，然后用一种对药物亲和力更强的溶剂洗脱药物；另一种是干扰物质较药物与固定相之间的亲和力更强，则药物被直接洗脱，干扰物质被保留在萃取柱上，通常使用更多的是前一种洗脱模式的SPE。

（2）SPE法的操作　　取体内样品（液体），加载到微型柱上端，在下端通过负压使溶剂通过微型柱。也可以通过在微型柱的上端利用注射器达到正压的方法使溶剂通过，洗脱出的分析样品在每一微型柱的正下方用试管收集。

（3）SPE法的种类　　SPE的填料种类繁多，可分成亲脂型（大孔吸附树脂、亲脂性键合硅胶）、亲水型（硅胶、硅藻土、棉纤维）和离子交换型三类，其中亲脂型用得最多。烷基、苯基、氰基键合硅胶都可用作固相萃取吸附剂，其中十八烷基硅烷键合硅胶（ODS或C_{18}）最常用。亲脂性键合硅胶容易吸附水中的非极性物质，易用有机溶剂洗脱，适用于萃取、净化水基质体液中疏水性药物。常见的商品SPE柱有Sep-PakC_{18}、Bond-ElutC_{18}、Ph（苯基）Baker 10C_{18}等。

（4）SPE法的操作　　使用亲脂性键合硅胶SPE柱的一般操作步骤如下。

1）用甲醇润湿小柱，活化填料，以使固相表面易于和待测组分发生分子间相互作用，同时可以除去填料中可能存在的干扰物质。

2）用水或适当的缓冲液冲洗小柱，去除过多的甲醇，但冲洗不宜过分，否则会使甲醇含量过低（低于5%），导致C_{18}链弯曲折叠，对待测物质的吸附能力下降，造成萃取回收率降低。

3）加样，使体内样品通过小柱，并弃去滤过废液。

4）用水或适当缓冲液冲洗小柱，去除吸附于固定相上的内源性物质或其他相关干扰物质。

5）选择适当的洗脱溶剂洗脱待测物，收集洗脱液，挥干溶剂备用或直接进行在线分析。

（5）注意事项　　使用亲脂性键合硅胶SPE柱时，需注意如下几点。

1）体液样品（如血浆等）通过萃取柱的流速控制在1～2ml/min。

2）冲洗液和洗脱剂的强度、用量要适当，否则会导致药物的损失或洗脱选择性下降。通常选用可与水混溶的洗脱剂。

3）萃取碱性药物时，洗脱剂中常需加酸、有机胺或氨水、乙酸铵或离子对试剂。

（6）SPE法的特点与应用　　用亲脂性键合硅胶SPE方便、省时，通常可以用小体积的甲醇、乙腈等洗脱剂（200～300μl）完全洗脱药物、净化并浓集样品，不需蒸干即可直接进样。对于给定药物体内样品处理方法的选用可概括如下。

1）较亲脂的药物，可用溶剂萃取，或用亲脂性键合硅胶为填料的 SPE 处理。但对于碱性药物，会产生强保留作用，故宜用大孔吸附树脂为填料的 SPE。

2）较亲水且具有酸碱性、可解离的药物，可采用离子交换型填料 SPE 法处理。

3）较亲水但又不能解离的药物则不太容易萃取，可用沉淀蛋白后直接进样法。

（7）自动化 SPE 法　　对于单个样品处理，SPE 法操作省时，但对于大量样品的处理，则有赖于半自动化和全自动化的仪器。半自动化 SPE 是指萃取过程机械化，但将洗脱液转移至进样器则需要手工操作。全自动化仪器是通过柱切换技术实现的，利用切换阀使固相萃取小柱直接连入流路中。即用 SPE-柱切换 HPLC 实现对体内样品中待测药物分离、分析的目的，如图 16-2 所示。

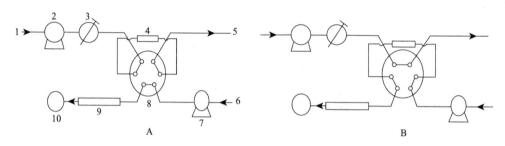

图 16-2　柱切换示意图

A. 切换前；B. 切换后；

1. 预处理流动相；2. 泵；3. 进样阀；4. 预处理柱；5. 废液；

6. 分析流动相；7. 泵；8. 高压切换阀；9. 分析柱；10. 检测器

当切换阀处于图 16-2A 状态时，样品进样后被前处理流动相冲入前处理柱（SPE），并富集于柱头，而内源性干扰物质随废液流出，在此期间，分析流动相则经旁路流入分析柱。经一段时间完成样品净化与富集后，高压切换阀切换至图 16-2B 的状态时，分析流动相反冲富集于柱头的被测组分至分析柱，反冲结束后高压切换阀再切换回图 16-2A 的状态，为下一次进样做准备。

3. 超滤法　　超滤法（ultra filtration）是以多孔性半透膜（超滤膜）作为分离介质的一种膜分离技术。通过选用不同孔径的不对称性微孔膜、按照截留分子质量的大小，可分离 30～1000kDa 的可溶性生物大分子物质。与通常的分离方法相比，超滤法具有不引入化学试剂、没有相态变化、对待测药物的破坏性小等优点。

血液中游离药物的测定可采用相对分子质量截留值在 5 万左右的超滤膜，用加压（2kg/cm^2）过滤法或高速离心法将血浆或血清中游离型药物与分子质量大的血浆蛋白及结合了药物的血浆蛋白分离，从超滤液或离心液中得到游离型药物，然后可直接或经浓缩后测定其浓度。

本法简便快捷，结果稳定、可靠，已成为游离药物分析的首选方法。因所需血样量极少，尤其适合 TDM 的血样分析。

（四）化学衍生化法

某些药物或代谢物极性大、挥发性低或对检测器不够灵敏，使用常规的 HPLC 或 GC 难以有效测定，需要先进行衍生化反应，然后测定衍生物。

药物分子中含有活泼氢者均可被化学衍生化，如含有 R-COOH、R-OH、R-NH₂、R-NH-R′ 等官能团的药物都可进行衍生化。

1. 在高效液相色谱法中的应用　高效液相色谱法最常用的检测器是紫外吸收检测器和荧光检测器，近年来灵敏的电化学检测器也得到了较快的发展。但它们均属于选择性检测器，只能检测某些结构的化合物。所以，HPLC 中的化学衍生化法的主要目的：一是提高 HPLC 检测的灵敏度；二是改善色谱分离效果。

（1）衍生化的要求　　对反应条件要求不苛刻，且能迅速定量地进行；对某个样品只生成一种衍生物，反应副产物（包括过量的衍生试剂）不干扰待测组分的分离和检测；化学衍生化试剂方便易得、通用性好。

（2）衍生化的分类　　根据是否与 HPLC 系统联机，化学衍生化法可分为在线与离线两种。以衍生化反应与色谱分离的时间先后分类，又可分为柱前衍生化法与柱后衍生化法两种，柱前衍生化法是在色谱分离前，预先将样品制成适当的衍生物，然后进样分离和检测，优点是衍生化反应条件不受色谱系统的限制，缺点是衍生化条件不能准确控制，容易影响定量的准确性；柱后衍生则是在样品进入色谱系统并经色谱分离后，柱后流出组分直接在管路中与衍生化试剂反应，然后检测衍生化产物，柱后衍生化的优点是操作简便，可连续反应以实现自动化分析，缺点是由于在色谱系统的管路中反应，对衍生试剂及反应条件，特别是反应时间有很多限制，同时，由于色谱管路的体积增加，还会导致色谱展宽。

（3）衍生化方法　　衍生化方法主要有以下三种。

1）紫外-可见衍生化反应：很多化合物在紫外-可见光区无吸收或摩尔吸收系数很小而不能被检测，将它们与具有紫外-可见吸收基团的衍生化试剂在一定条件下反应，使生成在紫外-可见光区有吸收的衍生物，从而可以被紫外检测器检测。

2）荧光衍生化反应：对于无紫外吸收或紫外检测不够灵敏的药物，如脂肪酸、氨基酸、胺类、生物碱、甾体类药物等，可与荧光衍生试剂反应，生成具有强荧光的衍生物，以达到痕量检测的目的。常用的荧光衍生化试剂有邻苯二醛（o-phthalaldehyde，OPA）、丹酰氯（dansyl chloride）和荧胺（fluorescamine）等。

3）非对映衍生化反应：采用手性衍生化试剂将药物对映异构体转变为相应的非对映异构体，用常规非手性 HPLC 进行分离分析。非对映衍生化反应一般需要满足以下条件：待测物质分子至少具有一个可供衍生化的官能团；手性衍生化试剂应达到对映体纯度，并且与对映体反应无立体选择性；反应条件温和、方法简便、衍生化反应完全，待测物与衍生化试剂均无消旋化发生；生成的非对映异构体应不易于被裂解为原来的对映异构体；衍生化试剂的结构特点应有利于衍生物非对映体的分离。衍生物非对映体之间的构象差异越大，分离效果越好。非对映衍生化试剂，也称手性衍生化试剂，分为以下三类。

第一类：适用于伯胺和仲胺的手性衍生化，如邻-甲基苯乙酰胺、（－）-α-甲氧基-α-甲基-1-萘基乙酸、1-［（4-硝基苯）磺酸基］-脯氨酰氯、（＋）-10-樟脑磺酰基-N-羧基-L-苯丙氨酸酐、叔丁氧基-L-亮氨酸-N-羟琥珀酰亚胺酯、1-萘乙基异硫氰酸酯等。

第二类：适用于伯醇和仲醇的手性衍生化，如苄酯基-L-脯氨酸、双环己基碳化二亚胺和咪唑、（＋）/（－）-2-甲基-1,1′-双-萘基-2-羧基腈等。

第三类：适用于羧基的手性衍生化，如 R-（－）/S-（－）-α-甲基-对硝基苯胺和草酰氯、2-氨基丁醇和草酰氯等。

2. 在气相色谱法中的应用 在 GC 中化学衍生化的目的是提高药物的挥发性；增加药物的稳定性；生成非对映异构体。主要的衍生化反应有硅烷化（silylation）、酰化（acylation）、烷基化（alkylation）及不对称衍生化（diastereomer）等方法。其中以硅烷化法应用最广泛。

（1）硅烷化 本法常用于具有 R-OH、R-COOH、R-NH-R' 等极性基团药物的衍生化。所用三甲基硅烷化试剂，可以取代药物分子中极性基团上的活泼氢原子，而使药物生成三甲基硅烷化衍生物。常用的三甲基硅烷化试剂有三甲基氯硅烷（trimethylchlorosilane，TMCS）、双-三甲基硅烷乙酰胺［bis（trimethylsilyl）-acetamide，BSA］、双-三甲基硅烷三氟乙酰胺［bis（trimethylsilyl）trifluoroacetamide，BSTFA］、三甲基硅咪唑（trimethylsilyl imidazole，TMSI）等。

（2）酰化 本法常用于具有 R-OH、R-NH₂、R-NH-R' 等极性官能团的药物衍生化。常用的酰化试剂有三氟乙酸酐（trifluoroacetic anhydride，TFAA）、五氟丙酸酐（pentafluoropropionic anhydride，PFPA）、五氟苯甲酰氯（pentafluorobenzoyl chloride，PFBC）等。

（3）烷基化 本法常用于具有 R-OH、R-COOH、R-NH-R' 等极性基团药物的衍生化。常用的烷基化试剂有碘庚烷（$C_7H_{15}I$）、叠氮甲烷（CH_2N_2）、氢氧化三甲基苯胺（TMAH）等。

（4）不对称衍生化 使用不对称试剂，使对映异构体药物生成非对映异构体衍生物，然后用 GC 进行分析测定。常用的不对称试剂有（S）-N-三氟乙酰脯氨酰氯、（S）-N-五氟乙酰脯氨酰氯等。例如，以（S）-N-三氟乙酰基-脯氨酰氯（S-TFPC）为手性衍生化试剂，以三乙胺为催化剂，将安非他明转变成相应的酰胺类非对映异构体，用常规非手性毛细管柱气相色谱程序升温法分离了大鼠肝微粒体中 R-安非他明和 S-安非他明。

含氟原子的衍生化试剂不但可以提高药物的挥发性，而且由于衍生化之后使药物含有电负性强的氟原子，因此大大提高了 GC 电子捕获检测器对其检测的灵敏度。

任务四 体内药物分析方法的建立

建立可靠的体内样品中微量药物及其代谢物的分析方法是体内药物分析工作的首要任务，本节将就体内药物分析方法建立的一般程序、方法学验证的基本内容与要求进行论述。

一、分析方法的选择

一般而言，体内样品中待测物质的预期浓度范围是决定体内样品检测方法的首要因素。无论从动物还是人体内获得的体内样品，其中所含药物或其特定代谢产物的浓度大多较低（$10^{-10} \sim 10^{-6}$ g/ml），且难以通过增加体内样品量来提高方法的灵敏度。因而在建立体内药物分析方法时选择适宜的检测方法是必须首先考虑的。

目前，在体内药物分析中常用的检测方法主要有色谱分析法、免疫分析法和生物学方法。各方法的特点及适用对象如下。

1. 色谱分析法 色谱分析法主要包括气相色谱法、高效液相色谱法、色谱-质谱联用法等，可用于大多数小分子药物的药代动力学及代谢产物研究，或基于药代动力学原理的生物利用度、生物等效性或治疗药物监测等临床药学或临床药理学的研究。近年来，随着液相色谱-飞行时间质谱（LC-TOF-MS）联用技术与设备的普及，本法已逐步应用于蛋白质、多肽等生物大分子类药物或内源性物质的检测与分析。

由于色谱分析法具有较高的灵敏度、特异性和准确性，能适应大多数药物的检测需要。同时随着色谱联用技术的完善与仪器的普及，目前色谱分析法，尤其是 HPLC 及其联用技术 LC-MS 与 LC-MS-MS 已经成为体内样品中药物及其代谢产物分析检测的首选方法。

2. 免疫分析法 免疫分析法主要有放射免疫分析法（RIA）、酶免疫分析法（EIA）、荧光免疫分析法（FIA）等，多用于蛋白质、多肽等生物大分子类物质的检测。本法具有一定的特异性，灵敏度高，但原形药物与其代谢产物或内源性物质常有交叉免疫反应。故本法不适用于小分子药物代谢研究或特定代谢产物的测定，主要应用于临床 TDM 及生物大分子的药物动力学及其相关研究。

3. 生物学方法 生物学方法常能反映药效学的本质，可用于抗生素类药物的体内分析，如生物利用度、生物等效性或临床 TDM 等体内药物检测。但生物学方法一般特异性较差，常需采用特异性高的方法（如色谱分析法）进行平行监测，而对于多组分及体内存在活性代谢产物的抗生素的药代动力学及代谢产物研究宜用色谱分析法。

二、分析方法的建立

分析方法初步拟定后，需进行一系列的试验工作，以选择最佳的分析条件，并对分析方法进行方法学验证，以确认是否适用于实际体内样品的分析。分析方法的建立和验证过程是同步进行的，不能截然划分。为便于讨论，在此将以色谱分析法为例分别叙述。首先分步讨论分析方法的建立过程。

1. 色谱条件的筛选 取待测药物或其特定的活性代谢产物、内标物质，按照拟定的分析方法（不包括体内样品的前处理步骤）进行测定，并通过调整色谱柱的型号或牌号（填料的性状、粒径、柱长度等）、流动相（组分及其配比）、流速、柱温、进样量、内标物质的浓度及其加入量等条件，使待测药物与内标物质具有良好的色谱参数（n、R、RSD）及峰面积比值，并具有适当的保留时间（t_R），以避开内源性物质的干扰；选择适当的检测器，以获得足够的灵敏度（LOQ）。

2. 色谱条件的优化

1）试剂与溶剂试验：取待测药物的非生物介质溶液（通常为水溶液），按照拟定的分析方法进行衍生化反应、萃取分离等样品前处理后，进样分析以考察反应试剂对测定的干扰（方法专属性）。通过改变反应条件、萃取方法或萃取条件（萃取溶剂的极性、混合溶剂的配比、固相萃取填料的性质、冲洗剂与洗脱剂及其用量等），使空白试剂色谱峰不干扰药物的测定（分离度应大于 1.5）。

本步骤主要考察需经化学反应的前处理过程，若前处理过程仅为体内样品的提取分离，则可不进行该步骤，直接进行空白生物介质试验。

2）生物介质试验：取空白生物介质，如空白血浆，按照拟定的体内样品前处理与药物分析方法操作。考察生物介质中的内源性物质（endogenous substance）对测定的干扰（方法专属性），在待测药物、特定的活性代谢产物、内标物质等的"信号窗"（色谱峰附近的有限范围）内不应出现内源性物质信号。

3）质控样品试验：取空白生物介质，按照实际体内样品中药物的预期浓度范围，加入待测药物的标准物质制成标准样品和质控（quality control，QC）样品，照"生物介质试验"项下方法试验，建立分析方法的定量范围与标准曲线，并进行方法的精密度、准确度、灵敏度、提取回收率验证，以及样品与溶液的稳定性等各项参数的验证和介质效应的评估；同时进一步验证待测药物、内标物质与内源性物质或其他药物的分离效能。例如，色谱峰的 t_R、n 和 RSD 是否与水溶液的一致，色谱峰是否为单一成分，标准曲线的截距是否显著偏离零点等，均可说明内源性物质是否对待测药物或内标物质构成干扰。

3. 实际样品的测试　　通过空白生物介质和质控样品试验，所建立的分析方法及其条件尚不能完全确定是否适合于实际样品（incurred sample）的测定。因为药物在体内可能与内源性物质结合（如与血浆蛋白结合），或经历各种代谢生成数个代谢产物及其进一步的结合物或缀合物，使得从体内获得的实际体内样品变得更为复杂。所以，在分析方法建立后，尚需进行实际体内样品的测试，考察代谢产物对药物、内标物质的干扰情况，以进一步验证方法的可行性。

任务五　体内药物分析方法的验证

为了保证所建立的分析方法的可行性与可靠性，分析方法在用于实际样品的分析之前，必须对方法进行充分的方法学验证（validation）。体内药物分析方法的验证分为全面验证（full validation）和部分验证（partial validation），在此重点介绍全面验证过程。

对于首次建立的体内样品分析方法、新的药物或新增代谢物定量分析，应进行全面的方法验证。体内药物分析方法验证的内容包含如下参数。

分析方法的效能指标：专属性、标准曲线和定量范围、定量下限、精密度、准确度、提取回收率。

样品的稳定性：体内样品、制备样品及标准贮备液。

方法学验证通常采用 QC 样品和用药后的实际体内样品进行。以下将以色谱分析法为主，讨论体内药物分析方法的全面验证过程及对相关验证参数的基本要求。

知识拓展

体内药物分析常见术语

1）标准物质（reference standard）：用于制备标准样品和 QC 样品的待测物的参比标准，在结构上可以是待测物本身，也可以是其游离碱或酸、盐或酯。常用的标准物质主要来源于法定标准物质（如 ChP 标准品或对照品、USP 标准品）、市售标准物质、分析实验室自行提纯的化合物。

2）生物介质（biological matrix）：一种生物来源的物质，能够以可重复的方式采集和处理，如全血、血浆、血清、尿、粪及各种组织等。

3）介质效应（matrix effect）：样品中存在除待测物以外的其他干扰物质（包

括配伍给药的其他药物）对响应造成的直接或间接的影响（改变或干扰）。

4）标准样品（standard sample）：在空白生物介质中加入已知量待测物标准物质制成的样品，用于建立标准曲线，计算质控样品和未知样品中待测物质的浓度。

5）质控样品（quality control sample）：即 QC 样品，是指在空白生物介质中加入已知量待测物标准物质制成的样品，用于监测生物分析方法的效能和评价每一分析批中未知样品分析结果的完整性和正确性。

6）质控样品池（pool of QC sample）：应由不负责待测体内样品（未知样品）测试的人员（独立测试人员）在试验研究的初始制备，并与未知样品在相同条件下同时保存。制备 QC 样品池时，不能使用制备标准曲线用的标准溶液，应另行制备（独立制备）。当需制备额外的 QC 样品时，应在初始制备的 QC 样品使用完之前制备，并与初始制备的 QC 样品同时测定，经检验应无显著性差异。

7）未知样品（unknown sample）：也称研究样品（study sample），是作为分析对象的体内样品。

8）制备样品（processed sample）：待测样品经过各步骤（如提取、纯化、浓缩等）处理制成的、直接用于仪器分析的试样。

9）分析批（analytical run/batch）：包括未知样品、适当数目的标准样品和 QC 样品的完整系列。由于仪器性能的改善和自动进样器的使用，一天内可以完成几个分析批，一个分析批也可以持续几天完成，但连续测量不宜超过 3 天。

一、专属性

方法的专属性（specificity），又称特异性或专一性，通常与选择性（selectivity）互用。方法的专属性是用以证明使用该方法所测定的物质是预期的待测物（原形药物或特定的活性代谢物），体内样品所含内源性物质和相应的代谢物、降解产物及其他共同使用的药物不得干扰对待测物质的测定。所以，验证一个分析方法是否具有专属性，应着重考虑以下几点。

1. 内源性物质的干扰　　通过比较待测药物或其特定的活性代谢产物的标准物质及至少 6 个不同个体的空生物介质和 QC 样品（注明标准物质的浓度）的检测信号，如 HPLC 色谱图中各待测药物或其特定的活性代谢产物色谱峰的保留时间（t_R）、理论板数（n）和拖尾因子（T）是否一致，以及与内源性物质色谱峰的分离度（R），确证内源性物质对分析方法无干扰。对于以软电离质谱为基础的检测方法（LC-MS 或 LC-MS/MS）应注意考察分析过程中的介质效应，如离子抑制等。

2. 未知代谢产物的干扰　　通过比较 QC 样品和至少 6 个不同个体用药后的实际体内样品的检测信号，如 HPLC 色谱图中各被测药物色谱峰的 t_R、n 和 T 是否一致，以及与其他未知代谢产物（在实际样品的色谱中通常随用药后的时间延长而增加）色谱峰的 R，确证其他代谢产物对分析方法无干扰。必要时可通过 HPLC-DAD、LC-MS 或 LC-MS/MS 确证被测定色谱峰的单纯性和同一性。

3. 配伍用药物的干扰　　在临床治疗药物监测时，还要考虑患者可能同时服用其他药物（通常为数有限）的干扰。可通过比较待测药物、同时服用药物、待测药物的 QC 样品和添加有同时服用药物的干扰样品的检测信号，如 HPLC 色谱图中各待测药物色谱峰与同时服用药物色谱峰的 t_R 及其 R，确证同时服用药物对分析方法无干扰。

4. 与参比方法的相关性 除上述方法外，有时还可使用参比方法对照法。参比方法一般选用特异性强、准确度高、线性关系良好的色谱法。例如，在治疗药物监测中使用 UV 或 FIA 法时，可与 HPLC 或 GC 比较。即同时用两种方法测定不同浓度的系列标准样品，以参比方法测定结果为横坐标（x），以拟定方法测定结果为纵坐标（y），用最小二乘法计算回归方程 $y=a+bx$（要求坐标标度相等）。回归方程的相关系数 r 表示两种方法测得结果的一致性；截距 a 表示拟定方法受到的恒定干扰的程度，如 UV 法中具有紫外吸收的试剂或内源性物质可引起恒定干扰（$a>0$）；斜率 b 表示拟定方法受到比例干扰的程度，如 FIA 中标记抗原不纯可引起比例干扰（$b\neq1$）。与参比方法的相关性比较，除显示分析方法的专属性外，还反映分析方法的准确度。斜率 b 表示两种方法测得结果的一致性，当截距 $a\approx0$ 时，若参比方法的准确度良好，则拟定方法的准确度（回收率）等于 $100b$（%）。

二、标准曲线与定量范围

标准曲线（standard curve），也称校正曲线（calibration curve）或工作曲线（working curve），反映了体内样品中所测定药物的浓度与仪器响应值（如 HPLC 峰面积）的关系，一般用回归分析法所得的回归方程来评价。除少数方法（如 IA）外，标准曲线通常为线性模式。最常用的回归分析法为最小二乘法（least square）或加权最小二乘法（weighted least square）。回归方程的自变量（x）为体内样品中待测药物的浓度，因变量（y）为响应信号的强度。标准曲线的高低浓度范围为定量范围（quantitation range），在定量范围内 QC 样品浓度测定结果应达到试验要求的精密度和准确度。

1. 标准曲线的建立 标准曲线应用标准物质建立，标准物质的配制应使用与待测体内样品相同的生物介质。测定不同体内样品时应建立各自的标准曲线，用于建立标准曲线的标准浓度个数取决于待测物的预期浓度范围和待测物/响应值关系的性质。定量范围要能覆盖全部待测的体内样品浓度范围，不得用定量范围外推的方法求算未知体内样品的浓度。建立标准曲线时应随行测定空白体内样品（生物介质），但计算时不包括该点，仅用于评价干扰。当线性范围较宽时，推荐采用加权的方法对标准曲线进行计算，以使低浓度点计算得比较准确。

标准曲线建立的一般步骤如下。

1）系列标准溶液的制备：精密称取待测药物的标准物质适量，用甲醇或其他适宜溶剂溶解并定量稀释制成一定浓度（较高浓度）的标准贮备液，置于冰箱保存备用；精密量取标准贮备液适量，用水或其他适宜溶剂定量稀释制成系列标准溶液。

依据待测物的预期浓度范围和待测物与响应值的关系性质，确定标准曲线的浓度个数，线性模式的标准曲线至少应包含 6 个浓度点（不包括零点，即空白样品）；非线性模式的浓度点应适当增加。标准溶液的浓度系列一般为等比梯度模式，通常比例常数约为 2，这样可以有限的浓度点覆盖较宽泛的浓度范围，如 1、2、5、10、20、50、100。在此系列中，若体内平均峰浓度为 50，其 1/20 为 2.5，考虑到个体差异，设定最高浓度为 100，最低浓度为 1，可覆盖全部待测体内样品中的药物浓度。

2）内标溶液的制备：精密称取内标物质适量，用甲醇及其他适宜溶剂溶解并定量稀释制成一定浓度的内标贮备液，置于冰箱保存备用；精密量取内标贮备液适量，用水及其他适宜溶剂定量稀释制成内标溶液。内标溶液的浓度一般选择与系列"标准溶液"的几何平均浓度，即与标准曲线的中间浓度（如系列标准溶液浓度为1、2、5、10、20、50、100时，中间浓度为10）相当。即按拟定方法加入中间浓度的标准溶液与内标溶液时，样品的检测信号（如HPLC的峰面积）的比值约为1。

3）系列标准样品的制备：取空白生物介质数份，分别加入系列标准溶液适量，涡旋混匀，即得系列浓度的标准样品（standard sample），其浓度范围可覆盖全部待测体内样品预期浓度。同时制备空白样品（待测药物浓度为零的标准样品）。因为加入的标准溶液体积较小，为防止在其加入及涡旋混合时造成损失，也可在适宜的容器（如离心玻璃试管或EP管）内先加入标准溶液后，再加入空白生物介质并涡旋混匀。当标准溶液中含有高浓度的有机溶剂（如甲醇、乙腈等）、且加入体积较大时，为防止因标准溶液的加入而造成部分生物介质（如血浆蛋白）变性，使标准样品与用药后的实际体内样品不一致，进而造成分析结果的偏差，也可先将标准溶液加至适宜的容器内，挥干溶剂后，再加入空白生物介质并涡旋溶解、混匀。

4）标准曲线的绘制：取系列标准样品，按拟定方法前处理后分析，以待测药物的检测响应值（如色谱峰面积）或与内标物质（内标法）的响应值的比值（因变量 y）对标准样品中的药物浓度（自变量 x）绘制标准曲线。用最小二乘法或加权最小二乘法进行线性回归分析，求得回归方程（$y = a + bx$）及其相关系数（r）。标准样品中的待测药物浓度，以单位体积（液态介质，如血浆）或质量（脏器组织，如肝脏）的生物介质中加入标准物质的量表示，如 μg/ml 或 μg/g 等。例如，取空白血浆0.5ml，加入标准溶液（100μg/ml）10μl。即在0.5ml的生物介质中加入标准物质1μg，则标准样品中的待测药物浓度为2μg/ml。若生物介质为脏器匀浆溶液，则以所取匀浆体积所相当的脏器的质量中加入标准物质的量计算。

2. 限度要求　用于建立标准曲线的标准浓度个数取决于待测物的预期浓度范围和待测物/响应值关系的性质。在药代动力学或生物利用度研究中，必须至少用6个浓度建立标准曲线，对于非线性相关（如IA）可能需要更多的浓度点。标准曲线的定量范围要能覆盖全部待测的体内样品浓度范围，定量上限（upper limit of quantitation，ULOQ，标准曲线的最高浓度点）应高于用药后生物介质中药物的峰浓度（C_{max}）；定量下限（lower limit of quantitation，LLOQ，标准曲线的最低浓度）应低于 C_{max} 的 5%～10%。

标准曲线各浓度点的计算值（依据回归方程推算的浓度）与标示值之间的偏差{bias＝[（计算值－标示值）/标示值]×100%}在可接受的范围之内时，可判定标准曲线合格。可接受范围一般规定为最低浓度点的偏差在 ±20% 以内，其余浓度点的偏差在 ±15% 以内。只有合格的标准曲线才能对体内样品进行定量计算，标准曲线回归方程的截距应接近于零，若显著偏离零点，应确证其对方法的准确度无影响；斜率应接近或大于1（与坐标的标度选择有关），使方法具有较高的灵敏度；相关系数应接近于1，即具有良好的相关性，如色谱法的 $r \geqslant 0.99$。

三、定量下限

定量下限是标准曲线上的最低浓度点，表示方法的灵敏度，即测定样品中符合准确度和精密度要求的最低药物浓度。

1. 测定法　　取同一生物介质，制备至少 5 个独立的标准样品，其浓度应使信噪比（S/N）大于 5，依法进行精密度与准确度验证。

2. 限度要求　　其准确度应为标示浓度的 80%～120%，相对标准偏差（RSD）小于 20%。在药代动力学与生物利用度研究中，LLOQ 应能满足 3～5 个消除半衰期时体内样品中的药物浓度或 $C_{\max}$ 5%～10% 的药物浓度的测定。

四、精密度

精密度（precision）是指在确定的分析条件下，相同生物介质中相同浓度样品的一系列测量值的分散程度，通常用 QC 样品的相对标准偏差（RSD）表示。在体内药物分析过程中，无论是药代动力学参数的获得还是治疗药物的监测，通常在 1 个分析批（analytical run）内难以完成全部体内样品的分析。而在不同的分析批之间的实验条件（如仪器性能、参数、试剂来源、实验温度、湿度等）有可能发生小的改变，进而可能对分析结果产生影响。所以在体内药物分析中，方法精密度除要评价批内（within-run 或 intra-batch）RSD 外，同时还应评价批间（between-run 或 inter-batch）RSD。

1. 测定法　　使用 QC 样品进行考察，一般选择高、中、低 3 个浓度的 QC 样品同时进行方法的精密度考察，低浓度通常选择在 LLOQ 的 3 倍以内；高浓度接近于 ULOQ；中间浓度选择平均浓度（通常为几何平均浓度，即以几何级数排列的标准曲线的中部）附近。与随行的标准曲线同法操作，每个样品测定 1 次。

在测定批内 RSD 时，每一浓度至少制备并测定 5 个样品。为获得批间 RSD，应在不同天（每天 1 个分析批）连续制备并测定，至少有连续 3 个分析批（analytical run），不少于 45 个样品的分析结果。

2. 限度要求　　精密度一般要求 RSD 不超过 15%，在 LLOQ 附近 RSD 应不超过 20%。

3. 结果计算　　批内和批间 RSD 计算式分别如下。

$$批内 RSD = \frac{\sqrt{\dfrac{SS_e}{N-1}}}{\overline{X}} \times 100\% = \frac{\sqrt{\dfrac{SS_{tot} - SS_A}{N-1}}}{\overline{X}} \times 100\%$$

$$= \frac{\sqrt{\dfrac{\displaystyle\sum_{i=1}^{j}\sum_{j=1}^{t}(X_{ij} - \overline{X})^2 - n\sum_{j=1}^{t}(\overline{X}_i - \overline{X})^2}{N-1}}}{\overline{X}} \times 100\%$$

$$批间 RSD = \frac{\sqrt{\dfrac{SS_A}{I-1}}}{\overline{X}} \times 100\% = \frac{\sqrt{\dfrac{n\displaystyle\sum_{i=1}^{t}(\overline{X}_i - \overline{X})^2}{I-1}}}{\overline{X}} \times 100\%$$

式中，SS_e 为批内方差；SS_A 为批间方差；SS_{tot} 为总方差；X_{ij} 为第 i 批的第 j 次测定值；$\overline{X}_i$ 为第 i 批 n 次测定的平均值；$\overline{X}$ 为 N 次测定的总平均值；I 为测定批数（通常 $I = 3$）；n 为每批测定次数（每批样品数，通常 $n \geqslant 5$）；N 为总测定次数（总样品数，通常 $N \geqslant 15$）。

五、准确度

准确度（accuracy）是指在确定的分析条件下测得的体内样品浓度与真实浓度的接近程度，通常用 QC 样品的实测浓度与标示浓度的相对回收率（relative recovery，RR）或相对偏差（relative error，RE）表示。准确度可通过重复测定已知浓度的待测物样品获得。

1. 测定法　使用 QC 样品进行考察，一般选择高、中、低 3 个浓度的 QC 样品同时进行方法的准确度考察，低浓度通常选择在 LLOQ 的 3 倍以内；高浓度接近于 ULOQ；中间浓度选择平均浓度附近。与随行的标准曲线同法操作，每个样品测定 1 次。

2. 限度要求　每批的测定数据（待测药物的色谱峰面积或与内标物质的峰面积比值）用该批随行标准曲线的回归方程计算 QC 样品浓度 X。

准确度以多次测定结果的平均值 M 与标准值（制备时的加入量）S 比较计算，一般准确度 RR 应为 85%～115%（RE 不超过 ±15%），在 LLOQ 附近应为 80%～120%（RE 不超过 ±20%）。

3. 结果计算　RR 和 RE 的计算式分别如下。

$$RR=\frac{\bar{M}}{S}\times100\%$$

$$RE=\frac{\bar{M}-S}{S}\times100\%=RR-100\%$$

六、提取回收率

提取回收率（extraction recovery）是指从生物样本介质中回收得到待测物质的响应值与标准物质产生的响应值的比值，通常以 % 表示。待测物质的提取回收率用于评价样品处理方法将体内样品中待测物质从生物介质中提取出来的能力。在体内药物分析中，因为体内样品的量较少、待测药物的浓度通常较低，不宜进行多步骤操作；且体内样品数量大，要求样品处理方法尽量简便、快速。所以，对于样品处理方法的评价，重点在于结果的精密性与重复性，而非待测物质提取的完全与否。

1. 测定法

1）评价提取方法的影响：取空白生物介质，加入标准溶液，制备高、中、低 3 个浓度的 QC 样品，每一浓度至少 5 个样品，依据拟定的分析方法操作，每个样品分析测定 1 次。另取空白生物介质，按照 QC 样品同法处理后，加入等量的标准溶液（必要时除去溶剂），同法制备相同的高、中、低 3 个浓度的标准对照样品，同法测定。将测得的 QC 样品的信号强度（如 HPLC 峰面积）与标准对照样品测得的信号强度比较，按下式计算提取回收率。

$$R=\frac{A_{T}}{A_{S}}\times100\%$$

式中，R 为提取回收率；A_{T} 为 QC 样品经制备处理后的信号强度（如 HPLC 峰面积）；A_{S} 为标准对照样品的信号强度。

2）评价生物介质的影响：可将 QC 样品测得的信号强度与相同浓度的待测药物标准溶液（不含生物介质，通常为水溶液）同法提取测定所得的信号强度进行比较，以确认影响回收率的主要因素是提取方法还是生物介质。提取回收率 R 计算式如下。

$$R=\frac{R_\mathrm{T}}{R_\mathrm{S}}\times100\%$$

式中，R_T 为 QC 样品经制备处理后的相对信号强度（如 HPLC 峰面积）；R_S 为标准对照样品的相对信号强度。

当采用内标法测定体内样品时，应同时测定内标物质的提取回收率。其测定法同待测药物提取回收率的测定，但仅需制备 1 个浓度（即体内样品分析时加入的浓度）至少 5 个 QC 样品，同法测定、计算。

综上所述，如果是由于提取方法或条件造成回收率偏低，则应优化提取方法或条件，以尽可能提高提取回收率。在提取回收率的测定过程中，若采用内标法校正，则内标物质应在提取之后、溶剂蒸发（如必要）之前加入，以校正由于提取溶剂的蒸发、残渣的复溶及分析测定等非提取过程造成的待测药物的损失。

2. 限度要求　在药代动力学和生物利用度研究中，高、中、低 3 个浓度的提取回收率应一致。中、高浓度的 RSD 应不大于 15%，低浓度的 RSD 应不大于 20%。

七、样品的稳定性

在体内药物分析中，首先含药体内样品由临床实验室（或动物实验室）采集后转移至分析实验室进行分析测试，通常不能及时完成分析；其次，体内样品的数量一般较大，在 1 个工作日内难以完成全部体内样品的分析，通常需在多个工作日内完成；再次，随着自动进样系统的应用，多个制备样品（processed sample）同时于进样架中等待分析；最后，每个未知体内样品一般测定 1 次，但有时也需进行复测。为确保分析结果的可靠与可重复，分析过程中样品的稳定性显得尤为重要。样品稳定性验证内容包括在 1 个分析批内含药体内样品和制备样品的短期稳定性和在整个样品分析期间含药体内样品及标准物质储备溶液的长期稳定性。

（一）短期稳定性

在 1 个分析批内的操作过程中，含药体内样品在室温等待处理、体内样品的处理过程（如提取、净化及浓缩）中，以及制备样品（处理后的样品溶液）在室温或特定温度下（如 HPLC 自动进样时设定进样室温度）等待进样测试期间，对样品中待测物质的稳定性应予以考察，以保证检测结果的准确性和重复性。

（二）长期稳定性

在整个样品分析期间，含药体内样品的长期储藏、冻融，以及标准贮备液的稳定性也将影响着分析结果的准确性和重复性。所以，需对含药体内样品在冷冻（−20℃或−80℃）和冻融条件下、标准贮备液在特定温度（如 4℃或 −20℃）下及不同存放时间进行稳定性评价，以确定体内样品和标准贮备液稳定的存放条件和时间，应在确保样品稳定的条件下进行测定。

（三）测定方法

1. 测定法与要求　取高、低 2 个浓度的 QC 样品（或溶液），于适当的容器（玻璃或聚丙烯容器）内，在不同条件下、存放不同时间（测定时可能需要的时间）后，每个样品（或溶液）重复测定 3 次以上，其平均值的偏差应在零时测定值的 ±5% 以内（若样品经衍生化处理则限度为 ±15%）。若考察时间在 1 个工作日以上，则应与新制 QC 样品在相同条件下的测定值比较。

2. 稳定性期限要求 在不同的存放条件下，存放时间要求不同。例如，在室温下一般仅需考察 1 个工作日（如 1h、2h、4h、8h 或 24h）或 3 个工作日内（1 个分析批不应超过 3 个工作日）的稳定性即可；在冰箱中（4℃或 –20℃或 –80℃）则应考察数个工作日（或数周、甚至数月）内的稳定性。例如，体内样品室温放置待处理，应不超过 1 个工作日；制备样品室稳定或特定温度下待测定，应不超过 3 个工作日；血浆样品应于冰箱内冷冻（–20℃或 –80℃）储藏至整个分析完成（可能需数周甚至数月）；标准贮备液也应于冰箱内（4℃或 –20℃）储存至整个分析完成。若在此期间不够稳定，则应考察标准物质粉末的稳定性；血浆冻融至少经历 3 个循环（即至少两次融溶复测），每次冷冻时间应在 24h 以上。

八、分析过程的质量控制

未知体内样品的分析应在分析方法验证完成以后开始。同时，在未知样品分析过程中应进行分析方法的质量控制，以保证所建立的方法在实际应用中的可靠性，在分析过程质控中，推荐由独立的人员配制不同浓度的 QC 样品对分析方法进行质量监控。每个未知样品一般测定一次，必要时可进行复测。来自同一个体的体内样品最好在同一分析批中测定。每个分析批体内样品测定时应建立新的批标准曲线（组织分布试验时，可视具体情况而定），并随行测定高、中、低 3 个浓度的 QC 样品。每个浓度至少双样本，并应均匀分布在未知样品测试顺序（以低→高或高→低的顺序，以一定间隔均匀地穿插于整个分析批）中。当一个分析批内未知样品数目较多时，应同时增加各浓度 QC 样品数，使 QC 样品数大于未知样品总数的 5%。QC 样品测定结果的偏差一般应不大于 ±15%，低浓度点偏差一般应不大于 ±20%。最多允许 1/3 的 QC 样品结果超限，但不能出现在同一浓度 QC 样品中。例如，QC 样品测定结果不符合上述要求，则该分析批样品测试结果作废。整个分析过程应当遵从预先制订的实验室 SOP（standard operating procedure）及药物非临床研究质量管理规范（GLP）原则。

上述分析方法验证主要针对色谱分析法，多数参数和原则也适用于微生物学或免疫学分析法，但在方法验证中应考虑到它们的一些特殊之处。微生物学或免疫学分析法的标准曲线本质上是非线性的，应尽可能采用比化学分析法更多的浓度点来建立标准曲线。结果的准确度是关键因素，如果重复测定能够改善准确度，则应在方法验证和未知体内样品测定中采用同样的步骤。微生物学或免疫学分析方法验证试验应包括在几天内进行的 6 个分析批，每个分析批应包括 4 个浓度（LLOQ、低、中、高浓度）的质控双样本。

知识拓展

体内药物分析常见问题处理

1. 未知体内样品浓度超出定量范围的处理 标准曲线的范围不能外延，在未知体内样品分析过程中，对于任何浓度高于 ULOQ 或低于 LLOQ 的样品，应进行处理后再测定。

1）浓度高于 ULOQ：应分取部分样品用相应的空白生物介质稀释至方法规定体积后重新测定，并同时制备浓度高于 ULOQ 的 QC 样品，同法稀释测定（并确保稀释后浓度不低于 LLOQ），以确认稀释的有效性。

2）浓度低于 LLOQ：对于浓度低于 LLOQ 的样品，可增加未知样品的体积，使制备样品的浓度高于 LLOQ。但应在相同的条件下制备 QC 样品，验证方法的专属性不降低，并且其准确度和精密度符合要求，同时使用增加体积后的空白介质试验，以确认方法的专属性。

药代动力学分析时，低于 LLOQ 的样品，在 C_{max} 以前出现应以零值计，在 C_{max} 以后出现应记为无法定量（not detectable，ND），以减小零值对药物浓度-时间曲线下的面积（AUC）计算的影响。

2. 作为外源性药物使用的内源性物质的测定　生物介质中存在内源性的该物质，使得分析方法的 LLOQ 和准确度难以测定。此时，可通过以下方法制备空白生物介质。

1）对生物介质进行处理：将生物介质通过活性炭滤过、透析等技术去除所含的该内源性物质后，作为空白生物介质使用。

2）使用不含内源性物质的生物介质：对生物参数随周期性变化的内源性物质（如雌性激素），可在特定的生物周期阶段采取不含该物质的生物介质作为空白生物介质。

3）使用替代介质：对某些内源性物质可使用其他介质替代空白生物介质，如兔血浆、人血清蛋白、缓冲液、0.9% 氯化钠溶液等。测得的药物浓度需进行校正。即 $C_{真实} = C_{测得} - C_{本底}$，$C_{本底}$ 通过由替代介质制备的标准曲线计算求得。

4）采用标准加入法：内源性物质含量较低时，可使用混合生物介质，采用标准加入法，测定本底浓度，并在此基础上，再制备系列标准样品，并用于实际样品测定。结果为总量浓度。

◎ 学习小结

体内药物分析是指体内样品中药物、药物的代谢物及内源性生物活性物质的定量分析。分析对象是人和动物，常用的生物样品是血样、尿样等。体内药物分析的特点主要体现在两方面：一是样品方面，采样量少、待测物浓度低、干扰物质多；二是分析方面，根据体内分析样品的特点，体内药物分析首先应解决样品的前处理问题，将待测物质提取、纯化与浓集，然后再采用具有较高灵敏度与专属性的分析方法进行检测，最后选择适宜的软件或其他手段对测定的大量数据进行处理与分析。

针对上述情况，体内药物分析经过简单的去除蛋白质、水解缀合物等前处理后，通常采用顶空进样、SPE、SPE-HPLC 在线连接等新技术对样品进行提纯后再测定。目前，体内药物分析以色谱法居多，常用的有 RP-HPLC、NP-HPLC、LC-MS、LC-MS/MS、LC-TOF-MS、GC、GC-MS、GC-MS/MS、HPCE 等。此外，体内生物大分子类药物的测定主要采用免疫分析法，部分抗生素类药物的测定采用生物学和微生物学方法。

通常体内药物分析方法不作为法定药品标准，一般是根据需要自行建立的方法，所以需要对分析方法验证后才能在实际工作中使用。在学习中应特别注意，体内药物分析与药品标准中含量测定方法比较，前者的验证参数更多，方法更加复杂。

 练习题

1. 简述体内药物分析的性质与意义。
2. 简述体内药物分析的特点。
3. 简述体内药物分析的任务。
4. 在采用 HPLC 进行体内药物分析时，什么情况下考虑化学衍生化前处理方法？
5. SPE 及在线 SPE 的含义分别是什么？SPE 的填料有哪些？分别用于哪类药物的前处理？
6. 为什么体内药物分析的样品需要浓集？
7. 血样分析中常用的前处理方法是什么？
8. 尿样分析中常用的前处理方法是什么？
9. 体内样品常用的保存方法是什么？
10. 体内药物分析常用的分析方法有哪些？
11. 体内药物分析在什么情况下需全面验证？验证参数及要求是什么？
12. 什么是提取回收率？体内药物分析中为什么要验证此项参数？
13. 为什么体内药物分析制定标准曲线时，系列标准样品中均需加入空白生物介质？
14. 在药代动力学或生物利用度研究中，采用色谱法时，应至少用几个浓度建立标准曲线？
15. 体内药物分析制定标准曲线时，通常定量范围是多少？
16. ULOQ 与 LLOQ 分别代表什么含义？
17. 体内药物分析中，通常采用标准曲线或回归方程计算目标物的含量，通过外推法计算实测线性范围以外的样品含量可以吗？
18. 体内药物分析方法验证时，准确度与精密度的验证均需取低、中、高三个浓度试验，通常这三个浓度怎么选择？
19. 体内药物分析中，专属性的验证通常需考虑哪些因素？
20. 体内药物分析中，样品的稳定性验证为什么分为短期稳定性与长期稳定性？

参 考 文 献

杭太俊. 2011. 药物分析. 7 版. 北京：人民卫生出版社

刘文英. 2007. 药物分析. 6 版. 北京：人民卫生出版社

缪海均，高守红，范国荣，等. 2006. 口服大剂量维生素 C 的人体药动学. 中国临床药学杂志，15（2）：93-95

涂厉标，祝永明. 2005. HPLC 法同时测定人血清中苯巴比妥、苯妥英和卡马西平的浓度. 中国药师，8（11）：934

【知识目标】

1. 掌握 HPLC 与 LC-MS 的特点。
2. 熟悉 UPLC、CE 与 GC-MS 的特点。
3. 了解手性 HPLC。

【能力目标】

能够选择合适的方法进行药物体内分析。

知识拓展

现代分析技术与体内药物分析的关系

随着我国对药品质量的日益重视和自主创新药物研制的迫切需要，色谱分析和光谱分析已成为药物研究中最重要的分析方法，特别是色谱分析与光谱分析技术结合的联用技术，已经成为体内药物分析的首选方法。应该说，现代分析技术为体内药物分析的发展奠定了基础。

高效液相色谱法（high performance liquid chromatography，HPLC）是采用高压输液泵将规定的流动相泵入装有填充剂的色谱柱，对供试品进行分离测定的色谱方法。与经典液相色谱相比具有明显的优势：①柱效高。应用了粒径 10μm 以下的颗粒作为色谱柱填料，其大小规则均匀、传质阻抗小、柱效高、分离效率高。②专属性强。通过对照品与样品中目标成分保留时间与检测信号的双重判断，可实现对目标组分的选择性检测。③灵敏度高。通常使用紫外检测器与荧光检测器，灵敏度分别为 10^{-9} g 与 10^{-12} g。④分析速度较快。采用高压泵输入流动相，分析速度较快，通常在几分钟至几十分钟完成药物的定量分析。

UPLC 是一种基于小颗粒填料的液相色谱技术，即超高效液相色谱（ultra performance liquid chromatography，UPLC）技术。与 HPLC 相比，其分离度更高，速度更快，灵敏度更高。

UPLC 与 HPLC 基于相同的分离机制，故相互之间的方法转换非常简易。此外，UPLC 与质谱联用，可以实质性地改善质谱检测的结果。

自 20 世纪 90 年代以来，随着药学研究工作的深入，已表明药物对映体具有不同的药动学和药效学，另外药物对映体的毒性也存在差别，因此，建立和发展快速而灵敏的分离（或拆分）方法十分重要。手性 HPLC 拆分法通常分为直接法和间接法两大类。对映体混合物以手性试剂作柱前衍生，形成一对非对映异构体，然后以常规（偶尔也见手性）固定相分离，称为间接法，也称手性衍生试剂（chiral derivatization reagent，CDR）

法；未作上述处理，使用手性流动相（CMP）或手性固定相（CSP）拆分者即直接法。其共同特点是，均以现代 HPLC 技术为基础，并引入不对称中心（或光活性分子）；不同的是 CDR 法将其引入分子（溶质）内，而 CMP 和 CSP 则引入分子间。引入手性环境使对映异构体间呈现物理特征的差异是手性 HPLC 进行光学异构体拆分的基础。

气相色谱-质谱联用（gas chromatography mass spectrometry，GC-MS）技术经过约 40 年的发展后已较为成熟，它集气相色谱法的高速、高分离效能、高灵敏度和质谱的高选择性于一体，通过总离子流谱图结合质谱图和综合气相保留值法，能对多组分混合物进行定性鉴定和分子结构的准确判断，通过峰匹配法、总离子流质量色谱法、选择离子检测法可对待测物进行定量分析，并由于灵敏度高、定量准确，逐渐成为分析微量痕量物质的重要手段之一。最常用的测定方法为总离子流法和质量碎片图谱法。

高效液相色谱-质谱（high performance liquid chromatography mass spectrometry，LC-MS）联用技术是 20 世纪 90 年代发展成熟的分析技术，它集 HPLC 的高分离能力与 MS 的高灵敏度、极强的结构解析能力、高度的专属性和通用性、分析速度快于一体，已成为药品质量控制（包括药物中微量杂质、降解产物、药物生物转化产物的分析鉴定）、体内药物和药物代谢研究中其他方法所不能取代的有效工具。LC-MS 联用分析的样品来自于液体流动相，这对接口的要求比 GC-MS 苛刻得多。主要接口技术包括各种喷雾技术（电喷雾、热喷雾和离子喷雾）、传送装置（粒子束）和粒子诱导解吸（快原子轰击）等。

毛细管电泳（capillary electrophoresis，CE）是经典电泳技术和现代微柱分离相结合的产物。与 HPLC 相似，两者均为液相分离技术，有多种分离模式，且仪器操作可自动化；但遵循不同的分离机制。虽然由于 CE 的工作原理和运行方式所限，CE 检出的灵敏度和精密度通常不及 HPLC，但是 CE 具有更高的效率和速度，而且进样量少，消耗低。采用 CE 作为药物分离的手段时，首先需要根据待分离物质的存在状态来选择不同的分离模式。例如，毛细管区带电泳（capillary zone electrophoresis，CZE）是毛细管电泳中最基本、应用最广泛的一种分离模式，主要适用于以离子状态存在的样品。胶束电动毛细管色谱（micellar electrokinetic capillary chromatography，MECC 或 MEKC）是采用 CZE 技术并结合色谱原理而形成，主要用于非离子状态的样品，也称电中性物质的分离分析。毛细管凝胶电泳（capillary gel electrophoresis，CGE）是毛细管中装入单体和引发剂引发聚合反应生成凝胶作支持物进行的电泳。该方法主要用于分析蛋白质、DNA 等生物大分子。毛细管电色谱（capillary electrochromatography，CEC）是融合 CE 和 HPLC 的又一类分析技术。按分离原理，可以把 CEC 列为 CE 的一种具体应用模式。CEC 的分析对象扩展至蛋白、多肽类药物、中药复杂成分。微芯片毛细管电泳（microchip electrophoresis）以其微型化、高效的特点，近年得到了快速发展。其制作技术在微型化、集成化、高通量和接口设计等几个方面不断成熟，已经成为基因序列分析的主要手段，并在疾病生物标记物的临床诊断分析中不断得到成功应用。此外，还有毛细管等速电泳（capillary isotachophoresis，CITP）和毛细管等电聚焦电泳（capillary isoelectric focusing，CLEF）。

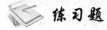 **学习小结**

本项目主要介绍了 HPLC、UPLC、手性 HPLC、GC-MS、LC-MS、CE 的概念及特点，同时介绍了它们各自在体内药物分析中的应用。

练习题

1. HPLC、UPLC、手性 HPLC、GC-MS、LC-MS、CE 各分析方法的特点分别是什么？
2. CE 法的种类有哪些？其适于哪些体内药物分析？

参 考 文 献

国家药典委员会. 2015. 中华人民共和国药典（2015 版）. 北京：中国医药科技出版社

杭太俊. 2016. 药物分析. 8 版. 北京：人民卫生出版社

李好枝. 2011. 体内药物分析. 2 版. 北京：中国医药科技出版社